肾脏移植典型病例

主 编　薛武军

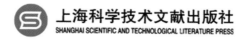

上海科学技术文献出版社
SHANGHAI SCIENTIFIC AND TECHNOLOGICAL LITERATURE PRESS

图书在版编目（CIP）数据

肾脏移植典型病例/薛武军主编．—上海：上海
科学技术文献出版社，2021
 ISBN 978-7-5439-8325-0

Ⅰ．①肾… Ⅱ．①薛… Ⅲ．①肾—移植术（医学）—病
案 Ⅳ．①R699.2

中国版本图书馆 CIP 数据核字（2021）第 081636 号

策划编辑：张　树
责任编辑：应丽春
封面设计：李　楠

肾脏移植典型病例
SHENZANG YIZHI DIANXING BINGLI
主编　薛武军
出版发行：上海科学技术文献出版社
地　　址：上海市长乐路 746 号
邮政编码：200040
经　　销：全国新华书店
印　　刷：三河市嵩川印刷有限公司
开　　本：787mm×1092mm　1/16
印　　张：21.5
版　　次：2021 年 6 月第 1 版　2021 年 6 月第 1 次印刷
书　　号：ISBN 978-7-5439-8325-0
定　　价：199.00 元

http://www.sstlp.com

肾脏移植典型病例
编委会

主 编

薛武军　西安交通大学第一附属医院

编 委
（按姓氏笔画排序）

蔡　明　浙江大学附属第二医院

蔡锦全　解放军联勤保障部队 900 医院

曹延炜　青岛大学附属医院

陈　刚　华中科技大学同济医学院附属同济医院

陈　松　华中科技大学同济医学院附属同济医院

陈　瑜　海军军医大学第一附属医院

陈　正　广州医科大学附属第二医院

陈劲松　东部战区总医院

陈小文　解放军联勤保障部队 900 医院

陈志勇　广州医科大学附属第三医院

代贺龙　中南大学湘雅二医院

丁晨光　西安交通大学第一附属医院

丁小明　西安交通大学第一附属医院

董　震　青岛大学附属医院

杜敦峰　华中科技大学同济医学院附属同济医院

房　军　郑州人民医院

丰贵文　郑州大学第一附属医院

付绍杰　南方医科大学南方医院

付迎欣　天津市第一中心医院

关兆杰　解放军总医院第三医学中心

韩　澍　海军军医大学第一附属医院

韩利忠　内蒙古医学院第三附属医院（包钢医院）

胡小鹏　首都医科大学附属北京朝阳医院

黄　刚　中山大学附属第一医院

黄赤兵　陆军军医大学第二附属医院

黄中力　四川大学华西医院

姜泰茂　解放军北部战区空军医院

蒋亚梅　四川大学华西医院

赖兴强　广州医科大学附属第二医院

雷文华　浙江大学附属第一医院

李　宁　山西省第二人民医院

李　杨　西安交通大学第一附属医院

李现铎　山东第一医科大学附属第一医院

连　鑫　吉林大学第一医院

廖贵益　安徽医科大学第一附属医院

林　涛　四川大学华西医院

林民专　广州医科大学附属第三医院

刘　龙　北部战区总医院

刘兴凯　北部战区总医院

刘致中　内蒙古医学院第三附属医院（包钢医院）

吕广娜　山西省第二人民医院

吕军好　浙江大学附属第一医院

马演锐　昆明市第一人民医院甘美医院

门同义　山东第一医科大学附属第一医院

明英姿　中南大学湘雅三医院

宁　媛　山西省第二人民医院

彭龙开　中南大学湘雅二医院

钱　雷　解放军总医院第三医学中心
秦　科　广西医科大学第二附属医院
曲青山　郑州人民医院
沈　彬　山东第一医科大学附属第一医院
寿张飞　浙江大学国际医院〔树兰（杭州）医院〕
孙启全　中山大学附属第三医院
孙煦勇　广西医科大学第二附属医院
田　川　山东大学第二医院
田　军　山东大学齐鲁医院
田　野　首都医科大学附属北京友谊医院
田普训　西安交通大学第一附属医院
王　凯　郑州人民医院
王　玮　首都医科大学附属北京朝阳医院
王光策　河南中医学院第一附属医院
王洪伟　山东大学第二医院
王会龙　空军军医大学西京医院
王纪渊　海军军医大学第一附属医院
王建立　解放军总医院第三医学中心
王锁刚　河南中医学院第一附属医院
王彦峰　武汉大学中南医院
王长安　郑州市第七人民医院
王长希　中山大学附属第一医院
王振迪　华中科技大学同济医学院附属协和医院
王志为　河南省人民医院
吴建永　浙江大学附属第一医院
谢红昌　郑州大学第一附属医院
徐俊楠　解放军总医院第八医学中心
许晓婷　陆军军医大学第二附属医院
薛承彪　武汉大学中南医院
薛武军　西安交通大学第一附属医院

鄢杰克　山东大学第二医院

闫天中　河南省人民医院

杨吉伟　山东第一医科大学附属第一医院

杨青彦　郑州市第七人民医院

张　更　空军军医大学西京医院

张　明　上海交通大学医学院附属仁济医院

张　强　广州医科大学附属第二医院

张　勇　解放军北部战区空军医院

张桓熙　中山大学附属第一医院

张伟杰　华中科技大学同济医学院附属同济医院

张小东　首都医科大学附属北京朝阳医院

张晓明　山东第一医科大学附属第一医院

赵艳霞　山西省第二人民医院

赵永恒　昆明市第一人民医院甘美医院

郑鳕洋　海军军医大学第一附属医院

周洪澜　吉林大学第一医院

周佩军　上海交通大学医学院附属瑞金医院

朱　兰　华中科技大学同济医学院附属同济医院

朱一辰　首都医科大学附属北京友谊医院

庄　权　中南大学湘雅三医院

编写秘书

丁晨光　西安交通大学第一附属医院

李　潇　西安交通大学第一附属医院

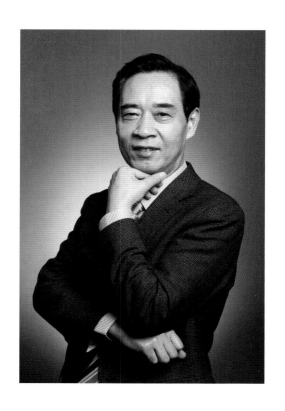

作者简介

　　薛武军，医学博士，一级主任医师、教授，博士生导师，西安交通大学器官移植研究所所长、第一附属医院肾脏病医院院长。中华医学会器官移植学分会候任主任委员、肾移植学组组长，中国人体器官捐献与移植委员会委员，中国医疗保健国际交流促进会肾脏移植分会名誉主任委员，中国医师协会器官移植医师分会副会长、肾移植学组组长，中国生物医学工程学会透析移植分会副主任委员，中国研究型医院学会移植医学分会副主任委员，陕西省器官移植质量控制中心主任，陕西省人体器官捐献专家组组长，中国人体健康科技促进会第五届委员会常务理事。陕西省"三秦学者"，西安交通大学"领军学者"。

　　长期致力于器官移植的临床和研究工作，创建了器官移植研究所和肾脏移植专科，创立了组织配型、免疫抑制治疗及监测、感染综合防治、肝炎及多囊肾等高危肾脏移植、移植后系统实验监测和诊断等临床技术，开展了胰岛移植、缺血再灌注损伤、移植免疫等系列基础研究，取得了多项国际先进、国内领先的研究成果。带领学科实施肾脏移植5500余例，为国内最大的移植中心之一，移植技术和水平处于国际先进、国内领先地位。主持开展了活体肾脏移植、胰肾联合移植、肝肾联合移植及胰岛移植的临床和研究工作，指导和帮助开展了肝脏、心脏、肺脏、小肠移植。先后指导和帮助国内30个省市开展了肾脏移植及其他移植工作。主持开展公民逝世后器官捐献（Donation After Citizen′s Death，DCD）工作取得突破进展，国内领先，为全国示范单位。建立了符合国家法律、政策、伦理和国情的器官捐献体系，以政府主导、红十字会协调、OPO 组织、学科协作、团队实施的的组织体制，首席专家负责下的主治医生、器官捐献协调员、器官评估医生和器官获取医生"四位一体"的工作体制，标准流程下疾病评估、终止治疗、死亡判定和器官获取及分配的实施规范，以及器官捐献协调员与器官评估医生配合协调的工作模式。开创了公民自愿捐献为唯一器官来源的器官移植事业的新局面，促进了我国器官移植事业法制化、国际化、科学化的健康发展，为促进器官移植中国模式做出贡献。

先后主持 2 项 "973" 课题，2 项国家自然科学基金，2 项卫生部临床重点学科建设项目，2 项教育部重点科研项目，2 项教育部博士点及博士点优先资助基金，4 项陕西省重大科技项目。第一完成人获 2013 年度国家科技进步奖二等奖，获省部科技奖一等奖 1 项、二等奖 3 项、三等奖 2 项。发表第一作者（通讯作者）论文 220 余篇，SCI 收录 46 篇。主编、参编教材专著 16 部。指导研究生博士毕业 42 名、硕士毕业 55 名。入选国家 "百千万人才工程" 第一层次，陕西省 "三五人才工程" 第一层次；为国家突出贡献中青年专家，享受国务院有突出贡献专家特殊政府津贴；2019 年获得"庆祝中华人民共和国成立 70 周年"纪念章。

前　言

中国肾脏移植始于20世纪60年代，在几代人不懈的努力下，中国肾脏移植事业已走到了世界舞台的中央。随着现代移植医学新理念、新技术及新疗法的不断开发、应用和成熟，肾移植受者的长期存活与生活质量得到了稳步提高。但基于指导意见、指南、规范基础上的新技术、新方案、新方法及新理念的个体化、精准化普及和实施任重而道远，基于案例的学习自成立以来一直都是医院教学的工作核心，本书亦反映了这一优良传统。

本书55个案例资料完美展现了现代移植医学的诊断和管理方法，这些病例都是精心挑选的，都是以近几年更新的知识和诊疗为主题，并且包括许多有难度的病因诊断，还包括很多容易被忽视或罕见的领域。每一个病例都由全国各大肾脏移植中心经验丰富的高年资医生和该领域的著名专家共同撰写，并由国内该领域的三位著名专家进行审阅、修订，保障了每个病例的质量。

本书中收录的病例都是临床工作中实际遇到的，比较典型，值得一读。每个病例分为病历摘要、诊断思路、防治策略、相关进展及经验总结。通过对一个疾病诊治过程的记录，让读者熟悉肾移植学科常见疾病和典型疑难疾病的诊治思路，同时了解肾脏移植学科的新进展，从而帮助各级医生特别是青年医师快速系统地掌握肾脏移植学科常见疾病和典型疾病的诊治方法。本书实用性强，是一本很好的临床医学辅助教材，特别推荐给移植及相关学科规培医生、研究生、进修医生、住院医生和主治医生阅读。

最后，我要感谢参与本书撰写的所有作者、工作人员，也要感谢所有的患者对我们的信任，给了我们为其诊疗的机会，我为他们的贡献再次表示感谢。由于本书涉及病例较多，知识面广，书中难免有欠妥之处，我仅代表各位作者恳请专家们和广大读者批评指正，以便我们及时修正。

薛武军

医学博士，一级主任医师，二级教授

西安交通大学器官移植研究所所长

西安交通大学第一附属医院肾脏病医院院长

2020 年 7 月

目 录

病例 1　移植肾动脉狭窄

一、病历摘要

1. 病情简介　患者刘××，女性，56岁。

主诉：肾移植术后3年余，肌酐异常升高1个月余。

现病史：患者3年余前因"慢性肾功能不全（尿毒症期）"于我院行公民逝世后器官捐献肾移植术（死亡原因为脑出血），手术过程顺利，两剂巴利昔单抗（舒莱）诱导，术后给予抗排异、对症支持治疗，恢复较好，规律服用三联抗排异治疗，肾功能及环孢素浓度稳定（血肌酐维持在60~80μmol/L）。

2年余前因肌酐升高至249μmol/L，B超和移植肾穿刺病理证实为急性T细胞介导排异反应，DSA阴性，MICA阴性。经甲泼尼龙琥珀酸钠、抗人T细胞兔免疫球蛋白冲击治疗后痊愈，血肌酐维持在120~140μmol/L。

1个月余前，患者门诊复查，肌酐259μmol/L，行B超检查发现移植肾主肾动脉流速偏高，段动脉、叶间动脉流速偏低。行MRA发现1支移植肾动脉近右侧髂外动脉局部显细，考虑患者移植肾动脉狭窄导致肌酐升高，建议其行移植肾动脉支架成形术，患者拒绝手术方案要求观察。

今再次来我院复查肌酐至527μmol/L，患者要求行介入治疗，门诊以"移植肾动脉狭窄、移植肾功能不全"收入院。

患者自1个月前发现肌酐升高以来，一般情况可，饮食欠佳，睡眠可，大便如常，小便减少，目前尿量约1000ml/d，近期体重无明显增减。

既往史：既往有"高血压病"病史20年余，肾移植术后血压控制可，近2个月血压控制不佳。有"慢性肾小球肾炎"病史10年余，6年前开始血液透析。否认其他慢性病史；7年前因"子宫肌瘤"行"子宫切除术"。否认其他重大外伤史、手术史；有输血史（红细胞）；否认食物及药物过敏史；预防接种史随当地。

个人史、月经婚育史、家族史无特殊。

2. 查体　T：36.5℃，P：76次/分，R：18次/分，BP：162/97mmHg，身高164cm，体重48kg。患者中年女性，发育正常，营养中等，神志清楚，检查合作。头面颈部均未见异常。胸廓对称无畸形，双侧乳房对称，未触及明显包块。双肺呼吸音清晰，未闻及干、湿性啰音。心前区无隆起及凹陷，心界无扩大，心率76次/分，节律规整，各瓣膜听诊区无闻及病理性杂音。腹部平坦，腹软，无压痛，无反跳痛。肝、脾肋下未触及，Murphy's征阴性，肝、肾区无叩痛，肠鸣音无亢进，移动性浊音阴性。脊柱四肢无畸形，双下肢无水肿。双下肢足背动脉搏动正常。生理反射存在，病理反射未引出。

专科查体：移植肾检查质地可，大小正常，听诊血流杂音存在。

3. 辅助检查

血常规（2019 年 3 月 18 日）：正常。

尿常规（2019 年 3 月 18 日）：蛋白 2＋。

血生化（2019 年 3 月 18 日）：血肌酐 259μmol/L。

血生化（2019 年 4 月 18 日）：血肌酐 527μmol/L。

环孢素浓度（2019 年 3 月 18 日空腹）：115ng/ml。

B 超（2019 年 3 月 18 日）：移植肾大小形态正常，实质回声偏强，主肾动脉峰值流速偏高（PSV 190cm/s），段动脉、叶间动脉峰值流速偏低。

MRA（2019 年 3 月 19 日）：移植肾动脉 2 支，分别从髂外动脉发出，1 支移植肾动脉近髂外动脉局部显细，考虑移植肾动脉狭窄，另 1 支未见明显异常（病例 1 图 1）。

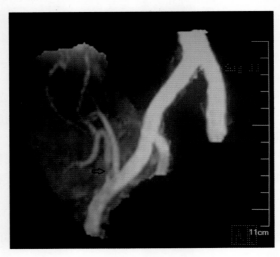

病例 1 图 1　MRA

注：MRA 显示移植肾动脉 2 支，1 支近髂外动脉局部显细，考虑狭窄

二、诊断思路

1. 诊断依据　移植肾动脉狭窄（transplant renal artery stenosis，TRAS）是最常见的肾移植术后血管并发症，占移植后血管并发症的 75%，是移植物丢失和移植失败的重要原因之一。TRAS 常发生于移植后 3 个月至 2 年，其确切病因尚不清楚，手术操作相关性因素、供肾冷缺血时间过长、移植肾功能延迟恢复、巨细胞病毒感染、急性排斥、环孢素 A 的应用以及动脉粥样硬化等均可能参与其发病过程。TRAS 在早期发病时，往往无狭窄的相关表现，因此失去早期诊断的机会；逐步发展至顽固性高血压、移植肾功能不全，甚至移植肾功能丧失。

TRAS 按照狭窄发生的部位分为：吻合口狭窄；吻合口远端或近端的局段性狭窄；弥漫或多发性狭窄。TRAS 程度可借鉴 RAS 的标准分为 5 级：0 级：无狭窄；Ⅰ级：狭窄程度 <50%；Ⅱ级：狭窄程度 50%~75%；Ⅲ级：狭窄 >75%；Ⅳ级：闭塞。狭窄程度的计算方法：$(1-L/R) \times 100\%$，其中 L 为最窄处的管腔直径，R 为狭窄近端 1cm 内的正常管腔的直径。狭窄程度Ⅱ级以上（≥50%）认为是具有血流动力学意义。

TRAS 的临床表现主要是：顽固性高血压、尿量减少、肌酐升高以及血管杂音等。最主要的筛查方式是超声多普勒检查，TRAS 的超声表现为狭窄处血流束细窄，色彩亮度增加，狭窄段血流明显加速，狭窄后扩张处血流束增宽，为五彩镶嵌的高速湍流；而狭窄段下游远端肾内小动脉因缺血而表现流速减低。确诊的金指标是数字减影血管造影。

2. 鉴别诊断　移植肾排异：肾移植术后排异反应，表现为移植肾区胀痛、发热、尿量减少，化验肌酐明显升高，药物浓度偏低，B 超检查多提示各级动脉血流阻力指数增高。本病人化验及症状体征不符，可能性不大，需进一步检查排除。

3. 诊断策略　本例患者 3 年前行公民逝世后器官捐献肾移植术，供者因脑出血死亡，器官获取前肾功能良好。供者血型 O 型，HLA 位点 A2、11，B61、71，DR9、17；受者血型 B 型，HLA 位点 A24、24，B67、75，DR4、15。PRA 阴性。淋巴细胞毒试验 3%。供肾肾动脉 2 支，以腹主动脉瓣作为吻合血管，动静脉分别与髂外动静脉端侧吻合。术后恢复顺利，肾功能长时间保持良好，曾发生急性细胞性排斥反应，经积极治疗后逆转。此次出现血肌酐升高、血压升高和尿量减少，符合肾动脉狭窄临床表现。进行了全面的化验检查和影像学检查，排除急性排斥反应。B 超检查提示移植肾动脉狭窄可能，但因供肾肾动脉为 2 支，B 超检查无法精确测量和评估血管狭窄程度。考虑到肾功能已严重受损，进一步行无须对比剂增强的 MRA 检查，明确为一支肾动脉在吻合口远端局限性狭窄，另一支肾动脉无异常，最后仍需 DSA 确诊。CTA 和 MRA 也是诊断肾动脉狭窄的重要手段，但因所采用的造影剂的毒副反应，并不适用于肾功能明显受损患者的检查。近年来有学者发现，叶间动脉峰值流速诊断 TRAS 的特异度和敏感度，高于肾动脉和肾段动脉峰值流速。当肾动脉峰值流速/叶间动脉峰值流速 >10 时，诊断 TRAS 的敏感度和特异度最高，分别为 91% 和 95%。超声造影技术也可以明显提高 TRAS 的检出率和准确率，减少不必要的 CTA 的应用。非对比剂增强磁共振血管成像（NCEMRA）已经广泛应用于血管成像，如时间飞跃法（TOF）和相位对比法（PC），而 IFIR - FIESTA 序列（即流入反转恢复序列）可获得较高信噪比的肾动脉血管影像。诊断肾动脉狭窄具有很高的敏感度、特异度、准确率，是一种安全、无创、有效的肾动脉成像检查方法，可作为可疑肾动脉狭窄患者的首选筛查方法，对肾功能不全患者更是最佳选择。

三、防治策略及相关进展

1. 本例治疗策略　本例患者为肾移植手术后 3 年，此次明确诊断为 2 支肾动脉中的 1 支出现狭窄，适合采用血管腔内介入手术治疗，因术前化验肌酐 527μmol/L，需要充分水化，减轻对比剂对肾脏的影响，必要时行血液透析清除对比剂。

2. 本例治疗方案、措施与效果　患者于介入手术前补液 1000ml，至介入室行局部麻醉下手术。右侧股动脉穿刺插管，引入 5F 猪尾导管和（或）多用途导管，依次进行髂动脉及移植肾动脉造影，均证实提示 2 支肾动脉中的近心支正常，远心支距开口 8mm 狭窄，狭窄段长约 10mm，狭窄约 90%。证实为 TRAS 后，经导管注入肝素 5000U，交换引入 7F 导引管置于狭窄部，操控 0.018 英寸黄金头硬导丝通过狭窄部，送入肾动脉分支远端后固定，经导引导管引入球囊导管置于狭窄部，扩张后直接置入球囊膨胀支架。再次造影显示肾动脉通畅，无明显狭窄（病例 1 图 2、病例 1 图 3）。术后当晚出现移植肾区和同侧腰部疼痛,尿量明显减少,血压升高至 190/110mmHg,B 超、CT 示移植肾背膜下血肿形成,考虑为 Page 肾,给予控制血压,止血药物治疗(病例 1 图 4)。术后 24 小时尿量 <100ml,复查肌酐 602μmol/L。为清除残存造影剂,介入手术后 24 小时后行血液透析 1 次,治疗后仍无尿。考虑肾实质受压导致肾功能损害和血压升高,介入 36 小时后急症手术行移植肾被膜下血肿清除术。术后 3 天血压逐渐下降至 150/85mmHg,开始阿司匹林加硫酸氢氯吡格雷(波立维)抗凝,尿量逐步恢复到正常水平。术后 2 周化验血肌酐 397μmol/L。

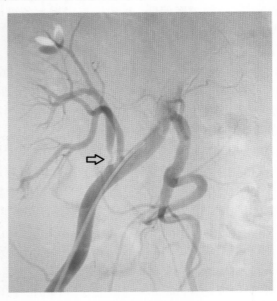

病例 1 图 2　DSA

注:移植肾动脉远心支距开口 8mm 狭窄,狭窄段长约 10mm,狭窄约 90%

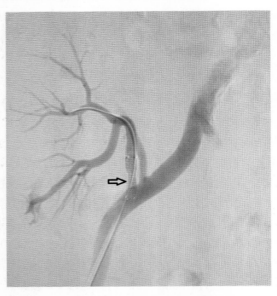

病例 1 图 3　置入支架后显示肾动脉通畅,无明显狭窄

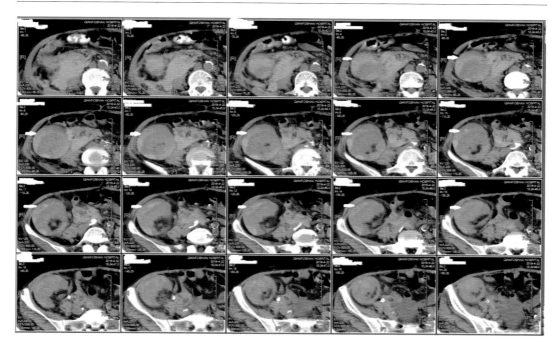

病例 1 图 4　CT 示移植肾背膜下血肿形成

3. 结合该病例，疾病的防治策略及相关进展　TRAS 是肾移植术后常见并发症，其发生和供肾修整过程中对血管的牵拉或插管灌注等造成的内膜损伤，冷缺血时间过长，移植术后 AR 发生，高脂血症或 HDL－C 水平降低等有一定相关性。通常发生于肾移植术后数月之后，局部组织已经严重粘连，再次开放手术容易造成局部组织损伤，严重者损伤移植肾血管或髂外血管造成大出血，甚至可能导致移植肾功能丧失。本例患者为肾移植术后 3 年，因此首选血管腔内介入手术。PTA 和支架置入术（PTAS）是最常采用的两种方法，且各自特点突出。PTA 简便易行，短期效果好，并可多次重复进行，技术成功率接近 100%，术后短期内 83%～95% 患者肾动脉保持通畅。但因为血管壁的弹性回缩等原因，远期疗效较差，6～8 个月后有 5%～30% 发生再狭窄，1 年后的开通率则下降至32%～57%，且术中存在移植肾动脉夹层瘤、血栓、动脉撕裂的风险，发病率接近 4%。对于 PTAS 而言，有其特定的适应证：①PTA 术后狭窄段两端压差仍 >10mmHg；②术后形成夹层瘤；③术后残余狭窄 >30%。支架置入后可防止狭窄部位血管壁弹性回缩，提高肾脏灌注，修复动脉撕裂，在短期内控制血压，改善移植肾功能等方面安全有效，且无严重不良反应。本例患者行支架置入术过程顺利，术后肾动脉无限制，血流灌注恢复好。

疗效评价：介入手术成功标准术后管腔残余狭窄直径应 <30%，无严重并发症。技术成功率不应低于 90%。临床疗效评价：①高血压：高血压完全治愈（140/90mmHg 以下）可能性较小，只有 10% 左右。大部分高血压患者获益表现在高血压不同程度的降低，和（或）降压药物数量和（或）剂量减少；②肾功能：RAS 血流重建后肾功能不全获益。

肾功能不全获益可定义为：①肾功能改善，即血清肌酐（sCr）降低 20% 以上；②肾功能恶化，即 sCr 增加 20% 以上；③两者之间可称为肾功能稳定。目前多数学者将肾动脉血流重建后肾功能改善和稳定都归为肾功能获益。有 80% 左右肾动脉血流重建后肾功能获益，20% 左右肾动脉血流重建后肾功能恶化。

PTAS 术后常见并发症有支架内狭窄、远端肾动脉栓塞或血栓形成、动脉内膜撕裂、血管穿孔、肾缺血梗死、肾衰竭、腹膜后血肿及穿刺部位并发症等。Page 肾属少见并发症，表现为由急/慢性肾包膜下/外积液、血肿等压迫肾实质造成肾脏微血管缺血，继而激活"肾素－血管紧张素－醛固酮"系统，继发性血压升高，临床表现为高血压、腰痛、恶心、呕吐等，伴有感染时可出现发热，严重者可出现腹腔盆腔积液，肾功能受损。未见 TRAS 行 PTAS 后出现 Page 肾的报道，考虑和肾动脉分支损伤或血管狭窄纠正后肾组织灌注压力过高，肾实质出血相关。Page 肾的治疗目标为控制血压、保护肾功能。出现被膜下血肿引发 Page 肾时，推荐 B 超引导下穿刺引流或手术清除血肿，必要时行被膜剥脱，剥脱时注意精密止血，严防损伤肾实质，防止术后出血、感染及血肿形成进一步压迫移植肾。

四、经验总结

TRAS 是肾移植术后比较严重的血管并发症，公民逝世后器官捐献供肾血管动脉内粥样硬化发病例高，更值得注意警惕。动脉内粥样硬化斑块是导致 TRAS 最常见的原因。供者年龄、体重指数，是否患有高血压、糖尿病、高脂血症等因素，都会对 TRAS 的发病产生影响。而受者如同样存在高血压、糖尿病、高脂血症等代谢性疾病，也会增加受者 TRAS 的风险。彩色多普勒超声、CTA、MRA 是诊断 TRAS 的常用技术，超声造影及无造影剂的磁共振血管显影技术对肾功能不全患者的诊断提供了更多选择。数字减影血管造影仍是诊断 TRAS 的金标准，一旦明确，可优先使用介入血管外科手术处理，其中 DSA 下支架置入术效果确切，再狭窄发生率低，可作为首选的手术方式。如果存在介入手术的禁忌证，则应尽快给予外科手术重建血管。行支架植入术后，要严格控制血压，严密监控生命体征和尿量、肾功能变化，预防造影剂肾损害，注意有无严重并发症出现，必要时外科手术处理。

参 考 文 献

［1］Bruno S. Transplant renal artery stenosis. J Am Soc Nephrol, 2004, 15: 134 –141

［2］Tafur – Soto JD, White CJ. Renal artery stenosis. Cardiol Clin, 2015, 33(1): 59 –73

［3］Sawaya B, Provenzano R, Kupin WL, et al. Cyclosporine induced renal macroangiopathy. Am J Kidney Dis, 1998, 12(6): 534 –537

［4］Voiculescu A, Schmitz M, Hollenbeck M, et al. Management of arterial stenosis affecting kidney graft perfusion: a single – centre study in 53 patients. Am J Transplantat, 2005, 5(7): 1731 –1738

［5］Braga AF, Catto RC, Dalio MB, et al. Endovascular approach to transplant renal artery stenosis. Ann Transplant, 2015, 24(20): 698 –706

［6］Da Silva RG，Lima VC，Amorim JE，et al. Angioplasty with stent is the preferred therapy for posttransplant renal artery stenosis. Transplant Proc，2002，34：514－515

［7］Fervenza FC，Lafayette RA，Alfrey EJ，et al. Renal artery stenosis in kidney transplants. Am J Kidney Dis，1998，31（1）：l42－l48

［8］王旭珍，薛武军，丁小明，等．彩色多普勒超声诊断移植肾动脉狭窄的临床应用价值．中华器官移植杂志，2016，37（9）：537－540

［9］任俊红，王思字，马娜，等．超声造影评价老年肾动脉狭窄患者的临床价值．中华老年医学杂志，2018，37（3）：276－279

［10］徐贤，安宁豫，陈穗惠，等．非对比剂增强肾动脉 MRA 诊断老年肾动脉狭窄的可行性．南方医科大学学报，2014，34（1）：84－87

病例 2 高抗体滴度 ABOi 肾移植

一、病历摘要

1. 病情简介 （受体）患者张××，男性，28岁。

主诉：肌酐升高3年,血液透析1年,无尿6个月。于2018年10月16日(门诊)入院。

现病史：既往体健；无吸烟史；无饮酒史；高血压3年,否认糖尿病、心脏病、脑血管病病史；否认肝炎、结核病史。

个人史：27岁结婚,育1子,体健。

否认外伤史,否认药物、食物过敏史。

血型：O型,Rh(+)。PRA(−),HLA 3错配,淋巴毒2%。

（供体）患者母亲张××,年龄：55岁。

血型：A型,Rh(+)。

既往史：脊柱侧弯,否认传染病、高血压、糖尿病、冠心病、脑血管病病史。

检查：生化全项：血肌酐：56μmol/L；血常规：血色素：134g/L；肾动态显像：左肾GFR：35ml/min(供肾),右肾GFR：32ml/min。

2. 查体 T：36℃,P：72次/分,R：19次/分,BP：150/90mmHg。神志清楚,查体合作,皮肤浅表黏膜未见黄染、淤斑,浅表淋巴结未及肿大,气管居中；双肺听诊呼吸音清,无干湿啰音。心率72次/分,律齐,各瓣膜听诊未及病理性杂音,腹部平坦,腹肌软,无压痛、反跳痛,肝脾肋下未及,肠鸣音正常,双下肢无水肿。

3. 辅助检查

(1)血常规(2018年10月16日)：正常。

(2)血生化(2018年10月16日)：肌酐1123μmol/l,尿素氮24mmol/L,肝功能正常。

(3)凝血功能(2018年10月16日)：正常。

(4)心电图(2018年10月16日)：大致正常心电图。

(5)髂血管彩超：双侧髂外动脉、静脉走行未见明显异常。

(6)肝胆胰脾双肾超声：餐后胆囊,双肾萎缩。

(7)心脏彩超：射血分数：65%,静息状态下心脏未见明显异常。

二、诊断思路

1. 诊断依据 青年男性,肌酐升高3年,透析1年。

2. 鉴别诊断 尿毒症诊断明确,无须鉴别。

3. 治疗措施与方案　患者 2017 年 8 月 18 日，抗 ABO 抗体滴度：抗 A IgG 1：512，抗 A IgM 1：256。予以患者妥昔单抗注射液（美罗华）500mg 单次给药（2017 年 8 月 22 日），双膜滤过血浆置换 5 次（2017 年 9 月 17 日，2017 年 10 月 20 日，2017 年 10 月 23 日，2017 年 10 月 24 日，2017 年 10 月 29 日）治疗后抗体滴度逐渐下降（病例 2 图 1）。治疗后患者凝血无明显异常。

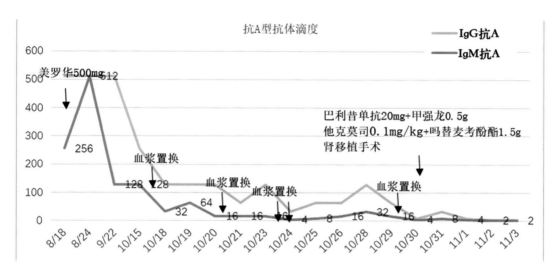

病例 2 图 1　血浆抗 A 抗体滴度变化

注：血浆置换使用 DFPP 方法，横轴显示日期，纵轴为抗体滴度

患者治疗后抗 A 抗体滴度逐渐下降并稳定于抗 A IgG 1：4 抗 A IgM 1：4，于 2018 年 10 月 31 日行活体供肾血型不合同种异体肾移植术 + 巴利昔单抗 20mg 诱导。术后患者口服他克莫司 0.1mg/（kg·d）（目标浓度 8 ~ 12ng/ml）+ 吗替麦考酚酯（1.5g/d）+ 泼尼松（30mg/d）治疗，泼尼松每周递减 5mg，递减至 10mg/d 后维持。恢复良好，肌酐逐渐下降（病例 2 图 2），尿量满意。目前（至 2019 年 1 月）门诊随访，肌酐稳定于 90 ~ 110μmol/L，抗 A IgG 1：4 抗 A IgM 1：4。

三、防治策略及相关进展

肾移植是治疗终末期肾病的方法之一，因其明显提高尿毒症患者生活质量，使得患者寻求移植手术治疗。但供体来源严重短缺使得供需难以平衡。积极开展器官捐献和亲属活体肾移植，是解决供肾短缺的重要途径。

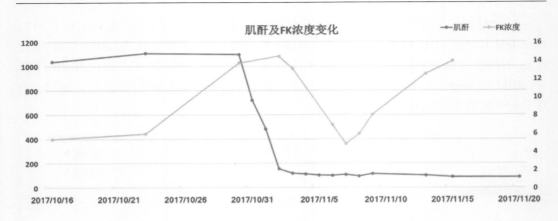

病例 2 图 2　血肌酐及他克莫司血药浓度变化

1. 随着围术期和术后管理方案的不断进步，肾移植逐渐突破了人类白细胞抗原（human leucocyte antigen，HLA）配型和 ABO 血型的限制。1900 年，研究人员首次发现不同患者血清和洗涤红细胞混合，会发生有规律的红细胞凝集反应，以此提出 ABO 血型系统及相应的抗 ABO 抗体理论，并根据 A、B 抗原将血型分为 A、B、AB、O 4 种类型。这一基础理论定义了 ABO 相合、不合的移植方案。不发生受体抗 ABO 抗体与供体 ABO 抗原反应，即为 ABO 相合。造成 ABO 不合的主要因素是受体抗 ABO 抗体中的抗 A1 亚型或抗 B 型与供体器官细胞表面的 A、B 抗原结合。研究认为，A2 亚型在红细胞和其他组织细胞表达很弱，因此，仅出现 A2 亚型不相合的供受体，可视为 ABO 相合，无须接受额外的免疫脱敏治疗，当供体为 A2 型时，使移植前受体的抗 A 抗体滴度≤1∶8，可改善患者的长期预后。

2. ABO 血型不相容肾移植（ABO incompatible kidney transplantation，ABOi - KT）　最重要的步骤是降低受体血清抗 ABO 抗体滴度，常用的办法是血浆置换、免疫吸附、脾切除、输注供体血小板等。从 20 世纪 90 年代中期开始，全球许多移植中心先后建立了成熟的 ABOi - KT 免疫抑制方案。ABOi - KT 的术前免疫脱敏方案主要包括抗 ABO 抗体清除、降低 B 淋巴细胞免疫应答以及围术期免疫抑制治疗。在日本、美国、欧洲的部分移植中心，均有成熟的免疫抑制方案（病例 2 图 3）。这些方案主要的不同在于抗体清除方案、利妥昔单抗的剂量与时间、诱导与持续免疫抑制方案。制定 ABOi - KT 的免疫抑制方案主要原则是：①在术前清除受体预存抗体；②术后维持免疫抑制治疗并持续监测抗体，防止抗体滴度升高。血浆置换（plasma exchange，PE）是传统的抗体清除方式，利用白蛋白或新鲜冰冻血浆替代并清除血浆中的大部分蛋白。其在清除免疫球蛋白的同时也清除了大量凝血因子，因此，会大幅度增加出血和感染风险。为了减少不良反应，大多数移植中心均在移植前即刻进行 PE。双重滤过血浆置换（double filtration plasmaphersis，DFPP）会对滤过后的血浆进行二次重滤过，选择性滤除免疫球蛋白的同时重新回输其余成分。因此，DFPP 对血流动力学影响较小且滤过效率高，一次可清除 60% ~70% 的抗体（PE 仅可清除 40% ~50%），重新回输凝血因子和白蛋白，患者较少出现并发症。

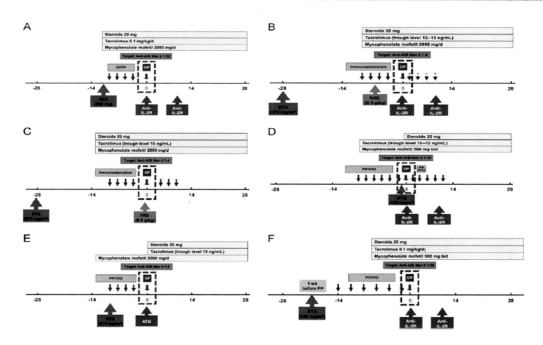

病例2图3　多个移植中心的围术期免疫抑制方案

注：A：东京女子医科大学；B：弗莱堡大学医院；C：约翰霍普金斯医院；D：美国梅约诊所；E：首尔国立大学医院；F：多中心总结。Bxm：巴利昔单抗；DFPP：双重滤过血浆置换；IVIG：静脉注射免疫球蛋白；OP：手术；PE：血浆置换；RTX：利妥昔单抗

3. 高滴度 ABO 抗体　定义为抗 A 抗体滴度≥1:256，在 Chung 等人的一项比较研究中，高基线抗体效价组和低基线抗体效价组(抗 A 抗体滴度≥1:256，抗 A 抗体滴度≤1:126)进行了比较，移植前的目标滴度保持在 1:32 以下。结果表明，如果移植后早期血凝素滴度维持在 1:32 以下，移植物的成活率较高。两组患者在移植物移植和患者存活方面的结果相似。各组均无 AMR 发作。

4. ABOi‑KT 的术前免疫脱敏方案　主要包括抗 ABO 抗体清除、降低 B 淋巴细胞免疫应答以及围术期免疫抑制治疗。除了前述的血浆置换进行抗体清除，还包括如下几种方式：

(1)IVIG：是纯化自人血浆的效应免疫调节剂。IVIG 的恒定段可与巨噬细胞、B 细胞的 Fc 段受体结合，抑制细胞分化和 T 细胞激活；IVIG 的可变段可阻断自身抗体与特异性受体结合，广泛应用于预防和治疗 AMR。IVIG 的使用分为高剂量(1~2g/kg)和低剂量(100mg/kg)。高剂量 IVIG 常用于 ABOi‑KT、群体反应性抗体(panel reactive antibody，PRA)阳性或 DSA 阳性患者的移植前脱敏治疗。近年来越来越多的文献报道低剂量 IVIG 在 ABOi‑KT 中的成功应用，在保证脱敏效果的同时减少不良反应。

(2)B 细胞清除：可减少抗 ABO 抗体产生，避免发生 AMR。在早期脱敏方案中，脾切除术是 B 细胞清除的唯一方法。但脾切除术会导致免疫系统永久受损，增加感染风险。自从 ABOi‑KT 成功应用利妥昔单抗以来，利妥昔单抗以不良反应少、长效清除 B

细胞的特点逐渐取代脾切除术。利妥昔单抗是人/鼠嵌合抗 CD20 单克隆抗体,可充分清除骨髓、脾和淋巴结中的 CD20 阳性 B 细胞。然而利妥昔单抗使用剂量仍存在较多争议。传统认为使用标准剂量 $375mg/m^2$ 是安全、有效的。近年来,已有部分移植中心证实,低剂量利妥昔单抗方案(200mg)也能充分清除 B 细胞,且可将术后感染发病率从标准剂量的 38.2% 降低至 26.3%。甚至许多报道开始质疑 B 细胞清除对于预防 AMR 的必要性,认为不常规使用利妥昔单抗不增加 AMR 的发生率,同时可以避免感染等不良反应,因此一些移植中心开始停止在 ABOi - KT 患者中常规使用利妥昔单抗。目前对于利妥昔单抗使用与否,使用剂量还未有明确的结论。

四、经验总结

本例患者为高滴度抗 A 抗体,术前 2 个月予以 500mg 利妥昔单抗(美罗华)静脉输注治疗,减少 B 细胞激活并诱导 B 细胞凋亡,减少抗 ABO 抗体产生。反复 5 次使用对血流动力学影响较小且滤过效率高的 DFPP,降低血浆中抗体滴度,达到相对安全的抗 A 抗体滴度,予以患者手术治疗,术中和术后第 4 天分别予以巴利昔单抗 20mg,免疫抑制方案予以他克莫司(普乐可复)+吗替麦考酚酯(骁悉)+泼尼松治疗。患者手术后恢复顺利,术后 15 月随访肌酐稳定于 $90\sim110\mu mol/L$,抗 A IgG 1:4 抗 A IgM 1:4。目前无急性、慢性排斥症状,亦未出现感染症状。患者术后 15 个月移植肾功能可,为以后 ABOi 患者积累了经验。

参 考 文 献

[1] 李世朋,张建军. ABO 血型不合器官移植的研究进展. 实用器官移植电子杂志,2015,3(1):59 - 64

[2] Tobian AAR, Shirey RS, Montgomery RA, et al. ABO Antibody Titer and Risk of Antibody - Mediated Rejection in ABO - Incompatible Renal Transplantation. American Journal of Transplantation, 2010, 10 (5): 1247 - 1253

[3] Zschiedrich S, Kramer - zucker A, Janigen B, et al. An update onABO - incompatible kidney transplantation. Transpl Int, 2015, 28(4): 387 - 397

[4] Higgins R, Lowe D, Hathaway M, et al. Double filtration plasmapheresis in antibody - incompatible kidney transplantation. TherApher Dial, 2010, 14(4): 392 - 399

[5] Ha CB, Young L J, Hui K S, et al. Comparison of clinical outcome between high and low baseline anti - ABO antibody titers in ABO - incompatible kidney transplantation. Ren Fail, 2011, 33(33): 150 - 158

[6] Won D, Choe W, Kim H, et al. Significance of isoagglutinin titer in ABO - incompatible kidney transplantation. Journal of Clinical Apheresis, 2015, 29(5): 243 - 250

[7] Higgins R, Lowe D, Hathaway M, et al. Double filtration plasmapheresis in antibody - incompatible kidney transplantation. TherApher Dial, 2010, 14(4): 392 - 399

[8] Jordan SC, Toyoda M, Kahwaji J, et al. Clinical aspects of intravenous immunoglobulin use in solid organ transplant recipients. Am J Transplant, 2011, 11(2): 196 - 202

[9] Hatakeyama S, Fujita T, Murakami R, et al. Outcome comparison of ABO - incompatible kidney transplantation with low - dose rituximab and ABO - compatible kidney transplantation: a singlecenter experi-

ence. Transplant Proc，2014，46(2)：445 – 448

[10] Lee J，Lee JG，Kim S，et al. The effect of rituximab dose on infectious complications in ABO – incompatible kidney transplantation. Nephrol Dial Transplant，2016，31(6)：1013 – 1021

[11] Montgomery JR，Berger JC，Warren DS，et al. Outcomes of ABOincompatible kidney transplantation in the United States. Transplantation，2012，93(6)：603 – 609

[12] Ashimine S，Watarai Y，Yamamoto T，et al. Neither pretransplant rituximab nor splenectomy affects de novo HLA antibody production after renal transplantation. Kidney Int，2014，85(2)：425 – 430

病例 3　他克莫司相关性急性胰腺炎

一、病历摘要

1. 病情简介　患者，程××，男性，45 岁。

主诉：肾移植术后 2 个月余，腹痛 1 天。

患者 2017 年 8 月 9 日因"慢性肾功能不全尿毒症期"于我中心行同种异体肾移植术，供体来源为"公民逝世后捐献(donationaftercitizen's death, DCD)"，免疫诱导方案采用巴利昔单抗(术前即刻及术后第 4 天 20mg，静脉注射)，手术顺利，术后给予常规三联抗排异治疗：他克莫司(3mg，2 次/天)＋吗替麦考酚酯(750mg，2 次/天)和醋酸泼尼松(起始剂量 35mg，1 次/天)，患者术后肌酐持续下降，术后第 26 天肌酐降至 156.6μmol/L，FK506 谷浓度 10.6ng/ml，予以出院。出院后定期复查(1 次/周)，血肌酐进一步下降至 101.7μmol/L(术后第 60 天)，醋酸泼尼松剂量从 35mg/d 递减至 5mg/d，他克莫司维持在 3mg，2 次/天，血药浓度维持在 9.5～11.2ng/ml。患者于 2017 年 10 月 15 日无明显诱因出现急性腹痛，腹痛性质为刀割样痛，以左中上腹为重，放射至左肩胛区，呈持续性，同时伴恶心呕吐，伴低热；急诊血常规提示：白细胞计数 9.16×10⁹/L，中性粒百分比 7.98×10⁹/L，血红蛋白 73g/L，血小板 78×10⁹/L；血生化提示：血肌酐 147.4μmol/L，尿素氮 17.79mmol/L，Ca 2.52mmol/L，K 4.72mmol/L，Na 138mmol/L；患者为进一步诊治急诊以"腹痛待查"收住入院。

既往史：高血压 3 级；无吸烟史；无饮酒史；否认糖尿病、心脏病病史；否认肝炎、结核病史；否认外伤史，否认药物、食物过敏史。患者在肾移植术后至腹痛期间未服用可能导致他克莫司浓度升高的食物或药物(如橙子、伏立康唑等)；发病 1 周前未出现严重感冒、肺部感染、腹泻、泌尿系感染等征象。

2. 查体　T：37.3℃，P：95 次/分，R：20 次/分，BP：140/90mmHg。急性面容，神志清楚，查体较合作，皮肤浅表黏膜未见黄染、淤斑，浅表淋巴结未及肿大，气管居中；双肺听诊呼吸音清，无干湿啰音。心率 95 次/分，律齐，各瓣膜听诊未及病理性杂音，腹部平坦，肠鸣音略亢进，叩诊移动性浊音(-)，触诊腹肌紧张，左中上腹压痛明显且伴反跳痛，肝脾肋下未及，双下肢无水肿。神经系统检查：神志清楚，时间及空间定向力可，计算力可，双侧瞳孔等大等圆，直径 2.5mm，对光反应灵敏，眼球运动正常，未及眼震，左侧额纹消失，左眼睑闭合不全，左侧鼻唇沟略浅，左侧鼓腮漏气，伸舌居中，左侧舌边缘可见疱疹，颈软，四肢肌力、肌张力正常，深浅感觉无异常，腱反射对称，指鼻试验及跟膝胫试验完成可，闭目难立征阴性，双侧巴氏征未引出，心肺听诊未闻及明显异常。

3. 辅助检查

（1）血常规（2017 年 10 月 15 日）：白细胞 $9.16 \times 10^9/L$，中性粒细胞 $7.98 \times 10^9/L$，血红蛋白 73g/L，血小板 $78 \times 10^9/L$。

（2）血生化（2017 年 10 月 15 日）：血肌酐 147.4μmol/L，尿素氮 17.79mmol/L，Ca 2.52mmol/L，K 4.72mmol/L，Na 138mmol/L，血清淀粉酶 679.3U/L，脂肪酶 755U/L，空腹血糖 29.49mmol/L，血酮体 +。

（3）尿常规（2017 年 10 月 15 日）：尿潜血 +，尿糖 + + +，尿酮体 +。

（4）凝血功能（2017 年 10 月 15 日）：正常。

（5）FK506 谷浓度（2017 年 10 月 16 日）：>30ng/ml。

（6）腹部 CT（2017 年 10 月 15 日）：胰头明显胀大，胰周可见炎性渗出，不伴有胆管梗阻及扩张征象（病例 3 图 1）。

（7）CMV DNA（ - ）。

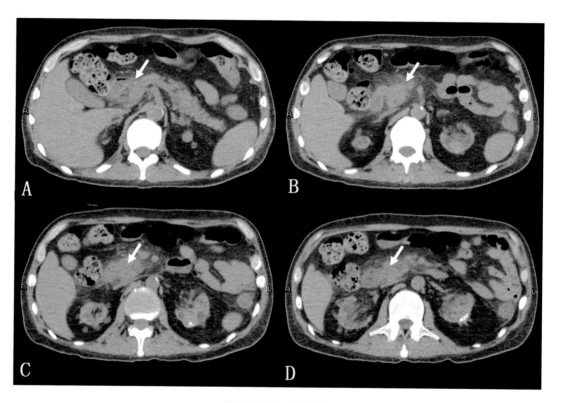

病例 3 图 1　腹部 CT

注：显示胰头明显水肿伴胰周炎症（白色箭头示）

二、诊断思路

（一）诊断依据

1. 急性胰腺炎诊断标准

（1）具有胰腺炎典型腹痛特征：大部分胰腺炎患者出现上腹痛，半数可放射至背部，起病迅速，疼痛剧烈，通常难以忍受，持续24小时以上，疼痛常伴有恶心、呕吐，体格检查显示上腹明显压痛和腹肌紧张。

（2）血清淀粉酶和（或）脂肪酶≥正常值3倍以上。

（3）急性胰腺炎特征性CT表现。

根据患者现病史、中上腹痛的症状、体征并结合腹部CT的表现诊断为"急性胰腺炎"。

2. 药物相关性胰腺炎的诊断标准

（1）使用某种药物的过程中胰腺炎发病。

（2）撤除药物后胰腺炎好转。

（3）排除其他可能导致胰腺炎的病因（如胆道、胰管梗阻、外伤、感染等）。

（4）重新使用该药物后胰腺炎复发（重激发试验阳性）。

根据病史该患者在急性胰腺炎发病前无高血脂、感染、外伤、腹腔手术、ERCP等病史，根据影像学未见胆道、胰管结石、寄生虫及肿瘤所造成的梗阻征象，同时入院后CMV DNA（－），HCV感染（－），无病毒、细菌、寄生虫感染征象，因此可排除导致急性胰腺的常见病因，考虑药物相关性胰腺炎可能，同时由于患者急性胰腺炎发病时他克莫司谷浓度显著升高（>30ng/ml）（升高原因不明确），且停用他克莫司后患者胰腺炎症状好转且未复发（详见下文），因此诊断为他克莫司诱发胰腺炎。

（二）鉴别诊断

急性胰腺炎的病因较为复杂，包括胆道胰管疾病、代谢性疾病、感染、外伤、医源性等因素均可导致胰腺炎的发生，因此本文主要就胰腺炎的病因进行鉴别诊断。

1. 胆道疾病导致胰腺炎　胆道炎症、结石、寄生虫、水肿、痉挛等原因造成的胰管梗阻均会导致胰腺炎，影像学可见胆囊、胆管结石以及胆道扩张等征象，根据病史及影像学检查可鉴别。

2. 胰管梗阻　胰管结石、肿瘤、寄生虫、狭窄等同样可导致胰腺炎的发生，CT或MRI等影像学检查可鉴别。

3. 医源性、外伤因素　医源性因素所造成的逆行损伤同样是导致胰腺炎的发生的常见因素，患者往往经历过腹腔手术、ERCP、外伤等。

4. 感染及全身炎症　病毒（如巨细胞病毒）及细菌感染可通过血液或淋巴进入胰腺组织导致胰腺炎，胰腺炎发病前往往伴有全身性的重症感染，根据患者病史及实验室病原学检验可鉴别。

5. 其他药物诱发胰腺炎　噻嗪类利尿剂、糖皮质激素、硫唑嘌呤、磺胺类药物等均是诱发急性胰腺炎的常见药物。药物相关性胰腺炎可根据"Mallory&Kern标准"进行诊断（详见上文）。该患者除糖皮质激素外，其他几类药物在急性胰腺炎发病时均未服用；而大剂量使用糖皮质激素可能诱发急性胰腺炎，但患者在发病时所服用的糖皮质激素为5mg/d，剂量极小，一般不易引起急性胰腺炎。

（三）治疗措施与方案

1. 针对病因学治疗　当考虑药物相关性胰腺炎时，首先应停用可能导致胰腺炎的药物。在该病例中，我们于2017年10月16日（术后第68天）停用他克莫司。

2. 内科治疗

（1）一般措施：禁食、胃肠减压、抑酸、补液。

（2）抗生素抗感染：若怀疑感染应及时采用高级别抗生素进行治疗，即使无感染证据，考虑到患者免疫抑制状态，应预防性使用抗生素，优先使用抗革兰阴性杆菌抗生素，同时建议停用免疫抑制药。该例患者采用美罗培南（1g，12小时1次，静脉注射）进行抗感染治疗。

（3）生长抑素：使用生长抑素（3mg，12小时1次，静脉注射）减少胰酶分泌、降低胰酶活性，保护胰腺，该患者于2017年10月15日（术后第67天）给予静脉持续泵入生长抑素。

（4）降糖治疗：由于该患者血糖显著升高且表现出酮症倾向，因此给予静脉持续输注胰岛素进行降糖治疗，血糖控制在10～15mmol/L。

（5）手术治疗：对于重症胰腺炎伴有胰腺组织大范围坏死、积液等，可考虑行外科手术进行引流、清除坏死胰腺组织等。但该患者症状相对较轻，主要表现为胰头水肿及炎性渗出，因此未行外科干预。

该患者经上述治疗3天后（2017年10月18日）病情改善明显：腹痛缓解，血淀粉酶降至72U/L，脂肪酶降至69U/L，空腹血糖维持在10mmol/L左右；入院后第8天（2017年10月23日）开始使用环孢素（150mg/次，2次/天）替代他克莫司，入院后第13天（2017年10月28日）出院。之后1年内胰腺炎未复发。

三、防治策略及相关进展

同种异体干细胞移植（allo-SCT）及实体器官移植（solid organ transplantation，SOT）术后急性胰腺炎的发生较为少见，一旦出现预后较差。国际上已有报道表明移植术后胰腺炎的发生与免疫抑制药的使用相关，但目前只有硫唑嘌呤是公认的可导致胰腺炎的免疫抑制药。他克莫司于最近20年广泛应用各类实体器官移植及干细胞移植中，既往有个别报道表明他克莫司有可能导致移植术后胰腺炎。Ogunsiende等于2003年报道了首例怀疑他克莫司所导致的肾脏移植术后急性胰腺炎，该例患者满足"Mallory&Kern标准"中的所有4项标准，最终该患者因继发于胰腺炎的脓毒症而死亡。而其他的几例他克莫司相关性胰腺炎的个案报道来自于心脏、肝及骨髓移植。值得注意的是，上述个案均存在一个共同特点：发病前他克莫司浓度往往显著高于正常。因此，对于移植术后胰腺炎伴他克莫司浓度异常升高的患者，应重点考虑他克莫司相关胰腺炎可能。本例患者与上述报道类似，在排除其他潜在病因的同时伴有他克莫司浓度异常升高，但他克莫司浓度的高低是否与胰腺炎的发病存在相关性，目前仍无相关研究阐明。

而关于药物相关性胰腺炎的诊断标准，目前公认的是Mallory和Kern于1980年所制定的"Mallory&Kern 标准",内容主要包括:①使用某种药物的过程中胰腺炎发病;②撤除药物后胰腺炎好转;③排除其他可能导致胰腺炎的病因(如胆道、胰管梗阻、外伤、感染等);④重新使用该药物后胰腺炎复发(重激发试验阳性)。药物相关性胰腺炎诊断的关键是需要排除其他潜在病因的可能。对于移植术后患者而言,除了胆胰管梗阻因素、医源性等因素外,需要警惕感染的可能,尤其是巨细胞病毒、腺病毒、带状疱疹等病毒的感染同样被证明是导致急性胰腺炎的高危因素。值得注意的是,在本病例中由于患者否认服用可能导致他克莫司浓度升高的食物及药物,因此我们尚不明确该例患者他克莫司浓度突然升高的具体原因,这也是该病例值得探讨的疑点之一。

总之,移植术后他克莫司相关性胰腺炎虽然较为罕见,但其病情发展迅速,一旦出现患者预后较差,因此需要广大临床医生格外警惕。

参 考 文 献

[1] Mallory, A. & Kern, F, Jr. Drug – induced pancreatitis: a critical review. Gastroenterology, 1980, 78, 813 – 820

[2] Tenner, S. Drug induced acute pancreatitis: does it exist? World J Gastroenterol, 2014, 20(44): 16529 – 16534

[3] Tenner, S. Drug – induced acute pancreatitis: underdiagnosis and overdiagnosis. Dig Dis Sci, 2010, 55 (10): 2706 – 2708

[4] Floyd A, Pedersen L, Nielsen GL, et al. Risk of acute pancreatitis in users of azathioprine: a population – based case – control study. Am J Gastroenterol, 2003, 98(6): 1305 – 1308

[5] Ogunseinde BA, Wimmers E, Washington B, et al. A case of tacrolimus(FK506) – induced pancreatitis and fatality 2 years postcadaveric renal transplant. Transplantation, 2003, 76, 448

[6] Im MS, Ahn HS, Cho HJ, et al. Diabetic Ketoacidosis Associated With Acute Pancreatitis in a Heart Transplant Recipient Treated With Tacrolimus. Experimental and Clinical Transplantation, 2012, 11(1), 72 – 74

[7] Sastry J, Young S, Shaw PJ. Acute pancreatitis due to tacrolimus in a case of allogeneic bone marrow transplantation. Bone Marrow Transplant, 2004, 33(8), 867 – 868

[8] Nieto Y, Russ P, Everson G, et al. Acute pancreatitis during immunosuppression with tacrolimus following an allogeneic umbilical cord blood transplantation. Bone Marrow Transplant, 2000, 26, 109 – 111

病例 4　供者特异性抗体对困难移植肾功能恢复延迟的影响

一、病历摘要

1. 病情简介　患者李××，女性，49 岁。

主诉：肾移植术后 17 天，无尿 14 天。

患者于 2013 年 11 月 5 日急诊入院接受尸体捐献供肾移植，供者为 42 岁男性，热缺血时间 5 分钟，冷缺血时间 12.5 小时，供者的人类白细胞抗原(human leucocyte antigen，HLA)分型为 A11，－；B46，60；DR5，9；DQ9，16；受者的 HLA 分型为 A11，24；B51，60；DR12，－；DQ7，－；错配数为 5。受者术前群体反应性抗体(panel reactive antibodies，PRA)和淋巴毒实验(complement dependent cytotoxicity，CDC)均为阴性。诱导方案为甲强龙(500mg/d，使用 3 天)和环磷酰胺(200mg/d，使用 3 天)，序贯他克莫司＋吗替麦考酚酯＋泼尼松三联免疫抑制方案。受者术后早期尿量满意，但第 3 天出现尿量减少，考虑出现了移植肾功能恢复延迟(delayed graft function，DGF)，开始辅助血液透析过渡。术后第 9 天复查 PRA 显示阳性(Ⅰ类：22%，Ⅱ类：70%)，给予受者连续 3 天的甲强龙 500mg 冲击治疗抑制 B 细胞和静脉注射人丙种球蛋白(intra－venous immunoglobulin，IVIG)中和抗体，剂量为 400mg/(kg·d)。术后第 17 天复查 PRA 增高至Ⅰ类 57%，Ⅱ类 80%。进一步行 Luminex 单抗体检测，发现Ⅰ类抗体均不针对供者位点，而Ⅱ类抗体包含 1 个中－低水平的供者特异性抗体(donor specific antibodies，DSA)，为抗 DR9 位点的抗体，平均荧光强度(MFI)为 2548，其余Ⅱ类抗体均为 non－DSA，比如 DR53 抗体(MFI 值 1662)和 DR51 抗体(MFI 值 1163)。同时移植肾仍无泌尿迹象。

既往：发现慢性肾功能不全 9 年，血透 3 个月。高血压病史 9 年(口服氨氯地平和倍他乐克控制良好)，痛风病史 12 年。妊娠 3 次，否认输血史，否认糖尿病、肝炎、结核病史。

2. 查体　T：36.3℃，P：82 次/分，R：22 次/分，BP：150/85mmHg。神志清楚，查体合作，轻度贫血貌，皮肤浅表黏膜未见黄染、淤斑、疱疹，浅表淋巴结未及肿大，左前臂可触及动－静脉瘘震颤；双肺听诊呼吸音清，无干湿啰音。心率 82 次/分，律齐，各瓣膜听诊未及病理性杂音，腹部平坦，腹肌软，无压痛、反跳痛，肝脾肋下未及，肠鸣音正常，双下肢无水肿。移植肾专科检查：切口愈合良好，右髂窝内移植肾大小、质地中等，无压痛。

3. 辅助检查

（1）血常规（2013 年 11 月 18 日）：血红蛋白 78g/L。

（2）他克莫司浓度（2013 年 11 月 18 日）：11.7ng/ml。

（3）移植肾病理（2013 年 11 月 22 日）：如病例 4 图 1C 显示，活检标本见非常轻微的炎性细胞浸润和一支细微动脉分支轻微内皮炎，少数肾小管上皮细胞缺血性坏死及崩解脱落，以及 C4d 在极其个别肾小管周毛细血管（ptc）和少许肾小球襻内轻微沉积。具体评分为：i1，t0，g0，v1，ci0，ct0，cg0，cv0，ah0，mm0，i - IFTA0，ptc0，ptc 部位 C4d - ，C4d0。

（4）彩超（2013 年 11 月 14 日）：移植肾内血流丰富，各级动脉阻力指数增高（均为1.0）。

（5）彩超（2013 年 11 月 19 日）：移植肾内血流丰富，各级动脉阻力指数增高（0.80 ~0.89）。

（6）彩超（2013 年 11 月 22 日）：移植肾内血流丰富，各级动脉阻力指数增高（弓状动脉 1.0，叶间至肾主动脉 0.80 ~0.86）。

二、诊断思路

（一）诊断依据

移植肾功能恢复延迟是临床肾移植早期最常见的并发症之一，一般是指受者在术后1 周内因少尿而需要辅助性透析的情况。其主要病理基础为移植肾缺血 - 再灌注损伤（Ischemia reperfusion injury，IRI）引起的急性肾小管水肿和坏死，主要诱因包括供者质量问题（如老龄供者、边缘供者、高血压供者）、肾脏切取和保存问题（如冷缺血时间延长、灌注不足、血管过度牵拉）以及受者方面的因素（如糖尿病、透析时间过长、血压过高或过低、髂动脉粥样硬化或狭窄、CNI 毒性）等。新生 DSA 是指移植前不存在，移植后由移植物引发同种异体免疫反应而诱生的针对供者抗原的抗体。已知肾移植术后早期的新生DSA 可能介导严重的急性体液性排斥反应，但当新生 DSA 强度不足以导致急性排斥反应时，是否仅表现为 DGF 的病变过程，国内外报道不多。

本例为女性受者，有妊娠史和 DR 位点的错配。术前没有 PRA 升高，但在 DGF 延期恢复过程检测到中等水平的新生 Ⅱ 类 DSA，但移植肾穿刺活检未提示任何肾小球炎和毛细血管炎，仅 1 处小动脉炎，C4d 染色也极其局限，故达不到诊断急性抗体介导排斥反应（AMR）的 Banff 2013 标准。然而肾小管损伤后的修复缓慢，究其原因可能与 DSA 的存在相关。当 DSA 强度较低和细胞毒作用较弱时，即使不足以引起显著的微血管炎和 C4d沉积，但仍会介导一定程度的血管内皮损伤，并加重肾小管上皮细胞的缺血、水肿和坏死，延缓肾小管上皮在缺血 - 再灌注损伤后的修复。

（二）鉴别诊断

1. 供肾因素导致的 DGF 延迟恢复　最常见的原因为严重的缺血 - 再灌注损伤，病理表现为急性肾小管上皮细胞大量坏死、崩解脱落入肾小管管腔内，形成管型堵塞管腔。往往有显著的高危因素，如供者经历过心肺复苏、供肾热缺血时间较长等。经 1 ~2个月的辅助血透，待肾小管上皮新生后即可排出尿液，但前提条件是排除其他明确的致病因素。

2. 急性抗体介导的排斥反应 依据 Banff 2013 标准，急性 AMR 的诊断包括 3 个必备条件。

（1）急性组织损伤的病理改变：包括微血管炎[g>0，和（或）ptc>0]，或者动脉炎（v>0），或者急性血栓性微血管病（需排除其他致病因素），或者急性肾小管损伤（需排除其他致病因素）。

（2）抗体与血管内皮发生相互作用的依据，包括 C4d 在肾小管周围毛细血管（PTC）部位的线性沉积（荧光染色 C4d>2 或 3；免疫组化染色 C4d>0），或者中度以上的血管炎[（g+ptc）>2]，或者穿刺组织中的损伤相关性基因转录表达增加。

（3）血清中检测到 DSA，包括 HLA 抗体和非 HLA 抗体。本例为尸体供肾，术后早期的急性肾小管损伤或多或少存在，在该阶段的肾小管损伤因不能排除缺血-再灌注损伤因素的影响，故不能作为独立的 1 点达到上述第 1 条诊断标准。此外，本例 C4d 虽然有其极个别的沉积，但范围局限，达不到给分标准，故本例病例仅满足上述 3 个条件中的第 1 条（v1）和第 3 条（DSA 阳性），无法做出急性 AMR 的诊断。

3. 急性细胞性排斥反应 DGF 过程中并发的急性细胞性排斥反应因临床征象不典型，往往被延误诊治，也是导致 DGF 延迟恢复甚至不恢复的另一个重要原因。穿刺活检是唯一的鉴别手段，镜下可见移植肾组织间质内淋巴细胞浸润和小管上皮炎，伴或不伴血管炎。C4d 染色和循环 HLA 抗体呈阴性。

4. 药物急性毒性损伤 钙调磷酸酶抑制药和超量利尿剂的应用可能造成的肾小管上皮细胞内大量细小等大的空泡变，出现少尿或无尿。通过用药史和血药浓度值可以排除。

（三）治疗措施与方案

为清除 DSA 这一危险因素，我们对受者进行了血浆置换（每次置换 2000ml 血浆）和 IVIG[400mg/（kg·d）]治疗，每 3 天 1 次（病例 4 图 1A），具体为 1 天血透、1 天血浆置换/IVIG，1 天休息。原因为如果血透和血浆置换在 1 天内进行，患者较难耐受。而血浆置换间隔 2 天可给予抗体反弹的时间，置换的效能更高。经过 4 次处理后，受者的 DSA 水平得到显著下降至阴性（MFI 降为 480，病例 4 图 1B）。2 周后受者尿量恢复，术后 56 天血肌酐降至 95μmol/L，迄今随访 5 年余，血肌酐维持正常且 PRA 多次复查为阴性。

三、防治策略及相关进展

临床肾移植发展已超过半个世纪，DGF 仍是尸体供肾肾移植术后早期最常见的并发症，据 OPTN 统计发生率约为 24.3%（1997—2007 年）。虽然大多数 DGF 可以在 2 周内开始恢复，但仍有少数 DGF 需要 1 个月，甚至更长时间才能恢复。这种延期恢复的 DGF 不仅会增加急性细胞性排斥反应的风险，而且会影响移植肾的长期存活。Lehner 等报道，DGF 若需超过 7 次的辅助性血透，则其后 5 年的估算肾小球滤过率和移植肾存活率显著降低。当今我国临床肾移植供体主要来源已转换为 DCD 供体，可能带来更高的 DGF 发病率，寻找 DGF 延期恢复的各种潜在病因和缩短困难 DGF 的病程是目前值得研究和关注的重要临床问题。

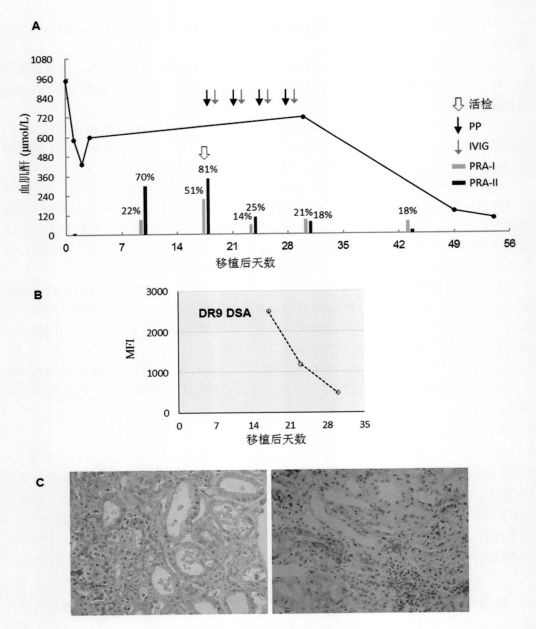

病例 4 图 1　移植肾功能及抗体水平

注：A：移植肾功能恢复过程；B：DSA 水平变化；C：术后 17 天移植肾活检标本 HE 染色和 C4d 染色

　　传统认为 DGF 多由移植肾缺血 – 再灌注损伤（IRI）引起的急性肾小管损伤所致，是一种非免疫性的损伤。但近年发现，DGF 的发生机制不仅包括单纯的缺血缺氧性细胞损伤和再灌注时氧自由基的产生，还包括细胞毒性介质的形成、固有免疫甚至是获得性免疫的激活。术前免疫致敏也会增加 DGF 的风险且长时间未恢复的 DGF 又会增加新生

DSA 的形成风险,提示急性肾损伤与免疫反应互相作用,互为因果。Jeldres C 等报道532例肾移植病例中大约20% 出现 DGF,除受者体重、供者年龄和冷缺血时间等各项危险因素外,受者术前 PRA 水平也与 DGF 的发生呈显著相关,且 DR 位点错配数也与 DGF 的发生具备一定相关性。Gilbert 等对 218 例肾移植受者进行常规抗体监测发现,延期恢复的 DGF(>2 周)受者产生新生 DSA 比例高达36.8%,而短期恢复的 DGF 和没有 DGF 受者的新生 DSA 比例均仅有17.6%。此外,延期恢复 DGF 组的急性细胞性排斥反应发生率也高于短期恢复组和移植肾功能立即恢复组(31.6% vs. 23.5% 及17%)。

因此,临床工作中若遭遇难以恢复的 DGF,应排除 DSA 的潜在影响,一旦发现新生 DSA 应尽早干预,促进 DGF 的顺利恢复。

参 考 文 献

[1] Irish WD, Ilsley JN, Schnitzler MA, et al. A risk prediction model for delayed graft function in the current era of deceased donor renal transplantation. Am J Transplant, 2010, 10(10): 2279 – 2286

[2] Haas M, Sis B, Racusen LC, et al. Banff 2013 meeting report: inclusion of c4d – negative antibody – mediated rejection and antibody – associated arterial lesions. Am J Transplant, 2014: 14(2): 272 – 283

[3] Yarlagadda SG, Coca SG, Formica RN, Jr. et al. Association between delayed graft function and allograft and patient survival: a systematic review and meta – analysis. Nephrol Dial Transplant, 2009, 24(3): 1039 – 1047

[4] Sharif A, Borrows R. Delayed graft function after kidney transplantation: the clinical perspective. Am J Kidney Dis, 2013, 62(1): 150 – 158

[5] Lehner AH, L, Marschke L, et al. Impact of delayed graft function and number of dialysis sessions on graft outcome after kidney transplantation. American transplant congress, 2015, Abstrct#440

[6] Jeldres C, Cardinal H, Duclos A, et al. Prediction of delayed graft function after renal transplantation. Can Urol Assoc J, 2009, 3(5): 377 – 382

病例5　肾移植后复发性膜性肾病

一、病历摘要

1. 病历简介　患者男性,40 岁,因"肾移植术后 6 个月,蛋白尿 1 个月"于 2014 年 9 月 11 日入院。

患者 2014 年 3 月 12 日因膜性肾病(MN)、慢性肾功能不全(CKD 5D 期)在我院行亲属供肾同种异体肾移植术(哥哥供肾,时年 52 岁),供肾活检未见明显异常(病例 5 图 1)。手术顺利,术后应用吗替麦考酚酯、他克莫司、泼尼松免疫抑制治疗,术后 1 周血肌酐降至正常。术后于我科门诊规律随访,血肌酐 1.1 ~ 1.4mg/dl,FK506 血药浓度 5 ~ 7ng/ml。患者术后 5 个月出现蛋白尿,1 + ~ 2 +,本次入院为行移植肾活检明确诊断。患者精神、食欲、睡眠可,大便如常,体重无明显改变。

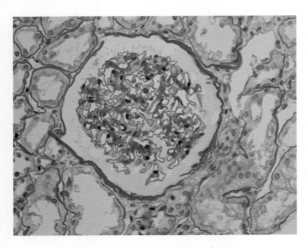

病例 5 图 1　供肾活检(2014 年 3 月)

注:肾小球系膜区增宽不明显,毛细血管襻开放欠好,肾小管上皮细胞刷状缘扁平(PAS,×400)

既往史患者 2005 年 10 月无明显诱因出现双下肢水肿,2005 年 11 月我科门诊查尿蛋白 4.72g/24h,血白蛋白 20.0g/L,Scr 0.69mg/dl,行肾活检诊断为膜性肾病(病例 5 图 2),并完善相关检查未发现继发因素。予雷公藤多苷片 120mg/d、新肾炎胶囊治疗 1 个月后,水肿消退,但仍存在大量蛋白尿,低蛋白血症,雷公藤调整至 60mg/d,门诊定期随诊,尿检无改善。2006 年 5 月加用泼尼松片 30mg/d,蛋白尿不缓解。2009 年患者未再至我院门诊随诊,药物治疗方案不变,当地尿检仍无改善,但血肌酐正常。2011 年 7 月患者发现血肌酐轻度升高,予停用泼尼松及雷公藤,改服尿毒清颗粒、药用炭、α 酮酸、金水宝及纠正贫血治疗,血肌酐持续缓慢上升。2012 年 6 月至我科门诊就诊,查 SCr 4.27mg/dl,尿蛋白 3.04g/24h,Alb 35.4g/L,Hb 9.8g/dl,入院重复肾活检仍示膜性肾病(球性废弃58.6%、重度间质纤维化,病例 5 图 3),外周血抗磷脂酶 A$_2$ 受体(PLA2R)抗体阳性。予保肾、纠正贫血治疗。2013 年 10 月,患者血肌酐升至 600μmol/L,开始维持性血液透析治疗。否认肝炎、结核、疟疾等传染病史,否认外伤、输血及过敏史。家族史及个人史无特殊。

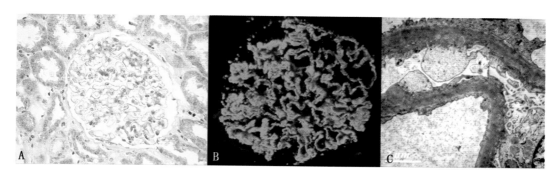

病例 5 图 2　第一次自体肾活检(2005 年 11 月)

注:A:肾小球节段系膜区增宽,外周襻扩张、僵硬,上皮侧较多嗜复红物沉积,节段钉突形成(Masson 三色染色,×400);B:IgG ＋＋,呈颗粒状弥漫沉积于肾小球血管襻(IF,×400);C:肾小球毛细血管襻基膜均匀一致性增厚,膜上见中等电子密度的致密物,肾小球足细胞足突呈板层样融合,较多微绒毛化(EM)

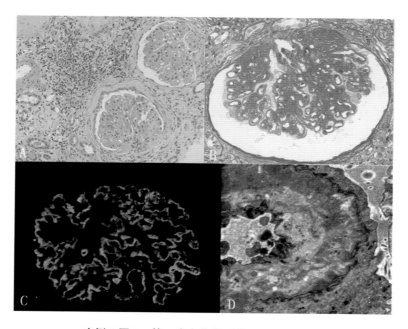

病例 5 图 3　第二次自体肾活检(2012 年 6 月)

注:A:肾小球系膜区重度增宽,肾小管间质慢性病变重度(HE,×200);B:肾小球系膜区重度增

宽,系膜基质增多,毛细血管襻开放欠佳、僵硬,囊腔相对扩大(PAS,×400);C:IgG + + ,呈颗粒状沉积于血管襻(IF,×400);D:肾小球基膜显著增厚,基膜内大量中至高电子密度致密物沉积(EM)

2. 体格检查 体温:36.6℃,脉搏:84 次/分,呼吸:18 次/分,血压:122/76mmHg。体质量指数(BMI)20.2kg/m²。心律齐,未闻及杂音,双肺听诊呼吸音正常,未闻及干湿啰音及胸膜摩擦音,腹平软,全腹无压痛及反跳痛,肝脾肋下未触及,双下肢无水肿。

右下腹见一长约12cm 的手术瘢痕,可及移植肾,大小约10cm × 5cm,质中,无压痛,边界清,未闻及血管杂音。

3. 辅助检查

(1)尿液检查:尿蛋白0.68g/24h,尿红细胞1万/ml,NAG 酶7.3U/(g·cr),RBP 0.1mg/L。

(2)血常规:WBC 7.8×10⁹/L,Hb 125g/L,PLT 184×10⁹/L。

$$WBC\ 7.8 \times 10^9/L,\ Hb\ 125g/L,\ PLT\ 184 \times 10^9/L$$

(3)血生化:BUN 17.4mg/dl,Scr 1.31mg/dl,K^+ 4.18mmol/L,Na^+ 140.2mmol/L,Ca^{2+} 2.23mmol/L,P^{3-} 1.03mmol/L,TCO_2 25.3mmol/L。

(4)免疫学检查:外周血PLA2R 抗体:阳性。外周血CD4 淋巴细胞253 个/μl,CD8 淋巴细胞187 个/μl;AECA 阴性;FLOW – PRA 全阴性。

(5)病原学检查:传染病四项全阴性。

(6)血药浓度:MMF 血药浓度23.64mg/L、FK506 血药浓度6.42ng/ml。

(7)移植肾血管超声:移植肾大小约124mm × 49mm × 46mm,肾窦回声未见分离,肾实质回声未见明确异常。肾内各级血管树显示清晰,血流色彩充填丰富。频谱多普勒显示波形正常。

(8)肾活检:

1)光镜:皮髓质肾组织2 条。21 个肾小球,肾小球节段系膜区轻度增宽,毛细血管襻开放略僵硬,囊壁增厚(病例5 图4A)。PASM – Masson:上皮侧嗜复红物沉积。肾小管间质慢性病变轻度,小灶性肾小管萎缩、基膜增厚,部分非萎缩肾小管基膜增厚,管腔内少量蛋白管型,间质灶性单个核细胞、散在浆细胞浸润,数处小管炎,髓质区间质纤维化 + + 。小动脉平滑肌细胞空泡变性。

2)免疫荧光:肾小球6 个,冰冻切片荧光染色IgG + + (病例5 图4B)、C3 + ,弥漫分布,呈颗粒状沉积于血管襻。IgA、IgM、C1q 阴性。C4d 管间毛细血管阴性。

3)免疫组化:HLA – DR 皮质肾小管0% 表达。

4)PLA2R 肾组织冰冻切片检查与诊断:荧光染色PLA2R + ,弥漫分布,呈颗粒状沉积于血管襻(病例5 图4C)。

5)肾组织冰冻切片IgG 亚型检查与诊断(病例5 图5):肾小球荧光染色IgG1 + + 、IgG2 + 、IgG3 + 、IgG4 + + + ,弥漫分布,呈颗粒状沉积于血管襻。

6)肾组织冰冻切片K、λ 轻链检查与诊断:冰冻切片荧光染色κ Free Chain + + 、λ Free Chain + + ,弥漫分布,呈颗粒状沉积于血管襻。

7)肾组织冰冻切片BKV 检查与诊断:阴性。

8)电镜(病例5 图6):电镜下观察1 个肾小球。肾小球毛细血管襻开放好,基膜厚

260～490nm，上皮侧和基膜内较多、内皮下少量高电子密度的致密物沉积。肾小球系膜区未见增宽，系膜区亦见少量电子致密物沉积。肾小球足细胞足突融合广泛，为50%～60%，胞质较多微绒毛化，胞质内见空泡和吞噬溶酶体。

病理诊断：移植肾膜性肾病复发。

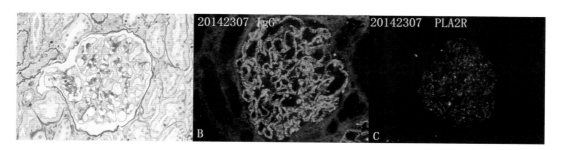

病例5图4　移植肾活检（2014年9月）

注：A：肾小球节段系膜区轻度增宽，毛细血管襻开放略僵硬，囊壁增厚（PAS，×400）；B：肾小球冰冻切片荧光染色IgG＋＋，呈颗粒状弥漫沉积于血管襻（IF，×400）；C：肾小球荧光染色PLA2R＋，呈颗粒状弥漫沉积于血管襻（IF，×400）

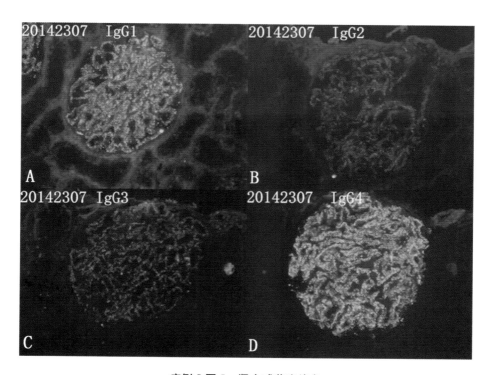

病例5图5　肾小球荧光染色

注：IgG1＋＋、IgG2＋、IgG3＋、IgG4＋＋＋，弥漫分布，呈颗粒状沉积于血管襻（IF，×400）

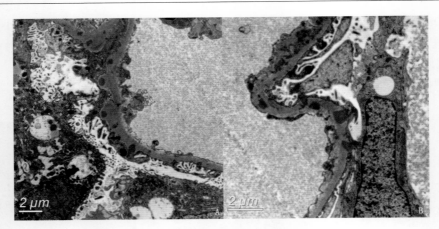

病例 5 图 6　电镜

注：肾小球上皮侧和基膜内较多、内皮下少量高电子密度的致密物沉积。肾小球足细胞足突融合广泛，胞质较多微绒毛化（EM）

二、诊断思路

男性患者，40 岁，肾移植术后 6 个月，蛋白尿 1 个月。既往肾脏疾病临床表现为肾病综合征，活检诊断为 MN，外周血抗 PLA2R 抗体阳性。供肾活检病理正常。患者肾移植术后再次出现蛋白尿，外周血抗 PLA2R 抗体转为阳性，移植肾活检提示膜性病变，且移植肾组织抗 PLA2R 抗体染色阳性，诊断为移植肾 MN 复发。2014 年 9 月 20 日予利妥昔单抗 600mg 静脉滴注，免疫抑制方案未调整。随访尿蛋白 1 + ~2 +，尿蛋白定量 0.19 ~ 1.85g/24h，移植肾功能正常。2015 年 6 月，蛋白尿增加至 2.13g/24h，予第二次利妥昔单抗治疗（600mg，静脉滴注）。2015 年 12 月蛋白尿转阴，随访蛋白尿持续阴性，血肌酐稳定于 1.1mg/dl 左右（病例 5 图 7）。

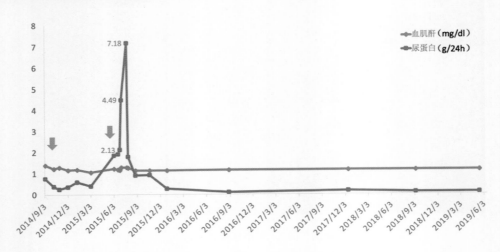

病例 5 图 7　血肌酐、尿蛋白定量变化情况

注：绿色箭头表示两次使用利妥昔单抗

三、防治策略及相关进展

MN 是成人肾病综合征的常见病因之一，是抗体介导的肾小球疾病，表现为肾小球上皮下免疫复合物沉积(抗原、IgG 和补体成分)。约 20% 的 MN 继发于系统性疾病(感染、自身免疫性疾病、肿瘤、药物等)，其他大部分没有明确的全身性疾病的表现，称之为原发性 MN(pMN)。2009 年以来，随着人类足细胞靶抗原的发现，MN 的认识取得巨大进展。人们发现，PLA2R 抗体是参与成人 pMN 致病的主要抗体，70% ~ 80% 的 pMN 患者体内具有针对 PLA2R 的循环抗体。2014 年发现了参与成人 pMN 发病的第二个抗体，即针对 1 型血小板反应蛋白 7A 域(THSD7A)的循环抗体，3% ~ 5% 的 pMN 是由此抗体介导的。pMN 患者约 25% 在 8 年内进展至终末期肾脏病(ESRD)，10 ~ 15 年约 50% pMN 患者进展至 ESRD。pMN 肾移植后复发率各中心报道不一，在 7% ~ 44%。

移植肾 MN 有两大类，一类是移植肾复发性膜性肾病(rMN)，一类是移植后新发生的膜性肾病(dnMN)，两者发病机制不同。rMN 与原肾 MN 有相同的抗足细胞成分的抗体(大多数是 PLA2R 抗体)，dnMN 的具体机制尚未阐明，相关危险因素有：HBV、HCV 感染、移植后肿瘤、移植肾梗死、尿路梗阻、抗血管内皮生长因子治疗等。两者的鉴别诊断：①原发病病史；②免疫荧光的表现，rMN 以 IgG4 沉积为主，dnMN 以 IgG1 沉积为主。另外，大部分 rMN 免疫荧光可见 PLA2R 沉积；③循环中查见相关抗体；④dnMN 可能表现系膜细胞增生，系膜区、内皮下免疫复合物沉积，与 rMN 的典型表现不同。

移植后 MN 复发表现不一，有的病例仅有病理改变，没有临床症状或仅有轻微蛋白尿，有的则表现为肾病综合征。但无论如何，rMN 是移植肾失功的一个危险因素。在进行移植肾常规活检的中心，rMN 出现得多而且早(最早出现于肾移植后 6 天)，不进行常规活检的情况，复发时间多见于移植后 1 ~ 3 年。MN 复发的危险因素尚未明确，目前文献报道的有：肾移植前有大量蛋白尿、等待肾移植的时间短、移植前抗 PLA2R 抗体高滴度。目前影响 rMN 预后的危险因素尚未明确。没有明确依据表明，特定临床表现或病理改变能预测预后。有的患者虽然仅有少量蛋白尿，疾病也会快速进展。

与其他肾脏疾病类似，rMN 的一般治疗包括 ACEI/ARB(需监测血钾、血红蛋白水平、血肌酐变化)、严格的血压控制和必要时使用利尿剂、他汀类降脂药、抗凝剂。由于 rMN 的发病机制与抗 PLA2R 抗体和抗 THSD7A 抗体有关，这是 rMN 患者使用 B 细胞靶向药的理论基础，即为了减少抗体的产生和持续性的体液免疫抑制。利妥昔单抗能特异性地与 B 淋巴细胞上的 CD20 抗原结合，启动介导 B 细胞溶解的免疫反应，已经在 pMN 中证明有效，也被用于移植后 rMN 的治疗。多项研究证明，利妥昔单抗在 rMN 治疗中有效，包括缓解蛋白尿、改善移植肾预后。目前关于 rMN 患者使用利妥昔单抗的最大的队列研究来自 MayoClinic，他们进行移植肾常规活检(移植后 4、12、24、60 个月)，所以能够早期进行 rMN 的病理诊断和观察组织学疗效。他们观察到，利妥昔单抗能达到完全的组织学缓解：沉积的致密物消失、足细胞损伤改善、IgG 和 C3 沉积改善。2016 年 MayoClinic 报道了 63 例 pMN 患者进行肾移植，48% 出现组织学复发，但仅有 50% 的组织学复发的病例具有临床表现。蛋白尿 >1g/g 的患者使用利妥昔单抗治疗，部分和全部临床缓解率高达 82%，40% 的患者达到组织学缓解，且中位随访时间 15 个月无复发。

尽管利妥昔单抗能够使循环 B 细胞耗竭，仍有部分 rMN 病例使用利妥昔单抗后无法达到缓解。原因可能与记忆浆细胞（CD_{19}^-、CD_{20}^-、CD_{38}^-）有关。这部分浆细胞能产生数量可观的自体和异体抗体，并且缺乏 CD20 标记。因此，最近提出了一些浆细胞耗竭的治疗方法，比如硼替佐米，也证明有效。

总结：尽管近年来膜性肾病的发病机制有很大进展，移植后 MN（复发或新发）的发病机制仍有很多未明之处。并且，移植后 MN 降低移植肾存活率。监测外周血抗 PLA2R 抗体（少部分病例抗 THSD7A 抗体）和移植肾常规活检，对 rMN 的早期诊断和改善移植肾预后有益。研究证明，利妥昔单抗治疗 rMN 安全、有效，但长期疗效和不良反应仍有待评估。

参 考 文 献

［1］ McGrogan A，Franssen CF，de Vries CS. The incidence of primary glomerulonephritis worldwide：a systematic review of the literature. Nephrol Dial Transplant，2011，26（2）：414－430

［2］ Tomas NM，Beck LH Jr，Meyer－Schwesinger C，et al. Thrombospondin type－1 domain－containing 7A in idiopathic membranous nephropathy. N Engl J Med，2014，371（24）：2277－2287

［3］ Allen PJ，Chadban SJ，Craig JC，et al. Recurrent glomerulonephritis after kidney transplantation：risk factors and allograft outcomes. Kidney Int，2017，92（2）：461－469

［4］ El－Zoghby ZM，Grande JP，Fraile MG，et al. Recurrent idiopathic membranous nephropathy：early diagnosis by protocol biopsies and treatment with anti－CD20 monoclonal antibodies. Am J Transplant，2009，9（12）：2800－2807

［5］ Pippias M，Stel VS，Areste－Fosalba N，et al. Long－term Kidney Transplant Outcomes in Primary Glomerulonephritis：Analysis From the ERA－EDTA Registry. Transplantation，2016，100（9）：1955－1962

［6］ Pruthi R，McClure M，Casula A，et al. Long－term graft outcomes and patient survival are lower posttransplant in patients with a primary renal diagnosis of glomerulonephritis. Kidney Int，2016，89（4）：918－926

［7］ Gupta G，Fattah H，Ayalon R，et al. Pre－transplant phospholipase A2 receptor autoantibody concentration is associated with clinically significant recurrence of membranous nephropathy post－kidney transplantation. Clin Transplant，2016，30（4）：461－469

［8］ Grupper A，Cornell LD，Fervenza FC，et al. Recurrent Membranous Nephropathy After Kidney Transplantation：Treatment and Long－Term Implications. Transplantation，2016，100（12）：2710－2716

［9］ Dahan K，Debiec H，Plaisier E，et al. Rituximab for Severe Membranous Nephropathy：A 6－Month Trial with Extended Follow－Up. J Am Soc Nephrol，2017，28（1）：348－358

［10］ van den Brand J，Ruggenenti P，Chianca A，et al. Safety of Rituximab Compared with Steroids and Cyclophosphamide for Idiopathic Membranous Nephropathy. J Am Soc Nephrol，2017，28（9）：2729－2737

病例 6　肾移植术后播散性粪类圆线虫病

一、病历摘要

1. **病情简介**　患者张××，男性，27 岁。

主诉：肾移植术后 1 个月余，咳嗽、咳痰伴腹痛 4 天，于 2017 年 2 月 15 日入院。

现病史：患者于 1 个月余前在我院行同种异体肾移植术，术后予"他克莫司 + 吗替麦考酚酯 + 激素"免疫抑制治疗，定期复查，肾功能正常，一般情况好。4 天前无明显诱因出现咳嗽、咳痰，痰中有血丝；另诉有轻度腹痛及大便次数增加，为成形黄褐色软便。患者无发热，无恶心、呕吐，无胸闷、气促等症状，尿量正常，移植肾区无压痛。

既往史：既往有"高血压"病史 2 年余，目前"氯沙坦"口服降压治疗，血压控制良好；否认糖尿病、心脏病病史；否认肝炎、结核病史；2008 年行"阑尾切除术"；否认外伤史。否认输血史；对"青霉素"过敏。

个人史：生于广东省汕头市，长期居留本地。否认疫区接触史，否认不洁饮食史。吸烟 4 年，平均 15 支/天，已戒烟半年；偶有饮酒，否认嗜酒。2010—2013 年曾有猫狗等宠物接触史。

2. **体格检查**　T：36.7℃，P：119 次/分，R：20 次/分，BP：120/79mmHg。神志清楚，查体合作，对答切题。全身皮肤黏膜色泽正常，未见黄染、淤斑；淋巴结未及肿大。眼睑正常，巩膜无黄染，双侧瞳孔等大等圆，直径 3.0mm，对光反射灵敏。气管居中，甲状腺未及肿大。双肺叩诊呈清音，双肺呼吸音清，双下肺闻及少许湿啰音。心律齐整，各瓣膜听诊区未闻及杂音。腹肌柔软，左下腹有轻度压痛，无反跳痛，腹部未触及包块，肝脏肋下未触及，脾脏肋下未触及，Murphy 征阴性，肝浊音界存在，移动性浊音阴性，听诊肠鸣音亢进，5~6 次/分。四肢无畸形，关节无红肿，活动自如，双下肢无水肿。

3. **辅助检查**

（1）血常规（2017 年 2 月 15 日）：白细胞 3.39×10^9/L，中性粒细胞比例87.39%，嗜酸性粒细胞比例 2.40%，血红蛋白90g/L，血小板计数 268×10^9/L。

（2）尿常规（2017 年 2 月 15 日）：尿蛋白 0.2g/L，尿红细胞计数 36/ul。

（3）血生化（2017 年 2 月 15 日）：谷丙转氨酶 37U/L，谷草转氨酶 20U/L，碱性磷酸酶69U/L，谷酰转肽酶27U/L，白蛋白44.7g/L，肌酐 133.4μmol/L，尿素 8.14mmol/L。

（4）血脂（2017 年 2 月 15 日）：总胆固醇 3.96mmol/L，三酰甘油 1.71mmol/L。

（5）胸部 CT 平扫（2017 年 2 月 14 日）：双下肺少许炎症。

二、诊断思路

1. 入院诊断

（1）肺部感染。

（2）腹痛检查病因。

（3）异体肾移植状态。

2. 诊断依据

（1）肺部感染：该患者处于肾移植术后早期（1个月余），为肾移植受者术后感染的高发阶段；同时患者出现咳嗽、咳血丝痰等典型肺部感染症状；入院前门诊行胸部CT提示双下肺有炎性渗出灶，均支持肺部感染诊断。

（2）腹痛查因：患者出现消化道症状，如大便次数增加、轻度腹痛、左下腹轻压痛，但原因未明。

3. 鉴别诊断

（1）巨细胞病毒（cytomegalovirus，CMV）肺炎：多见于免疫缺陷患者，器官移植相关性CMV感染常见于移植术后1~4个月。CMV肺炎主要表现为发热、咳嗽、胸闷、呼吸困难、活动后气促、低氧血症等，CT提示双肺呈间质性病变，双肺弥漫斑片状模糊影、磨玻璃影。CMV累积小肠及结肠可出现慢性或间歇性腹痛、腹泻，可为血性便。

（2）耶氏肺孢子菌肺炎（pneumocystis pneumonia，PCP）：是由耶氏肺孢子菌感染肺部引起的肺部炎症，多见于免疫功能缺陷患者。器官移植受者感染PCP常发生于移植术后1~6个月，早期临床表现包括发热、干咳、低氧血症、活动后气促等，病情进展迅速，常快速进展为呼吸衰竭。X线胸片表现为双肺弥漫性实质和间质浸润，呈点状或毛玻璃样模糊影。支气管肺泡灌洗液中常可检出肺孢子菌，阳性率30%~70%。

4. 治疗及转归　入院后将免疫抑制药减量（他克莫司2mg每隔12小时1次，减量至1mg时每隔12小时1次；吗替麦考酚酯500mg每隔12小时1次，减量至250mg时每隔12小时1次；甲泼尼龙12mg，1次/天，继续维持），予抗感染治疗（方案：更昔洛韦、头孢哌酮舒巴坦钠），同时予吸氧、营养支持等对症治疗。入院后监测患者血压逐渐下降，心率持续偏快。入院第3天患者血压最低下降至76/34mmHg，脉搏133次/分，考虑"感染性休克"，立即予输液扩容等措施抗休克处理。经治疗后，患者血压可回升。入院第3天下午患者开始出现发热，体温最高达39.4℃，呼吸浅快，咳嗽加重，并出现大量咯血，缺氧表现逐渐加重，血氧饱和度进行性下降，血气分析氧分压降至61.3mmHg；患者腹痛加剧，以左中下腹为主，大便次数明显增多；监测血常规白细胞计数、血红蛋白进行性下降，白细胞计数最低下降至1.09×10^9/L，血红蛋白最低下降至59g/L，同时出现凝血功能异常，PT、APTT显著延长。考虑患者病情进展迅速，与肺部感染临床表现并不相符。第3天大便常规发现大量粪类圆线虫活虫，同时立即留取痰标本，在高倍镜下发现大量粪类圆线虫活虫（病例6图1）。随后复查胸部CT提示：双肺弥漫性炎性渗出病灶较前明显增多；腹部CT提示胰腺体积增大，血淀粉酶较前升高（最高达280U/L），尿淀粉酶正常。入院第3天患者痰涂片标本如病例6图2所示。

修正诊断：①播散性粪类圆线虫病；②异体肾移植状态。

根据上述修正诊断，立即调整治疗方案：①考虑患者免疫力低下，停用他克莫司、吗替麦考酚酯、甲泼尼龙,改用甲强龙(20mg,静脉注射,每 12 小时 1 次)抗感染、降温、减少肺部炎性渗出及预防排斥反应;②予左旋咪唑 0.4g,2 次/天;阿苯达唑 100mg,3 次/天,驱虫治疗;③停用更昔洛韦、复方磺胺甲恶唑,予广谱抗生素(美罗培南、万古霉素、卡泊芬净)预防双重感染;④输注白蛋白、免疫球蛋白纠正低蛋白血症及增强免疫力;⑤患者出现消化道症状,血淀粉酶升高,胰腺体积较前增大,考虑粪类圆线虫丝状蚴侵犯肠道及胰管,予禁食、生长抑素抑酸、护胃等治疗;⑥加强静脉营养,补充热量⑦改善吸氧条件,改用湿化呼吸治疗仪辅助呼吸;⑧患者出现失血性贫血及凝血功能障碍,予输注洗涤红细胞纠正贫血,输注血浆改善凝血功能;⑨粒细胞集落刺激因子提升白细胞。

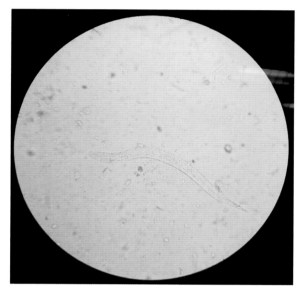

病例 6 图 1　入院第 3 天患者粪便标本

注:标本中检出粪类圆线虫丝状蚴(×400)

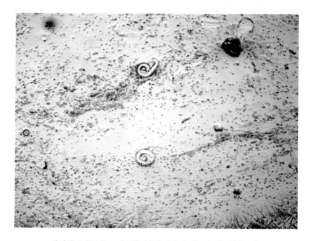

病例 6 图 2　入院第 3 天患者痰涂片标本

注:痰涂片标本中检出粪类圆线虫丝状蚴,可见痰中有大量红细胞(×100)

　　患者予调整治疗方案后，第 4～7 天病情进一步加重。此时患者仍反复发热，体温 37.4～38.4℃，脉搏 118～150 次/分，呼吸急促，呼吸 36～68 次/分，反复咳嗽，大量咯血，双肺可闻及大量湿啰音，湿化呼吸治疗仪通气流速 60L/min，氧浓度 60%，SPO_2 可维持在 95%～99%。患者仍有腹痛，每日解黄色烂便多次。实验室检查提示白细胞计数有所回升，血红蛋白经输血后升高至 77g/L，肝功能、肾功能持续保持稳定，大便潜血弱阳性至阳性。第 6 天大便中见大量粪类圆线虫死虫，第 7 天大便中粪类圆线虫已基本消失；痰涂片中仍能见到大量粪类圆线虫活虫虫体，但活力已明显降低（病例 6 图 3）。

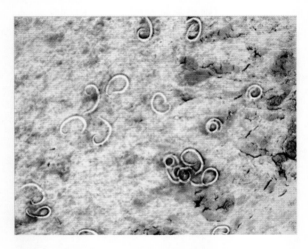

病例 6 图 3　入院第 7 天患者痰涂片标本

注：痰涂片标本仍可见大量粪类圆线虫丝状蚴，但活力明显降低（×100）

　　入院第 7～14 天，患者病情开始好转，热峰明显下降，体温 37～38℃，呼吸 20～45 次/分，脉搏 80～120 次/分，血压 117～173/80～101mmHg，改用鼻导管吸氧，吸氧参数由 8L/min 逐渐下调至 3L/min，复查胸部 CT 示双肺炎症较前明显吸收（病例 6 图 4）。患者咳暗红色痰，痰中虫体数量大大减少，活力进一步降低。白细胞计数逐渐回升，血红蛋白持续保持稳定。此阶段该患者因持续禁食，未排大便，未能行大便分析。

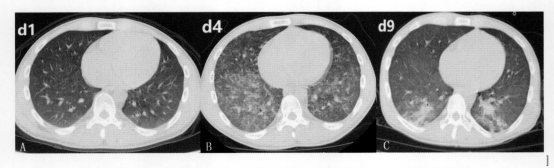

病例 6 图 4　入院当天（d1）、第 4 天（d4）、第 9 天（d9）患者胸部 CT 情况

　　入院第 3 周，患者病情进一步改善，生命体征趋于平稳，缺氧改善，逐渐停吸氧，腹痛缓解。咳嗽明显减少，咯血停止，痰由暗红色血痰转变为黄痰、稀白痰。白细胞计数恢复至正常，血红蛋白平稳回升，监测肝功能稳定，肌酐稳定在 $110 \sim 140 \mu mol/L$。入院第19天恢复小剂量免疫抑制药，抗生素改用二代头孢抗感染。患者于入院第24天顺利康复出院，随访至今，患者一切正常。

三、防治策略及相关进展

粪类圆线虫(strongyloides stercoralis)是一种兼性寄生虫，成虫主要寄生在宿主小肠，幼虫可侵入肺、脑、肝、肾等组织器官，引起粪类圆线虫病(strongyloidiasis)，多发生于免疫功能缺陷患者。粪类圆线虫幼虫经皮肤或黏膜侵入人体，可导致侵入处皮疹、移行期的肺部损害以及肠道寄生期的腹泻等。目前国内尚未见器官移植术后感染粪类圆线虫病的报道，国外对于器官移植术后发生粪类圆线虫病的病例报道也较少。

粪类圆线虫病广泛流行于欧洲东部、东南亚、美洲的中部和南部以及撒哈拉以南的非洲等温暖潮湿的热带和亚热带地区。粪类圆线虫在我国分布广泛，以广西、云南地区感染率较高。随着居民生活水平的提高、生活方式的改变，饲养宠物的家庭日益增多，导致粪类圆线虫的感染机会相应增加。全球约有1亿人感染粪类圆线虫病，特别在免疫力低下人群中粪类圆形线虫病的致死率高达60% ~85%。国内时有感染粪类圆线虫病的报道，多见于免疫低下人群，并且多合并重度感染，包括合并重症肺炎、消化道出血、腹膜炎等，致死率较高。在流行地区，粪类圆线虫感染科表现为三种类型：①由于机体有效的免疫应答，感染被清除；②慢性自身感染可持续数年甚至数十年，间歇出现肠道症状；③播散性超重度感染见于长期应用肾上腺皮质激素等免疫抑制药而致免疫功能低下者，粪类圆线虫丝状蚴全身性播散，严重者患者可死亡。本病例中，患者既往有猫狗等宠物接触史，感染粪类圆线虫的可能性较大，推测患者可能长期处于慢性自身感染状态。肾移植术后由于长期服用免疫抑制药，免疫功能低下，体内粪类圆线虫大量繁殖生长，导致播散性重度感染。

粪类圆线虫感染主要的临床表现均由于粪类圆线虫幼虫移行造成。感染后主要的临床表现有以下几类：①皮肤损害：丝状蚴侵入皮肤科引起局部水肿充血、瘙痒和斑丘疹，搔破后可引起继发感染。部分感染者可出现复发性荨麻疹，常累及臀部、腕关节等。幼虫游走时可引起肛周麻疹带形皮损，为粪类圆线虫自身感染特征性皮疹，称为 Larva currens ；②肺部损害。感染后3~4日幼虫移行至肺部时，可引起刺激性干咳、气促、咯血等。重症患者可发送支气管肺炎，痰中可找到幼虫；③消化道症状，主要为成虫寄生在小肠黏膜内引起机械性刺激和毒性作用。患者可出现恶心、呕吐、腹痛、腹泻等消化道症状，腹泻可与便秘交替出现，常伴有发热、贫血和全身不适等症状；④播散性全身感染：在疾病、营养不良或接受免疫抑制治疗的患者，体内杆状蚴可迅速发育成为具有侵袭力的丝状蚴，引起重度自身感染，常合并感染体内多个器官。由于大量丝状蚴在体内移行，可将肠道细菌带入血流，引起败血症，患者可因呼吸衰竭或休克而死亡。本病例中，患者肾移植术后由于接受免疫抑制治疗，免疫功能低下，入院时有咳嗽、咳血丝痰等呼吸道症状及出现腹痛、腹泻等消化道症状，合并肺部损害和肠道损害，病情进展迅速，住院不到一周即出现呼吸衰竭表现，属于播散性重度感染。

粪类圆线虫感染临床表现往往不典型，约半数以上感染后无症状，确诊主要根据流行病学资料、粪便检测和血清学检查。主要依靠从粪便、痰、尿或脑积液中检获幼虫或培养出丝状蚴为确诊依据。播散性重症感染患者支气管灌洗液、痰液、尿、脑脊液、腹水等中亦可找到幼虫虫体。血清学检查包括免疫荧光抗体试验和酶联免疫吸附试验，特异性和敏感性均较高，可用于粪类圆线虫过筛试验，具有较好的辅助诊断价值。值得注意的是，约有一半的患者都有嗜酸性粒细胞增多症，但在播散性粪类圆线虫病时却少有增高，因此嗜酸性粒细胞不作为粪类圆线虫病的主要依据。本病例中，患者粪便和痰中均检出大量粪类圆线虫丝状蚴，诊断确切，但同时我们观察到，从入院直至治愈出院，该患者嗜酸性粒细胞均没有增高，这与文献报道一致。

粪类圆线虫感染的治疗主要为针对病原体治疗。推荐的药物包括甲苯达唑，剂量为 300mg，每日 3 次，连服 3 日，其有效率可达 62.5%。该药可与左旋咪唑（复方甲苯达唑）合用，可提高疗效，减少其不良反应。阿苯达唑（albendazole），推荐剂量 10mg/kg，每日 2 次，连服 7 日，在重度感染者也可取得良好疗效，其有效率 38%～45%。噻苯达唑（thiabendazole），推荐剂量 25mg/kg，每日 2 次，连服 3 日，播散性感染患者连服 5～7 日，治愈率可达 90% 以上，但该药不良反应及较大，肝肾功能不全者禁用。伊维菌素（ivermectin）是治疗粪类圆线虫病的首选药物，推荐剂量 200μg/kg，治愈率达 94%～100%。国外伊维菌素应用较普遍，可用于播散性重症感染及耐药患者；在我国，伊维菌素来源有限，对阿苯达唑或噻苯达唑治疗无效的感染患者或超重度感染者可选用伊维菌素。对重症感染病例疗程可延长，重复治疗或联合用药。本病例属于重症感染患者，由于未能获得一线药物伊维菌素，因此治疗上联合应用阿苯达唑和左旋咪唑，效果显著，服用几天后患者体内虫体很快得到清除，临床症状迅速得到改善。

由于重症患者往往合并有营养不良、贫血、水肿或脱水等表现，常合并多个脏器损害，治疗上应积极输液、输血、纠正水电解质紊乱，积极防治休克、呼吸衰竭等。本病例发病急骤，病情进展迅速，合并呼吸衰竭、休克、重度贫血、凝血功能异常等，因此，治疗上积极改善吸氧参数以纠正低氧血症、抗休克、输血以改善贫血和凝血功能障碍等措施是治疗的关键。此外，对于器官移植患者应尽早停用免疫抑制药，以免加重感染；积极营养支持，可输注白蛋白、免疫球蛋白等增强免疫力，同时应加用广谱抗生素以防止菌群移位导致双重感染。

参 考 文 献

［1］Paula FM，Malta FM，Marques PD，et al. Molecular diagnosis of Strongyloides stercoralis among transplant candidates. Transpl Infect Dis，2018，20（4）：e12909

［2］Nutman TB. Human infection with Strongyloides stercoralis and other related Strongyloides species. Parasitology，2017，144（3）：263－273

［3］郭艳梅、张伟琴、李艳琼，等．粪类圆线虫及粪类圆线虫病研究概况．中国人兽共患病学报，2014，30（12）：1257－1261

［4］ Siddiqui AA，Berk SL. Diagnosis of Strongyloides stercoralis infection. Clin Infect Dis，2001，33（7）：1040 - 1047

［5］ Keiser PB，Nutman TB. Strongyloides stercoralis in the Immunocompromised Population. Clin Microbiol Rev，2004，17（1）：208 - 217

病例 7　肾移植后奴卡菌肺炎

一、病历摘要

1. 病情简介　患者，何××，女性，61 岁。

主诉：头痛伴发热 3 个月，咳嗽、咳痰 3 天。

患者 2017 年 10 月 17 日在我院行同种异体肾移植术，术后 6 个月因"头痛伴发热 1 个月"入某三甲医院治疗，考虑鼻窦炎，血培养"铜绿假单胞菌"给予美罗培南、莫西沙星等抗生素进行治疗，效果不佳。该院住院期间肺部 CT 提示"双肺散在斑片及小结节影"且病灶逐渐增多，肺部症状不明显。后患者于肾移植术后 8 个月时入我院治疗，入院时体温 38.7℃。肺部 CT 提示：左下肺及右肺下叶基底段见斑片状模糊影，两肺散在多发小结节影。

既往有高血压病史，肾移植后服用倍他乐克、氨氯地平可控制在正常水平；否认冠心病、糖尿病等慢性病史；否认肝炎、结核等传染病史；除肾移植外否认其他重大手术外伤史，未发现药物食物过敏史。

2. 入院查体　T：38.7℃，P：112 次/分，R：22 次/分，BP：115/69mmHg。发育正常，营养不良，消瘦，神志清楚，应答切题，查体合作。全身皮肤浅表黏膜苍白，未见黄染、淤斑，浅表淋巴结未及肿大，气管居中；鼻腔通气良好，双鼻窦区均无压痛。口唇多发溃疡，左侧颊黏膜居多，已结痂。咽部正常无充血，扁桃体无重大，颈部无抵抗。双肺听诊呼吸音清，无干湿啰音。心率 112 次/分，律齐，各瓣膜听诊未及病理性杂音，右下腹可扪及移植肾，肠鸣音正常，双下肢无水肿。移植肾区张力佳，无压痛，双下肢无水肿。

3. 辅助检查

(1)血常规(2018 年 6 月 8 日)：白细胞 6.13×10^9/L，分叶比 88.6%，余无特殊。

(2)尿常规(2018 年 6 月 8 日)：正常。

(3)生化(2018 年 6 月 8 日)：血清肌酐 73μmol/L。

(4)降钙素原(2018 年 6 月 8 日)：0.07ng/ml。

(5)痰培养、血培养、T – spot(γ – 干扰素释放试验)、多次痰找抗酸杆菌、G 试验和 GM 试验、肺部肿瘤检测等相关检测均为阴性。

(6)头颅 + 肺部 CT(2018 年 6 月 8 日)：轻度脑萎缩，鼻旁窦炎症；双下肺炎症，双肺多发小结节影，考虑感染性病变与转移瘤鉴别。

(7)纤支镜肺泡灌洗液病理检测(2018 年 6 月 22 日)：涂片可见弱酸染色阳性细菌，考虑奴卡菌。

二、诊断思路

1. 诊断依据

（1）发热原因的判断：实体器官移植术后，特别是术后早期是感染较多发生的时期，主要原因是此阶段患者免疫力受药物影响有所下降，易受细菌、真菌、病毒等病原体的侵袭并出现机会性感染。此患者在外院诊治病史结合入院后 CT 扫描的结果提示患者可能存在两个部位的感染，首先是肺部感染，其次考虑鼻窦感染。我们将肺部感染放在第一位考虑。同时也不能排除肺部肿瘤的诊断。

（2）肺部感染的进一步分析：术后 6 个月出现的肺部感染，较常见的病原体有细菌、巨细胞病毒、耶氏肺孢子菌，也可见结核、其他真菌等。此患者肺部 CT 表现为"双肺多发小结节影，考虑感染性病变与转移瘤鉴别"，显然不符合巨细胞病毒、耶氏肺孢子菌等影像学特征。因其在外院曾使用过美罗培南、莫西沙星等特殊种类抗生素治疗肺部病灶未见好转，也可排除常见细菌感染。入院时考虑可能的病原体诊断为铜绿假单胞菌、真菌、结核杆菌等。结合既往培养结果和目前影像学表现，给予哌拉西林他唑巴坦、氟康唑治疗，同时给予营养支持，减少免疫抑制剂剂量等对症处理。

2 周后复查肺部 CT 提示肺部感染较前进展，出现多处不规则片状模糊结节状密影，右上肺病灶出现类圆形空洞，倾向于曲霉菌，将氟康唑调整为伏立康唑，效果不佳，患者病情持续加重。入院后 12 天转入重症监护室气管插管行呼吸机辅助通气，改用美罗培南、伏立康唑、米卡芬净。入院后 14 天纤支镜检并留取肺泡灌洗液送检病理，涂片提示：涂片可见弱酸染色阳性细菌，考虑奴卡菌。入院后肺部 CT 演变情况见病例 7 图 1 至病例 7 图 4。

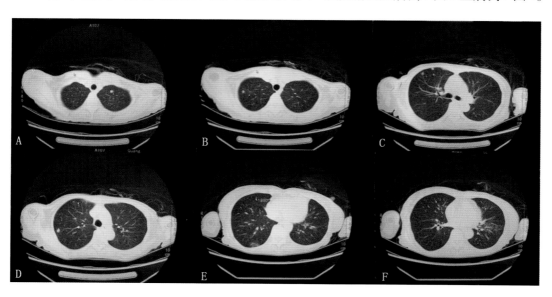

病例 7 图 1　2018 年 6 月 8 日入院时肺部 CT 情况（早期）

注：左下肺及右肺下叶见斑片状模糊影，两肺见散在多发小结节影，边界清晰

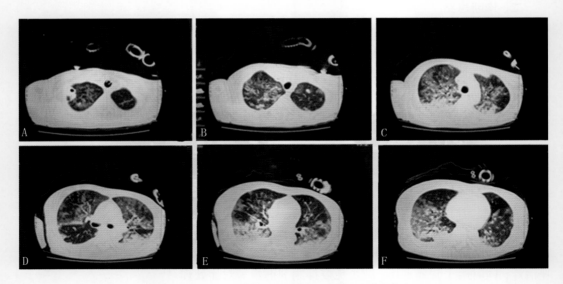

病例 7 图 2　入院第 14 天肺部 CT 情况（进展期）

注：与前片对比，两肺见弥漫斑片状阴影，边缘模糊，较前明显进展

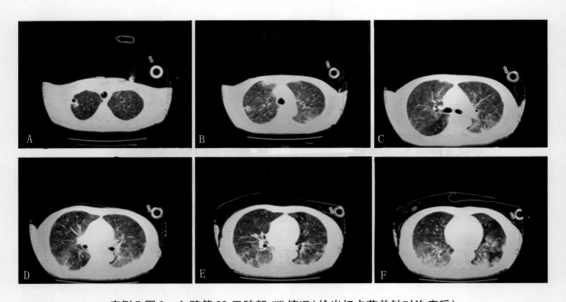

病例 7 图 3　入院第 22 天肺部 CT 情况（检出奴卡菌并针对治疗后）

注：两肺各叶见多发斑点状、斑片状、大片状实变影，边缘模糊，右肺上叶可见一空洞病变，两肺下叶实变影最明显。整体较前改善

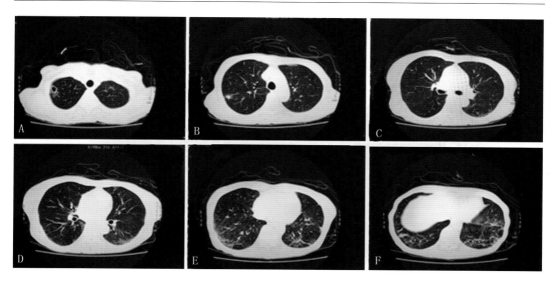

病例 7 图 4　入院第 52 天肺部 CT 情况 (恢复期)

注：两肺各叶见多发斑点状、斑片状、大片状密影，边缘模糊，较前减少，右肺上叶见一空洞病变，较前缩小；两肺下叶见实变影，其内见充气支气管征，较前减轻

2. 鉴别诊断　治疗过程中，最具影像学鉴别价值的是入院后的第二次肺部 CT，此次较前加重，出现多处不规则片状模糊结节状密影，右上肺病灶出现类圆形空洞。在影像学上，一般将壁厚≥3mm 的空洞称作厚壁空洞，壁厚＜3mm 的空洞称作薄壁空洞。常见的肺部空洞性病变有肺结核、肺癌、肺曲霉菌病、肺脓肿、肺转移瘤等，本例中考虑如下病原菌相鉴别：

（1）曲霉菌：肺曲霉菌病是由于肺部曲霉菌感染导致的肺组织凝固性坏死伴坏死性血管炎，常见于免疫功能抑制或障碍的患者。临床上肺曲霉菌病多继发于肺部病变。烟曲菌所占比例最高，其次为黄曲菌、黑曲菌、土曲菌。典型影像表现为肺内单发或多发空洞中出现曲菌球及空气半月征，称之为"牛眼征"，周边可伴"晕轮征"。曲菌球由大量的真菌菌丝体、炎症细胞、纤维蛋白、黏液和组织碎屑组成，由于其体积小于空洞腔，改变体位时曲菌球可随之移动，为其特征性表现。也可表现为多发结节或片状影、空洞等非特异征象。本例患者也曾考虑为肺部曲霉菌感染。

（2）肺结核：伴空洞形成是结核杆菌进入肺组织大量繁殖，毒力强，人体免疫和变态反应激烈，肺组织坏死、液化并经支气管排出形成，好发于上叶尖后段和下叶上段。肺结核空洞多为两肺散在分布的大小不等空洞，也可为单发空洞，以虫蚀样薄壁空洞多见，也可见厚壁空洞，可规则或不规则，周围有斑点、结节、索条影像，有长毛刺影，新旧不一病灶对诊断有帮助，洞壁及周围肺内多发钙化有较大诊断价值，病程长者可见较明显胸膜增厚。本例患者入院后积极排查结核，可基本排除。

（3）肺脓肿：急性肺脓肿多表现为类圆形厚壁空洞，伴周围肺组织炎，空洞壁厚薄均匀、内壁光滑，空洞内可见气液平面；或者表现为实变肺组织伴其内部的空洞和气液平面；慢性肺脓肿病程迁延，可单发或多发空洞，空洞内外壁光整，周围见纤维索条影；血源性感染可表现为两肺多发结节伴空洞形成;临床急性感染表现,典型者诊断不难。继发于全身性疾病和术后继发感染者,多表现为一侧或两侧肺内大片状实变伴空洞形成。本例患者已针对常见金黄色葡萄球菌等易致空洞形成的细菌进行抗感染治疗,效果不佳。

(4)肺癌:伴空洞形成者多为周围型肺癌,肺癌伴空洞形成者,多表现为厚壁空洞,洞壁不规则,伴感染者可见液平面。空洞内气液平面和实变肺组织支气管充气征,不能作为排除肺癌的依据。洞壁可有壁结节,周围可见短毛刺;增强扫描可见不规则强化。以较大不规则软组织肿块内小的空洞对诊断肺癌价值最大,具一定特征性。本例患者积极查找肺癌证据,各项肿瘤标志物指标均为阴性,病灶发展速度较快,可基本排除肺癌性空洞。

三、防治策略及相关进展

1. 本例防治策略、措施与效果 取得病原学证据后,将美罗培南、伏立康唑、米卡芬净改为利奈唑胺、复方磺胺甲基异恶唑、亚胺培南,继续给予呼吸机辅助通气、营养支持、适度免疫抑制治疗,调整方案 2 周后患者肺部情况明显改善,体温恢复正常,肺部 CT 提示"两肺散在感染病灶较前吸收,并右上肺空洞较前缩小"。

2. 结合该病例,该疾病的防治策略及相关进展 首先,认识奴卡菌的生物学特点非常重要。奴卡菌一种革兰染色阳性、具有抗酸染色弱阳性的分枝杆菌,属于放线菌科,广泛分布于温润干燥而灰尘较多的自然环境中,如土壤、水、腐烂的植物和动物等,因而呼吸系统最常被累及。对人类致病的类型有星形奴卡菌、巴西奴卡菌等,其中星形奴卡菌是主要致病菌。奴卡菌感染常发生在细胞免疫功能低下的患者中,此类患者的发病概率是免疫功能正常人群的 140～3000 倍。如艾滋病(AIDS)、器官移植等,是常见的高危因素。2005 年一个涉及美国、法国、澳大利亚等国的多中心研究发现实体器官移植患者发生奴卡菌病的概率是普通人的 3000 倍,远高于 HIV 患者的 140 倍。

奴卡菌肺炎及奴卡菌病是一个被越来越关注的问题。截至目前全球范围内有两个关于实体器官移植患者感染奴卡菌病的大型研究。一个是美国匹兹堡大学 Peleg 等报道的单中心研究,另一个是 Coussement 等报道的欧洲的多中心研究。匹兹堡大学的研究认为,星形奴卡菌是最常见的致病菌,而使用大剂量激素、CMV 病毒感染、高浓度 CNI 药物使用是独立致病因素。Coussement 认为,移植患者的 ICU 住院时间和年龄也是独立风险因子。奴卡菌病在实体器官移植患者中的总体发病率为 0.13%～0.6%,但有的研究报道达 2.65%。约 70% 累及肺部,经血流播散至全身的患者约占所有患者的 30%,常被累及的器官包括中枢神经系统、心脏、皮肤、关节等。在肾移植受者中局限性奴卡菌病的死亡率为 15%～20%,而播散性奴卡菌病的死亡率可高达 50%～60%。

奴卡菌病最常经呼吸道入侵,偶可经皮肤、消化道入侵。通常呈亚急性或慢性化脓性改变。肺部受累后的临床表现有咳嗽、气短、胸痛、咯血、咳痰、发热、盗汗、乏力、消瘦等症状。肺部 X 线表现可呈多样化,最常见的是一处或多处结节样病灶,伴或不伴片状炎性渗出,后期可形成大结节或团块影,因病变为化脓性感染,局部可形成空洞。病灶分布以肺外带为主,中下肺野较明显与结核区别,胸膜常受累,可表现为胸腔积液或脓胸,胸腔积液的患者约占 1/3。此种肺部 CT 的表现极易被误诊或漏诊,需与其他病原体感染如结核、真菌和肿瘤等鉴别。因此,对于机体免疫功能低下的患者,应考虑奴卡菌病发生的可能。

想到奴卡菌病后，其诊断是关键。从体液中分离出奴卡菌，最快速的检测手段是细菌涂片，可发现革兰染色阳性，弱抗酸染色阳性的串珠样分枝状菌丝。革兰染色诊断奴卡菌病的敏感性较高，而弱抗酸染色可作为进一步确证试验。奴卡菌生长缓慢、检出率低，对涂片的观察缺乏经验或者培养的时间不够长等都可导致漏诊漏检。奴卡菌生长缓慢，有时需 4～6 周。所以，告知检测人员需查找奴卡菌非常关键，可有效提高本菌培养阳性率。对实体器官移植术后肺部感染患者进行纤支镜检查，留取 buffer 液送检二代测序并同时行病理检测，有望增加奴卡菌的检出率。

因为缺乏可靠的对照组，针对奴卡菌病的治疗至今仍没有统一的方案。但是因为磺胺制剂确定的疗效和它在肺部、脑部以及皮肤内理想的药物浓度，它仍是治疗的首选。在能否预防方面目前还未有统一观点，有几项研究认为它对奴卡菌没有类似预防卡式肺孢子菌那样的作用。对奴卡菌属敏感药物包括磺胺类（敏感性 91%）、利奈唑胺（97%）、阿米卡星（85%）、头孢曲松（58%）、亚胺培南（48%）等。利奈唑胺是敏感性最高的抗生素。临床上首选磺胺制剂，如复方磺胺甲恶唑，其疗程尚无统一意见，有研究推荐 6 个月以上，而对于 T 细胞免疫抑制的患者，疗程可延长至 6～12 个月。在治疗初期可使用磺胺制剂连用其他敏感抗生素，磺胺的推荐使用剂量按其有效成分 TMP 计算为 5～10mg/（kg·d），分 3～4 次服用。尽管报道奴卡菌体外对磺胺药耐药性增加，但临床上磺胺药治疗奴卡菌病失败的临床报道少见。美国进行了 1 项多中心奴卡菌磺胺药耐药性调查，也发现奴卡菌体外对磺胺药耐药性的差异可能与不同实验室对体外 MIC 解释差异及缺乏奴卡菌质量控制有关。因此，磺胺类药物仍然是肺奴卡菌病一线治疗药物。

四、经验总结

奴卡菌肺炎易被延误诊断或漏诊，故对器官移植患者及其他机体免疫功能下降的患者要特别注意；对疑似病例要重视病原学检查，肺泡灌洗液检测是重要的检出手段，需告知检验人员需寻找及培养奴卡菌；诊断明确即予以有效抗奴卡菌治疗，足够疗程是治疗的基础。奴卡菌肺炎是一种可有效治疗的实体器官移植后并发症，提高认识是治疗本病的关键。

参 考 文 献

[1] Ambrosioni J, Lew D, Garbino J. Nocardiosis: updated clinical review and experience at a tertiary center. Infection, 2010, 38(2): 89-97

[2] Chen YC, Lee CH, Chien CC, et al. Pulmonary nocardiosis in southern Taiwan. J Microbiol Immunol Infect, 2013, 46(6): 441-447

[3] Harent S, Vuotto F, Wallet F, et al. Nocardia pseudobrasiliensis pneumonia in a heart transplant recipient. Med Mal Infect, 2013, 43(2): 85-87

[4] Peleg AY, Husain S, Qureshi ZA, et al. Risk factors, clinical characteristics, and outcome of Nocardia

infection in organ transplant recipients: a matched case – control study. Clin Infect Dis, 2007, 44(10): 1307 – 1314

[5] Coussement J, Lebeaux D, van Delden C, et al. Nocardia Infection in Solid Organ Transplant Recipients: A Multicenter European Case – control Study. Clin Infect Dis, 2016, 63(3): 338 – 345

[6] Majeed A, Beatty N, Iftikhar A, et al. A 20 – year experience with nocardiosis in solid organ transplant (SOT) recipients in the Southwestern United States: A single – center study. Transpl Infect Dis, 2018, 20 (4): e12904

[7] Yu X, Han F, Wu J, et al. Nocardia infection in kidney transplant recipients: case report and analysis of 66 published cases. Transpl Infect Dis, 2011, 13(4): 385 – 391

[8] Tsujimoto N, Saraya T, Kikuchi K, et al. High – resolution CT findings of patients with pulmonary nocardiosis. J Thorac Dis, 2012, 4(6): 577 – 582

[9] Mehrian P, Esfandiari E, Karimi MA, et al. Computed tomography features of pulmonary nocardiosis in immunocompromised and immunocompetent patients. Pol J Radiol, 2015, 80: 13 – 17

[10] Hakim H, Rao NN, Faull RJ, et al. Nocardiosis presenting as a lung mass in a kidney transplant recipient. Nephrology(Carlton), 2015, 20(1): 6 – 9

[11] 梁贯洲,孙俐丽. 肺奴卡菌病的诊断与治疗:附 2 例报告. 实用医药杂志,2010,27(2):127 – 128

病例8　肾移植后重症卡氏肺孢子虫肺炎

一、病历摘要

1. 病情简介　患者，吴××，女性，62岁。

主诉：肾移植术后100天，发热5天，气短2天，于2011年8月8日入院。患者于100天前因"慢性肾炎，慢性肾功能不全(尿毒症期)"于我院行同种异体肾移植，术后给予甲泼尼龙500mg、250mg、120mg、抗人胸腺细胞兔免疫球蛋白(ATG)75mg/d免疫诱导治疗3天，术后第3天肾功能恢复正常，服用麦考酚钠肠溶片1260mg/d、环孢素A胶囊2.37mg/(kg·d)、甲泼尼龙片12mg/d免疫抑制治疗，定期复查肝肾功正常。5天前出现发热，体温最高39.5℃，伴胸闷，无咳嗽、咳痰。自服头孢呋辛酯片0.5g/d，共3天，体温正常后停药。2天前再次出现发热，体温39.5℃，伴胸闷、轻度呼吸困难，无咳嗽及咳痰，为进一步治疗来我院门诊，以"肾移植术后、肺部感染"收住入院。

既往患糖尿病13年，使用胰岛素控制血糖。无吸烟史；无饮酒史；否认高血压、心脏病病史；否认肝炎、结核病史；否认外伤史，否认药物、食物过敏史。

2. 入院查体　T：38.5℃，P：108次/分，R：20次/分，BP：121/78mmHg。神志清楚，查体合作，急性病容，皮肤浅表黏膜未见黄染、淤斑，浅表淋巴结未及肿大，气管居中；双肺听诊呼吸音粗，两肺底可闻及少许湿啰音。心率108次/分，律齐，各瓣膜听诊未及病理性杂音，腹部平坦，腹肌软，无压痛、反跳痛，肝脾肋下未及，肠鸣音正常，双下肢无水肿。移植肾位于右髂窝，质中、界清，无压痛，可闻及血管杂音。

3. 辅助检查

(1)血常规(2011年8月8日)：白细胞计数10.14×10^9/L，中性粒细胞百分比90.1%，淋巴细胞百分比4.8%。

(2)尿常规(2011年8月8日)：正常。

(3)血生化(2011年8月9日)：总胆固醇5.51mmol/L，三酰甘油1.71mmol/L，白蛋白29.3g/L，总蛋白53.3g/L，直接胆红素6.8mmol/L，葡萄糖8.5mmol/L，血清镁0.69mmol/L；血清肌酐：128μmol/L，尿素氮：9.8mmol/L。

(4)凝血六项(2011年8月8日)：正常。

(5)巨细胞感染指标(2011年8月9日)：IgG阳性，IgM弱阳性，PP抗原弱阳性，DNA定量7.04×10^5copy/L。

(6)痰液细菌培养(2011年8月10日)：肺炎克雷伯杆菌。

(7)胸部CT(2019年8月8日)：双肺间质改变，双肺炎症(病例8图3)。

（8）动脉血气分析（2011 年 8 月 8 日，面罩吸氧 5L/min 情况下）：pH 7.479，氧分压 7.275kPa，二氧化碳分压 5.985kPa，氧饱和度 93.5%。

（9）全血中环孢素浓度（2011 年 8 月 9 日）：173.2ng/ml。

（10）半乳甘露聚糖（GM）（2011 年 8 月 10 日）：1.77。

（11）内毒素 + 葡聚糖（G 实验）（2011 年 8 月 10 日）：葡聚糖 < 5pg/ml，脂多糖 < 1.9pg/ml。

二、诊断思路

1. 诊断依据

（1）发病时间：卡氏肺孢子虫感染多见于肾移植术后 2~6 个月，本例患者发病于肾移植术后 3 个月余。

（2）高危因素：本例患者高龄，有糖尿病史，围术期使用 ATG 诱导，术后未接受针对卡氏肺孢子虫预防治疗，具有多个卡氏肺孢子虫感染高危因素。

（3）临床表现：卡氏肺孢子虫肺炎临床表现无特异性，多以发热起病，伴有呼吸困难，病情进展快，易出现不同程度的低氧血症、呼吸衰竭。

（4）实验室检查：患者同时可能合并巨细胞病毒等其他病原体感染。

（5）影像学检查：胸部 X 线片或 CT 平扫显示间质性改变，肺部呈现弥散、模糊、斑片状、絮状阴影。

（6）病原学检查：纤维支气管镜检出率较高，肺泡灌洗液银染科发现卡氏肺孢子虫。

2. 鉴别诊断

（1）肺结核：是肾移植术后的特殊感染。临床表现多为低热（常为午后低热）、盗汗、乏力、食欲缺乏、消瘦、女性月经失调等；呼吸道症状有咳嗽、咳痰、咯血、胸痛、不同程度胸闷或呼吸困难。查体：结核性胸膜炎者早期有胸膜摩擦音，形成大量胸腔积液时，叩诊浊实，语颤和呼吸音减低或消失。胸部影像学是诊断肺结核的重要方法，可判断肺结核的部位、范围、病变性质、病变进展、治疗反应、判定疗效的重要方法。原发性结核分枝杆菌感染患者常无影像学异常。如果发生明显的感染，常常表现为气腔实变阴影，累及整个肺叶。如累及胸膜，可出现胸腔积液。继发性肺结核影像学表现最典型的继发性结核位于上叶尖段、后段且较少延伸到下叶背段的边界不清的实变影。通常明显的实变周围可见小的、边界不清的高密度影或卫星结节。痰涂片查结核杆菌、结核菌素试验、结核感染 T 细胞试验也有助于诊断肺结核。

（2）巨细胞病毒性肺炎：由于早期无特异性临床症状，诊断较为困难，主要表现为不明原因的发热伴发力，部分患者可出现关节酸痛、结膜出血及视力减退等症，病情逐渐加重出现干咳、呼吸急促、胸闷气短等表现。巨细胞病毒性肺炎胸部 CT 主要表现为毛玻璃样改变，小结节及斑片影。实验室检查主要通过检测巨细胞病毒 DNA 定量评价病毒的活动性。

（3）真菌性肺炎：肾移植患者由于接受免疫抑制治疗，同时早期大量使用抗生素，易患真菌性肺炎，病情进展迅猛，死亡率高，是肾移植术后严重的并发症之一。真菌性肺炎多发于肾移植术后 1~4 个月，多有发热伴呼吸困难，咳嗽、咳痰，痰中带血等表现，抗细菌治疗无效。肺部影像学表现根据病原菌不同，可出现结节影、线样和网状间质性改变、多发空洞病灶或者真菌球。1－3－βD葡聚糖检测（G试验）和半乳糖甘露醇聚糖检测（GM试验）是诊断真菌感染的重要手段之一。

（4）细菌性肺炎：常有受寒，劳累等诱因或伴慢性阻塞性肺病，心力衰竭等基础疾病，1/3患者发病前有上呼吸道感染史，多数起病较急，部分革兰阴性杆菌肺炎、老年性肺炎、医院内肺炎起病隐匿，多有畏寒、发热、咳嗽、咳痰、胸痛等症状，发热常见，多为持续高热，咳嗽，咳痰甚多，早期为干咳，渐有咳痰，痰量多少不一，痰液多呈脓性，金葡菌肺炎较典型的痰为黄色脓性；肺炎链球菌肺炎为铁锈色痰；肺炎杆菌肺炎为砖红色黏冻样；绿脓杆菌肺炎呈淡绿色；厌氧菌感染常伴臭味，少数有咯血和呼吸困难，部分有胸痛，累及胸膜时则呈针刺样痛，下叶肺炎刺激膈胸膜，疼痛可放射至肩部或腹部，后者易误诊为急腹症，全身症状有头痛，肌肉酸痛，乏力，少数出现恶心，呕吐，腹胀，腹泻等胃肠道症状，重症患者可有嗜睡，意识障碍，惊厥等神经系统症状。查体可见急性病容，呼吸浅速，部分有鼻翼翕动，常有不同程度的发绀和心动过速，少数可出现休克。肺炎链球菌肺炎常伴口唇单纯疱疹，早期胸部体征可无异常发现或仅有少量湿啰音，随疾病发展，渐出现典型体征，单侧肺炎可有患侧呼吸运动减弱，叩诊音浊，呼吸音降低和湿性啰音。肺部影像学可见局部和广泛渗出影。实验室检查血白细胞总数和中性粒细胞多有升高，老年体弱者白细胞计数可不增高，但中性粒百分比仍高，肺部炎症显著但白细胞计数不增高常提示病情严重，动脉血氧分压常显示下降。

3. 治疗措施与及疾病转归　入院后给予无创呼吸机辅助通气，并哌拉西林他唑巴坦4.5g静脉滴注，2次/天；氟康唑200mg静脉滴注，2次/天；更昔洛韦250mg静脉滴注，2次/天，抗感染治疗。患者病情进展迅速，入院第2天床头胸片示两肺炎症范围较前扩大。停用口服免疫抑制药，改用注射用甲泼尼龙琥珀酸钠40mg静脉注射，2次/天，间断输注人免疫球蛋白提高机体免疫力。病情仍进行性恶化，SpO$_2$降至85%以下，床头胸片示感染无改善，给予经气管插管有创呼吸机辅助通气。考虑合并特殊病原体感染可能，行纤维支气管镜检查，肺泡灌洗液及肺泡活检检出卡氏肺孢子虫（病例8图1、病例8图2）。给予复方磺胺甲恶唑片0.48g/d口服，逐渐加量至0.96g，4次/天。同时给予美罗培南0.5g静脉滴注，3次/天；卡泊芬净50mg静脉滴注，1次/天；更昔洛韦250mg静脉滴注，2次/天加强抗感染治疗，并营养支持治疗，间断给予人免疫球蛋白提高机体免疫力。治疗1个月后改为面罩吸氧，SPO$_2$维持于95%以上，PO$_2$ 9.177kPa。后改为鼻导管吸氧，3L/min，SPO$_2$ 98%可维持于以上，PO$_2$ 98kPa以上。胸部CT示两肺间质炎症持续好转（病例8图3），痰培养阴性，巨细胞病毒DNA定量逐渐下降至阴性，遂减少抗感染药物用量。治疗2个月后调整为缬更昔洛韦900mg，1次/天，复方磺胺甲恶唑片0.96g，4次/天。继续治疗2个月后停用甲泼尼龙静脉注射，应用甲泼尼龙片20mg/d免疫抑制治疗后出院。治疗106天后应用甲泼尼龙16mg/d及环孢素A胶囊1mg/(kg·d)免疫抑制治疗至今。治疗后5个月复查胸部CT，两肺未见明显异常。

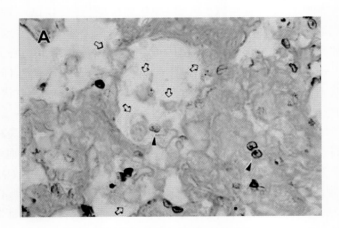

病例 8 图 1　肺泡灌洗液 DMS 银染

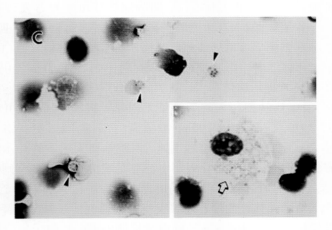

病例 8 图 2　肺泡灌洗液 Giemsa 银染

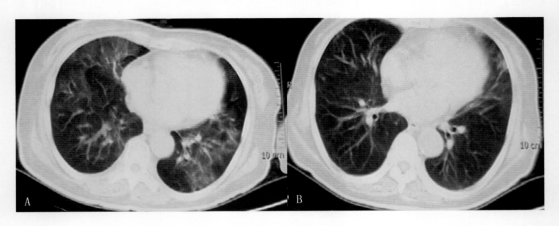

病例 8 图 3　胸部 CT

注：A：入院时胸部 CT 表现；B：治疗 2 个月后胸部 CT 表现

三、防治策略及相关进展

1. **卡氏肺孢子虫肺炎的治疗**　本例患者既往有磺胺药过敏史,故肾移植后未按本移植中心常规进行卡氏肺孢子虫肺炎预防用药,术后 3 个月余发生重症卡氏肺孢子虫肺炎。该病临床表现及影像学检查不典型,对于具有危险因素的患者,在出现发热及进行性低氧血症时应警惕本病的发生,及早进行支气管镜检查。同时因结合患者病史,重视高危因素。本例患者围术期曾应用抗人胸腺细胞兔免疫球蛋白免疫诱导治疗。发病后查巨细胞病毒 DNA 阳性,痰细菌培养为肺炎克雷伯杆菌,均为卡氏肺孢子虫感染的高危因素,胸片示双肺弥漫性毛玻璃样改变,按照巨细胞病毒肺炎合并细菌感染,给予哌拉西林他唑巴坦及更昔洛韦治疗 1 周,病情好转后再次恶化,低氧血症加重,需有创机械辅助通气治疗,考虑存在特殊病原体感染可能。行支气管镜肺泡灌洗液及肺泡活检,检出卡氏肺囊虫。故对于具有卡氏肺孢子虫肺炎高危因素的肾移植患者,应早期行支气管镜检查,若抗细菌及病毒感染后症状不缓解需高度怀疑合并卡氏肺孢子虫肺炎的可能性,明确诊断,及时治疗,可缩短病程,减少医疗费用。

2. **卡氏肺孢子虫肺炎的治疗**　肾移植后卡氏肺孢子虫肺炎病情进展快,病死率高,故预防用药尤为重要。复方磺胺甲恶唑片为首选预防用药。肾移植受者在术后服用该药进行预防,可使卡氏肺孢子虫肺炎发生率降低91%,并显著降低卡氏肺孢子虫肺炎相关的死亡率;此外,肾移植后应用复方磺胺甲恶唑还可通过降低呼吸系统、泌尿系统感染的发生率使患者受益;对于磺胺药过敏的患者,也可应用 Dapsone、Atovaquone 及 Pentamidine。欧洲肾脏学会及美国移植学会建议预防卡氏肺孢子虫肺炎用药应持续至肾移植后 4 个月。最近发布的 KDIGO 指南建议疗程为术后 3~6 个月。但是各移植中心对预防用药的情况差别很大。一项对于美国各移植中心术后应用复方磺胺甲恶唑预防卡氏肺孢子虫感染的研究表明,有 16% 移植中心未进行针对卡氏肺孢子虫的预防用药。主要原因有:①预防用药复方磺胺甲恶唑可致过敏反应、肾功损害、骨髓抑制、高钾血症等不良反应;②该病发病率低;③在预防疗程结束之后仍有可能发病。因此一些移植中心认为相比于该病的低发生率,让患者承担预防用药不良反应的风险得不偿失,从而不再进行卡氏肺孢子虫肺炎常规预防治疗。虽然卡氏肺孢子虫肺炎发病率低,但病情凶险,进展快,病死率高,医疗费用高,给患者造成严重经济负担,故仍应重视该病的常规预防用药。在服用复方磺胺甲恶唑的同时应用碳酸氢钠碱化尿液,可减少药物不良反应。对于有磺胺药过敏史的患者,可选择其他替代药物进行预防。已知卡氏肺孢子虫可通过空气传播,血清学检验证实亚临床感染普遍存在。此外,需要重视的是卡氏肺孢子虫可在人与人之间传播。故一旦确诊为卡氏肺孢子虫肺炎,应立即隔离,切断传播途径,避免局部暴发感染。

3. **免疫抑制药的调整**　在卡氏肺囊虫肺炎的治疗过程中很关键,停用或减量免疫抑制药应及时、果断。卡氏肺孢子虫肺炎发生时,免疫抑制药的调整非常重要。感染时患者处于免疫受损状态,短期内减少或者停止免疫抑制药的应用,一般不会发生排斥反应。有研究认为,在严重感染时大剂量免疫球蛋白不会增加排斥反应的发生。随着病情好转,应根据患者免疫状态的恢复情况,逐渐加用免疫抑制药,避免排斥反应的发生,同时也要警惕过度免疫抑制导致病情反复。在感染控制后恢复免疫抑制原方案的过程中应谨慎，防止病情反复。目前尚无客观指标监测患者免疫状态，指导感染控制后免疫抑制药的应用。研究表明，HIV 阳性卡氏肺孢子虫肺炎患者外周血中 CD_4^+ T 细胞显著下降，其发生与细胞免疫功能降低有关。CD_4^+ 淋巴细胞在移植免疫中起重要作用，Glick 等报道肾移植后发生卡氏肺孢子虫肺炎时 CD_4^+ 淋巴细胞计数减少。作者认为监测 T 淋巴细胞亚群，可一定程度反映患者免疫状态状况，可作为免疫抑制药调整的依据之一，但仍需大样本临床试验证实。

四、经验总结

卡氏肺囊虫肺炎是肾移植后的严重并发症，是威胁患者生命安全的肺部感染性疾病，影响肾移植受者生活质量及长期存活率。降低肾移植后卡氏肺孢子虫肺炎的发病率，提高该病治愈率，减少死亡率的关键在于早期足疗程应用复方磺胺甲恶唑预防用药，以及发病后的早期诊断和早期治疗。对于具有高危因素的肾移植患者出现间质性肺炎的临床表现时，应高度怀疑卡氏肺孢子虫感染的可能，及时行支气管肺泡灌洗以及经支气管镜肺组织活检明确诊断。该病在治疗上不同于普通肺炎，应注意有无合并抗细菌及病毒感染，同时需要综合治疗，加强支持，兼顾其他器官功能。此外，合理应用免疫抑制方案至关重要。应根据患者的免疫状态调整免疫抑制药的用量，达到个体化用药的目的。

参 考 文 献

[1] Phipps LM, Chen SC, Kable K, et al. Nosocomial Pneumocystisjirovecii pneumonia: lessons from a cluster in kidney transplant recipients. Transplantation, 2011, 92(12): 1327 – 1334

[2] de Boer MG, de Fijter JW, Kroon FP. Outbreaks and clustering of Pneumocystis pneumonia in kidney transplant recipients: a systematic review. Med Mycol, 2011, 49(7): 673 – 680

[3] Eitner F, Hauser IA, RettkowskiO, et al. Risk factors for Pneumocystis jiroveci pneumonia(PcP) in renal transplant recipients. Nephrol Dial Transplant, 2011, 26(6): 2013 – 2017

[4] Koch S, Larbi A, OzcelikD, et al. Cytomegalovirus infection: a driving force in human T cell immunosenescence. Ann N Y AcadSci, 2007, 1114: 23 – 35

[5] Qureshi MH, Garvy BA, Pomeroy C, et al. A murine model of dual infection with cytomegalovirus and Pneumocystis carinii: effects of virus – induced immunomodulation on disease progression. Virus Res, 2005, 114(1 – 2): 35 – 44

[6] Goto N, Oka S. Pneumocystis jirovecii pneumonia in kidney transplantation. Transpl Infect Dis, 2011, 13(6): 551 – 558

[7] 朱云松、张利朝、邱晓拂，等. 肾移植术后并发卡氏肺孢子虫肺炎. 肾脏病与透析肾移植杂志, 2010, 19(1): 12 – 15

[8] 王玮、李晓北、尹航，等. 肾移植术后合并卡氏肺囊虫肺炎的早期诊断与治疗. 中华器官移植杂志, 2010, 31(4): 227 – 230

[9] 裴广辉、宋文利、莫春柏，等. 肾移植术后卡氏肺囊虫肺炎的诊断和治疗体会. 中华泌尿外科杂

志，2010，31(1)：38－41

［10］翁国斌，唐莉，姜继光，等．免疫球蛋白在肾移植后肺部感染治疗中的辅助作用．中华器官移植杂志，2005，26(3)：148－150

病例 9 肾移植术后肾动脉狭窄

一、病历摘要

1. 病情简介 患者，王××，女性，54 岁。

主诉：肌酐升高 1 周。

现病史：5 个月前行右侧肾动脉髂外动脉端侧吻合术肾移植。术后恢复顺利出院，规律服药，他克莫司、吗替麦考酚酯（赛可平）及甲基泼尼龙（美卓乐）三联免疫抑制方案；降压药控制血压治疗。术后 5 个月门诊复查肌酐出现持续缓慢升高，由 163μmol/L 逐渐升高至 233μmol/L，无尿蛋白、尿隐血，无腹痛、腹胀。他克莫司浓度维持在 5.9 ~ 9.9ng/ml，尿量每天约 2500ml。

既往：血液透析 3 年，高血压病史 5 年，服用倍他乐克和拜新同治疗，控制可；无吸烟史；无饮酒史；否认糖尿病、心脏病病史；否认肝炎、结核病史；否认外伤史，否认药物及食物过敏史。

2. 入院查体 T：36.2℃，P：82 次/分，R：19 次/分，BP：133/81mmHg。神志清楚，查体合作，皮肤浅表黏膜未见黄染、淤斑，浅表淋巴结未及肿大，气管居中；双肺听诊呼吸音清，无干湿啰音。心率 82 次/分，律齐，各瓣膜听诊未及病理性杂音，腹部平坦，腹肌软，无压痛、反跳痛，肝脾肋下未及，肠鸣音正常，双下肢无水肿。专科检查：腹软，移植肾区无压痛反跳疼。移植部位听诊可闻及收缩期血管杂音。

3. 辅助检查

（1）移植肾 B 超（2019 年 1 月 3 日）：提示移植肾动脉近髂动脉端长约 1.2cm 管腔重度狭窄，移植肾动脉收缩期峰值流速（PSV）325cm/s、叶间动脉动脉阻力指数（RI）0.16。诊断为：①肾移植术后；②移植肾动脉重度狭窄（病例 9 图 1C）。

（2）移植肾动脉造影（2019/1/5）：双侧肾动脉纤细，请结合临床，移植肾动脉起始部管腔重度狭窄，请结合临床。腹主动脉及双侧髂总动脉轻度粥样硬化表现，请结合临床及其他检查综合评价（病例 9 图 1A、病例 9 图 1B）。

（3）血常规（2010 年 6 月 17 日）：血红蛋白 73g/L。

（4）尿常规（2010 年 6 月 17 日）：正常。

（5）肝功：血清（2010 年 6 月 17 日），肝功能正常。

（6）凝血功能（2010 年 6 月 17 日）：正常。

（7）肾功：肌酐 233mmol/l，尿素氮 30.5mmol/L。

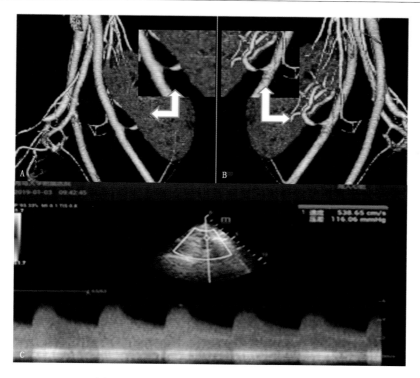

病例 9 图 1　患者移植肾动脉造影及 B 超表现

注：显示动脉重度狭窄

二、诊断思路

1. 诊断依据　肾移植术后 5 个月，肌酐缓慢升高，由 163μmol/L 逐渐升高至 233μmol/L；既往有高血压病史；移植肾动脉造影提示肾动脉起始部重度狭窄，B 超提示移植肾动脉重度狭窄。复查病历，追溯供体为中年男性，无高血压、无糖尿病病史，供肾血管条件良好，无狭窄及粥样斑块形成。

2. 鉴别诊断

（1）排斥反应：是指受者进行同种异体组织或器官移植后，外来的组织或器官等移植物作为一种"异己成分"被受者免疫系统识别，后者发起针对移植物的攻击、破坏和清除的免疫学反应。排斥反应的发生机制主要包括细胞免疫和体液免疫两个方面。可能与免疫抑制药物剂量不足或更换免疫抑制药物的种类有关。呈渐进性加重。进展到晚期时典型的症状是"三联症"，即高血压、蛋白尿、肾功能慢性进行性减退。患者术后他克莫司浓度维持在 5.9 ~ 9.9ng/ml，无蛋白尿，无明显尿量减少，无肌酐突然明显升高表现。无移植肾区不适胀疼，查体移植肾区无压痛。复查 PRA 阴性。

（2）药物毒性肾功能损害：药物性肾损害是指由药物所致的各种肾脏损害的一类疾病，钙调剂如他克莫司，环孢素浓度过高可以引起肾血管收缩，肾近曲小管空泡变性。其毒副反应可通过减少药物剂量而缓解。患者他克莫司浓度稳定，无其他肾毒性药物使用。

（3）移植肾后肾病复发：①局灶节段性肾小球硬化，此类患者移植肾肾病复发的可能性比较高，约占50%，而且40%到50%的复发患者移植肾将会丧失功能；②IgA肾病肾移植后复发率很高，80%的受者移植肾有系膜区IgA沉积，尽管复发率高，但复发导致移植肾丧失不足10%；③新月体性肾炎，尽管循环中抗肾小球基底膜抗体阳性的患者，有肾移植成功的报道，但最好待循环中抗体降至测不到以后再行移植，以减少复发；④继发性肾小球肾炎，移植肾狼疮肾炎可通过活检确诊，其复发率可高达35%；⑤紫癜性肾炎，紫癜性肾炎易在移植前，8～18个月仍有疾病活动的患者中复发。

三、防治策略及相关进展

1. 本例治疗策略　诊断明确后，由血管外科会诊并行介入治疗，采用移植肾动脉球囊扩张术进行治疗后，进行血管造影，见术前肾动脉起始部明显狭窄，球囊扩张后肾动脉造影充盈良好，未见明显狭窄（病例9图2A、B），复查B超移植肾动脉收缩期峰值流速（PSV）176cm/s，叶间RI 0.66（病例9图2C）。肌酐也在一周内逐渐降至125μmol/L。他克莫司浓度维持在5.6～9.3ng/ml（病例9图3）。

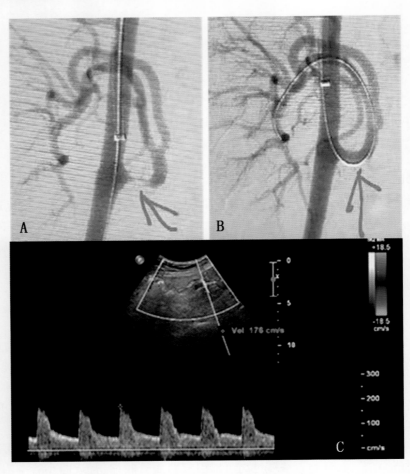

病例9图2　介入前后移植肾动脉造影情况及术后B超表现

注：PSV：176cm/s，RI：0.66

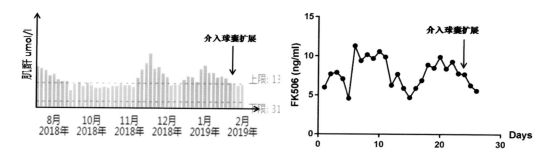

病例 9 图 3　患者肌酐及 FK506 浓度移植后至介入术后的变化

2. 相关进展　移植后肾动脉狭窄(TRAS)患者中吻合口狭窄最常见，常与外科血管吻合技术相关，如供体为小儿，肾血管纤细，吻合技术难度大，常发生在肾移植术后早期 TRAS 患者中，端端吻合型多见，但也有报道与髂外动脉行端侧吻合的 TRAS 发生率并不比端端吻合的低。非吻合口的局限性狭窄与血管扭曲，分支重新吻合，供体动脉局限性斑块以及内膜的手术损伤相关。而弥漫性的狭窄则与受体基础疾病可能相关，如糖尿病高血压控制不良，从而导致远期的 TRAS。

TRAS 的非典型临床表现很多，如少尿、肌酐升高、水钠潴留或难治性高血压，有时难以甄别排斥，药物中毒等其他因素。早期诊断和治疗 TRAS 对于挽救移植肾功能具有重要意义。移植肾血管超声是简单经济无创的检查方法，肾动脉狭窄后，狭窄处血流束变细，色彩亮度增加，狭窄段血流明显加速，而叶段动脉血流不足，B 超表现为 RI 降低，PSV >250cm/s，叶间动脉 <0.55 可以诊断肾动脉狭窄。超声造影检查对于肾动脉狭窄的诊断更加准确。

MR 或 CT 动脉造影是诊断移植肾动脉狭窄的金标准，特别是血管造影三维重建技术可以多角度观察肾动脉情况，能准确定位狭窄部位和狭窄程度，为治疗提供完善的信息。

随着介入技术的发展，腔内治疗已经成为 TRAS 的首选，TRAS 介入治疗可行狭窄球囊扩张或支架植入术，其创伤小、安全性高、疗效肯定。但仍有可能出现一些并发症，如支架脱落、假性动脉瘤、动静脉瘘、血栓等并发症。介入治疗后肾动脉再狭窄发生率为9% ~38%，可能与瘢痕形成，血栓形成，内膜增生和动脉壁弹性回缩有关，因此术后密切随诊对于 TRAS 患者及其重要。

四、经验总结

尽管肾移植是大器官移植中最为成熟的手术，成功率高，但外科并发症仍不可避免，血管并发症是外科并发症之一，血管并发症对患者及移植肾都是严重的威胁，必须迅速做出诊断，及时处理，不能贻误。移植肾动脉狭窄(TRAS)是肾移植术后并发症之一，发病率3% ~12.9%，约占肾移植术后血管并发症75%，最长见于术后 3~6 个月，各个中心统计结果差异性比较大。此例病例肾动脉狭窄发生在早期，考虑可能与外科操作因素有关，外科操作包括灌注插管造成肾动脉损伤，血管吻合技术等。移植肾动脉狭窄按部位分为吻合口狭窄；吻合口远端或近端局限性狭窄，弥漫或多发性狭窄，按照严重程度可分为轻度（0~49%）、中度狭窄（50%~74%）、重度狭窄（79%~99%）和闭塞。早期主要与手术有关，中晚期（>6个月）发病主要与动脉硬化相关。移植肾动脉狭窄临床表现主要为肌酐升高、尿量减少和局部的血管杂音。多普勒超声检查是简便无创的检查方法，肾动脉CT造影和磁共振血管造影可以准确的诊断，并能提供狭窄的部位和程度等重要信息。诊断的同时要注意急性排斥，药物中毒所致肌酐升高。端侧吻合肾动脉狭窄部位常发生在动脉吻合口稍远端，可能是肾脏灌洗时插管损伤所致，故灌洗插管时动作应轻柔，尽量避免牵拉损伤供肾血管。对于部分动脉硬化明显的髂内动脉，可先行动脉内膜剥脱，术后可用7-0的无损伤线固定剥脱内膜的残端，以免形成活瓣影响血流甚至形成血栓，如髂内动脉硬化较重且狭窄段较长时，可先行内膜剥脱。移植肾动脉狭窄的保守治疗效果差，再手术难度大，早期发现并进行干预治疗对于挽救肾脏功能极其重要。介入血管造影可以明确诊断，并能同时进行球囊扩张或支架植入治疗肾动脉狭窄，其预后也较好。

综上所述，TRAS是肾移植手术重要相关并发症之一，可能导致移植肾功能损坏甚至失去功能。早期诊断对于挽救肾功能意义重大，肾血管超声和动脉造影是重要的诊断方法，介入治疗效果明确可靠，但仍有一定的风险，预防早期TRAS发生主要在于精确的血管吻合技术。

参 考 文 献

[1] Wang HY, Liu LS, Cao HM, et al. Hemodynamics in Transplant Renal Artery Stenosis and its Alteration after Stent Implantation Based on a Patient – specific Computational Fluid Dynamics Model. Chin Med J, 2017, 130(1): 23 – 31

[2] Kohaut J, Pommier R, Guerin F, et al. Abdominal Arterial Anomalies in Children With Alagille Syndrome: Surgical Aspects and Outcomes of Liver Transplantation. J Pediatr Gastroenterol Nutr, 2017, 64(6): 888 – 891

[3] Chen W, Kayler LK, Zand MS, et al. Transplant renal artery stenosis: clinical manifestations, diagnosis and therapy. Clin Kidney J, 2015, 8(1): 71 – 78

[4] Ardalan MR, Tarzamani MK, Shoja MM. A correlation between direct and indirect Doppler ultrasonographic measures in transplant renal artery stenosis. Transplant Proc, 2007, 39(5): 1436 – 1438

[5] Pappas P, Zavos G, Kaza S, et al. Angioplasty and stenting of arterial stenosis affecting renal transplant function. Transplant Proc, 2008, 40(5): 1391 – 1396

[6] Hedegard W, Saad WE, Davies MG. Management of vascular and nonvascular complications after renal transplantation. Tech Vasc Interv Radiol, 2009, 12: 240 – 262

病例 10 急性耐激素细胞性排斥反应合并急性抗体介导排斥反应

一、病历摘要

1. 病情简介 患者张××，男性，18 岁。

主诉:肾移植术后 4 个月余,发现血肌酐升高 1 天。于 2018 年 2 月 2 日(门诊)入院。

患者 4 个月前因患慢性肾脏病五期在我院行"同种异体肾移植术",手术过程顺利,术后恢复良好,出院后规律服用免疫抑制药,并规律门诊随访复查,血肌酐维持在 116 ~ 125μmol/L。今门诊复查血肌酐:267μmol/L,尿素 22mmol/L,较前明显升高,无咳痰、咯血、胸痛、呼吸困难,无头晕、间断咳嗽、双下肢疼痛等症状。为求进一步治疗,遂以"肾移植术后血肌酐升高"收住院。

既往史:10 个月前在我院行"长期透析管置入术",曾输血 2 次,无心脏病史,无糖尿病、脑血管疾病史,无肝炎、结核、疟疾病史,预防接种随当地。4 个月前在我院行同种异体肾移植术。3 个月前在我院行无痛 DJ 管拔除术。无外伤、输血史,无食物、药物过敏史。

2. 入院查体 T:36.5℃,P:120 次/分,R:30 次/分,BP:123/78mmHg。发育正常,营养良好,神志清楚,精神可,自主体位,正常面容,查体合作。全身皮肤黏膜无黄染,无皮疹、皮下出血,皮下无水肿。全身浅表淋巴结未触及。头颅无畸形、压痛,眼睑无水肿,眼球无凸出,结膜无充血、水肿、苍白,巩膜无黄染、斑点,双侧瞳孔等大等圆,对光反射灵敏,调节反射正常。唇无畸形、疱疹、发绀,口唇黏膜无斑疹、溃疡、出血点,扁桃体无肿大。颈软、无抵抗,颈动脉搏动正常,颈静脉无怒张,气管居中,肝颈静脉回流征阴性,甲状腺无肿大。胸廓对称,无局部隆起、塌陷、压痛,呼吸运动正常,叩诊清音,双肺呼吸音清、无干、湿啰音,无胸膜摩擦音。心前区无隆起,心尖冲动正常,心浊音界正常,心前区无异常搏动,心率 120 次/分,律齐,心脉率一致,各瓣膜听诊区未闻及杂音,无心包摩擦音。腹平坦,无腹壁静脉曲张,无胃肠型,无蠕动波,腹式呼吸存在,脐正常、无分泌物,腹部无压痛、反跳痛,腹部柔软、无包块,肝脏肋缘下未触及,脾脏肋缘下未触及,Murphy 氏征阴性,左、右肾区无叩击痛,输尿管点无压痛,移动性浊音阴性,无液波震颤,肠鸣音正常。肛门及外生殖器未查。脊柱活动正常,四肢活动自如,无畸形、下肢静脉曲张、杵状指(趾)、水肿,关节无红肿、疼痛、压痛、积液、活动度受限、畸形,肌肉无萎缩。腹壁反射正常,肌张力正常,肢体无瘫痪,双侧肱二、三头肌腱反射正常,双侧膝、跟腱反射正常,双侧 Babinski's sign 阴性,双侧 Hoffmann 征阴性,Kernig's sign 阴性。专科检查:右下腹可见长约 16cm 切口瘢痕,愈合良好。移植肾区无压痛及叩击痛，移植输尿管及膀胱区无压痛。

3. 辅助检查

(1)血常规(2018 年 2 月 2 日)：白细胞 7.38×10^9/L，血红蛋白 132.1g/L，血小板 161×10^9/L，淋巴细胞绝对值 1.16×10^9/L，单核细胞绝对值 0.65×10^9/L。

(2)肾功能(2018 年 2 月 2 日)：尿素 22.1mmol/L，肌酐 267μmol/L，胱抑素 C 2.61mg/L，β_2 微球蛋白 12.26mg/L。

(3)尿 BK 病毒：(2017 年 12 月 1 日)1.98E + 08copies/ml、(2018 年 1 月 12 日)1.38E + 05copies/ml、(2017 年 2 月 2 日) < 2.00E + 03copies/ml。

(4)尿常规(2018 年 2 月 2)：隐血 1 + ，蛋白 ± ，比重 1.006。

(5)他克莫司浓度(2018 年 2 月 2 日)：6.6ng/ml。

(6)肾移植彩超(2018 年 2 月 11 日)：移植肾轻度弥漫性回声改变，移植肾动脉动脉阻力指数稍增高。

(7)移植肾病理(2018 年 2 月 12 日)：考虑急性 T 细胞介导的排斥反应(ⅠB 级)，结合临床除外感染性病变可能。

(8)移植肾病理(2018 年 4 月 13 日)：考虑急性 T 细胞介导的排斥反应(ⅠA + Ⅱ B)，结合临床。

(9)群体反应性抗体(2018 年 2 月 23)：Ⅰ 类抗体阳性率 8%，Ⅱ 类抗体阳性率 19%。

二、诊断思路

1. 诊断依据

(1)急性耐激素细胞性排斥反应，急性排斥反应包括细胞介导的急性排斥反应和抗体介导的急性体液性排斥反应，一般有典型的临床症状，如发热、尿量减少、移植肾肿大及移植肾区胀痛，血肌酐持续性升高。单纯的急性细胞性排斥反应给予激素冲击治疗后，血肌酐会明显下降，治疗效果好。但是急性耐激素细胞性排斥反应，它和抗体介导的急性体液性排斥反应一样，对激素反应差，病情进展快，治疗效果均不太理想。

(2)移植肾病理(常规)，局灶肾小管萎缩(ct1)，重度小管炎(t3)，可见蛋白管型；弥漫间质淋巴细胞及嗜酸性粒细胞浸润(i3)，局部间质水肿；局灶可疑动脉内膜炎(v1)，重度小管周毛细血管炎(ptc3)；免疫组化 C4d(灶 ±)，SMA(血管 +)，LCA(+)，SV40(-)；考虑急性 T 细胞介导的排斥反应(ⅠB 级)，结合临床除外感染性病变可能。

(3)移植肾病理(电镜)，肾小球脏层上皮细胞足突大部分融合，基底膜阶段皱缩；肾小管上皮空泡变性，溶酶体增多，不分管腔扩张，微绒毛脱落；肾间质水肿伴淋巴单核细胞、少量浆细胞及嗜中性白细胞浸润；不除外慢性抗体介导的排斥反应。

(4)移植肾病理 1(送外院)，移植肾间质炎症很重很显著，间质内大量淋巴细胞及局部较多嗜酸性粒细胞浸润(i3)(病例 10 图 1)，肾小管炎(t2 - 3)散在但似乎没有与间质炎症程度同步，两者显著不一致(病例 10 图 2)。有少许小管周毛细血管炎(ptc1)，几乎所有动脉血管正常(v0)，小球炎很轻微(g0)，部分小管可见上皮细胞似病毒包涵体的表现，该部位肾小管上皮是中性粒细胞浸润形成的小管炎(病例 10 图 3)。C4d 和 SV40 均为非特异性部位着色，特异性 ptc 内皮和肾小管上皮细胞核内均没有分别的阳性着色

（病例10图4）。因此初步意见考虑还是病毒感染为先（CMV or BK 病毒？），其次 TCMR，同时很有可能的是病毒和 TCMR 同时并存？

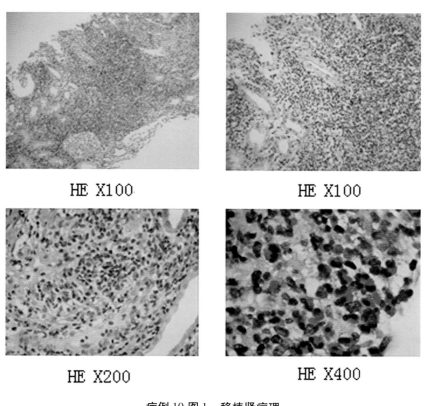

HE X100　　　　HE X100

HE X200　　　　HE X400

病例 10 图 1　移植肾病理

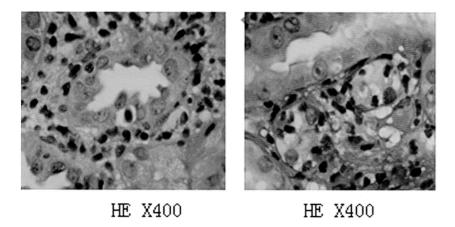

HE X400　　　　HE X400

病例 10 图 2　移植肾病理

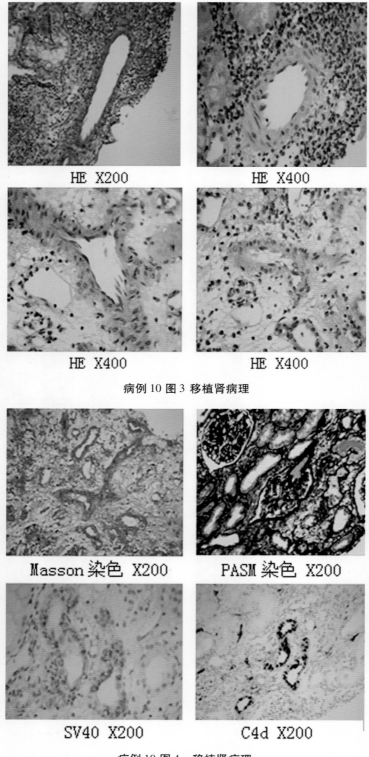

HE X200　　　　　　　HE X400

HE X400　　　　　　　HE X400

病例 10 图 3 移植肾病理

Masson 染色 X200　　　　　PASM 染色 X200

SV40 X200　　　　　　C4d X200

病例 10 图 4　移植肾病理

（5）移植肾病理 2（常规），局灶肾小管轻度萎缩（ct1），部分肾小管上皮细胞低平、刷状缘脱落，中度小管炎（t2）；弥漫间质散在炎细胞浸润（i3），局部间质水肿；2 个小动脉内皮细胞肿胀，管腔相对狭窄，中度动脉内膜炎（v2），小管周毛细血管炎不明显（ptc0）；免疫组化：C4d（局灶 ±），SMA（血管 +），CD3（+），CD4（+），CD8（+），SV40（−）；考虑急性 T 细胞介导的排斥反应（ⅠA＋ⅡB）。

（6）治疗效果评价：对于单纯的细胞介导的急性细胞性排斥反应，早期给予足量激素冲击治疗，效果一般很明显，逆转率可以达到 75%～80%，但是急性耐激素细胞性排斥反应，它和抗体介导的急性体液性排斥反应一样，病情进展较快，治疗效果均不太理想。临床上治疗效果分有效和无效，有效：治疗后血肌酐明显降低或不再持续升高，尿量恢复正常，各项生化指标稳定；无效：血肌酐持续升高，尿量减少或无尿，移植肾失功恢复透析状态或死亡。

（7）预后：急性耐激素细胞性排斥反应合并急性抗体介导排斥反应，临床治疗效果较差。目前对于急性耐激素细胞性排斥反应的治疗方法，效果仍不明确。所有的治疗措施还无法做到完全清除体内存在的抗体，即使化验显示抗体被清除，但仍然不能改善临床症状。所以，不排除体内存在目前的检测方法检测不到的抗体存在，需要进一步的研究。

2. 鉴别诊断

（1）移植肾血管狭窄或血栓，动脉狭窄会表现为血压下降后又逐渐升高，呈渐进性、难治性高血压。尿量逐渐减少，进行性移植肾功能减退。彩超表现为血管狭窄处彩色血流束变细变窄，收缩期及舒张期血流速度明显增加，但其近端血流速度慢，小叶间动脉及弓形动脉的阻力指数及脉冲动脉指数明显下降。MRA 或 CTA 可确诊狭窄部位、程度和范围。静脉血栓可表现为突然少尿、血尿或无尿，常有移植肾区疼痛和胀满感及同侧下肢肿胀，移植肾体积增大。血肌酐及尿素氮升高。彩超显示血管阻力指数升高，肾静脉血栓形成。选择性移植肾造影可显示栓塞部位和程度。

（2）移植肾输尿管狭窄或梗阻，多表现为慢性梗阻，移植肾区胀满感，尿量逐渐减少或减少不明显，肾盂输尿管扩张，血肌酐水平可缓慢升高。彩超变现为移植肾体积增大，肾盂输尿管扩张。MRA 或 CTA 可明确狭窄部位及程度。

（3）原肾病复发，术后移植肾病理表现与原肾病理相同，出现相似的临床表现，移植肾功能进行性减退。

（4）移植肾新发型疾病，通常是指移植肾的肾小球病变与自体肾基础性疾病或排斥均无关联。诊断必须有自体肾、供肾和移植肾活检的病理资料。与移植肾复发的疾病比较，肾脏疾病临床出现较晚，进展较慢。

3. 治疗措施与方案　考虑到本病例的复杂程度，在治疗上需兼顾感染和排斥治疗矛盾的相关问题，并根据移植肾病理穿刺结果及外院病理会诊结果，于 2018 年 2 月 6 日激素冲击治疗给予激素冲击治疗，并加用抗淋巴细胞球蛋白（即复宁）及丙种免疫球蛋白。但临床效果差，患者出现发热，血肌酐持续性升高，并出现全血细胞减少的骨髓抑制并发症。后期治疗方面，考虑到感染的情况，未给予利妥昔单抗及血浆置换。

出现并发症后，综合考虑，停用吗替麦考酚酯胶囊，减量他克莫司用量，并对症处理，骨髓抑制得到改善，但血肌酐持续上升，并产生相关的临床症状，2018 年 2 月 19 日开始给予规律血液透析治疗。肾功能动态变化见病例 10 图 5、病例 10 图 6。

三、防治策略及相关进展

1. **移植肾病理**　诊断移植肾排斥或感染的金标准，但目前来说，依据病理判断排斥或者是感染，不仅仅依赖于病理医师的经验情况，还要结合临床上各种化验指标综合判定，甚至是基于临床上经验性治疗的效果。由于免疫抑制药的使用，移植肾病理的表现相较于原肾穿刺的病理表现更为复杂，判断上会出现很多的干扰因素。

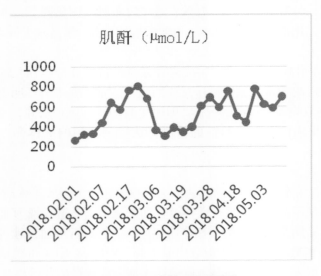

病例 10 图 5　肾功血肌酐变化

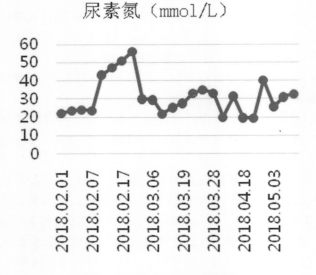

病例 10 图 6　肾功尿素氮变化

2. 超声造影 该检查能较好地反映移植肾微循环情况，有助于早期诊断移植肾排斥反应。

3. 淋巴细胞免疫分析及 NK 细胞功能检测 可以对血液中淋巴细胞进行比例分析及绝对值测定，进一步分析 CD25 + 和 CD38 + 等细胞所占的比例，判断细胞的活化情况。

4. 营养状态的评价 以往对于移植术后患者营养状态评价并未过多的重视，以至于营养差的患者出现感染的比率增大。文献报道，营养状态和感染存在明显的相关性。

四、经验总结

1. 诊断方面 考虑急性耐激素 T 细胞介导的排斥反应、急性抗体介导的排斥反应。就目前的诊断技术，还无法确诊是否合并有其他可以导致移植肾功能减退的病因。由于没有术前原肾脏的病理及基因检测结果，所以无法判断是否是原肾病复发或者遗传性疾病的可能。

2. 治疗方面，目前对于细胞介导的急性排斥反应，可以给予激素冲击治疗，逆转率可以达到 75% ~ 80%。对于急性耐激素性细胞性排斥反应，可以给予单克隆或多克隆抗体，目前常用的主要有抗人淋巴细胞免疫球蛋白(antilymphocytic globulin，ALG)、抗人胸腺细胞免疫球蛋白(antithymocyte globulin，ATG)和抗 CD3 单克隆抗体 OKT3 三种。而抗体介导的急性体液性排斥反应，可以使用利妥昔单抗注射液(美罗华)、硼替佐米属注射剂(万珂)、免疫球蛋白及血浆置换，然而，就目前的研究和文献报道，临床效果并不是很明显，有效率不足 50%。也许，血液中存在我们目前的检测技术方法检测不到的抗体存在，犹未可知。

3. 本中心开展淋巴细胞免疫分析及 NK 细胞功能检测，结合移植肾病理检查，希望可以对将来疾病的诊断提供一定的帮助。

参 考 文 献

[1] 朱有华，石炳毅. 肾脏移植手册. 北京：人民卫生出版社，2010

[2] 刘永锋，郑树森. 器官移植学. 北京：人民卫生出版社，2014

[3] Djamali A, Kaufman DB, Ellis TM, et al. Diagnosis and management of antibody – mediated rejection：current status and novel approaches. Am J Transplant, 2014, 14(2)：255 – 271

[4] Meier – Kriesche HU, Schold JD, Srinivas TR, et al. Lack of improvement in renal allograft survival despite a marked decrease in acute rejection rates over the Most recent era. Am J Transplant, 2004, 4(3)：378 – 383

[5] Roberts DM, Jiang SH, Chadban SJ. The treatment of acute antibody – mediated rejection in kidney transplant recipients——a systematic review. Transp J, 2012, 94(8)：775 – 783

[6] Magil AB. Monocytes/macrophages in renal allograft rejection. Transplant Rev, 2009, 23(4)：199 – 208

[7] Becker LE, Morath C, Suesal C. Immune mechanisms of acute and chronic rejection. Clin Biochem, 2016, 49(4 – 5)：320 – 323

[8] Haas M, Sis B, Racusen LC, et al. Banff 2013 meeting report：inclusion of c4d – negative antibodymedi-

ated rejection and antibody – associated arterial lesions. Am J Transplant, 2014, 14：272、283

[9] 陈昌庆, 石炳毅, 蔡明, 等. 肾移植排斥反应中细胞毒性 T 淋巴细胞相关抗原 4 的作用. 中国组织工程研究, 2014, 05：730 – 735

病例 11　肾移植早期供肾动脉与髂外动脉破裂后覆膜支架预防再出血的成功应用

一、病历摘要

1. 病情简介　患者蔡××，男性，52 岁。

主诉：血压升高 13 年，发现血肌酐升高 6.5 年，行规律腹膜透析 5 年。于 2017 年 10 月 2 日入院。

患者于 2004 年因"多尿，血压升高"就诊当地医院，当时予以行肾穿刺活检，化验血肌酐"80μmol/L"，诊断为"慢性肾小球肾炎"，予以服用降压药物等治疗，患者出院后未能按医嘱规律服用药物。2011 年初，患者在当地医院复查，B 超示"双肾缩小"，血肌酐"＞300μmol/L"，继续口服药物治疗，但血肌酐进行性升高，尿量逐渐减少并出现双下肢水肿，2012 年 10 月查血肌酐升高"＞1000μmol/L"，诊断为"慢性肾脏病 5 期"，予留置腹膜透析管，并行规律腹膜透析。患者为求进一步诊疗来我院就诊，门诊以"慢性肾脏病 5 期"收住院治疗。自发病以来，病人精神状态可，体力情况一般，食欲食量一般，睡眠尚可。大便经常干结，尿量逐渐减少至无尿，体重减轻。

既往史：否认肝炎、结核、传染病史，高血压病史如上述、否认糖尿病史，腹膜透析管留置术史如上述，否认其他手术、外伤史，否认输血史，否认食物、药物过敏史，预防接种史不详。

2. 入院查体　一般情况好，自动体位。体温 36.0℃，脉搏 80 次/分，呼吸 18 次/分，血压 120/80mmHg。慢性病容、贫血貌。右下腹可见腹透管置入手术愈合瘢痕，长约 3.2cm，腹膜透析管固定通畅，敷料干洁，无渗血、渗液。双肾区及下腹无局限隆起，双肾未触及，双侧肋脊角、肋腰点无压痛，双肾区无叩击痛。双侧输尿管走行区无压痛，膀胱区无隆起，无压痛。外阴发育正常。

3. 辅助检查

（1）血型 O，Rh(D)。

（2）血常规（2017 年 10 月 2 日）：白细胞计数 3.82×10^9/L；血小板计数 244×10^9/L；血红蛋白 98g/L。

（3）肾功能（2017 年 10 月 2 日）：肌酐 926μmol/L；尿素氮 25.4mmol/L。

（4）术前感染四项（2017 年 10 月 2 日）：正常。

（5）凝血功能（2017 年 10 月 2 日）：正常。

（6）胸片（2017 年 10 月 2 日）：①左肺陈旧性病灶；②右中上纵隔增宽；③主动脉粥

样硬化；④肋骨及胸椎改变，考虑肾性骨病。

(7)心电图(2017 年 10 月 2 日)：窦性心动过速。

二、诊断思路

患者明确诊断为"慢性肾脏病 5 期"，患者本人及家属积极要求行肾移植术，手术指征明确，无手术禁忌证，入院 1 天后获得 DCD 同血型供肾，HLA 错配 3 个位点，供受者淋巴毒试验阴性。2017 年 10 月 3 日患者在全麻下行腹膜透析管拔除术 + 同种异体肾移植术。先行右下腹腹膜透析管拔出术后，取右下腹直肌旁斜形切口，长 13cm。依次切开腹壁各层暴露右髂窝，游离精索，予以保护，探查右侧髂内动脉腔内可触及多个斑块，呈"串珠"样改变，遂决定放弃使用。充分游离右侧髂外静脉及髂外动脉，探及血管质量尚可，将供肾静脉和动脉分别与右髂外静脉和动脉以 5 - 0 无损伤血管吻合线行端侧连续缝合。开放供肾血液循环后移植肾即刻充盈，色红润，有张力，迅速泌尿。将移植肾外翻置入右髂窝。移植肾输尿管与膀胱行隧道式缝合。冲洗伤口后逐层缝合切口各层，术毕。手术过程顺利，出血少，术中尿量约 200ml。术前给予巴利昔单抗 20mg、甲泼尼龙 1.0g，静脉滴注，术后安返病房。

术后甲泼尼龙 500mg/天，使用 3 天；兔抗人胸腺细胞免疫球蛋白 50mg/天，使用 3 天，静脉滴注；第四天静脉滴注巴利昔单抗 20mg，口服"他克莫司 + 吗替麦考酚酯 + 泼尼松片"三联抗排斥治疗。

术后尿量每天 2500ml 左右，术后第 5 天顺利拔除肾周引流管、导尿管并下床行走。手术切口愈合良好，术后 8 天伤口拆线，肌酐 107μmol/L。术后第 14 天患者右下腹手术切口下端出现渗液并裂开长约 4cm，可见较多清亮淡红色液体从裂开创面渗出，量约 110ml，留取渗出液送细菌培养及肌酐检查，化验渗出液肌酐值与血肌酐接近，可排除尿瘘。彩超报告：①移植肾实质回声增强；②移植肾肾周局限性积液；③移植肾血流丰富，吻合口处肾动脉、肾门部肾动脉、段动脉血流阻力指数略增高。伤口放置引流条充分引流行每日清洁换药。右下腹创腔分泌物培养报告：屎肠球菌、草绿色链球菌，未查到真菌，根据药敏抗感染治疗。2017 年 10 月 30 日凌晨患者右下腹伤口出现大量鲜血溢出，量约 500ml，值班医生紧急用双手加力按压伤口以减少失血，并马上进入手术室。急诊在全麻下行右髂窝移植肾探查术，探查发现移植肾动脉主干中段腹侧存在约 1cm 长破裂出血口，整支移植肾动脉壁水肿严重、组织松脆，破裂口无法缝合修补，移植肾切除后检查时发现髂外动脉与移植肾动脉残端吻合口缝线处，由于血管组织水肿脆弱再发破裂出血，遂当即阻断髂外动脉后用血管缝合线在裂口处缝合修补。

术后病理：①(移植肾)符合慢性炎伴局灶急性化脓性炎；肾被膜纤维肉芽组织增生；②(肾动脉)血管壁部分坏死伴慢性化脓性炎、肉芽组织增生及钙化。切除组织微生物培养：屎肠球菌、白假丝酵母菌。考虑髂外动脉吻合口处随时可能再次发生破裂，在手术完成返回病房 2 小时后，通过介入手术在右髂外动脉内放置一枚 10cm 长的覆膜支架，放置时确保肾动脉吻合口处位于覆膜支架中段。患者右下腹感染严重，术后伤口敞开每日换药，根据药敏结果联合"美罗培南 + 替考拉宁 + 米卡芬净 + 甲硝唑"抗感染，3 个月后该患者感染伤口愈合出院，期间未再发生伤口血管破裂出血。

三、防治策略及相关进展

1. 肾移植手术具有特殊性　患者患病时间一般较长，身体营养状况较差，一般都伴有贫血或低白蛋白血症，再加上手术初期大剂量免疫抑制药的使用，使得患者抵抗力降低，切口愈合较慢，更容易造成手术部位感染。在一项回顾性分析中发现，腹膜透析患者肾移植术后腹部及手术切口感染率远高于血液透析患者。其主要原因可能是腹膜透析管周存在细菌、真菌等病原体，若同时行肾移植术及腹膜透析管拔除术，可能因操作不当将病原微生物带入移植肾周，造成严重后果。本病例先行腹膜透析管拔除术，然后再行肾移植术，且两个手术切口相邻，均位于右下腹部，不排除因此而造成交叉感染可能。建议应先行肾移植术，关闭切口后再行腹膜透析管拔除术。临床一旦确定手术部位感染，应立即送检病原学检查，一开始采取经验性抗感染治疗，然后按微生物培养药敏结果改用敏感抗生素。

2. 移植肾动脉和髂血管破裂的主要原因　该主要原因有：外科缝合技术导致动脉破裂；供受者血管硬化、损伤等因素；由于感染致病菌侵袭引起的动脉破裂出血。因感染引起的动脉破裂主要是由侵袭性真菌导致的，其中以念珠菌、隐球菌和曲霉菌多见，其次是革兰阳性菌、革兰阴性菌以及厌氧菌。需要注意的是，由于 DCD 供体基础疾病较多、在重症医学病房治疗时间较长，呼吸机使用、供肾维护情况不明等特点，其潜在感染风险非常高，供体医院获得性感染，特别是耐药菌感染的问题突出。本例中供者原发病为重型颅脑损伤，在重症医学病房共治疗 2 天，供者血、尿培养结果均阴性，且同供体另一受者术后未发生感染，故本例为供肾来源性感染的可能性低。本病例在移植肾切除组织中培养出屎肠球菌、白假丝酵母菌，说明动脉血管破裂出血与细菌、真菌感染有关。移植肾动脉和髂血管破裂是肾移植术后最严重的并发症，其发展迅速，发生前毫无征兆，出血量大且后果严重，不仅移植肾丢失率高，而且处理不及时会出现失血性休克导致患者死亡。目前临床上对于移植肾动脉和髂血管破裂并没有很好的治疗手段，积极果断地进行床边手术探查或者急诊手术是挽救生命的最有效方法。

3. 据国内研究报道　移植肾动脉残端破裂出血是移植肾切除术后的严重并发症，发生率为 2%～5%，伴有很高的死亡率。伤口感染可导致移植肾动脉和髂血管壁组织水肿脆弱，即使行移植肾切除术，术后仍存在移植肾动脉残端或髂血管破裂出血可能。已有多位学者报道移植肾切除术后仍多次发生血管破裂出血的病例，甚至有部分患者因此死亡。供肾动脉与髂外动脉端侧吻合因感染发生破裂出血时，在切除移植肾后，原供肾动脉与髂外动脉吻合口处易再发生破裂出血，故建议肾移植手术应尽量选择髂内动脉与供肾动脉行端端吻合。

4. 近年来，覆膜支架植入成为修复血管的一种新方式，与传统外科血管修补、人工或自体血管植入、旁路手术等方式相比，覆膜支架植入更简便、快捷、安全且创伤小，目前已被广泛用于真假性动脉瘤、动脉夹层及急性血管损伤等修复治疗中。在本病例，切除移植肾后即发现髂外动脉与移植肾动脉残端吻合口处破裂出血并修补，但存在再破裂出血的可能，术后立即预防性通过介入方法放置右髂外动脉覆膜支架（病例 11 图 1）。经积极抗感染、伤口换药等处理，未再发生血管破裂出血。对于移植肾动脉破裂出血患者，在切除移植肾后，若预估髂外动脉再次出血风险较高时，不妨尝试行覆膜支架植入。

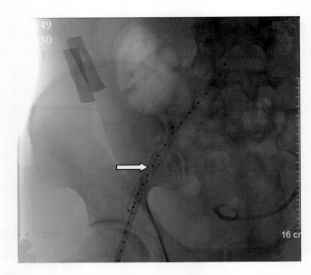

病例 11 图 1　箭头示右侧髂外动脉置入一枚 10cm 长覆膜支架

参 考 文 献

[1] 符彦基，王共先，黄煜华 . 血液透析和腹膜透析方式与肾移植术后并发症发生的关系：204 例回顾性分析 . 中国组织工程研究，2007，11（43）：8637－8640

[2] 张学，张伟杰，蒋继贫，等 . 公民逝世后器官捐献供肾移植后受者肾动脉破裂 12 例临床分析 . 华中科技大学学报（医学版），2018，47（04）：482－484、498

[3] 王长希，尚文俊，陈立中，等 . 移植肾切除术适应证与术后并发症 . 中国航天医药杂志，2004，6（3）：1－3

[4] 万江华，靳凤烁，李黔生，等 . 髂外动脉与股动脉搭桥术治疗移植肾切除术后肾蒂残端大出血一例 . 中华器官移植杂志，2003，24（6）：347

[5] 于芹超，朱同玉，侯英勇，等 . 移植肾毛霉菌感染致血管破裂一例 . 中华器官移植杂志，2004，25（3）：134

[6] 洪泉，汪泽厚，张志超，等 . 肾移植术后髂内动脉自体移植治疗感染性髂外动脉出血（附一例报告及文献复习）. 中华泌尿外科杂志，2005，26（8）：529－531

[7] 熊斌，梁惠民，郑传胜，等 . 覆膜支架在外周动脉瘤及动脉夹层治疗中的应用 . 介入放射学杂志，2013，22（1）：31－35

病例 12　非布司他合用小剂量硫唑嘌呤致 Ⅳ 级骨髓抑制

一、病历摘要

1. 病情简介　患者朱××，女性，53 岁。

主诉：肾移植术后 17 年，发现血三系下降 9 天，于 2019 年 3 月 30 日(急诊)入院。

患者因尿毒症于 2002 年 5 月在我院行同种异体肾移植术，术后恢复良好，给予环孢素 A、硫唑嘌呤和泼尼松三联免疫抑制治疗，血肌酐稳定在 120μmol/L 左右。2019 年 3 月 15 日患者在当地医院复查发现血肌酐升高至 250μmol/L，伴尿酸升高 589μmol/L，无发热，无尿量减少，免疫抑制方案为环孢素 A 60mg 2 次/天、硫唑嘌呤 25mg 1 次/天、泼尼松 5mg 1 次/天。2019 年 3 月 16 日经病友介绍、在未咨询医生的情况下自服非布司他 40mg 1 次/天。患者于 2019 年 3 月 20 日至上海市闸北区中心医院就诊收入住院治疗，入院次日查血肌酐 218μmol/L，尿酸 304μmol/L，血常规血白细胞 3.1×10^9/L、血红蛋白 93g/L、血小板 86×10^9/L，肝功能、凝血功能正常，移植肾彩超未见明显异常，考虑慢性移植肾肾病，给予前列地尔注射液活血治疗，停用非布司他，间断给予重组人粒细胞集落刺激因子、促红细胞生成素和促血小板生成素刺激骨髓增殖，血肌酐最低下降至 178μmol/L，血白细胞升高后又迅速下降，血红蛋白和血小板进行性减少，于 2019 年 3 月 30 日收治我院进一步治疗。

既往体健；有高血压病史 20 余年，最高 170/100mmHg，服用缬沙坦(代文)和倍他乐克血压控制良好；有糖尿病史 10 年，胰岛素控制可；2009 年因"宫颈癌"行全子宫切除术；无吸烟史；无饮酒史；否认心脏病病史；否认肝炎、结核病史；否认外伤史，否认药物、食物过敏史。

2. 入院查体　T：37.2℃，P：80 次/分，R：19 次/分，BP：120/70mmHg。神志清楚，查体合作，皮肤浅表黏膜未见黄染，浅表淋巴结未及肿大，气管居中；双肺听诊呼吸音清，无干湿啰音，心率 80 次/分，律齐，各瓣膜听诊未及病理性杂音；腹部平坦，无压痛、反跳痛，肝脾肋下未及，肠鸣音正常，双下肢无水肿；移植肾区质中，无压痛。

3. 辅助检查

(1)血常规(2019 年 4 月 1 日)：血白细胞 1.1×10^9/L，细胞数量太少无法分类，血红蛋白 57g/L，血小板 24×10^9/L。

(2)尿常规(2019 年 4 月 1 日)：尿蛋白 2 +，潜血 1 +。

(3)粪常规(2019 年 4 月 1 日)：潜血阴性。

（4）肝功能（2019 年 4 月 1 日）：正常。

（5）肾功能（2019 年 4 月 1 日）：血肌酐 212μmol/L，尿酸 304μmol/L，尿素氮 15.6mmol/L。

（6）肺部 CT（2019 年 4 月 4 日）：双肺慢性炎症。

二、诊断思路

1. 入院诊断

（1）Ⅳ级骨髓抑制。

（2）慢性移植肾肾病。

（3）高血压Ⅱ级。

（4）2 型糖尿病。

2. 诊断依据　骨髓抑制的级别诊断根据 WHO 标准分为 0 ~ Ⅳ级，其中最严重的Ⅳ级标准为血白细胞 $< 1.0 \times 10^9/L$，血红蛋白 $< 65g/L$，血小板 $< 25 \times 10^9/L$。

3. 鉴别诊断　全血细胞减少症需要考虑以下疾病。

（1）再生障碍性贫血：血常规检查可三系减低，患者有出血、感染、贫血等症状，骨髓穿刺可以明确。

（2）骨髓增殖异常综合征：患者可出现三系减低的症状，常有化疗/放射线或化学毒物接触史；骨髓穿刺可以明确。

（3）恶性淋巴瘤：恶性淋巴瘤可侵犯骨髓，引起全血细胞减少症状，体检可发现多处浅表淋巴结无痛性肿大，肝脾肿大，可行骨髓穿刺、淋巴结穿刺活检诊断。

4. 治疗方案及经过

（1）治疗方案：去除骨髓抑制病因，输血，刺激骨髓增殖，调整免疫抑制方案，预防感染，预防消化道出血，支持治疗。

（2）治疗经过：患者入院后完善相关检查，建议行骨穿但患者拒绝。予停用硫唑嘌呤，输注红细胞悬液共 8U 和血小板共 2U，予重组人粒细胞集落刺激因子 300μg 1 次/天，促红细胞生成素 1 万 U 1 次/天，促血小板生成素 1.5 万 U 1 次/天，给予亚胺培南西司他丁抗细菌和卡泊芬净抗真菌预防感染，静脉滴注丙种球蛋白 5g 1 次/天，同时给予质子泵抑制药埃索美拉唑和胃黏膜保护剂达喜预防消化道出血，期间患者血白细胞最低下降至 $0.8 \times 10^9/L$，血红蛋白最低下降至 48g/L，血小板最低下降至 $17 \times 10^9/L$，经上述积极治疗一周后患者三系逐渐升高，患者住院期间体温平稳，最高 37.5℃，无感染及出血症状，尿量正常，体重稳定。出院时血白细胞 $6.9 \times 10^9/L$，血红蛋白 78g/L，血小板 $355 \times 10^9/L$。患者血肌酐维持在 200μmol/L 左右，环孢素 A 浓度维持在 90μg/L 左右，出院时增加麦考酚钠肠溶片 180mg 2 次/天抗排斥治疗。

三、防治策略及相关进展

略。

四、经验总结

非布司他近年来临床应用逐渐广泛，适用于高尿酸血症的治疗，其作用机理为黄嘌呤氧化酶（XO）抑制药，通过抑制尿酸的合成降低血尿酸浓度。其不良反应主要是骨髓抑制和增加心脏病患者的死亡率。本例患者非布司他和小剂量硫唑嘌呤(25mg,1 次/天)合用共 5 天,抑制了体内巯基嘌呤代谢为无活性产物的过程,明显增加了毒性,出现了严重的骨髓抑制反应,经及时治疗后康复出院。非布司他和硫唑嘌呤合用是明显禁忌证,在临床工作需引起重视,避免两者合用导致严重不良反应的发生。

参 考 文 献

[1] Li Y, Liu M, Zhang X, et al. Switching from allopurinol to febuxostat: efficacy and safety in the treatment of hyperuricemia in renal transplant recipients. Ren Fail, 2019, 41(1): 595 - 599

[2] Liu X, Liu K, Sun Q, et al. Efficacy and safety of febuxostat for treating hyperuricemia in patients with chronic kidney disease and in renal transplant recipients: A systematic review and meta - analysis. Exp T-her Med, 2018, 16(3): 1859 - 1865

[3] Akioka K, Ishikawa T, Osaka M, et al. Hyperuricemia and Acute Renal Failure in Renal Transplant Recipients Treated With High - Dose Mizoribine. Transplant Proc, 2017, 49(1): 73 - 77

[4] Ferreira M, Jiménez C, Lopez MO, et al. Short - term efficacy and safety of treatment with febuxostat in kidney transplant recipient. An unicentric observational study. Nefrologia. 2018, 38(3): 331 - 332

病例 13　肾移植术后 ABMR

一、病历摘要

1. 病情简介　患者，唐××，女性，51 岁。

主诉：肾移植术后 8 天，血肌酐升高 1 天。

患者于 30 年前无明显诱因出现泡沫尿，无寒战、发热，无腰痛、腰酸，就诊当地医院，查尿蛋白阳性，给予药物对症治疗，效果不佳，于 20 年前行肾脏穿刺活检，病例提示：局灶硬化性肾小球肾炎，4 个月前肌酐逐渐升高，最高达 600μmol/L 后行动静脉内瘘后规律血透，3 次/周，今来我院就诊，门诊以尿毒症收入我院。入院完善相关检查，检验，于 2017 年 10 月 22 日在我院全麻下同种异体肾移植术，术顺，术后给予他克莫司（1mg，2 次/天）+ 吗替麦考酚酯（赛可平）（0.25g，2 次/天）抗排异治疗，FK506 浓度维持 6～8ng/ml，同时免疫诱导方案［术中及术后前两天予甲强龙（500mg，1 次/天）+ 术中及术后前 7 天抗人淋巴细胞猪多克隆抗体（ALG）（0.5g，1 次/天）］，术后恢复可，肌酐从术前 614μmol/L 降到 89μmol/L，尿量 > 2000ml，术后第 8 天无明显诱因肌酐由 89μmol/L 升高到 138μmol/L，尿量 1600ml。

既往体健；高血压病史 4 年余，药物控制，血压控制可，乙肝小三阳 20 年，否认糖尿病病史，否认高血脂病史；无吸烟史；无饮酒史；否认心脏病病史；否认结核病史；否认外伤史，主诉青霉素阳性，否认其他药物、食物过敏史。有输血史，生育史：1 - 0 - 0 - 1。

2. 入院查体　T：36.8℃，P：80 次/分，R：19 次/分，BP：120/70mmHg。神志清楚，查体合作，皮肤浅表黏膜未见黄染，浅表淋巴结未及肿大，气管居中；双肺听诊呼吸音清，无干湿啰音，心率 80 次/分，律齐，各瓣膜听诊未及病理性杂音；腹部平坦，无压痛、反跳痛，肝脾肋下未及，肠鸣音正常，双下肢无水肿。

3. 入院辅助检查　受者 HLA：A 2/2，B 13/75，DR 12/15，PRA：阴性。供者 HLA：A 24/33、B 46/58、DR 9/11。供者男性，40 岁，O 型，脑出血死亡，受者血型：O 型。

2017 年 10 月 21 日：血肌酐 614μmol/L。

二、诊断思路

1. 入院诊断　肾移植术后急性体液排斥（ABMR）。

2. 诊断依据　患者因"尿毒症"于 2017 年 10 月 22 日在我院全麻下同种异体肾移植术，术顺，术后给予他克莫司（1mg，2 次/天）+ 吗替麦考酚酯（赛可平）（0.25g，2 次/天）抗排异治疗，FK506 浓度维持在 6～8ng/ml，同时免疫诱导方案［术中及术后前两天予甲强龙(500mg，1 次/天) + 术中及术后前 7 天 ALG(0.5g，1 次/天)]，术后恢复可，肌酐从术前 614μmol/L 降到 89μmol/L，尿量 >2000ml，术后第 8 天无明显诱因肌酐由 89μmol/L 升高到 138μmol/L，尿量 1600ml。ATG 抗排异无效，肌酐逐渐升高，移植肾彩超提示：移植肾血供丰富，各级动脉阻力指数升高，复查 PRA 阳性(I % 78.6 BW4，A23，A3；II % 8.3 DR9)与供者 HLA：A 24/33 B 46/58 DR 9/11 一致，为新生 DSA，考虑为 ABMR。

3. 鉴别诊断　ABMR 需要以下疾病鉴别。

(1)急性细胞型排斥反应：肾移植术后约 90% 急性排斥反应是以细胞免疫反应为主，相对于以体液免疫反应急性排斥，更易于被及时、有效的治疗逆转。病变特点为肾脏间质水肿及局限性小圆形细胞浸润为主病变。

(2)抗排异药物中毒：抗排异药物的肾毒性多表现为非少尿型 ARF，肌酐上升速度较快，多不伴有发热、移植区胀痛等全身表现，药物减量浓度下降后逐渐可改善，进一步鉴别有待肾活检。

(3)移植肾动脉狭窄：患者无难治性高血压表现、移植肾彩超无相关提示，可予排除。

4. 治疗方案及经过　入院完善相关检查，检验，于 2017 年 10 月 22 日在我院全麻下同种异体肾移植术，手术顺利，术后给予他克莫司(1mg，2 次/天) + 吗替麦考酚酯(赛可平)(0.25g，2 次/天)抗排异治疗，FK506 浓度维持在 6 ~ 8ng/ml，同时免疫诱导方案[术中及术后前两天予甲强龙(500mg，1 次/天) + 术中及术后前 7 天 ALG(0.5g，1/天)]，术后恢复可，肌酐从术前 614μmol/L 降到 89μmol/L，尿量 >2000ml，术后第 8 天无明显诱因肌酐由 89μmol/L 升高到 138μmol/L，尿量 1600ml。移植肾彩超提示：移植肾血供丰富，各级动脉阻力指数升高，将 ALG 改为 ATG(100mg，1 次/天)加强抗排异，同时给予使用 IVIG：10g/d，连续治疗 3 天，效果不佳，肌酐升高到 371μmol/L，复查 PRA 阳性(I % 78.6 BW4，A23，A3；II % 8.3 DR9)，考虑 DSA 引起的移植肾急性血管性排斥反应，术后 11 天给予两次血浆置换，硼替佐米(1.3mg/m²)和丙球 10g/d 抗排斥方案，患者肌酐逐渐下降到 180μmol/L，尿量 >2000ml，术后 14 天患者出现呼吸困难、胸闷、不能平卧，咯血。查体：听诊双肺散在湿性啰音。

辅助检查：肺部 CT：双肺炎症，双肺不张，双侧胸腔积液。尿培养：泛耐药肺炎克雷伯，给予抗感染治疗：亚胺培南西司他丁钠(泰能) + 替加环素 + 醋酸卡泊芬净(科赛斯)改为头孢他啶 - 阿维巴坦(1.25mg，每 8 小时 1 次) + 美罗培南(美平)(0.5g，每 8 小时 1 次)抗细菌，锋克松(40mg，1 次/天) + 泊沙康唑(10ml，2 次/天)抗真菌，停用免疫抑制药(他克莫司、吗替麦考酚酯、泼尼松)改为 20mg 甲强龙，停血浆置换和硼替佐米，予以丙球(10g，1 次/天)和床边 CRRT，患者胸闷、气急好转，术后 18 开始口服他克莫司(0.5mg，2 次/天)，浓度维持 6 ~ 8 小时，停床边 CRRT，继续抗感染治疗。复查胸部 CT：较前好转，体温正常，术后 28 天口服吗替麦考酚酯(0.25g，2 次/天) + 泼尼松(10mg)，停抗感染治疗后患者无特殊不适，一般情况可，尿量可，肌酐 80μmol/L，予以出院。

三、防治策略及相关进展

1. DSA 在 ABMR 中起重要作用，Banff 2013 标准将其列为 ABMR 诊断的必要条件。

2. HLA Ⅱ 类基因位点供体/受体表位错配可预测移植后 dndsa 发展。因此，可以指导免疫抑制药的个性化使用。

3. 急性 ABMR 发生在 2 个不同的表型主要基于是否由于预存 DSA（1 型）或 dndsa（2型）。两种不同的表型在预防、管理、对治疗的反应和临床试验设计上都是不同的。

4. 目前最重要的需求是预防 dndsa，预防和治疗 ABMR。

5. DSA 相关的损伤不仅限于补体途径，和 C1q 结合能力很大程度上是由 DSA 浓度决定的。

四、经验总结

1. 血浆置换、硼替佐米和丙球蛋白在治疗急性体液排斥有一定疗效，单独使用丙球蛋白也有效果，但是注意抗体和血浆置换的不良反应，特别是肺部感染和肺水肿。

2. 头孢他啶－阿维巴坦＋美罗培南（美平）在治疗广泛耐药肺炎克雷伯杆菌有一定的疗效。

参 考 文 献

[1] Haas M, Loupy A, Lefaucheur C, et al. The Banff 2017 Kidney Meeting Report: Revised diagnosticcriteria for chronic active T cell – mediated rejection, antibody – mediated rejection, and prospects for integrative endpoints for next – generation clinical trials. Am J Transplant, 2018, 18(2): 293 – 307

[2] Dominy KM, Willicombe M, Al Johani T, et al. Molecular Assessment of C4d – Positive Renal Transplant Biopsies Without Evidence of Rejection. Kidney Int Rep, 2018, 4(1): 148 – 158

[3] Montgomery RA, Loupy A, Segev DL. Antibody – mediated rejection: New approaches in prevention and management. Am J Transplant, 2018, 18(S3): 3 – 17

[4] Solar – Cafaggi D, Marino L, Uribe – Uribe N, et al. Antibody – mediated rejection in the Banff classifications of 2007 and 2017: A comparison of renal graft loss prediction capability. Transpl Immunol, 2018, 51: 40 – 44

[5] Bö hmig GA, Eskandary F, Doberer K, et al. The therapeutic challenge of late antibody – mediated kidney allograft rejection. Transpl Int, 2019, 32(8): 775 – 788

[6] Eskandary F, Regele H, Baumann L, et al. A Randomized Trial of Bortezomib in Late Antibody – Mediated Kidney Transplant Rejection. J Am Soc Nephrol, 2018, 29(2): 591 – 605

病例 14　肾移植术后腹膜透析相关腹膜炎

一、病历摘要

1. 病情简介　患者，王××，男性，34岁。

主诉：肾移植术后19天，腹痛伴发热2天。

患者于2014年7月15日因"血压升高伴肾功能异常4年，维持腹透3年余"在全麻下行亲属活体供肾异体肾移植术（母→子），术中及术后连续给予甲强龙500mg冲击3天，手术当天及术后第4天分别给予巴利昔单抗（舒莱）20mg免疫诱导，初始口服他克莫司（3mg,2/天）、吗替麦考酚酯（0.5g,2/天）和泼尼松（10mg,1/天）维持免疫抑制治疗，术后第3天血肌酐即恢复到127μmol/L（术前血肌酐1267μmol/L），尿量正常，术后早期FK-506血药浓度维持在10～15ng/ml。2014年7月27日（术后第12天）患者开始出现腹泻稀便，3～4次/天，无黏液脓血，口服蒙脱石散及补液对症治疗好转。8月1日（术后第17天）出现左下腹压痛，伴发热，体温38℃，不伴有腹胀、腹泻，肛门停止排气排便，无尿量减少、移植肾区胀痛等，予哌拉西林他唑巴坦钠、甲硝唑联合米卡芬净抗感染治疗症状改善不明显。8月3日（术后第19天）出现左下腹及中上腹压痛，体温仍持续38℃。

既往腹膜透析期间曾发生两次腹膜透析相关感染，均以腹透液加入抗生素冲洗好转。有数年高血压病史，口服降压药联合腹膜透析超滤血压控制正常。否认糖尿病、心脏病及其他慢性病史，否认外伤史，否认肝炎、结核病史，否认药物、食物过敏史。

2. 入院查体　T: 38.5℃, P: 90次/分, R: 19次/分, BP: 130/82mmHg。神志清楚，精神状况一般，皮肤及巩膜无黄染，双肺呼吸音清，未闻及啰音，心率90次/分，律齐，各瓣膜区未闻及病理性杂音，腹平软，右下腹腹透管在位，管内腹透液稍浑浊，皮肤出口处无红肿及渗液，右腹股沟区可见肾移植手术瘢痕，长约12cm，伤口无红肿，无渗血渗液，肠鸣音2～3次/分，左下腹及中上腹压痛，无反跳痛，移动性浊音阳性，移植肾大小正常，质地中等，无压痛，双下肢无水肿。

3. 辅助检查

（1）血常规（2014年8月3日）：白细胞22.4×10⁹/L，中性粒细胞比例90.5%，血红蛋白127g/L，血小板220×10⁹/L，C-反应蛋白34.6mg/L。

（2）尿常规（2014年8月3日）：正常。

（3）血生化（2014年8月3日）：肌酐133μmol/L，白蛋白36.5g/L。

（4）FK-506浓度（2014年8月3日）：13.6ng/ml。

（5）腹部立卧位片（2014年8月3日）：结肠积气并可见气液平，部分管腔扩张。

（6）移植肾血管彩超（2014 年 8 月 3 日）：移植肾大小约 95cm × 42cm × 33cm，实质厚 12mm，皮质回声正常，皮髓质分界清，集合系统结构清，无分离。CDFI 示：移植肾血流信号丰富。移植肾肾动脉 V_{max} = 383cm/s，V_{min} = 202cm/s，RI = 0.47；叶间动脉 V_{max} = 15.3cm/s，$V_{min}2$ = 8.6cm/s，RI = 0.44；弓形动脉 V_{max} = 5.2cm/s，$V_{min}2$ = 2.4cm/s，RI = 0.54。

（7）内毒素试验（2014 年 8 月 5 日）：阴性；G 试验（2014 年 8 月 5 日）：69.21pg/ml。

（8）腹透液常规（2014 年 8 月 5 日）：无色微浑，李凡他试验（±），白细胞计数 3230 × 10^6/L、中性分叶核 91%、红细胞计数 1000 × 10^6/L。

（9）腹透液培养（2014 年 8 月 6 日）：表皮葡萄球菌。药敏：左氧沙星 S，万古霉素 S，利奈唑胺 S，克林霉素 S，头孢曲松 R，环丙沙星 S，红霉素 I，磷霉素 S，庆大霉素 S，氨苄青霉素舒巴坦 R，苯唑西林 R，青霉素 R，利福平 S，替考拉宁 S，四环素 R，复方新诺明 R。

（10）血培养（2014 年 8 月 6 日）：阴性。

4. 诊断

（1）腹膜炎，腹膜透析相关感染。

（2）结肠梗阻。

（3）肾移植术后。

（4）腹透管留置状态。

二、诊断思路

（一）诊断依据

1. 腹膜透析相关腹膜炎的诊断标准：

（1）有腹膜炎的症状和体征，包括腹痛、发热、透出液浑浊、腹部压痛和（或）反跳痛。腹痛的程度和致病的菌种有关，例如：凝固酶阴性葡萄球菌性腹膜炎腹痛较轻，而链球菌、革兰阴性杆菌和金葡菌腹痛较重。

（2）透出液白细胞 > $100/mm^3$，中性粒细胞比例 > 50%。

（3）革兰染色及细菌培养阳性。

具备三项中的一项为疑似，两项即可诊断。

2. 腹膜透析相关腹膜炎的感染途径主要为：操作污染、出口/隧道感染，以及肠镜、低钾血症、肠憩室病、腹泻/便秘诱发。

（二）鉴别诊断

1. 急性肠梗阻 多数急性肠梗阻具有明显的阵发性腹部绞痛、肠鸣音亢进、腹胀，而无肯定压痛及腹肌紧张，易与腹膜炎鉴别。但如梗阻不解除，肠壁水肿淤血，肠蠕动由亢进转为麻痹，临床可出现鸣音减弱或消失，易与腹膜炎引起肠麻痹混淆。除细致分析症状及体征，并通过腹部 X 线摄片和密切观察等予以区分外，必要时需做剖腹探查，才能明确。

2. 急性胰腺炎 水肿性或出血坏死性胰腺炎均有轻重不等的腹膜刺激症状与体征，但并非腹膜感染；在鉴别时，血清或尿淀粉酶升高有重要意义，从腹腔穿刺液中测定淀粉酶值有时能肯定诊断。

3. 腹腔内或腹膜后积血 各种病因引起腹内或腹膜后积血，可以出现腹痛、腹胀、肠鸣音减弱等临床现象，但缺乏压痛、反跳痛、腹肌紧张等体征。腹部 X 线摄片、腹腔穿刺和观察往往可以明确诊断。

4. 其他 泌尿系结石症、腹膜后炎症等均各有其特征。

5. 如患者单纯出现腹透液浑浊，要注意鉴别非感染性因素致腹透液浑浊的情况，如化学性因素对腹膜的刺激、各种原因导致腹腔内出血、过敏等因素导致嗜酸性粒细胞增多、胸导管阻塞产生乳糜性腹水以及腹腔内肿瘤等。

（三）治疗措施与方案

腹膜透析相关腹膜炎的治疗原则是一旦出现引流液浑浊，应立即给予广谱强效抗生素治疗。腹腔应用抗生素优于静脉给药。在腹透液中加入肝素有助于防止纤维蛋白阻塞管路。

1. 广谱抗生素治疗 抗生素方案更换为亚胺培南西司他丁钠、甲硝唑和米卡芬净，体温仍不降，腹痛持续。遂禁食，胃肠减压，期间反复留取腹透管引流液检测和培养。2014 年 8 月 4 日（术后第 20 天）患者发展为全腹痛，拒按，体温 39℃。抗感染方案调整为替考拉宁、头孢哌酮舒巴坦钠和米卡芬净，腹痛减轻，但仍持续中高热。抗生素方案调整为替加环素、美罗培南联合两性霉素 B 脂质体，体温下降，8 月 12 日（术后第 28 天）在检测腹透管引流液白细胞计数仅 $120 \times 10^6/L$ 后手术拔除腹透管，后改为盐酸米诺环素（美满霉素）口服序贯治疗。

2. 局部抗生素治疗 初始用 4～5 袋腹透液将浑浊腹透液冲洗清亮后，在腹透液中加入头孢拉定 1.0g/袋，连续冲洗 3 次，夜间在腹透液中加入头孢他啶 1.0g/袋，置腹 6 小时。反复留取引流液检测腹透液常规和培养，腹透液白细胞计数快速下降。8 月 12 日（术后第 28 天）手术拔除腹透管，见腹透管内腹透液淡黄微浑，少量絮状物，腹腔内段散在黑色附着物，导管培养微生物检测阴性。

3. 免疫抑制药调整 自禁食起给予他克莫司注射液持续泵入，调整 FK－506 血药浓度维持在 8～10ng/ml，吗替麦考酚酯更换为麦考酚钠肠溶片以减轻胃肠道不良反应。待腹透管拔除症状改善后恢复他克莫司口服，血药浓度维持在 5～10ng/ml。

4. 辅助治疗 禁食、胃肠减压以减轻腹痛症状，肠外营养支持及维持水电解质平衡，补充人血白蛋白和丙种球蛋白加强支持治疗。

三、防治策略及相关进展

细菌性腹膜炎的病原菌中，革兰阳性菌是主要致病菌。其中以葡萄菌属和链球菌属最为常见，葡萄菌属中又以表皮葡萄球菌与金葡菌多见，而大肠埃希菌是中国南方导致腹膜炎的主要革兰阴性杆菌，其中相当一部分是肠源性感染。

典型的腹膜炎患者，一经诊断应立即留取透出液标本进行相关检查和更换连接短管，并尽早开始经验性抗生素治疗，通常不需要等待腹水常规及培养结果。经验性抗生素的选择要求抗菌谱同时覆盖革兰阳性和革兰阴性菌，可结合各中心细菌分布情况和细菌耐药性特点来选择。推荐使用第一代头孢菌素（如头孢拉定或头孢唑啉）联合第三代头孢菌素（如头孢他啶）的方案进行初始治疗。首选的给药方式为留腹。对于头孢菌素过敏的患者，可用万古霉素替代一代头孢，氨基糖苷类或碳青霉烯类替代三代头孢。静脉使用抗生素治疗方案可根据患者情况联合或单独使用，常用的药物包括三代头孢、哌拉西林和（或）他唑巴坦、碳青霉烯类和第三、四代喹诺酮类等。静脉使用抗生素的主要指征包括：①合并全身感染的表现：如发热（体温超过 38.5℃），或血白细胞明显升高，或血培养阳性；②感染性休克，或合并其他重要器官；③存在不适宜抗生素留腹的情况，如合并急性肠梗阻、腹部脏器的穿孔、腹部肿瘤转移；或腹透管堵塞；或缺乏进行腹透换液操作人员等。

对难治性腹膜炎患者而言，拔除腹透管是控制腹膜炎非常重要的手段。对患者出现以下情况建议停止腹透，改临时或长期血液透析治疗，并尽早拔除腹透管。拔管后根据病情及病原菌选择合适的抗生素方案治疗：①难治性腹膜炎：即经合适的抗生素方案治疗 5 天，引流液未能转为清亮者；②合并难治性隧道炎或严重出口处感染，或导管相关性腹膜炎与出口处或隧道感染同时发生，致病菌相同；③病情危重（感染性休克或脓毒血症）或合并外科情况（急性肠梗阻、消化道穿孔、急性阑尾炎和急性胰腺炎等）；④频繁复发的腹膜炎，尤其是同一种细菌反复引起的腹膜炎；⑤特殊病原体导致的腹膜炎，如真菌、结核菌、严重的混合感染；⑥诊断为包裹性腹膜硬化症。

肾移植患者因使用免疫抑制药，发生机会性感染及腹膜炎复发的风险增高，且增加疾病的复杂性和治疗的困难性。因此，在肾移植术前应对长期腹膜透析的患者详细了解腹膜透析的病史和相关感染及治疗史，治疗时要兼顾患者的肾功能、免疫抑制药状态、病原菌等综合因素选取合适的治疗方案。如患者肾功能早期恢复正常，建议尽早拔除腹透管。

四、经验总结

肾移植术后腹膜透析相关感染，尤其是腹膜炎容易被忽视，治疗起来极为被动。临床上需重视患者腹透管的管理，包括对环境卫生、个人卫生、换液无菌操作、全身其他部位感染、既往感染病史等进行评估。严格规范的标本处理技术可提高培养的阳性率。腹膜透析相关感染的综合治疗需兼顾全身和局部抗感染，拔管时机的选择，免疫抑制药调整，以及患者的营养状态等。

参 考 文 献

［1］Rizzi AM, Riutta SD, Peterson JM, et al. Risk of peritoneal dialysis catheter – associated peritonitis following kidney transplant. Clin Transplant, 2018, 32(3)：e13189

［2］Sheldon CR, Kim ED, Chandra P, et al. Two infants with bilateral renal agenesis who were bridged by chronic peritoneal dialysis to kidney transplantation. Pediatr Transplant, 2019, 23(6)：e13532

［3］Bakir N, Surachno S, Sluiter WJ, et al. Peritonitis in peritoneal dialysis patients after renal transplantation. Nephrol Dial Transplant, 1998, 13(12)：3178－3183

［4］Issa N, Kukla A. Peritoneal dialysis immediately after kidney transplantation. Adv Perit Dial, 2014, 30：83－86

［5］Dębska – Ślizień A，Bobkowska – Macuk A，Bzoma B，et al. Paired Analysis of Outcomes After Kidney Transplantation in Peritoneal and Hemodialysis Patients. Transplant Proc，2018，50（6）：1646 – 1653

［6］García De Alba Verduzco J，Hurtado López EF，Pontón Vázquez C，et al. Factors Associated With Anthropometric Indicators of Nutritional Status in Children With Chronic Kidney Disease Undergoing Peritoneal Dialysis，Hemodialysis，and After Kidney Transplant. J Ren Nutr，2018，28（5）：352 – 358

［7］Perl J，Bargman JM，Jassal SV. Peritoneal dialysis after nonrenal solid organ transplantation：clinical outcomes and practical considerations. Perit Dial Int，2010，30（1）：7 – 12

［8］Bishop MC. Infections associated with dialysis and transplantation. Curr Opin Urol，2001，11（1）：67 – 73

病例 15　肾移植术后肾上腺危象

一、病历摘要

病情简介：患者，文××，男，50 岁。

术前情况：患者既往身体一般，2009 年因双侧多囊肾，慢性肾衰竭尿毒症期在我科行亲属活体肾移植术，2018 年 10 月移植肾失功，恢复血液透析。肾性高血压病史 11 年，口服"美托洛尔缓释片 47.5mg，1 次/天；硝苯地平控释片 30mg，1 次/天"，血压控制在正常水平。无吸烟史；无饮酒史；否认糖尿病、心脏病病史；否认肝炎、结核病史；否认外伤史；否认药物、食物过敏史。

肾移植手术情况：患者于 2018 年 3 月 21 日在我科行第二次同种异体肾移植（DCD 供肾）。术前配型合格，手术采用常规左下腹切口，供肾动脉与髂内动脉端-端吻合，手术顺利，术中术后尿量好。

术后情况：术后静脉采用抗人胸腺细胞球蛋白（ATG）诱导＋甲泼尼龙＋环磷酰胺抗排斥，口服"他克莫司胶囊＋吗替麦考酚酯分散片＋泼尼松片"三联免疫抑制方案，术后第 4 天肾功能即恢复正常。术后 14 天，患者突发夜间高热，最高 39.2℃，不伴寒战、咽痛、咳嗽等。次日肺部 CT 提示：右肺感染，右侧胸腔少量积液；纵隔及右肺门区淋巴结肿大。抗细菌联合抗真菌治疗效果不佳。术后 46 天行纤维支气管镜（纤支镜）检查，痰抗酸染色、肺泡灌洗液查出结核分枝杆菌，立即给予"利福平＋异烟肼＋乙胺丁醇"三联抗结核治疗，发热有明显好转，但仍未完全正常。术后 49 天，查体发现：移植肾区肿胀，切口红肿，彩超提示移植肾周血肿可能。次日伤口自然破溃，流出大量深褐色脓液。细菌培养提示：肺炎克雷伯菌＋屎肠球菌混合感染，给予伤口置管冲洗引流，静脉应用"替加环素＋替考拉宁＋美罗培南"抗感染治疗 11 天后感染明显好转，体温持续正常。术后 54 天，检查发现血肌酐持续上升，术后 63 天达最高 449.8μmol/L，尿量从 3000ml/d 减少至 1000ml/d，临床诊断移植肾急性排斥反应，但考虑存在免疫抑制过度，感染尚未完全控制，未行进一步加强抗排斥处理。术后 65 天，患者出现恶心、呕吐，精神萎靡、神情淡漠，电解质检查发现顽固低钠（最低达 122mmol/L）、高钾（最高达 6.2mmol/L）。次日早晨，患者病情急转直下，出现神志不清，随即呼之不应，迅速进入浅昏迷状态。查体：体温：35.9℃，心率：120～140 次/分，血压：102/62mmHg，呼吸：18 次/分，神经系统查体：（-）。辅助检查：电解质检查提示低钠、高钾，仍不能完全纠正。血糖：4.1mmol/L，血清氯：98mmol/L，血清钙：2.01mmol/L，颅脑 CT：（-）。上午 10 时血浆皮质醇 52.9nmol/L，垂体促肾上腺皮质激素（ACTH）2.02pmol/L。

二、诊断思路

（一）主要诊断

1. 肾上腺危象。

2. 移植肾功能不全。

3. 移植肾急性排斥反应。

4. 二次肾移植术后。

5. 肺结核病。

6. 手术切口感染。

（二）诊断依据

1. 诱因　肾上腺危象是肾上腺功能减退急骤加重的表现。常发生于感染、创伤、手术、分娩、过劳、大量出汗、呕吐、腹泻、失水或突然中断肾上腺皮质激素治疗等应激情况下。二次肾移植或者由于手术前长期服用糖皮质激素，下丘脑－垂体－肾上腺轴功能被抑制，经历外科手术、感染等应激时容易诱发肾上腺危象。

2. 临床症状　主要由糖皮质激素和盐皮质激素缺乏所引起的相关表现以及基础疾病本身的表现。早期肾上腺危象的表现缺乏特异性，仅仅有体位变化时眩晕，突然出现腹部、腿部、背部下面刺痛等。典型病例主要有以下几个方面临床表现：发热为常见临床表现，可以是合并感染所引起的发热，也可以是肾上腺危象本身的症状，部分患者体温可高达40℃以上，病程中体温可低于正常；消化系统症状早期主要表现为厌食、恶心、呕吐等，腹痛、腹泻等症状约占20%的病例。神经系统症状初始发病时仅有软弱、萎靡、无欲、淡漠、嗜睡、极度衰弱状，严重时可表现为烦躁不安、谵妄、神志模糊，甚至昏迷；循环系统肾上腺危象极易出现循环虚脱情况，主要表现为心率增快，四肢厥冷，血压下降，甚至休克。

3. 辅助检查

（1）血液生化：低血钠、低血氯、高血钾、血尿素氮升高，肌酐清除率增高，轻度酸中毒。脱水严重时低血钠可不明显，高血钾一般不重，如果很明显需考虑肾功能不全或其他原因。少数患者可有轻度或重度高血钙。可有空腹低血糖，糖耐量试验提示低平曲线。血常规可以有血浓缩，合并感染时白细胞及中性分叶增高，多数患者有嗜酸性粒细胞计数增高。

（2）激素水平检测：肾上腺危象的患者，经一夜的睡眠在晨起后（一般指早8点）测血皮质醇水平降低，高于正常水平是可以排除肾上腺危象的诊断；血清ACTH的意义在于鉴别原发、继发以及潜在的肾上腺危象；快速ACTH刺激实验：该实验是诊断肾上腺皮质功能不全的金标准；低剂量ACTH刺激实验用于处于应激或生病状态下的衰弱或有相关肾上腺皮质功能不全症状的患者；血肾素及醛固酮：皮质醇激素缺乏与醛固酮减少相关联。

（3）影像学检查腹部X线检查：对于继发与结核及真菌感染的肾上腺危象可见到局部钙化。肾上腺超声可以看到肾上腺结构改变，为临床提供诊断依据。腹部CT扫描：可以见到由于结核或肿瘤浸润而导致的肾上腺增大；肾上腺缩小的患者见于先天性肾上腺萎缩、自身免疫病相关性肾上腺炎或进展期的肾上腺结核。此外，CT 可以对肾上腺出血、血栓进行诊断。

（三）鉴别诊断

1. 神经系统疾病　早期精神萎靡、淡漠、嗜睡等症状易与患者情绪低落心境障碍混淆，出现烦躁不安、谵妄、神志模糊、昏迷症状时应与神经系统急性病变，如脑出血、脑梗死、中枢神经系统感染等病症相鉴别。

2. 消化系统疾病　腹痛临床症状可以表现较重，一般为痉挛性腹痛，查体有压痛、肌紧张，但无反跳痛，与急腹症相似，需与急性胃肠炎、消化道穿孔等疾病相鉴别。

3. 循环系统疾病　突然出现的心率加快、血压下降，甚至休克，在肾移植围术期出现，则应考虑心功能不全，以及入量过少、失血等导致循环血量不足的可能。

4. 感染性休克　肾移植术后免疫抑制状态合并急性感染的高峰期，突然出现的心率加快，血压下降，迅速进入浅昏迷状态的临床症状应考虑感染性休克的可能。由于肾上腺危象严重时亦会出现休克表现，仅凭临床症状往往难以鉴别。血生化检测、激素水平测定有助于鉴别。

5. 原发与继发的鉴别　肾上腺危象分为原发性和继发性两种类型。两者临床特征非常相似，但病理生理过程完全不同。原发性肾上腺皮质功能减退是由肾上腺组织破坏所致，常见病因有：肾上腺自身免疫性炎症、感染、浸润性疾病，双侧肾上腺切除、药物诱发等，此类患者肾上腺组织分泌糖皮质激素的束状带、分泌盐皮质激素的球状带以及分泌性腺激素的网状带功能均受损，因此患者同时存在糖皮质激素及盐皮质激素分泌缺陷。肾上腺危象的发生主要归结于盐皮质激素的缺陷。继发性肾上腺危象是由于下丘脑或垂体疾病使垂体促肾上腺皮质激素（ACTH）分泌缺陷所致。最常见的原因是长期接受糖皮质激素治疗，使下丘脑－垂体－肾上腺轴功能被抑制，其他原因还包括下丘脑、垂体及垂体柄肿瘤或损伤。垂体 ACTH 分泌缺陷导致肾上腺糖皮质激素分泌功能受损，而肾上腺盐皮质激素分泌功能仍存在，故患者主要表现为糖皮质激素功能缺失的特征。血清 ACTH、肾素、醛固酮水平检测助于两者的鉴别：原发性肾上腺危象者，ACTH 升高、肾素－醛固酮水平降低，继发者 ACTH 降低，醛固酮分泌能力正常。快速 ACTH 刺激实验：原发肾上腺危象皮质醇激素水平无变化或轻微改变，垂体功能低下诱发的肾上腺危象经注射 ACTH 后皮质激素水平增高。

（四）诊断策略及相关进展

肾上腺危象是危及生命的急症，不能等到确诊才开始治疗，故肾上腺危象的诊断通常是临床诊断。其临床诊断依据包括：

1. 当天疾病难以解释的脱水、低血压、休克。

2. 在疲劳、厌食、体重降低的基础上出现急腹症。

3. 无法解释的低血糖。

4. 低钠血症、高钾血症、钠/钾比值低于 27∶1。

5. 其他生化异常　包括氮质血症、高磷血症、低氯血症、高钙血症及低蛋白血症等。

6. 心电图异常　有高钾时高尖 T 波，糖皮质激素缺乏时相关的 T 波低平或倒置，宽大 QRS 波等。

7. 血浆皮质醇水平低下(在皮质醇结合球蛋白正常情况下)。

8. ACTH 水平检测　鉴别原发或继发性肾上腺危象。

9. ACTH 兴奋试验　用来检测肾上腺对外源性 ACTH 的反应能力。具体方法:静脉快速注射 250μg ACTH,检测注射前及注射后 30 分钟、60 分钟的皮质醇水平,如血皮质醇峰值超过 20～30μg/L 可排除原发性肾上腺皮质功能不全和大部分继发性肾上腺皮质功能不全(肾上腺危象改善,病情稳定时开展)。

三、防治策略及相关进展

1. 本例治疗策略　由于肾上腺危象病情重,变化快的特点,如处理不及时极可能造成患者死亡的严重后果,所以当临床高度怀疑肾上腺危象时应立即开始临床治疗,无须等待化验结果确认诊断。本病例由于临床表现以糖皮质激素缺乏为主,结合长期应用糖皮质激素病史,考虑继发性肾上腺危象可能性较大,故采用主要治疗措施为卧床、静脉输液、补充糖皮质激素、处理诱因、对症治疗。治疗目标为:去除诱因、维持血压、补充适当的糖皮质激素,纠正水、电解质平衡。

2. 本例治疗方案、措施与效果　当日拟诊肾上腺危象时立即给予持续低流量吸氧,持续心电监护,继续原方案抗排斥、抗感染药物治疗,静脉补钠及降钾治疗,同时另建静脉通道给予氢化可的松 300mg/12h 静脉滴注,逐日 100mg 递减,连续 3 天后,改口服泼尼松(30mg,1 次/天)。用药次日临床症状迅速消失,病情稳定。激素替代治疗后第 3 天,移植肾功能好转,血肌酐逐渐下降,稳定在 110～120μmol/L,感染治愈,术后 81 天顺利出院。泼尼松用量以每周 5mg 速度递减,维持量为 5mg/d。由于未行 ACTH 兴奋实验,尚不能完全确诊患者肾上腺危象属于继发性,因此无法为后续治疗预防提供准确参考是该病例诊治过程中的不足之处。

3. 疾病的防治策略及相关进展

(1)急诊处理:保持气道通畅、维持呼吸、循环功能。建立通畅的输液通路,必要时给予中心静脉插管输液。立即给予静脉应用皮质激素。

(2)补充皮质激素:肾上腺危象患者补充皮质激素途径推荐给予静脉用药为主。糖皮质激素的选择——对于没有肾上腺功能不全病史的患者,首选地塞米松(4mg,静脉注射),因为与氢化可的松相比,它可减少对 ACTH 刺激试验的影响,对于一个已确诊肾上腺功能不全的诊断患者出现肾上腺危象,建议使用氢化可的松(100mg,静脉注射)、地塞米松(4mg,静脉注射),或任何可以静脉注射的糖皮质激素制剂。给药时溶媒采用生理盐水或 5% 葡萄糖盐水,避免使用低张盐,以免加重低钠血症。首次应用时一般即刻给予静脉注射氢化可的松 100mg,以后每 6 小时给予 100mg,24 小时总量 400mg,重症患者可以加量至 600mg,常在 12 小时后病情好转。第 2 天、第 3 天减量至 300mg,分次静脉滴注。随病情好转继续减量,每日剂量 200mg,继而每日给药 100mg、50mg。呕吐腹泻停止后给予口服药物序贯治疗。补充盐皮质激素:与糖皮质激素替代相比,盐皮质激素替代并不是必须的,因为它的保钠作用需要几天的时间才能显现,而充足的静脉补钠可保证维持血浆钠的水平。在已知原发性肾上腺功能不全的患者或血钾＞6.0mmol/L 患者中,氢化可的松是首选,因为它具有盐皮质激素活性。如用氢化可的松后,收缩压不能回升至 100mmHg，或者有低血钠症，则可同时肌内注射醋酸去氧皮质酮（DOCA）1～3mg，每 12 小时 1 次。

（3）纠正脱水和电解质紊乱：在最初的 12～24 小时，根据容量状态和尿量的评估，静脉注射 1000～3000ml 的 0.9% 的盐水或 5% 葡萄糖盐水（以纠正可能的低血糖）。

（4）处理诱因：在抢救期间应同时积极处理诱因，如感染、劳累、创伤、手术、分娩以及容量缺乏等。合并感染时应清除病灶，选用有效、适量的抗生素。

（5）预防措施：对于有发生肾上腺危象的高危患者存在应激状态时应预防性地补充皮质激素，并避免使用有可能诱发肾上腺危象的药物，较大应激时可以给予氢化可的松 200～300mg/d。这类患者外出活动时应携带足量激素。指导长期使用激素的患者规律用药，不可随便减量停药。

四、经验总结

肾上腺危象是肾移植术后罕见的并发症，由于早期症状不易察觉，容易被忽视，造成患者病情加重甚至死亡。二次肾移植患者以及以慢性肾小球肾炎，IgA 肾病等为原发病的尿毒症患者多有长期应用糖皮质激素治疗病史，使下丘脑－垂体－肾上腺轴功能被抑制，外科手术、感染应激状态容易诱发肾上腺危象。术前应详细采集患者病史，细致查体，必要时行肾上腺功能检测以了解是否存在慢性肾上腺功能减退，评估危象发生风险。术后应用糖皮质激素抗排斥治疗的剂量应严格遵循逐渐减量的原则，避免减量过快导致肾上腺危象的发生。同时由于病情凶险，怀疑诊断时应果断抢先治疗，以免延误治疗时机，确保患者生命安全。

参 考 文 献

［1］ Taylor RL, Grebe SK, Singh RJ. Quantitative, highly sensitive liquid chromatography – tandem mass spectrometry method for detection of synthetic corticosteroids. JClin Chem, 2004, 50(12): 2345－2352

［2］ Bornstein SR, Allolio B, Arlt W, et al. Diagnosis and Treatment of Primary Adrenal Insufficiency: An Endocrine Society Clinical Practice Guideline. J Clin Endocrinol Metab, 2016, 101(2): 364－389

病例 16　肾移植术后微小病毒感染

一、病历摘要

1. 病情简介　患者，黄××，女性，24岁。

主诉：肾移植术后3个月余，头晕伴乏力1周。

患者3个月余前因"尿毒症"于我院行同种异体肾移植手术（父亲供肾），巴利昔单抗（舒莱针）20mg，第0天、第4天免疫诱导治疗，吗替麦考酚酯（赛可平）、他克莫司、激素免疫维持治疗，术后恢复顺利，血肌酐波动于120~140μmol/L，他克莫司浓度维持在7~9ng/ml。3周前患者门诊复查血肌酐升高至190μmol/L，入院行移植肾穿刺，病理提示：急性排斥反应（Ib），予甲强龙320mg×3d（体重36kg）抗排斥治疗，后血肌酐下降至136μmol/L出院。患者1周前无明显诱因出现头晕，伴乏力，无头痛，无恶心呕吐，无视物旋转，无便血黑便，无腹痛腹胀，就诊于我院门诊，拟"肾移植状态、乏力待查"收入院。

既往体健；无吸烟史、饮酒史；否认高血压、糖尿病、心脏病病史；否认肝炎、结核病史；否认外伤史，否认药物、食物过敏史。

2. 入院查体　T：37.2℃，P：102次/分，R：18次/分，BP：103/80mmHg。神志清，精神可，全身浅表淋巴结未及肿大。皮肤、黏膜苍白，甲床苍白，巩膜无黄染，颈静脉无怒张，无声嘶。双肺呼吸音清，未及干湿性罗音，心脏听诊未及病理性杂音。右侧腹部可见一长约15cm斜行陈旧性手术瘢痕，腹平坦，肝脾未及，未见肠型及蠕动波，听诊肠鸣音3次/分，移动性浊音阴性，无压痛，无反跳痛，未及包块。四肢肌力肌张力正常，神经系统查体阴性。

3. 辅助检查

（1）血常规（2019年5月10日）：红细胞计数2.11×10^{12}/L，白细胞计数6.0×10^9/L，血红蛋白61g/L，血小板计数288×10^9/L，平均红细胞体积93.8fl，平均血红蛋白含量29.0pg，平均血红蛋白浓度310g/L。

（2）网织红细胞（2019年5月10日）：0.1%（0.5~1.5%），网织红细胞绝对值0.001×10^{12}/L。

（3）血生化（2019年5月10日）：白蛋白32.7g/L，球蛋白38.6g/L，肌酐164μmol/L。

（4）血清铁（2019年5月10日）：26μmol/L（正常值5.83~34.5μmol/L）。

（5）叶酸（2019年5月10日）：30ng/ml（正常值2.7~34.0ng/ml）。

（6）维生素 B_{12}（2019 年 5 月 10 日）：867pg/ml（正常值 179.0～1162.0pg/ml）。

（7）凝血功能（2019 年 5 月 10 日）：纤维蛋白原 1.71g/L（正常值 2.0～4.0g/L）。

（8）微小病毒 DNA 检测（2019 年 5 月 10 日）：$1.6×10^7$copy/ml（正常值 $<10^3$copy/ml）。

（9）他克莫司浓度（C0）：6.6ng/ml。

（10）骨髓穿刺提示（2019 年 5 月 12 日）：骨髓象红系增生受抑制并易见巨大原始红细胞，可首先考虑纯红再障，请结合临床做进一步检查。

二、诊断思路

（一）诊断依据

1. 贫血严重程度划分标准

（1）轻度贫血：血红蛋白 >90g/L。

（2）中度贫血：血红蛋白 60～90g/L。

（3）重度贫血：血红蛋白 30～60g/L。

（4）极重度贫血：血红蛋白 <30g/L。

2. 按贫血发生的病理生理，贫血可分为三大类。

（1）失血后贫血：由于外出血或内出血所致的血液丧失。

（2）红细胞破坏过多：由于先天性遗传性因素或后天获得性因素所致。后者又分为免疫性与非免疫性溶血性贫血两类。

（3）红细胞生成减少：因造血营养物质的缺乏，或造血细胞、组织结构和功能的不正常，以致红细胞与血红蛋白生成障碍。

3. 根据红细胞平均容积（MCV）和红细胞平均血红蛋白浓度（MCHC）进行形态学的分类，可将贫血区分为下列三种类型。

（1）大细胞性贫血：红细胞平均容积增大，红细胞平均血红蛋白浓度正常。如巨细胞性贫血、溶血性贫血、肝病及甲状腺功能减退等。

（2）正细胞性贫血：红细胞平均容积和红细胞平均血红蛋白浓度均正常。属于此类贫血的主要有急性失血后贫血、溶血性贫血、再生障碍性贫血、脾功能亢进、慢性肾衰竭引起的贫血等。

（3）小细胞低色素性贫血：红细胞平均容积减小，红细胞平均血红蛋白浓度明显减少。如缺铁性贫血、珠蛋白生成障碍性贫血及铁粒幼细胞性贫血等。

患者肾移植术后 3 个月，早期肾功能恢复良好，3 周前因移植肾急性排斥反应予甲强龙冲击治疗，排斥反应得到及时逆转，但患者可能处于免疫抑制过渡状态，血红蛋白 61g/L，贫血为正细胞性贫血，白细胞及血小板在正常范围，铁、维生素 B_{12}、叶酸未缺乏，血生化未提示溶血相关指标异常，异性红细胞比例正常，该患者微小病毒 DNA 检测 $1.6×10^7$copy/ml，骨髓活检提示纯红再障表现，考虑微小病毒感染引起的贫血。

（二）鉴别诊断

终末期肾病导致贫血的患者行肾移植后随着移植肾功能恢复，内源性促红细胞生成素（EPO）的分泌也会增加，在几个月内血红蛋白恢复至正常水平。贫血依然是移植术后常见并发症之一，引起肾移植术后贫血的原因多种多样，一些因素与移植术后的时间相关，有学者认为可以按时间将移植术后贫血分为早期贫血（移植 6 个月内）和晚期贫血（移植 6 个月后）。在对引起贫血的原因进行分析后发现，某些危险因素是移植受者和普通透析患者所共有的，如肾衰竭、体内铁的缺乏、营养不良、体内存在感染及炎症状态等。而排斥反应、免疫抑制药物、抗病毒药物、抗生素等的使用，则是肾移植受者独有的危险因素。肾移植后贫血的常见原因如下。

1. 骨髓抑制　①免疫抑制药物（硫唑嘌呤、吗替麦考酚酯、雷帕霉素）的应用有关；②抗生素/抗病毒药物：如更昔洛韦也可引起血细胞的减少；③病毒感染：如巨细胞病毒、EB 病毒、艾滋病毒等均可以引起血液学改变。移植后免疫抑制药物引起的骨髓抑制较为常见，其中最有代表性的是硫唑嘌呤，其次是吗替麦考酚酯类药物，发生时常常伴有白细胞及血小板的减少，一般停药后能够自行恢复。

2. 纯红细胞再生障碍性贫血　①药物相关：如硫唑嘌呤、吗替麦考酚酯、他克莫司；②感染相关：微小病毒。

3. 急性肾功能不全　其诱因主要为急性肾小管坏死和急性排斥反应进而导致 EPO 生成不足。研究表明，移植肾功能立即恢复的患者，在 1～3 天血清 EPO 水平开始增加并持续数周。而移植肾功能延迟恢复的患者体内，虽然在移植后最初 4 天内 EPO 的分泌增加，但随后又降至原有水平，同时 HCT 也无增加。急性排斥反应（acute rejection，AR）尤其是移植后早期发生的 AR 会导致受者体内 EPO 的急剧下降，当排斥反应被逆转后 EPO 水平可以恢复。

4. 铁缺乏　包括失血、应激性溃疡、铁贮存减少等引起的绝对缺乏和慢性炎症、尿毒症引起的功能性缺乏；部分患者还存在叶酸、维生素 B_{12} 缺乏。

5. 溶血性尿毒综合征/溶血性贫血　药物诱导的溶血性尿毒症综合征/溶血性贫血，相关药物包括环孢素 A、他克莫司、雷帕霉素；溶血性贫血主要与 ABO 血型不符、镰状细胞病有关。

（三）治疗措施与方案

微小病毒 B19 主要通过呼吸道传播，也可以通过母婴垂直传播和血液制品传播，其侵入宿主后，通过与红系细胞膜上的糖苷脂蛋白结合，侵袭人骨髓红细胞系祖细胞及后期幼稚红细胞，影响红细胞的生成从而致病，肾移植受者处于免疫抑制状态，在微小病毒急性感染期，血清 IgM 抗体仍有可能呈现阳性，因此其诊断主要依据：①采用聚合酶链反应（PCR）方法，检测微小病毒 DNA 载量，若为阳性则提示体内存在微小病毒复制；②骨髓活检：经典的微小病毒感染骨髓细胞学表现为红系成熟障碍，粒系比例增高，如果发现原祖红细胞内出现巨大空泡，有伪足和（或）核内嗜酸包涵体形成，则对微小病毒感染的诊断更有确诊意义。

肾移植后微小病毒感染国内基本以病例报道为主，相关的诊断、治疗缺乏统一的标准和指南，结合国内病例报道治疗经验和美国移植协会的指南，其治疗方式主要有免疫球蛋白和调整免疫抑制方案，但有可能会出现治疗后复发。微小病毒感染，可能与早期免疫抑制剂用量较大，如他克莫司浓度过高，以及发生急性排斥反应而多次行血浆置换以及加强抗排斥反应等措施的，导致患者免疫力低下有关。

1. 免疫球蛋白（IVIG） 目前并没有特效的抗病毒药物被推荐使用，静脉注射免疫球蛋白是临床上最常用且有效的治疗手段，其最佳给药剂量和持续时间尚未确定，最常用的剂量是 400mg/kg，连续使用 5~10 天，建议 IVIG 总剂量达到 2g/kg。微小病毒感染在给予足剂量免疫球蛋白治愈后仍然存在较高的复发率，在一项对 98 名微小病毒感染的受者研究中发现，有 28% 的实体器官移植受者出现了微小病毒复发，比较 >2g/kg 和 <2g/kg IVIG 治疗方案，其微小病毒复发率没有明显差异。微小病毒复发后可以继续使用足剂量的免疫球蛋白继续治疗。Crabol 等的一项回顾性研究发现，高剂量的 IVIG 2d 方案和标准剂量 400mg/kg 5 天方案治疗效果相当（总剂量至少 2g/kg），但高剂量组的肾毒性和其他不良反应明显增加。本例患者使用 20g/d 的免疫球蛋白连续 7 天，血红蛋白和网织红细胞得到明显改善。IVIG 的具体作用机制尚未完全清楚，可能与其中含有的特异性 IgG 抗体有关。

2. 调整免疫抑制方案 减少免疫抑制剂的使用，如停用或减量使用抗细胞增生药物吗替麦考酚酯或硫唑嘌呤等，可能可以增加针对微小病毒特异性抗体的产生。另外，适当较低免疫抑制强度，将他克莫司转换为环孢素 A 可能有助于增强疗效并且预防复发。但这些干预措施应用的时机，即是在 IVIG 治疗之前还是之后使用，目前仍存在争议。考虑到免疫抑制剂本身也会导致术后贫血甚至纯红再障，调整免疫抑制剂方案可以作为诊断性治疗。本例患者入院后予以调整他克莫司为环孢素 A，并及时将血药浓度调整到位。

三、防治策略及相关进展

1. 骨髓活检 有 4%~5% 微小病毒感染患者，其 DNA 拷贝数和血清 IgM 阴性，可以通过骨穿标本的原位杂交和免疫组化染色法可以明确诊断，典型骨穿表现为红系增生受抑制，多停留在巨大原始红细胞阶段，粒系增生明显活跃，巨核细胞数量明显增多。

2. 治疗进展 微小病毒的治疗目前进展较少，Bonvicini 等的体外研究发现西多福韦和羟基脲可能可以抑制微小病毒的复制和传播，但仍需要更多的研究去证实。

四、经验总结

肾移植术后贫血是常见并发症，其原因多种多样，若患者表现为血红蛋白短期内持续下降，呈正细胞性贫血，补铁治疗和 EPO 治疗效果不佳，排除溶血性贫血后需要警惕微小病毒感染可能，目前可以结合临床症状，检测微小病毒 DNA 拷贝数以及骨髓穿刺来明确诊断，最佳治疗方式是静脉注射免疫球蛋白、调整免疫抑制方案，但治疗后可能存在复发的可能，可以重复足剂量的免疫球蛋白进行再次治疗。

参 考 文 献

[1] Eid AJ, Brown RA, Patel R, et al. Parvovirus B19 infection after transplantation：a review of 98 cases. Clinical Infectious Diseases, 2006, 43(1)：40 - 48

[2] Eid AJ, Posfay – Barbe KM. Parvovirus B19 in Solid Organ Transplant Recipients. American Journal of Transplantation, 2010, 9(s4): S147 – S150

[3] Kumar J, Shaver MJ, Abul – Ezz S. Long – term remission of recurrent parvovirus – B associated anemia in a renal transplant recipient induced by treatment with immunoglobulin and positive seroconversion. Transplant Infectious Disease, 2005, 7(1): 30 – 33

[4] Crabol Y, Terrier B, Rozenberg F, et al. Intravenous Immunoglobulin Therapy for Pure Red Cell Aplasia Related to Human Parvovirus B19 Infection: A Retrospective Study of 10 Patients and Review of the Literature. Clinical Infectious Diseases, 2013, 56(7): 968 – 977

[5] Bonvicini F, Bua G, Manaresi E, et al. Antiviral effect of cidofovir on parvovirus B19 replication. Antiviral Research, 2015, 113(2015): 11 – 18

[6] Bonvicini F, Bua G, Manaresi E, et al. Enhanced inhibition of parvovirus B19 replication by cidofovir in extendedly exposed erythroid progenitor cells. Virus Research, 2016, 220(2016): 47 – 51

病例 17　肾移植术后供体来源真菌感染致假性动脉瘤两例报告

一、病历摘要

受者 1：

1. **病情介绍**　王××，男，37 岁。因"慢性肾衰竭尿毒症期 5 年"，于 2015 年 8 月在我院行同种异体肾移植手术，术后肾功能恢复正常。免疫抑制方案：他克莫司 + 麦考酚钠肠溶片(米芙) + 泼尼松三联免疫抑制。患者肾移植术后 31 天无明显诱因自觉移植肾区疼痛，遂来院就诊。当时测血压 180/100mmHg，24 小时尿量 2000ml 以上。

2. **查体**　右下腹部可见长约 15cm 手术瘢痕，移植肾触诊质地韧，大小正常，于下极处轻触痛，余无异常。

3. **辅助检查**　化验：血清肌酐 79.5μmol/L，尿素氮 6.7mmol/L。移植肾彩色多普勒超声检查结果示：右侧髂窝内可见移植肾，大小约 12.6cm×6.8cm×6.2cm，肾血流达被膜下。移植肾吻合口旁可见 4.2cm×3.6cm 无回声区，边界清，可见细密弱回声，随动脉搏动运动，内充满血流信号，考虑动脉瘤(病例 17 图 1)。螺旋 CT 血管成像(CTA)检查结果考虑移植肾动脉假性动脉瘤(病例 17 图 2)。

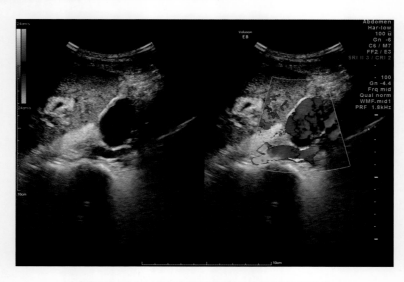

病例 17 图 1　受者 1 移植肾彩色多普勒超声结果

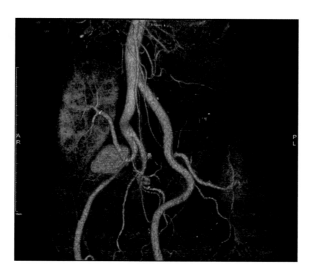

病例 17 图 2　受者 1 移植肾螺旋 CT 血管成像检查结果

受者 2：

殷×ד，男，37 岁。因"尿毒症"在我院行同种异体肾移植手术，术后肾功能恢复正常。抗排斥药物为"环孢素 + 麦考酚钠肠溶片（米芙）+ 泼尼松"三联免疫抑制。术后第 35 天无明显诱因出现尿量减少，24 小时尿量约 1800ml 左右。血压：178/110mmHg。化验：血清肌酐 242μmol/L，尿素氮 18.7mmol/L。移植肾多普勒超声检查：移植肾集合系统光点分离，见宽 1.0cm 的液性暗区，该处后方距肾门约 2.5cm 区域处见范围约 3.2cm ×2.2cm 的无回声，内见涡流动脉血流信号，考虑动脉瘤（病例 17 图 3）。CTA：考虑吻合口假性动脉瘤（病例 17 图 4）。根据临床表现，结合病史以及影像学检查，诊断为移植肾动脉吻合口假性动脉瘤。

因两例患者为同一供体的两例受者，遂考虑假性动脉瘤形成与供体有关，回顾供者资料：男，38 岁，因"脑干梗死、双侧基底节区梗死、小脑梗死"收入本院神经外科 ICU 病房，2 天后病情危重。按《中国心脏死亡器官捐献工作指南》，符合中国三类标准，直系家属签署知情同意书，医院伦理委员会审核通过后实施肝肾联合切取术。术前检查结果如下：血清肌酐 58.5μmol/L，尿素氮 5.06mol/L，血尿常规正常，HIV、梅毒螺旋体抗体检测阴性。血、尿、痰培养结果均阴性，PCT 0.06ng/ml，C – 反应蛋白 45mg/L，术中使用 HCA 液及 UW 液灌注肝动静脉，使用 LifePort 及 UW 液进行肾脏灌注保存。

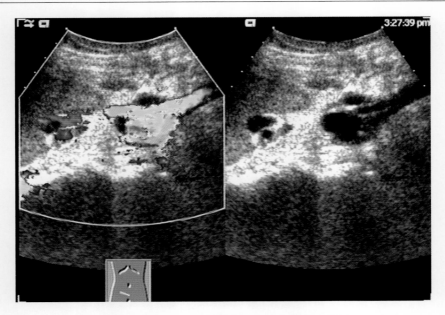

病例 17 图 3　受者 2 移植肾彩色多普勒超声结果

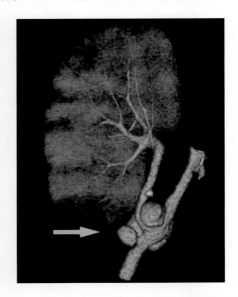

病例 17 图 4　受者 2 移植肾螺旋 CT 血管成像检查结果

二、诊断思路

1. 诊断依据

(1)既往史：一个月前有肾移植手术病史。

(2)现病史：因移植肾动脉吻合口处形成血管瘤，影响肾动脉血流，故多数患者早期有高血压表现。患者 1 突发移植肾区疼痛，且有逐渐加重趋势，肾功能良好，尿量正常。患者 2 移植肾区无特殊不适，尿量减少。

（3）辅助检查：移植肾彩超及 CTA 检查明确移植肾动脉吻合口假性动脉瘤。

2. 鉴别诊断

（1）移植肾排斥：可以有移植肾区疼痛不适症状，但一般疼痛症状较轻，且同时合并少尿及肾功能恶化。

（2）移植肾破裂出血：一般突发移植肾区疼痛，但多发生于肾移植手术早期，且多合并少尿及肾功能恶化。

（3）移植肾周积液合并感染：可以伴有移植肾区不适，但多合并发热等症状。

3. 诊断策略及相关进展　移植肾假性动脉瘤多发生于动脉吻合口，真菌感染是主要原因，其次为肺炎克雷伯杆菌。临床表现不典型，多数没有症状，可表现为：①移植肾区疼痛不适：主要由于膨大的假性动脉瘤瘤体挤压移植肾区或者假性动脉瘤破裂出血，但手术造成移植区域粘连严重使出血局限，疼痛也可能不明显。本院受者 2 就没有明显疼痛症状；②尿量减少：主要因为膨大的假性动脉瘤造成输尿管受压，导致肾后性少尿。本院受者 2 即表现为尿量减少；③发热：真菌感染可以表现为不规则发热，但由于肾移植术后使用糖皮质激素，常常使感染症状和体征被掩盖。本院 2 例患者均无明显发热；④高血压。

由于上述临床表现缺乏特异性，应尽早行影像学检查明确诊断。彩超是肾移植后常规非侵袭性检查手段，对假性动脉瘤的诊断具有重要意义，可作为首选筛选手段。移植肾动脉数字减影血管造影（DSA）是最具特异性的诊断手段，被认为是确诊移植肾假性动脉瘤的金标准。与 DSA 相比，CTA 是一种无创、经济、安全的检查手段，并且可以进行后期图像出来，为介入手术提供信息。本院两例患者均由 CTA 确诊。磁共振血管成像的优点是不需要应用含碘造影剂，避免了造影剂引起的不良反应，如肾毒性等。然而单纯从影像学结果无法判定感染情况，病理检查和组织培养具有滞后性，所以早期诊断感染及其重要。本中心经验是对于感染高危供者，如 ICU 住院时间长、年龄偏大、糖尿病、长期营养不良以及既往真菌感染病史，应加强供者病原学检测，包括连续多次血、尿、痰培养以及分泌物培养，采用 G 试验和 GM 试验明确真菌感染及类型，缩小病原谱。

三、防治策略及相关进展

本例治疗策略为切除动脉瘤、重新缝合吻合口、保留移植肾。

本例治疗方案、措施与效果：

受者 1：移植肾区疼痛加剧，考虑出血加重，遂急诊手术探查，术中见移植肾动脉吻合口部位有一假性动脉瘤破裂出血，但局部粘连较重，明显限制瘤体扩大和出血，行"移植肾＋移植肾动脉切除术＋髂外动脉端－端吻合术"。术后足背动脉等搏动良好。切除组织行病理检查结果提示动脉壁破坏，假性动脉瘤形成，伴少量炎症细胞浸润。真菌培养：白色念珠菌（病例 17 图 5）。术后予以米卡芬净（150mg，1 次/天）静脉点滴、抗生素等治疗。次日停用抗排斥药物并进行血液透析。10 天后再次出现髂外动脉吻合口破裂出血，急诊探查行右侧髂动脉吻合术，术中应用两性霉素 B 彻底浸泡，切除组织真菌培养：白色念珠菌。术后根据病原体检测以及药敏试验结果继续应用米卡芬净（150mg，1 次/天）静脉点滴。19 天后拔出引流管，21 天拆线，现恢复规律血液透析。

受者 2：因发病略晚，结合同一供体的另一受体菌培养结果，给予米卡芬净钠

（150mg，1 次/天）、美罗培南（0.5g 每 8 小时 1 次），13 日后于上级医院行右髂外动脉、移植肾动脉内覆膜支架植入 + 假性动脉瘤封堵术（病例 17 图 6）。手术方法：患者利多卡因局部麻醉，以 Sedinger 技术穿刺左股动脉成功后，引入 Cobra 导管及导丝，使之相互配合进入对侧髂总动脉，用高压注射器进行造影，显示右侧髂外动脉与肾动脉接口外瘤体形成，远心端动脉管腔无明显异常。以 Sedinger 技术穿刺右股动脉成功后，用导丝及短导管越过瘤体进入肾动脉，沿导丝分别送入 7mm × 100mm 及 8mm × 100mm 的覆膜支架 2 枚，造影显示瘤体基本消失，肾动脉及髂外动脉造影剂通过顺畅。术后发热，体温最高达 39℃，给予美罗培南 0.5g 每 8 小时 1 次，氟康唑（0.4g，1 次/天）静脉点滴，治疗效果不明显，后改为两性霉素 B 脂质体，起始剂量为 5mg，每日增加 0.25mg/kg，直至 50mg 的治疗剂量，并减少环孢素用量至正常用量 1/3 ~ 1/2，采用丙种球蛋白加强支持，体温恢复正常 15 天，复查肝肾功正常，移植肾彩色多普勒超声提示：髂动脉血管通畅，移植肾血运正常。

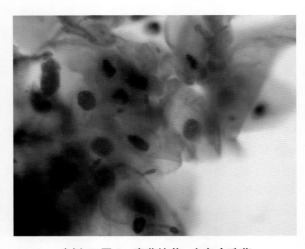

病例 17 图 5　真菌培养：白色念珠菌

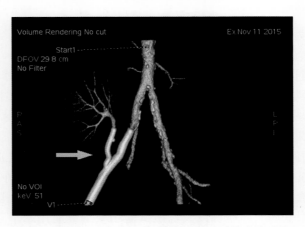

病例 17 图 6　封堵术后移植肾螺旋 CT 血管成像结果

注：受者 2：右髂外动脉、移植肾动脉内覆膜支架植入 + 假性动脉瘤封堵术后移植肾螺旋 CT 血管成像结果

肾移植后假性动脉瘤形成，最理想的治疗方式是切除动脉瘤、重新缝合吻合口、保留移植肾。但实际上因为再次手术时间短，与周围组织粘连严重，且真菌感染所致的假性动脉瘤壁脆弱易碎，难以重建。因此，国内外大多数文献报道的假性动脉瘤多行"移植肾＋动脉瘤切除术"。Zavos 等认为介入治疗有望成为移植肾假性动脉瘤的首选方法。应用覆膜支架植入术将动脉瘤体与动脉管腔分隔开来，使瘤体内血液凝固机化，达到保留移植肾的目的。介入手段创伤小，保肾机会增加，在 DCD 肾移植时代，对提高感染性动脉并发症的救治成功率和疗效有很大的价值。本报告例 1 患者因为发病急，疼痛明显，当时担心血管破裂大出血危险，急诊行手术探查并移植肾及动脉瘤切除手术治疗。因为该例患者为本中心治疗的第一例感染致移植肾动脉瘤患者，没有介入治疗的经验，而且当时患者病情危急，不容许按部就班行介入治疗前准备。而例 2 患者发病缓和，可以有充分时间选择和评估各种治疗方法的利弊，因此最终选择"右髂外动脉、移植肾动脉内覆膜支架植入＋假性动脉瘤封堵术"保肾成功。所以，肾移植后假性动脉瘤患者的治疗方法应该根据具体情况具体分析。其他治疗方法包括超声引导下凝血酶注射及保守治疗。

肾移植术后血管感染发病率低，重在预防。首先对于供体器官评估和使用方面，要重视感染因素的筛查和防治。对于 ICU 住院时间长的供体，必须反复筛查血、尿、痰的培养，如果有阳性结果根据药敏结果选择敏感抗生素。如果肾脏严重感染或血培养广泛耐药的致病菌，应该果断弃用。其次对于肾移植受体，根据供体药敏结果选择抗生素，若供体无阳性培养结果，移植受体也要常规针对细菌、病毒以及真菌进行广泛预防应用抗生素。

抗感染治疗亦是移植肾感染性假性动脉瘤治疗成败的关键。肾移植患者术前常因尿毒症长期处于营养不良状态，术后使用免疫抑制药以及广谱抗生素，更容易感染，常见病原菌为细菌、真菌或病毒等。本组两例患者均感染白色念珠菌。抗真菌药物的选择应该根据病原体检测以及药敏试验结果。主要包括多烯类、吡咯类以及棘白菌素类抗真菌药，其代表药物分别是两性霉素 B、氟康唑以及米卡芬净。两性霉素 B 脂质体是两性霉素 B 与脂质体的混合物，既保留了应有的药力，又明显减轻了肾毒性。起始剂量为 $0.1mg/(kg \cdot d)$，每日增加 $0.25mg/kg$，直至 $1mg/(kg \cdot d)$ 的治疗剂量，治疗期间监测血常规、尿常规、肝肾功能、电解质。我们的经验是，应尽早应用两性霉素 B 脂质体或使用米卡芬净钠(150mg，1 次/天)，同时调整免疫抑制药用量，减少环孢素 A 或他克莫司用量至正常用量 $1/3 \sim 1/2$，采用丙种球蛋白加强支持。体温恢复正常 2 周以上方为病情平稳。

四、经验总结

移植肾动脉假性动脉瘤是肾移植术后的罕见并发症，供肾来源真菌感染可能性大，症状不典型；彩色多普勒超声以及多层螺旋 CT 血管成像可以确诊移植肾假性动脉瘤；病理检查对于本病的诊断和治疗亦是必不可少的。"移植肾＋动脉瘤切除术"是常用治疗方法，"内覆膜支架植入＋假性动脉瘤封堵术"也是一种安全、有效治疗方法；术后抗真菌治疗亦是治疗关键。

参 考 文 献

[1] Taghavi M, Shojaee Fard A, Mehrsai R, et al. Late onset anastomotic pseudoaneurysm of renal allograft artery: case report, diagnosis, and treatment. Transplant Proc, 2005, 37(10): 4297 – 4299

[2] Luzzio CC, Waclawik AJ, Gallagher CL, et al. Iliac artery pseudoaneurysm following renal transplantation presenting as lumbosscral plexopathy. Transplantation, 1999, 67(5): 1077

[3] Bruno S, Remuzzi G, Ruggenenti P. Transplant renal artery stenosis. J Am Soc Nephrol, 2004, 15(1): 134 – 141

[4] John GB, Zarrin S, Erica G. Late onset renal allograft anastomotic pseudoaneurysm with absent Doppler signal. J Urol, 1992, 148(1 – 2): 392

[5] Asztalos L, Olvaszto S, Fedor R, et al. Renal artery aneurysm at the anastomosis after kidney transplantation. Transplant Proc, 2006, 38(2): 2915 – 2918

[6] Bracale UM, Santangelo M, Carbone F, et al. Anastomotic pseudoaneurysm complicating renal transplantation: treatment options. Eur J Vasc Endovasc Surg, 2010, 39(4): 565 – 568

[7] Zavos G, Pappas P, Kakisis JD, et al. Endovascular repair as first – choice treatment of iliac pseudoaneurysms following renal transplantation. Transplant Proc, 2005, 37(10): 4300 – 4302

[8] Matson M, Morgan RA, Belli AM. Percutaneous treatment of pseudoaneurysms using fibrin adhesive. Br J Radiol, 2001, 74(884): 690 – 694

[9] 陈正，潘光辉，谢晋良，等. 移植肾假性动脉瘤的诊断和治疗四例报告. 中华器官移植杂志，2009，30(9): 552 – 555

病例 18　移植肾动脉狭窄

一、病历摘要

1. 病情简介　患者程××，女性，57 岁。

主诉：患者肾移植术后 5 个月，进行性血压升高 2 周。

患者 5 个月前因慢性肾功能不全(尿毒症期)于我院行同种异体肾移植术，为首次移植，术前规律血液透析治疗，供受体血型相同，HLA 配型 2 个位点错配，群体反应性抗体(PRA)及淋巴细胞毒(CDC)均为阴性，供肾动、静脉均为单支，动脉无斑块且保留动脉瓣，受者术前检查右髂外动脉起始段血管内径 0.94cm，血流速度 0.5m/s，位于髂外动脉起始处可见散在小斑点及斑块，右侧较厚处厚约 0.37cm，动脉吻合方式选择供肾动脉与受体髂外动脉行端侧吻合，手术过程顺利，术后应用他克莫司、麦考酚钠肠溶片、泼尼松片等抗排斥治疗，术后 3 天肾功能恢复正常，24 小时尿量 2500ml 左右，定期复查，肌酐水平维持在 50～65μmol/L，他克莫司血药浓度 5.8～8.2ng/ml。2 周前无明显诱因出现血压水平升高，血压最高 180/110mmHg，给予调整硝苯地平控释片用药方案控制欠佳，复查肌酐水平正常，24 小时尿量正常，门诊行移植肾彩超提示：移植肾动脉呈高阻力状态。

既往高血压病史 10 年余，最高 160/100mmHg，口服药物血压控制在 130/90mmHg 左右，否认糖尿病、冠心病史，否认外伤史，否认输血史，否认食物、药物过敏史，无吸烟、饮酒史。

2. 入院查体　T：36.0℃，P：76 次/分，R：18 次/分，BP：176/105mmHg。浅表淋巴结无肿大，双肺呼吸音清，心脏听诊无杂音，腹软无压痛，神志清楚，慢性病容，表情自然，发育良好，营养良好，体型匀称，步入病房，自动体位，查体合作。专科查体：平卧位双肾未触及，双肾区无明显叩击痛，沿双侧输尿管行径无压痛，耻骨上膀胱区无膨隆，无压痛，左前臂动静脉内瘘通畅。右下腹可见手术瘢痕，右下腹移植肾触诊大小正常，质地可，无压痛。

3. 辅助检查

(1)血常规：红细胞：4.2×10^9/L，白细胞：6.9×10^9/L，血小板：182×10^9/L。

(2)血生化：肌酐：60μmol/L，尿素：4.59μmol/L。

(3)凝血功能：未见异常。

(4)血药浓度：8.2ng/ml。

(5)尿常规：未见异常。

（6）移植肾彩超（2019 年 3 月 6 日）：移植肾长径 11.7cm × 4.9cm × 4.6cm，实质厚 1.4cm，肾盂肾盏未见扩张，移植肾叶间动脉峰值流速（peak systolic velocity，PSV）：38.2cm/s，阻力指数（resistance index，RI）：0.75，移植肾动脉主干肾门段 PSV：87.6cm/s，RI：0.74；移植肾动脉起自髂动脉，管腔内径 0.35 ~ 0.38cm，移植肾动脉起始段开口至髂动脉处及中段内壁可见几处点状强回声及中强回声，大者范围 0.52cm × 0.20cm，彩色多普勒血流显像（color doppler flow imaging，CDFI）：起始段可见高速花色血流，PSV：352cm/s。

（7）肾动脉 CTA（2019 年 3 月 27 日）：移植肾形态饱满，移植肾动脉起始段重度狭窄约 70%，近肾端局部轻度狭窄约 20%。

二、诊断思路

1. 诊断依据

（1）肾移植受者术后出现以下症状之一时，应怀疑移植肾动脉狭窄（transplant renal artery stenosis，TRAS）：①不明原因血压升高；②不明原因移植肾功能减退；③不明原因尿量减少。

（2）对疑似 TRAS 受者首选移植肾 CDFI 检查，诊断标准：PSV > 120cm/s，RI > 0.7。多普勒狭窄分级标准为：移植肾动脉 PSV 200 ~ 250cm/s 为轻度狭窄，PSV 250 ~ 360cm/s 为中度狭窄，PSV > 360cm/s 为重度狭窄。

（3）CDFI 检查示血流表现异常的受者应进一步行磁共振血管成像（magnetic resonance angiography，MRA）检查，初步诊断为 TRAS 的受者应行移植肾数字减影血管造影（digital substraction angiography，DSA）确诊并进行相应治疗。根据管径狭窄比例将狭窄程度分为：轻度（25% ≤狭窄≤50%），中度（50% < 狭窄 < 75%），重度（狭窄≥75%）。

（4）新出现的移植肾血管杂音可能具有临床意义。

2. 治疗措施及方案　患者肾移植术后尿量及肌酐水平维持稳定，无明显诱因血压突然升高，血压相对于以前变得难以控制，考虑到肾血管性高血压的可能。完善移植肾彩超提示：移植肾动脉呈高阻力状态，移植肾动脉起始段流速明显增快，PSV：352cm/s > 120cm/s。移植肾动脉 CTA（病例 18 图 1A）提示移植肾动脉起始段近重度狭窄约 70%，近端局部轻度狭窄约 20%，移植肾动脉狭窄诊断明确，且符合移植肾动脉中度狭窄的标准。

患者在明确移植肾动脉狭窄后，采取内支架植入术进行治疗，术前及术后对照（病例 18 图 1B、病例 18 图 1C），术后抗凝方案：术前 1 天至术后 3 个月口服阿司匹林（30mg）+氯吡格雷（75mg）；术中肝素化；术后 3 天内皮下注射低分子肝素钙（4100U）。术后血压恢复正常，肌酐 65μmol/L，术后移植肾彩超：大小约 11.8cm × 5.4cm × 5.6cm，实质厚 1.65cm，肾血管树形态正常，肾血流达被膜下，肾盂肾盏未见扩张，移植肾叶间动脉 PSV：36.4cm/s，RI：0.62，移植肾动脉主干肾门段 PSV：76.8cm/s，RI：0.66；移植肾动脉起自髂动脉，管腔内可见支架样强回声，内径为 0.42 ~ 0.45cm。

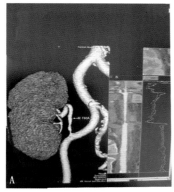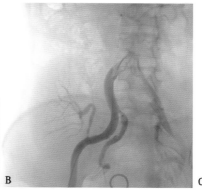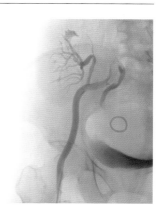

病例 18 图 1　移植肾动脉 CTA 及支架植入

注：A：移植肾动脉 CTA；B：植入支架之前；C：植入支架之后

三、防治策略及相关进展

（一）防治策略

1. 诊断

（1）彩超：移植肾动脉血流参数指标中，PSV 及加速时间（acceleration time，AT）是诊断移植肾动脉狭窄的重要指标，RI 敏感性不高。该技术具有无创、可重复的优点，并有助于了解移植肾动脉狭窄程度、位置，可作为 TRAS 筛选与鉴别诊断的首选检查方法。但超声诊断移植肾动脉狭窄主要依据移植肾血流动力学指标改变，间接推断肾动脉内径的变化及程度，且容易受到肠道内气体和骨组织的干扰，对操作者技术水平要求较高。

（2）DSA：是诊断血管狭窄的金标准，既可应用于诊断，又可应用于治疗。DSA 是一种有创检查，且费用高，含碘对比剂也具有一定的肾毒性，对移植肾的患者具有一定的风险，大约有 1.4% 的患者产生严重并发症，包括动脉损伤、血栓及血肿形成、对比剂反应等。

（3）CTA：应用于移植肾动脉狭窄检查具有一定的敏感性及特异性，检查时使用含碘的对比剂，具有一定的肾毒性，对移植肾的患者来说具有一定的风险，同时也存在电离辐射的暴露问题。

（4）流入翻转恢复序列磁共振血管成像（IFIR－MRA）：血管成像技术无创，不使用对比剂，无电离辐射，更利于患者的接受，在显示移植肾血管狭窄程度的方面与金标准 DSA 技术一致性高，具有一定的临床应用价值。

2. 治疗　目前移植肾动脉狭窄主要采取的治疗方式如下：

（1）药物保守治疗：对轻微狭窄且无明显症状的患者可应用抗凝、改善循环等保守治疗，简单易行，但对 TRAS 引起的顽固性高血压和肾功能异常的疗效并不理想。

（2）外科手术治疗：适用于重度 TRAS 患者，但移植肾周围广泛的组织粘连、纤维化，有损伤动、静脉及输尿管的潜在风险。

（3）介入治疗：TRAS 的首选介入治疗方法是 PTRA，包括单纯球囊导管扩张术和血管内支架成形术，前者适用于轻度 TRAS 患者，但术后发生再次狭窄率高达 40%，且血压和移植肾功能的改善不明显；后者被认为是 TRAS 较佳的治疗方案，但其存在支架置入失败、移植夹层瘤肾动脉、动脉撕裂等风险，发病率接近 4%。

（二）相关进展

随着器官移植术不断发展和免疫抑制药的进步，移植肾存活率大大提高，术后并发症也很多见。移植肾动脉狭窄是移植肾术后最常见的血管并发症，以往发生率为 1% ~ 23%，随着移植手术技术的日趋成熟，TRAS 发病率呈降低趋势。近年来，国内肾移植受者术后 TRAS 发病率为 0.5% ~9.0%。TRAS 严重影响移植肾血流动力学，可引起顽固性高血压和肾功能损害，甚至进展为移植物失功，最终降低移植肾存活率。TRAS 在发病早期，往往无狭窄的相关表现，容易漏诊，发展至顽固性高血压、移植肾功能不全时才引起注意，个别甚至移植肾功能丧失时方明确诊断。

移植肾动脉狭窄确切病因尚不清楚，手术操作相关性因素、供肾冷缺血时间过长、移植肾功能延迟恢复、巨细胞病毒感染、急性排斥、环孢素 A 的应用以及动脉粥样硬化等均可能参与其发病过程。移植肾动脉狭窄按照狭窄发生的部位分为 4 种类型，即 I 型狭窄：吻合口狭窄；II 型狭窄：移植肾动脉主干狭窄；III 型狭窄：移植肾动脉分支狭窄；IV 型狭窄：宿主动脉狭窄，即吻合口近心端髂内或髂外动脉狭窄。移植肾动脉狭窄的临床表现主要是：顽固性高血压、尿量减少、肌酐升高以及血管杂音等，最主要的筛查方式是超声多普勒检查，确诊的金标准是 DSA。

针对移植肾动脉狭窄的治疗目前并没有统一的标准。有学者认为，考虑到动脉狭窄对移植肾远期功能的影响，所有发现移植肾动脉狭窄的患者均应尽早采取措施解除狭窄，也有学者报道部分患者的动脉狭窄可获得自行好转。于术后极早期发现的严重移植肾动脉狭窄，尤其是动脉扭曲、严重吻合口狭窄等，应尽早解除梗阻。采用不切断静脉以及输尿管，仅在原位再灌注、再吻合动脉的手术方法，明显缩短了缺血时间，提高手术成功率。其他的外科手术方法包括应用大隐静脉对狭窄段动脉旁路手术、局部动脉内膜切除术等。介入手术虽然治疗效果较佳，但也存在一定的并发症，近期并发症主要有：假性动脉瘤形成、动脉破裂等。远期并发症有移植肾功能延迟恢复、血栓形成、再狭窄等，术中、术后须常规抗凝治疗以预防血栓形成。如发生再狭窄可再次扩张或者支架置入，但是反复发作的狭窄最终可导致移植肾的丢失，且介入治疗相比于其他方式较为昂贵，置入后可能会增加血栓形成的风险，需长期抗凝治疗，并可能出现支架的移位等并发症。无论是保守治疗、开放手术或者介入治疗，治疗效果均得到较好认可，治疗方法的选择，关键还在结合于发病时间、狭窄原因、狭窄程度等因素，根据具体情况选择合适的治疗方案，以最小风险收获最大益处。

参 考 文 献

［1］陈忠宝，周江桥，邱涛，等．移植肾动脉狭窄诊断及介入治疗效果评价．中华移植杂志（电子版），2017，11（4）：201

［2］张艳．多普勒超声及超声造影对移植肾动脉狭窄的诊断价值．2015 年浙江省超声医学学术年会

［3］梅秀荣．彩色多普勒超声在动脉粥样硬化性肾动脉狭窄诊断中的应用．医药前沿，2014（35）：185－186

［4］张军，孙晶，谢媛，等．流入翻转恢复非对比剂增强磁共振血管成像序列评估移植肾动脉狭窄的研究．医学影像学杂志，2018（8）：1317－1321

［5］Audard V，Matignon M，Hemery F，et al. Risk factors and long－term outcome of transplant renal artery stenosis in adult recipients after treatment by percutaneous transluminal angioplasty. American Journal of Transplantation Official Journal of the American Society of Transplantation & the American Society of Transplant Surgeons，2010，6（1）：95－99

［6］Fluck S，Preston R，Mckane W，et al. Intra－arterial stenting for recurrent transplant renal artery stenosis. Transplantation Proceedings，2001，33（1）：1245－1246

［7］Pappas P，Zavos G，Kaza S，et al. Angioplasty and stenting of arterial stenosis affecting renal transplant function. Transplantation Proceedings，2008，40（5）：1391－1396

［8］杜杨春，陈正，廖德怀，等．移植肾动脉狭窄的诊断和治疗探讨．广东医学，2010，31（17）：2278－2281

［9］姜伟，高建，刘彦斌，等．移植肾动脉血管并发症 29 例报道并文献复习．器官移植，2015，（4）：258－261

［10］刘亚民，吕良山，田红燕，等．肾动脉狭窄的介入治疗．中国医学影像学杂志，2004，12（4）：262－265

［11］邹英华．重新认识肾动脉狭窄的发生与发展，规范肾动脉狭窄的介入治疗．介入放射学杂志，2007，16（7）：433－435

［12］Tan SH，Musa R，Ariff A，et al. Effect of plant growth regulators on callus，cell suspension and cell line selection for flavonoid production from pegaga（Centella asiatica L. urban）. American Journal of Biochemistry & Biotechnology，2010，6（4）：284－299

［13］Voiculescu A，Schmitz M，Hollenbeck M，et al. Management of arterial stenosis affecting kidney graft perfusion：a single－centre study in 53 patients. American Journal of Transplantation，2015，5（7）：1731－1738

［14］王海，李汉忠．移植肾动脉狭窄．国际移植与血液净化杂志，2005，3（1）：20－23

［15］Voiculescu A，Schmitz M，Hollenbeck M，et al. Management of arterial stenosis affecting kidney graft perfusion：a single－centre study in 53 patients. American Journal of Transplantation，2015，5（7）：1731－1738

病例 19 苯溴马隆致肾移植术后重度急性泛发性发疹性脓疱病

一、病历摘要

1. 病情简介 患者张××，男性，33 岁。

主诉：肾移植术后 1 年 5 个月，反复全身皮疹 1 年余，加重伴发热 3 日，于 2017 年 10 月 29 日入院。

现病史：患者于 2016 年 5 月 28 日因"慢性肾脏病 5 期"在我院行"同种异体肾移植术"，手术过程顺利，给予 ATG－F 行诱导免疫抑制治疗，术后口服"他克莫司胶囊＋吗替麦考酚酯胶囊＋甲泼尼龙片"三联免疫抑制药抗排斥治疗，移植肾功能恢复顺利。2016 年 7 月 8 日，患者背部皮肤出现少许红疹，不伴瘙痒、发热等不适症状，未做特殊处理，1 周后红疹逐渐消失。2016 年 7 月 29 日，患者再次出现红色皮疹，伴发热(体温 39℃)、血肌酐升高(300μmol/L)，皮疹发生先后顺序为腹股沟区、前臂、后背，逐渐至全身，皮疹为黄豆大小，周围有红晕，可见针尖样黄色脓疱，脓疱破溃后可见大块脱皮，遂行皮肤活检，病理结果提示"急性泛发性发疹性脓疱病"，给予静脉滴注复方甘草酸苷、维生素 C、葡萄糖酸钙、甲强龙抗过敏并抗排斥治疗，同时抗细菌感染治疗，全身逐渐脱皮，病情好转后出院，本次发病临床意识到可能与免疫力低下导致感染或药物过敏有关，给予调整免疫抑制药(将吗替麦考酚酯胶囊转换为咪唑立宾)并积极寻找过敏药物。此后患者仍反复皮疹，性状同前，时重时轻，轻时自行口服抗过敏药治疗可缓解，重时伴发热、血肌酐升高，住院治疗，方案同前，均可缓解，期间又将甲泼尼龙片转换为醋酸泼尼松片，将他克莫司胶囊转换为环孢素软胶囊。2017 年 10 月 27 日患者再次出现发热、皮疹，伴寒战、乏力，体温最高达 39.5℃，皮疹性状同前，为求进一步诊治入我院。入院时患者精神、饮食、睡眠欠佳，24 小时尿量为 1500～2000ml，大便正常。

既往史：2015 年 1 月诊断为"CKD 5 期"开始规律血液透析治疗。否认"糖尿病、心脏病"病史，否认"肝炎、结核"等传染病史，有输血史，否认外伤史，否认食物、药物过敏史，预防接种史不详。

2. 查体 T：38.0℃，P：96 次/分，R：20 次/分，BP：116/67mmHg。神清语利，查体合作，全身皮肤可见红肿及广泛分布针尖样脓疱，部分融合成片，双肺呼吸音清，未闻及干湿性啰音，心律齐，各瓣膜听诊区未闻及病理性杂音；腹软，无压痛、反跳痛，肝、脾肋下未触及，移植肾质中，无肿胀及压痛，双下肢无水肿，神经系统查体未见异常。

3. 辅助检查

（1）血常规（2017 年 10 月 29 日）：WBC $23.57 \times 10^9/L$，N% 94.91，L $0.87 \times 10^9/L$，Hb 163g/L，PLT $241 \times 10^{12}/L$，E $0.01 \times 10^9/L$。

（2）尿常规（2017 年 10 月 29 日）：PH 5.5，SG 1.010，BLD +2，Pro −，NIT −，WBC 2 个/ul，RBC 10 个/ul。

（3）炎性指标（2017 年 10 月 29 日）：CRP 118.51mg/L、PCT 0.15ng/ml。

（4）肾功能（2017 年 10 月 29 日）：Scr 130μmol/L，UA 366μmol/L，GFR 73.78ml/min。

（5）淋巴细胞亚群（2017 年 10 月 29 日）：CD_3^+：838 个/U，CD_4^+：141 个/U，CD_8^+：626 个/U，Th/Ts：0.2，CD_{19}^+：3 个/U，NK：107 个/U，NK-T：34 个/U。

（6）病毒核酸定量（2017 年 10 月 29 日）：血 CMV-DNA <1000copies/ml，尿 CMV-DNA <1000copies/ml，血 BKV-DNA <2000copies/ml，尿 BKV-DNA <2000copies/ml。

（7）尿培养：表皮葡萄球菌（1000 个/ml）。

（8）其他：血糖、血脂、肝功能正常；ESR 40mm/h。

二、诊断思路

（一）诊断依据

患者皮疹病理明确诊断为"急性泛发性发疹性脓疱病"，属于药疹范畴。药疹又称药物性皮炎，是药物通过口服、外用和注射等途径进入人体而引起的皮肤黏膜炎症的反应。几乎所有的药物都有可能引起皮炎；药疹是过敏反应的最常见类型。主要类型包括：①发疹性药疹；②荨麻疹样药疹；③剥脱性皮炎；④大疱性表皮松解坏死型；⑤固定型红斑；⑥多形性红斑；⑦药物超敏综合征；⑧湿疹样型；⑨光敏皮炎型；⑩苔藓样疹型（紫癜型；血管炎型；泛发型脓疱型；痤疮样疹）。该患者为泛发型脓疱型，皮疹常开始于面部及皱褶部位，以后泛发，为针尖大到半米粒大浅表非毛囊性无菌脓疱，散在、密集，急性发病，烧灼感或痒感，停药几天后消退，呈大片脱屑。重者脓疱可融合成脓湖，可伴有发热、寒战、白细胞计数升高、嗜酸性粒细胞增多、低钙血症、肾衰竭等全身症状，偶有淤斑、紫癜、多形红斑样靶形发疹、血管炎样疹、水疱、面部水肿及黏液糜烂。临床应积极寻找过敏药物，对术后用药及每一次发病情况进行系统分析，力求找到过敏源。

1. 发病及治疗过程

（1）第一次发病住院情况：（术后 3 个月）

1）临床表现：发热、皮疹、肾功能异常。

2）用药情况：免疫抑制药：他克莫司胶囊（4mg/d）＋吗替麦考酚酯胶囊（1.0g/d）＋甲泼尼龙片（8mg/d）。

其他用药：地尔硫䓬、苯溴马隆、美托洛尔、苯磺酸左旋氨氯地平、碳酸钙、骨化三醇、阿卡波糖、更昔洛韦、复方磺胺甲恶唑。

3）处理方案：①将吗替麦考酚酯胶囊转换为咪唑立宾（150～175mg/d）；②静脉滴注甲泼尼龙 40mg×3d 抗过敏并抗排斥治疗；③静脉滴注头孢曲松×6d 抗感染；④病理活

检；⑤静脉滴注复方甘草酸苷、维生素 C、葡萄糖酸钙抗过敏；⑥外用曲安奈德乳膏、卤米松乳膏。

4）治疗结局：体温 1 天恢复正常，肾功能指标 3 天恢复正常，皮疹 2 周逐渐褪去。

（2）第二次发病住院情况：（术后 4 个月余）

1）临床表现：发热、皮疹、肾功能异常。

2）用药情况：免疫抑制药：他克莫司胶囊（3mg/d）+ 咪唑立宾（150～175mg/d）+ 甲泼尼龙片（16mg/d）。

其他用药：地尔硫䓬、苯溴马隆、美托洛尔、苯磺酸左旋氨氯地平、匹伐他汀、碳酸钙 D3、骨化三醇、阿卡波糖、瑞格列奈。

3）治疗方案：①由于自觉为食用羊肉后复发，给予限制肉类和海鲜等食用；②静脉甲泼尼龙 40mg×3d；③静脉滴注头孢哌酮舒巴坦×7d 抗感染；④静脉滴注葡萄糖酸钙、维生素 C；口服左西替利嗪、酮替芬抗过敏；⑤外用凡士林配合卤米松乳膏。

4）治疗结局：体温 1 天恢复正常，肾功能指标 2 天恢复正常，皮疹 7 天基本褪去。

（3）第三次发病住院情况：（术后 6 个月余）

1）临床表现：发热、皮疹、肾功能异常。

2）用药情况：免疫抑制药：他克莫司胶囊（3mg/d）+ 咪唑立宾（150mg/d）+ 甲泼尼龙片 16mg/d。

其他用药：地尔硫䓬、苯溴马隆、美托洛尔、苯磺酸左旋氨氯地平、匹伐他汀、碳酸钙 D3、骨化三醇、阿卡波糖、瑞格列奈、酮替芬、依巴斯汀。

3）治疗方案：①继续积极寻找过敏药物和食物；②静脉甲泼尼龙抗过敏、抗排斥治疗；③将甲泼尼龙片和他克莫司胶囊列为可疑药物，分别更换为泼尼松 30mg/d 维持和环孢素软胶囊（200mg/d）；④头孢哌酮他唑巴坦×7d 抗感染；⑤IVIG 调节免疫；⑥口服左西替利嗪、酮替芬；外用凡士林配合卤米松乳膏。

4）治疗结局：体温和肾功能快速恢复正常，治疗 12 天，皮疹基本消失。

（4）本次发病时情况（术后 1 年 5 个月）

1）临床表现：发热、皮疹、肾功能异常。

2）用药情况：免疫抑制药：环孢素软胶囊（200mg/d）+ 吗替麦考酚酯胶囊（1.0g/d）+ 醋酸泼尼松片（12.5mg/d）。

其他用药：地尔硫䓬、苯溴马隆、美托洛尔、苯磺酸左旋氨氯地平、依折麦布、依那普利。

2. 皮疹与用药的关系（病例 19 表 1）　根据术后用药列表及发病过程，我们发现每次发病都与加用苯溴马隆有关，而且当联合使用地尔硫䓬时病情尤为严重，高度怀疑为苯溴马隆过敏反应。

病例 19 表 1　患者皮疹症状与用药对应情况

日期	患者皮疹情况	用药情况	
		苯溴马隆	地尔硫䓬
2016 年 07 月 08 日	轻度皮疹	12.5mg,1 次/隔日	30mg,3 次/日
2016 年 07 月 14 日	皮疹好转	未服用	30mg,3 次/日
2016 年 07 月 29 日	重度皮疹	25mg,1 次/隔日	30mg,3 次/日
2016 年 09 月 09 日	皮疹消失	未服用	未服用
2019 年 09 月 20 日	重度皮疹,伴发热、移植肾功能异常	25mg,1 次/日	未服用
2016 年 10 月 11 日	重度皮疹,伴发热、移植肾功能异常	12.5mg,2 次/周	15mg,2 次/日
2016 年 12 月 9 日	重度皮疹,伴发热	12.5mg,2 次/周	30mg,2 次/日
2017 年 08 月 30 日	轻度皮疹	12.5mg,1 次/隔日	未服用
2017 年 09 月 20 日	皮疹消失	未服用	未服用
2017 年 10 月 27 日	重度皮疹,伴发热	12.5mg,1 次/隔日	30mg,2 次/日
2017 年 10 月 29 日	皮疹消失	未服用	未服用

3. 出疹过程(病例 19 图 1)

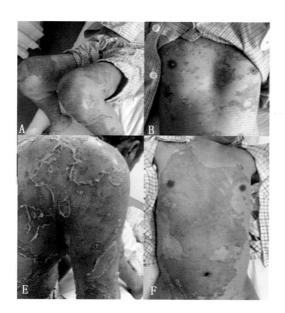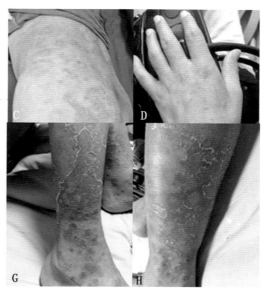

病例 19 图 1　出疹过程

注：E、F：第三次发病时全身皮疹情况；G、H：第四次发病时全身皮疹情况

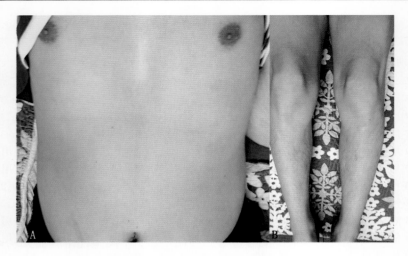

病例 19 图 2　患者皮疹痊愈情况

（二）鉴别诊断

1. 移植物抗宿主病（GVHD）　是由于移植后异体供者移植物中的 T 淋巴细胞，经受者发动的一系列"细胞因子风暴"刺激，大大增强了其对受者抗原的免疫反应，以受者靶细胞为目标发动细胞毒攻击，其中皮肤、肝及肠道是主要的靶目标；供者和受者 HLA 配型的不合位点越多，发生严重移植物抗宿主病的可能越大；受者发生病毒感染，如巨细胞病毒、带状疱疹病毒、水痘 - 带状疱疹病毒等感染均可增加移植物抗宿主病的发生率，供者有病毒感染也如此。急性 GVHD 皮肤的临床表现：皮肤是最常受累的器官，主要表现为皮肤充血及斑丘疹，可伴痒、痛。初发于手掌、足底，随后扩展至面颊、耳、颈、躯干及胸背部，重者伴表皮坏死及皮肤剥脱。慢性 GVHD 皮肤的临床表现：常累及口腔黏膜，口腔干燥是最早且最常见的征象，也可伴口腔疼痛或口腔黏膜苔藓样变。皮肤受累早期呈扁平苔藓样皮损，也可出现多边形丘疹，严重者呈泛发性皮损。晚期皮肤色泽变深，萎缩及纤维化，类似于硬皮病，并可影响关节活动，致关节挛缩畸变。慢性移植物抗宿主病还可伴免疫功能低下，频发感染；也可使血小板持续减少而出血。本患者病理检查未提示移植物抗宿主病，暂不考虑本病。

2. 泛发性脓疱型银屑病　临床少见。本型发病急剧，有全身不适并伴有弛张性高热等全身症状及白细胞增多。皮损初发为急性炎性红斑，表面有多数密集针头至粟粒大小黄白色无菌浅在性小脓疱。脓疱可扩大融合形成"脓糊"状。常累及广大皮面，甚至可扩延全身。以四肢屈侧及皱襞多见，常因接触摩擦而出现糜烂湿润和结痂。指（趾）甲板浑浊肥厚，甲下可发生角化及鳞屑堆集。甲床亦可出现小脓疱，可发生甲萎缩、甲碎裂，常伴有关节症状。数周后脓疱可自行干涸，症状好转，或转化为红皮症。但又可因感冒、疲劳、月经前期及感染等诱因而反复再发。亚急性者，经过较缓，症状较轻，本病多见于青壮年。本病常伴发沟状舌。发病原因尚不明确，有人认为常性银屑病长期服用皮质类固醇剂后，停药者易发本病，或与感染、药物刺激有关。本病病情较重，常呈周期性复发，预后较差。本患者既往无银屑病病史，但结合病史，暂不考虑该病。

3. 接触性皮炎　是皮肤或黏膜单次或多次接触外源性物质后，在接触部位甚至以外的部位发生的炎症性反应。表现为红斑、肿胀、丘疹、水疱甚至大疱。病因可分为原发性刺激和变态反应两种：①原发刺激性接触性皮炎：接触物对皮肤有很强的刺激性，任何人接触后均可发生皮炎，称为原发性刺激。原发性刺激分为两种：一种刺激性很强，接触后短时间内发病；另一种较弱，较长时间接触后发病，如肥皂、有机溶剂等；②变态反应性接触性皮炎：接触物基本上是无刺激的，少数人接触该物质致敏后，再次接触该物质，经 12～48 小时在接触部位及其附近发生皮炎。皮炎表现一般无特异性，由于接触物、接触方式及个体反应不同，发生皮炎的形态、范围及严重程度也不相同。轻症时局部呈红斑，淡红至鲜红色，稍有水肿，或有针尖大丘疹密集，重症时红斑肿胀明显，在此基础上有多数丘疹、水疱，炎症剧烈时可以发生大疱。水疱破裂则有糜烂、渗液和结痂。如为烈性的原发刺激，可使表皮坏死脱落，甚至深及真皮发生溃疡。当皮炎发生于组织疏松部位，如眼睑、口唇、包皮、阴囊等处则肿胀明显，呈局限性水肿而无明确的边缘，皮肤发亮，表面纹理消失。皮炎的部位及范围与接触物接触部位一致，境界非常鲜明，但如接触物为气体、粉尘，则皮炎呈弥漫性而无一定的鲜明界限，但多发生在身体暴露部位。自觉症状大多有痒和烧灼感或胀痛感，少数严重病例可有全身反应，如发热、畏寒、头痛、恶心等。病程有自限性，一般去除病因后，处理得当，1～2 周可痊愈。反复接触或处理不当，可以转为亚急性或慢性皮炎，呈红褐色苔藓样变或湿疹样改变。本患者皮肤或黏膜未反复接触某种外源性物质导致皮肤病变，暂不考虑本病。

4. 脓疱性细菌疹　本病的病因争论较大，有人认为是机体对湿疹或银屑病的特殊反应。但 Andrews 认为该病常发病于中年人，以往无银屑病表现，而且发现扁桃体、牙齿、鼻旁窦或其他部位有感染性病灶，当使用抗生素除去此种病灶后，皮损常得以痊愈，因此认为该病可能是与感染病灶有关的独立疾病。基本损害为脓疱，初起可能为水疱，但很快变成脓疱，有时脓疱之间夹杂有淤点。常开始发生于手掌、足趾的中部，后逐渐蔓延扩展至整个手掌、足趾，甚至其侧缘，少数或者可开始发生于指（趾）尖端或踝部，但指（趾）缝及趾蹼面不受侵犯。初起多为单侧性，后逐渐发展到对侧，亦有开始即为两侧对称。皮疹成批出现，常呈一致性。在消退时有明显的脱屑现象，其鳞屑干燥质硬，且黏于皮面，自觉痒痛。病程慢性，常反复发作，在发作期白细胞总数及中性粒细胞皆增加。诊断要点：①为慢性顽固性脓疱疹，常对称性发生于手掌、足趾；②与感染性病灶有直接关系，若将病灶去除后则可痊愈；③白细胞数增高，尤其在发作期；④对葡萄球菌及链球菌呈阳性皮肤过敏反应；⑤表皮下层有单房性脓疱；⑥脓疱内疱液细菌培养阴性；⑦抗生素治疗有效。结合本患者发病特点，本病可能性不大。

三、防治策略及相关进展

患者初次发病入院，临床考虑可能为某一免疫抑制药所致过敏反应，或者由于受者免疫力低下导致皮肤感染所致，给予抗排斥（甲基泼尼松龙）、抗过敏、抗感染并调整免疫抑制药种类等治疗，皮疹逐渐消失、血肌酐逐渐下降，出院后给予维持服用抗过敏药物，并嘱其避免食用蛋白类及辛辣食品，此时并未意识到为苯溴马隆过敏所致。此后，患者反复发作 4 次，症状相同，均经上述治疗措施可缓解，继续积极寻找过敏原，减少口服药物种类，通过整个病程细致分析我们发现了在治疗高尿酸血症反复调整苯溴马隆的过程中，反复发作急性泛发性发疹性脓疱病的现象，遂彻底终止苯溴马隆治疗，改为小剂量非布司他降尿酸治疗，同时给予静脉甲泼尼龙 80mg、葡萄糖酸钙、维生素 C；口服左西替利嗪；外用凡士林配合卤米松乳膏等综合抗过敏、抗排斥等治疗。本次入院体温和肾功能快速恢复正常，皮疹消失。2017 年 10 月 29 日起患者停用苯溴马隆后未再出现皮疹，免疫抑制药又重新调整为他克莫司联合霉酚酸。

高尿酸血症是肾移植术后常见的代谢性疾病，与肾脏疾病、脑卒中、动脉粥样硬化等心血管事件的发生和死亡成独立正相关，且不依赖于某些常见的心血管危险因素及肾损伤。长期高尿酸血症是影响移植肾长期存活的重要危险因素，临床应给予科学管理。苯溴马隆（benzbromarone）（商品名立加利仙，化学名为 3，5 - 二溴 - 4 - 羟苯基 - 2 - 乙基 - 3 - 苯骈呋喃基 - 甲酮，为苯骈呋喃衍生物）能够抑制肾小管对尿酸的再吸收作用而降低血中尿酸浓度。口服 2 天后血中浓度快速升高，其后缓慢升高，停药后血中浓度快速衰减。本品主要通过肝脏细胞色素 P450 酶系代谢，以原型药从尿液、粪便及胆汁排泄。治疗期间需大量饮水以增加尿量，以免在排泄的尿中由于尿酸过多导致尿酸结晶堵塞肾小管。回顾本病例的整个治疗过程，我们可以看到该肾移植受者反复应用苯溴马隆后出现重度急性泛发性发疹性脓疱病，同时伴发热、血肌酐升高，临床上在给予抗过敏、抗感染、抗排斥等治疗不延误病情的前提下，积极寻找过敏原，首先调整了免疫抑制药种类无效，最大限度地减少口服药物种类，经仔细观察发现了罕见的苯溴马隆导致重度急性泛发性发疹性脓疱病的现象，彻底停用苯溴马隆后未再复发，将免疫抑制药重新调整成发病前的种类亦未复发。因此，我们可以推断该受者的过敏反应为苯溴马隆所致。经查阅说明书及检索相关文献，苯溴马隆是一种安全且有效的降尿酸药物，很少发生不良反应。其不良反应男性多于女性，不良反应发生在用药后 1 天至 7 个月。有时会出现肠胃不适感，极少出现荨麻疹（风疹），在个别情况下还会出现眼结膜炎、爆发性肝衰竭、嗜酸性肺炎伴肺泡出血、变态性的局部皮肤湿疹（皮疹），尿频、尿急、尿痛。因此，临床医生在应用本品时，应警惕过敏反应的发生。但应注意，eGFR 30ml/min 者慎用，肾结石和急性尿酸性肾病禁用。

近年来，非布司他广泛用于高尿酸血症的治疗，但其毒副反应亦应引起临床重视。非布司他主要成分为非布佐司他，其化学名为 2 - [（3 - 氰基 - 4 - 异丁氧基）苯基] - 4 - 甲基 - 5 - 噻唑羧酸，为黄嘌呤氧化酶（XO）抑制药，适用于具有痛风症状的高尿酸血症的长期治疗。虽然非布司他与通过 XO 代谢药物（例如胆茶碱、巯嘌呤、硫唑嘌呤）的相互作用尚无研究，但非布司他对 XO 的抑制作用会使这些药物在血浆中浓度的增加从而产生毒性。正在服用硫唑嘌呤、巯嘌呤或胆茶碱患者禁止使用非布司他。变化的血清尿酸水平会导致沉积的尿酸盐活动，因此开始给药后会导致痛风发作。推荐使用非布司他时，同时给药非甾体抗感染药（NSAID）或秋水仙碱，以预防痛风发作。预防痛风急性发作推荐至少用药 6 个月，如果在给药治疗期间发生痛风，不需要停药。对个别患者的痛风应相应给予治疗。轻或中度肾功能损伤及轻中度肝功能损伤患者服用非布司他时不必调整剂量。有 Meta 分析显示，非布司他治疗原发性痛风伴高尿酸血症的有效性、安全性及成本 - 效果更好，但也有报道非布司他的心血管及肿瘤风险增加。2019 年 2 月 21 日，美国食品药品管理局发布信息称非布司他可能增加患者死亡的风险，并要求限制非布司他的使用。

参 考 文 献

［1］Sánchez – Lozada LG，Nakagawa T，Kang DH，et al. Hormonal and cytokine effects of uric acid. Curr Opin Nephrol Hypertens，2006，15（1）：30 – 33

［2］Kitagawara Y，Ohe T，Tachibana K，et al. Novel bioactivation pathway of benzbromarone mediated by cytochrome P450. Drug Metab Dispos，2015，43：1303 – 1306

［3］刘杨从，李妍，张耕. 18 例苯溴马隆不良反应/事件分析. 中国医院药学杂志，2016，36（6）：507 – 510

［4］Arai M，Yokosuka O，Fujiwara K，et al. Fulminant hepatic failure associated with benzbromarone treatment：A case report. Journal of Gastroenterology and Hepatology，2002，17（5）：2

［5］Hara A，Mukae H，Hara S，et al. Drug – induced Eosinophilic Pneumonia with Pulmonary Alveolar Hemorrhage Caused by Benzbromarone. Internal Medicine，2010，49（5）：435 – 438

［6］石炳毅，贾晓伟，李宁. 中国肾移植术后高尿酸血症诊疗技术规范（2019 版）. 器官移植，2019，10（1）：15 – 20

病例20　钙调磷酸酶抑制药
肾毒性致移植肾损伤

一、病历摘要

1. 病情简介　患者，王××，女性，37岁。

主诉："肾移植术后20个月，发现血肌酐升高1个月"于2011年2月15日入院。

现病史：患者因"慢性肾小球肾炎，慢性肾脏病5期"于2009年6月23日行同种异体肾移植术（尸体供肾），巴利昔单抗免疫诱导，手术过程顺利，术后口服他克莫司胶囊、吗替麦考酚酯胶囊及甲泼尼龙片三联免疫抑制治疗，肾功能恢复顺利，血肌酐波动于85～91μmol/L。出院后定期复查，肾功能稳定。术后13个月开始，患者停止随访7个月，至2011年1月（术后20个月）就诊时发现血肌酐152μmol/L，他克莫司谷值浓度8.5ng/ml，他克莫司胶囊用量3.5mg/d，尿量约2000ml/d。门诊给予减量免疫抑制药，血肌酐1个月内逐渐升至190μmol/l，遂收入院行肾穿刺活检术进一步诊治。

既往史：2008年3月因"乏力"就诊，化验血肌酐868μmol/L，诊断"慢性肾小球肾炎，慢性肾脏病5期"，开始规律血液透析。无吸烟、饮酒史；否认高血压、糖尿病、心脏病病史；否认肝炎、结核病史；否认外伤史；否认药物、食物过敏史。

2. 查体　T：36.2℃，P：80次/分，R：19次/分，BP：115/75mmHg。神志清楚，查体合作，皮肤浅表黏膜未见黄染、淤斑，浅表淋巴结未及肿大，气管居中；双肺听诊呼吸音清，无干湿啰音。心率80次/分，律齐，各瓣膜听诊未及病理性杂音，腹部平坦，腹肌软，无压痛、反跳痛，肝脾肋下未及，移植肾位于右下腹，质地适中，无肿胀及压痛，肠鸣音正常，双下肢无水肿，神经系统检查未见异常。

3. 辅助检查

（1）血常规：白细胞 5.1×10^9/L，血红蛋白108g/L，血小板 314×10^9/L。

（2）尿常规：尿蛋白±，比重1.015，尿糖 -，潜血 -，白细胞 -，余正常。

（3）血生化：血肌酐190μmol/L，尿素8.1mmol/L，血尿酸310μmol/L，估算肾小球滤过率50.1ml/min，肝功能及血脂正常。

（4）FK506 - Co：7.1ng/ml。

（5）群体反应性抗体（panel reactive antibodies，PRA）：阴性。

（6）移植肾彩超：移植肾大小正常（11.3cm×5.1cm），移植肾输尿管未见扩张，移植肾彩色血流信号丰富，弓状、叶状、段状RI分别为0.61、0.61、0.62；肾门部彩色血流未见明显异常。

（7）泌尿系B超：未见异常。

（8）移植肾病理：①光镜：病理检查呈肾间质纤维化伴肾小管萎缩（病例20图1A－D）；②电镜：肾小球上皮细胞足突阶段性融合，未见电子致密物。肾小管萎缩，肾间质胶原纤维增生伴淋巴、单核细胞浸润。病理诊断：亚急性肾小管间质肾病。

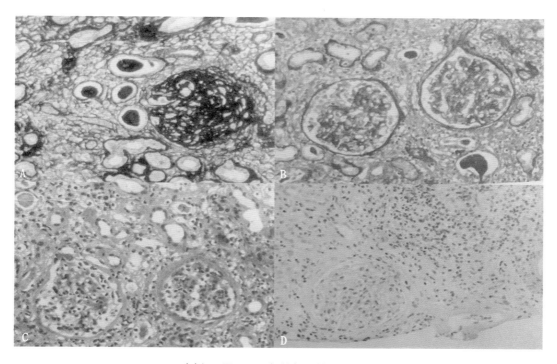

病例20图1　亚急性肾小管间质肾病

注：A～D：光镜：部分肾小球缺血硬化，肾小球轻度系膜细胞增生，局灶阶段性中度加重。肾小管上皮细胞空泡及颗粒样变性，多灶状刷毛缘脱落，部分裸基底膜形成，多灶状萎缩，部分肾小管内可见蛋白管型。肾间质多灶状淋巴及单核细胞浸润伴纤维化。（A：PASM，×200；B：PAS，×200；C：Masson，×200；D：HE，×100）

二、诊断思路

1. 诊断依据

（1）临床特点：患者为青年女性，肾移植术后依从性差，失访7个月，期间病程不明。发病前口服他克莫司胶囊、吗替麦考酚酯胶囊、甲泼尼龙片治疗，无中药、非甾体类抗感染药等特殊药物的用药史。临床表现为肾功能异常（血肌酐升高），肾小管损伤（小量蛋白尿、低比重尿、贫血，无血尿），较高的他克莫司谷值血药浓度，血压、血糖正常；尿量正常，PRA阴性，移植肾彩超提示移植肾彩色血流信号丰富；病理诊断为亚急性肾小管间质肾病。

（2）CNI药物毒性所致的移植肾损伤特点：CNI包括环孢素和他克莫司，其均具有肾毒性。分为急性和慢性CNINT。急性CNINT的临床表现取决于初始剂量，可出现急性少尿或无尿、高血压、高钾血症、代谢性酸中毒和血肌酐升高等，严重可出现移植肾功能延迟恢复；病理表现为肾小管上皮细胞胞质内大量细小等大的空泡变，表现为肾小管尤其是近曲小管直部上皮细胞胞质内细小的、大小均匀的空泡。慢性 CNINT 临床表现无特异性，可表现为血肌酐缓慢爬升、蛋白尿、高血压、高尿酸血症和高钾血症，多数病例见于高血药浓度；病理表现为肾小球入球微动脉等细小动脉管壁局部透明样变甚至管腔阻塞、肾组织间质条带化纤维化或弥漫性纤维化，肾小球因缺血而系膜基质增生，甚则硬化。

（3）根据患者的临床表现及病理表现诊断为：钙调磷酸酶抑制药肾毒性致移植肾损伤。

2. 鉴别诊断　慢性移植肾损伤（chronic allograft injury，CAI）是影响移植肾长期存活的主要因素，在临床上表现为移植肾功能渐进性下降的移植肾病变，主要是肾间质纤维化和肾小管萎缩，其他可能出现的临床症状包括亚临床排斥反应、移植肾肾小球病变或移植肾血管病变。发病因素包括高血压、钙调磷酸酶抑制药药物毒性（calcineurin inhibit-er nephrotoxicity，CNINT）、慢性抗体介导排斥反应（antibody - mediated rejection，AMR）以及其他因素。

（1）慢性 AMR：在肾移植术后几个月至几年开始发生且导致移植物组织不可逆损伤。临床表现为蛋白尿、高血压、移植肾功能逐渐减退以及贫血等。血清学检查抗供者特异性抗体（donor specific antibody，DSA）阳性。病理学诊断上可见移植肾肾小球病、严重的肾小管周毛细血管基膜多层及慢性移植物动脉血管病，伴或不伴 C4d 沉积。该患者移植肾病理不支持本病。

（2）代谢因素所致的慢性移植肾损伤：免疫抑制药在控制排斥的同时，增加了受者全身代谢异常。肾移植术后最常见的代谢相关的并发症包括：高血压、糖代谢异常及移植后糖尿病、血脂异常及高尿酸异常等。而这些代谢并发症会导致移植肾功能损伤，增加移植肾功能丧失的风险。其临床表现为移植肾功能逐渐减退及相应并发症的表现，如：血压升高、血脂升高等。该患者各代谢指标正常，可排除代谢因素所致的慢性移植肾损伤。

（3）亚临床排斥反应：多在程序性肾穿中发现，指病理证实为急性排斥反应，而血肌酐水平并未超过基线的 10%～25%。临床表现多无特异性，确诊需结合肾穿刺。该患者移植肾病理不支持本病。

三、防治策略及相关进展

1. 治疗措施　使用哺乳动物雷帕霉素靶蛋白抑制药（mammalian target of rapamycin inhibitor，mTORi）为主的基础免疫方案替代钙调磷酸酶抑制药（CNI）。具体方案：将他克莫司胶囊转换为西罗莫司（1mg，1 次/天），联合吗替麦考酚酯胶囊（0.25g，2 次/天）及甲泼尼龙片（4mg，1 次/天）三联免疫抑制，目标西罗莫司谷浓度 5～8ng/ml；重组人促红细胞生成素纠正贫血。

2. 预后　转换治疗后肾功能逐渐恢复（病例 20 表 1）。

病例 20 表 1　转换后血肌酐(μmol/L)、血红蛋白(g/L)变化

	转换时	转换后1个月	转换后3个月	转换后6个月	转换后1年
血肌酐	190	197	130	107	105
血红蛋白	95	105	115	105	118

随访 8 年,免疫抑制方案:西罗莫司片、吗替麦考酚酯胶囊及甲泼尼龙片。肾功能稳定,2019 年 4 月 22 日(术后 9 年 10 个月)复查:血肌酐 102μmol/L,尿素 9.8mmol/L,估算肾小球滤过率 57.65ml/min,西罗莫司谷浓度 5~8ng/ml。

1. 根据《中国器官移植临床治疗指南(2017 版)》推荐建议:有 CAI 以及 CNI 毒性反应的组织学证据的受者,建议减量、撤除或替代 CNI(2C)。对有 CAI,估算肾小球滤过率 >40ml/(min·1.73m²),尿蛋白/尿肌酐比值 <500mg/g 的受者,建议使用哺乳动物雷帕霉素靶蛋白抑制药(mTORi)替代 CNI(2-D)。本患者使用 mTORi 替代 CNI 后,肾功能恢复,长期随访,病情稳定。

2. 涉及了 111 个移植中心的 CONVERT 试验发现,对于 GFR 的基线水平 >40ml/(min·1.73m²)的患者,在转换为西罗莫司治疗的患者在 1~2 年中肾功能改善效果显著,且经活检证实的急性排斥反应(BPAR)发生率、移植物损失及死亡率在西罗莫司组和 CNI 组之间并无差异。Nanmoku K 等观察 86 例肾移植术后常规使用他克莫司剂量[0.1mg/(kg·d)]肾移植受者,出现并发症后,加用依维莫司,联合极低剂量他克莫司(谷值浓度从 5.0 减至 <3.0ng/ml),同时减量吗替麦考酚酯(从 1.0~1.5g/d 减至 0.5~1.0g/d)(常规组 50 例,依维莫司组 36 例),结果提示依维莫司在不增加转换后 1 年内 BPAR 的发生,且可改善转换后 1 年的血肌酐。但是,Tedesc-Silva 等纳入 195 例以他克莫司缓释胶囊为基础的免疫抑制方案治疗的肾移植受者,其中 86 例在术后 3~5 个月按计划转换为以西罗莫司为基础的免疫抑制方案治疗,结果发现,西罗莫司组活检证实的 AR 发生率更高。提示将他克莫司转换为西罗莫司后,有可能增加排斥反应的发生。

四、经验总结

对于肾移植术后出现不明原因的肾功能下降的受者,及早行移植肾穿刺活检以明确病因。而对于确诊为钙调磷酸酶抑制药中毒所致的移植肾损伤的受者,可以转换为西罗莫司减轻 CNI 肾毒性,但是转换后仍需监测肾功能变化,避免无 CNI 诱发的排斥反应。

参 考 文 献

[1] 石炳毅,郑树森,刘永峰. 中国器官移植临床治疗指南(2017 版). 人民卫生出版社:北京,2017
[2] 张小东. 移植肾病理诊断. 人民卫生出版社:北京,2016
[3] 中华医学会器官移植学分会. 器官移植病理学临床技术操作规范(2019 版)——总论与肾移植. 器官移植,2019,10(2):128-141
[4] 王长希. 重视代谢性疾病提高肾移植远期疗效. 中华器官移植杂志,2018,39(8):451-453

［5］ Schena FP, Pascoe MD, Alberu J, et al. Conversion from calcineurin inhibitors to sirolimus maintenance therapy in renal allograft recipients: 24 – month efficacy and safety results from the convert trial. Transplant, 2009, 87(2): 233 – 242

［6］ Nanmoku K, Kurosawa A, KuboT, et al. Effectiveand safe reduction of conventional immunosuppressants using everolimus in maintenance kidney transplant recipients. Transplant Proc,2017,49(8):1724 – 1728

［7］ Tedesco – silva H, Peddi VR, S nchez – Fluctuoso A, et al. Open – Label, Randomized study Of Transition From Tacrolimus to SirolimusImmunosuppression in Renal Allograft Recipient. Transplant Direct, 2016, 2(4): e69

病例 21　肾移植术后早期足细胞病——FSGS

一、病历摘要

1. 病情简介　患者，薄((，男性，31 岁。

主诉：肾移植术后 2 周，血肌酐升高伴蛋白尿、水肿 10 天。

现病史：患者因"肾病综合征，慢性肾脏病 5 期"于 2019 年 2 月 13 日在我院行"同种异体肾移植术"，巴利昔单抗 40mg(术日，术后 4 日)免疫诱导，口服他克莫司、霉酚酸、甲泼尼龙联合抗排斥治疗，手术顺利，术后尿量 3000ml/d，术后 5 日血肌酐降至 251μmol/L，但此后逐渐上升伴蛋白尿(2 + ~3 +)，并逐渐出现全身可凹性水肿，体重增长，移植肾血流丰富，各级动脉阻力指数正常，临床排除排斥反应，给予调整免疫抑制药剂量，血肌酐仍缓慢爬升，术后 14 日血肌酐升至 344μmol/l，24 小时尿蛋白定量 3.04g，人血白蛋白 37g/L(较术后一日 43g/L 明显下降)，移植肾仍显示血流丰富，各级动脉阻力指数正常，立即进行全科讨论，制定下一步诊治计划。

既往史：2013 年患者出现双下肢可凹性水肿伴高血压(血压最高达 252/140mmHg)、低蛋白血症、蛋白尿 3 +，诊断为"肾病综合征"(未行肾穿刺活检)，口服糖皮质激素治疗后水肿消退，半年后停药，此后未再复查。直至 2018 年 5 月患者出现乏力，食欲缺乏，视物模糊，化验血肌酐 2066μmol/L，血压 252/140mmHg，诊断为"慢性肾脏病 5 期"，开始规律血液透析治疗。否认糖尿病、心脏病病史；否认肝炎、结核等传染病史。有吸烟史约 15 年，15 支/天，无饮酒史。父亲健康，母亲患糖尿病，家族中无同类疾病，无家族遗传倾向的疾病。

2. 供者情况　男性，48 岁，原发病为脑出血，捐献前无血肌酐升高、蛋白尿及尿量减少，零点穿刺病理未见肾脏疾病表现。

3. 查体　T：36.5℃，P：87 次/分，R：20 次/分，BP：150/80mmHg，身高：180cm，体重：96kg。贫血貌，颜面、四肢可凹性水肿，心律齐，双肺呼吸音清，腹部(－)，移植肾区无肿胀、压痛，质地适中，神经系统(－)。

4. 辅助检查

(1)受者术前：

血型："O"，RH +。

血细胞分析：WBC 6.65 ×10⁹/L，HGB 91g/L，PLT 132 ×10⁹/L。

生化：ALT 22U/L，AST 11U/L，ALB 49g/L，DBIL 3.6μmol/L，GGT 27U/L，CHE 5666U/L，

CRP 1.88mg/L, SCr 881μmol/L, Urea 14.1mmol/L, UA 263μmol/L, CO_2 – CP 30.2mmol/L, K 4.6mmol/L, Ca 2.0mmol/L, P 1.64mmol/L, GFR 10.58ml/min, Hcy 7.5μmol/L, PCT 0.12ng/ml。

凝血系列：正常。

红细胞沉降率：正常。

骨标志物：PTH 292pg/ml, 25 – VD3 12ng/ml, N – MID 216ng/ml, β – CTx 1756pg/ml, TPINP 175ng/ml。

淋巴细胞亚群：CD3:592 个/U(83%), CD4:350 个/U(49%), CD8:192 个/U(27%), TH/TS1.8, CD19:109 个/U(12%), NK:14 个/U(1.5%), NKT:173 个/U(19%)。

CYP3A5：*3/*3。

乙肝五项：HBeAb 阳性、HBcAb 阳性，余(–)；Anti – HCV：阴性。

HLA – 抗体筛查(Elisa 法)：PRA – HLA Ⅰ类抗体(–), PRA – HLA Ⅱ类抗体(–)。

HLA – 抗体筛查(Luminex 法)：HLA – Ⅰ类 FMI 值 375, HLA – Ⅱ类 FMI 值 178。

CDC：5%。

组织配型：HLA – A：1, 24(9)、HLA – B：8, 38(16)、BW 4, 6, HLA – DRB1：17(3), 16(2)。

胸片：尿毒症心、肺改变。

心电图：窦性心律，心电轴正常，左房负荷增大，Q – T 延长。

腹部：双肾萎缩，胆囊餐后改变，脾大(副脾)，肝脏、胰腺未见明显异常。

心脏：肺动脉高压，肺动脉增宽，全心扩大，二尖瓣、三尖瓣反流，左室壁厚，左心功能减低，EF 0.4, FS 0.20。

双侧髂血管彩超：未见异常。

头颅 CT：未见异常。

(2)供者

血型："O"，RH +。

血细胞分析：WBC 13.27×10^9/L, HGB 96g/L, PLT 413×10^9/L。

尿液分析：PH 6.0, SG 1.015, BLD +3, PRO +1, WBC + –。

生化：ALT 22U/L, AST 16U/L, ALB 43.2g/L, DBIL 4.1μmol/L, GGT 45U/L, CHE 6980U/L, CRP 4.5mg/L, SCr 101μmol/L, Urea 5.62mmol/L, UA 199μmol/L, CO_2 – CP 26.9mmol/L, K 3.0mmol/L, Ca 1.63mmol/L, P 1.04mmol/L, GFR 82.01ml/min, TC 4.3mmol/L, TG 2.1mmol/L, HDL – C 1.56mmol/L, LDL – C 3.0mmol/L, PCT 0.31ng/ml。

病毒、ANCA、狼疮及免疫系列均为阴性。

组织配型：HLA – A：11, 24(9)、HLA – B：15、38(16)、HLA – BW：4、6、HLA – DR：17(3)、11。

(3)受者术后(术后 2 周)

血细胞分析：WBC 6.25×10^9/L, HGB 90.0g/L, PLT 103.00×10^9/L, L 1.25×10^9/L, N% 67.50%。

尿液分析：PH 5.0, GLU – mol/L, SG 1.015, BLD +1 RBC/μl, PRO +2g/L, WBC – WBC/μl, WBC(高倍视野)5.3/HPF, RBC(高倍视野)36.1/HPF。

生化：ALT 10.50U/L，AST 11.80U/L，TP 62.20g/L，ALB 37.00g/L，TB 7.10μmol/L，DB 2.50μmol/L，IB 4.60μmol/L，SCr 317.00μmol/L，Urea 16.20mmol/L，UA 419.00μmol/L，CYC 2.74mg/L，GFR 24.92ml/min。

肾早期损害：尿 mALB 1966.2mg/L，α_1 – MG 60.5mg/L，尿 β_2 – MG 5.42mg/L，血 β_2 – MG 12.78mg/L。

乙肝五项：HBeAb，HBcAb 4、5 阳性，余阴性；Anti – HCV 阴性。

尿 BKV – DNA <2000copies/ml，尿 CMV – DNA <1000copies/ml。

抗心磷脂抗体：未见异常。

凝血系列：未见异常。

FK506 – C0 8.98ng/ml。

霉酚酸血药浓度：AUC 66.1ng·h/ml。（MPA – C0 4.77ng/ml，MPA – C0.58.75ng/ml，MPA – C2 8.72ng/ml）。

淋巴细胞亚群：CD3：319 个/U（54.7%），CD4：167 个/U（28.7%），CD8：128 个/U（22%），TH/TS：1.3，CD19：189 个/U（34.4%），NK：13 个/U（1.6%），NKT：50 个/U（9.6%）。

HLA – 抗体筛查（Elisa 法）：PRA – HLA Ⅰ类抗体（ – ）；PRA – HLA Ⅱ类抗体（ – ）。

HLA – 抗体检测（Luminex 法）：HLA – Ⅰ类抗体（ – ），HLA – Ⅱ类抗体（ – ）。

二、诊断思路

（一）诊断依据

1. 肾移植术后早期出现较大量蛋白尿，伴随血肌酐逐渐升高，不伴尿量迅速减少、发热、移植肾区不适等。

2. 移植肾血流丰富，各级阻力指数正常，供者特异性抗体检测阴性。

3. 排除外科因素。

4. 考虑诊断 ①同种异体肾移植术后 2 周，移植肾肾炎（FSGS?），移植肾功能不全，肾性贫血，肾性高血压；②肾病综合征 慢性肾脏病 5 期。

（二）鉴别诊断

针对患者血肌酐恢复不佳及术后早期即发生大量蛋白尿，分析如下：

1. 原发肾小球肾炎复发 患者既往有"肾病综合征"，在 4 年内很快进展至慢性肾衰竭，术后反复有蛋白尿，因患者既往未行肾穿刺活检术，考虑可能肾脏病理为 FSGS，MPGN 等进展较快的肾炎类型。

2. 过敏性间质性肾炎 患者为过敏性体质，既往有食物过敏史（罐头），术前本拟用抗人 T 细胞兔免疫球蛋白（ATG – F）免疫诱导治疗，因静脉滴注此药后出现颜面部水肿，气短而迅速停用，考虑患者是否存在过敏因素引起间质性炎症反应，应积极排除。

3. 钙调磷酸酶抑制药中毒 此类有移植肾间质损伤，可能出现小动脉玻璃样变，往往不会出现大量蛋白尿，患者术后口服他克莫司、吗替麦考酚酯胶囊及甲泼尼龙片抗排斥，术后他克莫司血药浓度波动在 7～10ng/ml（病例 21 表 1），暂不考虑钙调磷酸酶中毒。

4. 移植肾不典型排斥反应 该患者 HLA – Ab 为阴性，移植肾血流丰富，各级动脉阻力指数正常，尿量无明显减少，暂不考虑移植急性排斥反应，但移植肾交界性排斥反应尚不能排除。

（三）处理措施及预后

1. 立即检测 FSGS 生物标志物。

2. 由于容量负荷较重，水肿明显，给予 CVVHDF 治疗，减轻水钠潴留，同时清除炎症介质、可能的过敏原等。

3. FSGS 相关血清生物标志物回报　　CD40：3.82ng/ml（0.21～0.48），Fas：25.52ng/ml（4.4～13.70），APOL2：9917.93ng/ml（1450～4050），结合此结果以及原发疾病病程，临床高度怀疑移植肾 FSGS，由于病情进展较为迅速，给予先行血浆置换治疗（1～2 次/周），并将他克莫司更换为环孢素（100mg，2 次/天），联合吗替麦考酚酯胶囊（0.5g，2 次/天），甲泼尼龙片（32mg，1 次/天）抗排斥治疗。效果良好，患者尿量明显增多，水肿减轻，血浆置换 5 次后，血肌酐逐渐下降至 190μmol/L，24 小时尿蛋白定量降至 2.11g（病例 21 表 1）。

4. 鉴于患者病情较为平稳，为明确诊断，术后 1 个月时行移植肾肾穿刺活检术，病理结果回报如下。

（1）光镜：穿刺肾组织 2 条，均为肾皮质，其内检见肾小球 26 个和 7 支细微动脉分支。肾小球：2 个缺血性硬化，1 个球周纤维化伴缺血性皱缩，其余小球系膜细胞和基质轻度弥漫性增生，局灶节段性中度加重，基底膜未见增厚及双轨样改变，未见肾小球炎表现。肾小管：上皮颗粒及空泡变性，小灶状萎缩（5%），未见肾小管炎，未见肾小管周毛细血管炎。肾间质：灶状淋巴单核细胞及少量中性粒细胞，浆细胞（<5%）浸润，局部非常轻微基质增生；小动脉：部分管壁增厚，灶状病变，内膜轻微增厚，未见动脉内皮炎表现。

（2）免疫荧光：5 个肾小球，IgG（-），IgA（-），IgM（1+～2+），C3（毛细血管、肾小管+），FRA（毛细血管壁+），C4d（少量+），C1q（-）；电镜描述：肾小球：镜下检测到 1 个肾小球。毛细血管内皮细胞未见明显空炮变性，管腔内可见红细胞聚集，毛细血管襻开放。肾小囊壁层无明显增厚，壁层细胞空泡变性，无明显增生。基底膜无明显增厚，厚 230～430nm，节段性皱缩。脏层上皮细胞肿胀，空泡变性。足突弥漫融合，有微绒毛变。系膜细胞和基质增生，未见确切电子致密物。肾小管：上皮细胞空泡变性，少数肾小管基底膜增厚，上皮细胞脱落。肾间质：少量炎症细胞浸润。肾间质血管：个别毛细血管官腔内见红细胞集聚，节段性管周毛细血管襻轻度增厚，未见典型分层样改变。

（3）电镜：肾穿刺活检组织符合足细胞病，请结合临床除外移植肾复发性足细胞病（FSGS）。

病理诊断（病例 21 图 1）：①移植肾足细胞病（FSGS 表现）；②移植肾活检组织内未见明显急性 T 细胞介导性和抗体介导性排斥反应组织病理学表现，未见缺血再灌注损伤病理学表现，未见明显 CNI 类免疫抑制药毒性损伤表现。

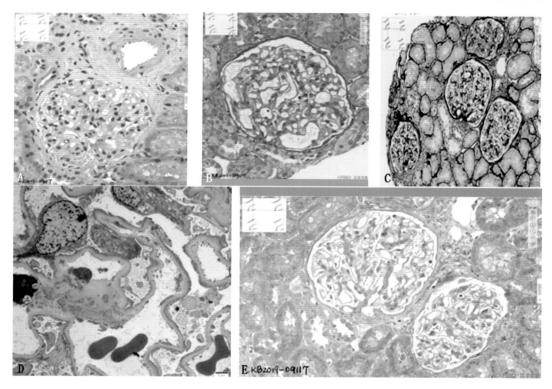

病例 21 图 1　病理诊断

5. 根据病理诊断并进行免疫评估后，给予静脉滴注利妥昔单抗（美罗华）100mg 抑制循环因子并继续行血浆置换治疗，由于患者出现不耐受且病情较平稳给予血浆置换治疗共 8 次。

6. 预后（病例 21 图 2）　患者术后 5 个月时尿蛋白定性阴性，尿微量白蛋白 353mg/L，人血白蛋白 42g/L，移植肾功能血肌酐波动在 150 ~ 180μmol/L，GFR 30 ~ 50ml/min。

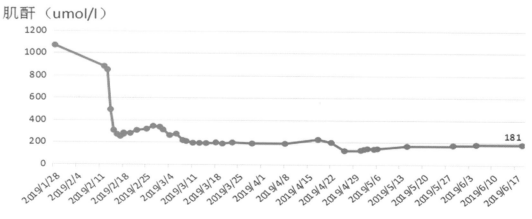

病例 21 图 2　预后肌酐波动

病例 21 表 1　患者尿蛋白及血药浓度变化

日期	尿蛋白定性	尿微量白蛋白(mg/l)	24小时尿蛋白定量(g)	FK 506 – C_0(ng/ml)	CSA – C_0(ng/ml)
2019年1月28日术前	3 +				
2019年2月15日	2 +			4.7	
2019年2月18日	2 +			6.1	
2019年2月20日	2 +			8.6	
2019年2月22日	2 +			8.2	
2019年2月25日	2 +			11.8	
2019年2月27日	3 +	1966	3.04	8.9	
2019年3月1日	2 +			11.2	
2019年3月4日	2 +	1802	3.65	18.5	
2019年3月6日	2 +		3.45	14.3	
2019年3月8日	1 +	35	4.5		62
2019年3月11日	2 +	1183	3.3		52
2019年3月13日	2 +				204
2019年3月15日	+		2.11		73
2019年3月18日	+		1.49		97
2019年3月20日	+ –				138
2019年3月23日	2 +				183
2019年3月29日	+		1.28		179
2019年4月8日	+	327			185
2019年4月18日	–	56	0.73		123
2019年4月26日	–	97			198
2019年5月1日	+	346			205
2019年5月3日	2 +	1227			
2019年5月5日	2 +	1684	1.23		218
2019年5月15日	+		1.63		240
2019年5月29日	+	267			495
2019年6月5日		309			364
2019年6月19日	+ –	328			355
2019年7月10日	–	353			312

三、防治策略及相关进展

1. FSGS 在肾移植术后复发的危险因素

（1）FSGS 发病年龄：梅奥医学中心肾脏内科对在 2000—2006 年在该中心进行肾移植的 1573 名患者临床研究表明，原发病为 FSGS 的儿童肾移植患者（年龄 < 18 岁），其术后复发风险远高于成人（86% vs. 35%，$P = 0.01$）；而对于 FSGS 复发的成人肾移植患者来说，其发病平均年龄（23 ± 19 vs 34 ± 14 岁，$P = 0.11$）和移植时年龄（31 ± 20 vs 45 ± 12，$P = 0.03$）也显著低于 FSGS 不复发患者。

（2）FSGS 原发病进展到 ESRD 的时间：帕多瓦大学附属医院儿科与德国海德堡大学

儿童医院的研究均表明，FSGS 原发病进展到 ESRD 时间 <3 年的患者，术后 FSGS 复发的风险明显增高。

（3）糖皮质激素治疗有效的 FSGS 患者：英国布里斯托尔皇家儿童医院儿童肾脏科的临床研究表明，对于糖皮质激素处理有效（定义为至少有一次糖皮质激素处理后，蛋白尿症状得到完全缓解）的 FSGS 初发患者肾移植后 FSGS 复发风险显著高于糖皮质激素处理无效的患者（92.9% vs 30.2%，OR30；CI 6.62～135.96）。这一结果表明激素治疗有效的 FSGS 患者肾移植后 FSGS 复发的风险较高。

（4）遗传学因素：患者由于肾小球足细胞相关基因缺陷或有家族 FSGS 遗传史，进行非亲属尸体肾移植后，FSGS 复发风险较低。进行亲属肾移植时，需详细筛查亲属相关基因是否有缺陷。

（5）FSGS 生物标志物 suPAR（Soluble urokinase – type plasminogen activator receptor 可溶性尿激酶型纤溶酶原激活物受体）含量：患者血清中的 suPAR 可以通过与足细胞 β_3 整合素结合，造成足细胞凋亡，这是 FSGS 发病的重要原因。所以，患者血清中 suPAR 的含量可以在一定程度上预测患者术后 FSGS 复发的风险。迈阿密大学米勒医学院相关临床研究表明：FSGS 复发患者移植前血清中的 suPAR 含量显著高于 FSGS 不复发患者（$P <$ 0.01）。海德堡大学肾脏内科学相关临床研究表明，在 FSGS 复发时，通过血浆置换和免疫吸附可以显著降低血清中 suPAR 含量，并有效缓解蛋白尿症状，但单一使用 Protein A 免疫吸附治疗措施并不能改变 suPAR 含量。

（6）FSGS 新型生物标志物含量：最近，Minnie Sarwal 等通过高通量蛋白技术对 FSGS 复发患者和 FSGS 不复发患者术前血清的蛋白含量进行分析，找出了 10 个与 FSGS 复发显著相关的蛋白，并通过独立的多中心研究验证，表明 CD40、PTPRO、CGB5、FAS、P2RY11、SNRPB2、APOL2，通过这 7 种蛋白芯片的检测可预测术后 FSGS 复发，其准确率高达 92%。其中，抗 CD40 抗体与 FSGS 复发的吻合度最高（78% 的准确率），且小鼠动物模型表明，外源通过 FSGS 复发患者纯化的抗 CD40 抗体可以在无 suPAR 参与下导致小鼠足细胞的细胞骨架紊乱，使小鼠发生蛋白尿症状。这一结果表明，CD40 本身在 FSGS 病理复发的过程中起到了重要作用。

2. **肾移植术后 FSGS 的治疗进展**

（1）血浆置换：患者外周血中预存的 suPAR 是 FSGS 术后复发的主要原因。与 HLA 抗体一样，通过血浆置换治疗，可以有效地降低患者的 suPAR 含量，延缓 FSGS 复发的到来。标准的血浆置换疗程为：单次置换剂量为患者血浆容量的 1～2 倍，每周 3～4 次，总共进行 8～12 次，直到完全缓解。进一步的研究表明，在移植前及早的使用或在刚出现 FSGS 复发的临床症状时就采用血浆置换治疗，可以更为显著地降低患者术后 FSGS 复发风险。对于 FSGS 复发的高危患者，在围术期间采取血浆置换预防治疗，可以有效地降低患者肾移植后 FSGS 的复发风险。但血浆置换费用高昂且会影响患者的免疫力，所以需要临床医生通过已有的临床资料精准诊断，在移植前准确判定出 FSGS 复发高危患者。

（2）高剂量钙调磷酸酶抑制药：suPAR 主要是膜结合蛋白，通过 GPI 结合在活化的免疫细胞表面（主要为激活的 T 细胞，还包括中性粒细胞、巨噬细胞、单核细胞等），因为细胞因子的激活使其被 GPI 酶切割，从免疫细胞中分离，通过外周血系统进入肾小球足细胞中,与 β_3 整合素结合,造成足细胞的细胞骨架紊乱,最终导致足细胞凋亡。钙调磷酸酶抑制药通过抑制 NFAT(nuclear factor of activated T cells 活化 T 细胞核因子)的活化,抑制 T 细胞的增生,最终通过大量减少 T 细胞数量达到降低 suPAR 含量的目的。以上临床结果表明,高剂量的使用钙调磷酸酶抑制药可以使 FSGS 复发症状得到有效缓解。但长期服用高剂量钙调磷酸酶抑制药导致的肾毒性和免疫力低下,也是临床必须注意的问题。

(3)利妥昔单抗(美罗华):通过与 B 淋巴细胞上特异的 CD20 结合,起到特异性杀伤 B 细胞的作用。另外,美罗华还可以通过与 SMPDL - 3b(sphingomyelin phosphodiesterase acid - like 3b)及 ASMase(acid sphingomyelinase)结合,起到阻止 SMPDL - 3b 表达下降,激活 ASMase 的作用,阻止了足细胞细胞骨架紊乱的发生。如何确定美罗华用于治疗 FSGS 复发的剂量还存在一定争议。但目前国外发表的文章对 FSGS 复发患者的治疗方案普遍是每星期 2~6 次美罗华治疗,每次治疗剂量为 $375mg/m^2$,持续 1~2 周。目前,国外多家移植中心已将美罗华作为常规治疗术后 FSGS 复发的治疗措施之一,但对于美罗华使用的剂量及治疗时间还存在一定的争议,且不同患者对美罗华治疗的反应情况存在一定差异。

四、经验总结

1. 肾移植是治疗 ESRD 的有效方法,但原发性 FSGS 患者在首次肾移植后却面临着 20%~40% 的复发风险,其二次移植 FSGS 复发风险高达 80%。

2. 对于明确原发病为 FSGS 的 ESRD 患者,在肾移植术前应进行复发风险评估,给予有效的预防措施;对于肾移植术前未进行肾穿刺活检,原发病不能确定 FSGS 的患者,术前应分析病程和行针对性检测。通过移植肾穿刺活检病理结合无创检测手段给予诊断并积极治疗。

3. 确诊为移植肾 FSGS 的病例,一方面可调整免疫抑制方案,另一方面可行血浆置换治疗,而目前对于血浆置换次数和总疗程认为需根据患者的具体病情进行制定。

参 考 文 献

[1] Hickson LJ, Gera M, Amer H, et al. Kidney transplantation for primary focal segmental glomerulosclerosis: outcomes and response to therapy for recurrence. Transplantation, 2009, 87(8): 1232 - 1239

[2] Weber S, Tonshoff B. Recurrence of focal - segmental glomerulosclerosis in children after renal transplantation: clinical and genetic aspects. Transplantation, 2005, 80(1 Suppl): S128 - S134

[3] Ding WY, Koziell A, Mccarthy HJ, et al. Initial steroid sensitivity in children with steroid - resistant nephrotic syndrome predicts post - transplant recurrence. J Am Soc Nephrol, 2014, 25(6): 1342 - 1348

[4] Sener A, Bella AJ, Nguan C, et al. Focal segmental glomerular sclerosis in renal transplant recipients: predicting early disease recurrence may prolong allograft function. Clin Transplant, 2009, 23(1): 96 - 100

[5] Wei C, El HS, Li J, et al. Circulating urokinase receptor as a cause of focal segmental glomerulosclerosis. Nat Med, 2011, 17(8): 952 - 960

[6] Morath C, Wei C, Macher - Goeppinger S, et al. Management of severe recurrent focal segmental glomerulo-

sclerosis through circulating soluble urokinase receptor modification. Am J Ther,2013,20(2):226-229

[7] Beaudreuil S, Zhang X, Kriaa F, et al. Protein A immunoadsorption cannot significantly remove the soluble receptor of urokinase from sera of patients with recurrent focal segmental glomerulosclerosis. Nephrol Dial Transplant, 2014, 29(2):458-463

[8] Delville M, Sigdel TK, Wei C, et al. A circulating antibody panel for pretransplant prediction of FSGS recurrence after kidney transplantation. Sci Transl Med, 2014, 6(256):136r-256r

[9] Ponticelli C. Recurrence of focal segmental glomerular sclerosis (FSGS) after renal transplantation. Nephrol Dial Transplant, 2010, 25(1):25-31

病例 22　移植肾马尔尼菲青霉菌病

一、病历摘要

1. 病情简介　林××，男，51 岁。

主诉：因肾移植术后 1 年，血肌酐升高 3 周，于 2015 年 12 月 20 日（门诊）入院。

患者于 2014 年 12 月在本院行第二次肾移植术，术后予以"他克莫司＋吗替麦考酚酯（骁悉）＋甲泼尼龙片"三联免疫抑制药维持治疗，移植肾功能逐步恢复正常，术后在本院门诊定期复诊，血肌酐水平维持在 80～90μmol/L，同年 11 月 25 日复诊时发现血肌酐升至 119μmol/L 水平，给予加大他克莫司剂量处理，12 月初发现血肌酐升高至 156μmol/L，门诊以"移植肾急性排斥反应"收治入院。

既往于 16 年前因"慢性肾功能不全"行同种异体肾移植术；无吸烟史；无饮酒史；否认高血压、糖尿病史；否认肝炎、结核病史；否认外伤史；否认药物、食物过敏史。

2. 入院查体　T：36.5℃，P：75 次/分，R：20 次/分，BP：98/62mmHg，体重：58kg。神志清楚，自主体位，查体合作，全身皮肤黏膜无黄染及出血点，全身浅表淋巴结未及肿大，气管居中；双肺听诊呼吸音清，无干湿性啰音。心率 75 次/分，律齐，各瓣膜区听诊未及病理性杂音。腹部平坦，腹肌软，无压痛、反跳痛，肝脾肋下未及，肠鸣音正常，双下肢无水肿。神经系统检查：神志清楚，感觉及运动正常，腱反射对称，无病理反射征。专科检查：右下腹可见一长 13cm 陈旧性手术瘢痕，左下腹可见一长 12cm 手术瘢痕，左移植肾触及大小约 105mm×50mm，无触及疼痛。

3. 辅助检查

（1）血常规（2015 年 11 月 28 日）：正常。

（2）尿常规（2015 年 11 月 28 日）：正常。

（3）血生化（2015 年 11 月 28 日）：肌酐 152μmol/L，电解质正常，肝功能正常。

（4）药物浓度（2015 年 11 月 28 日）：FK506（谷值）7.1ng/ml。

（5）移植肾彩色 B 超（2015 年 12 月 30 日）：移植肾大小 114mm×66mm×62mm，肾脏形态饱满。

（6）PRA 滴度（2015 年 12 月 30 日）：75%（本次肾移植术前 50%）。

4. 病情演变　入院后予以甲基泼尼松龙针剂 500mg/d×3 天治疗后，肌酐从 194μmol/L 降至 124μmol/L，2 周后患者出现发热、尿量减少，血肌酐升高至 256μmol/L，考虑为耐肾上腺皮质激素"移植肾急性排斥反应"，给予即复宁 4 支治疗后，血肌酐水平下降至 198μmol/L，但一周后血肌酐水平又升至 522μmol/L，2016 年 1 月 4 日血培养发现"马尔尼菲青霉菌"，同年 1 月 11 日在 B 超引导下行移植肾穿刺活检病理检查，1 月 13 日移植肾活检病理报告"移植肾中度急性排斥反应合并继发性慢性坏死性肉芽肿炎"，1 月 19 日诊断为："①移植肾马尔尼菲青霉菌病；②马尔尼菲青霉菌感染；③移植肾急性排斥反应；④同种异体肾移植术后"。

二、诊断思路

（一）诊断依据

1. 临床证据

（1）血肌酐值变化入院前血肌酐值缓慢增高 1 倍以上，经大剂量甲基泼尼松龙冲击治疗后，血肌酐值降至正常高值，但一周后升高至 3 倍，使用兔抗人淋巴细胞球蛋白后，血肌酐值升至 522μmol/L（病例 22 图 1）。

（2）血常规变化：血肌酐值明显升高，同时，血白细胞增高。

（3）尿常规变化：血肌酐值明显升高，同时，尿白细胞、红细胞增多。

（4）体温变化：体温升高至 38℃ 以上（病例 22 图 1）。

2. 微生物检查证据

（1）血培养马尔尼菲青霉菌生长：马尔尼菲青霉菌是唯一的温度依赖双相型青霉菌属真菌，25℃ 时为菌丝相（传播相），37℃ 时则为酵母相（致病相），产生特征性的可溶性红色色素弥散到整个培养基中，本例患者血培养正有此特征。HE 和瑞氏染色镜检通常在巨噬细胞内见圆形或卵圆形、腊肠型孢子，少有横膈，可见大量帚状枝，双轮或单轮生，分生孢子梗光滑（病例 22 图 2）。

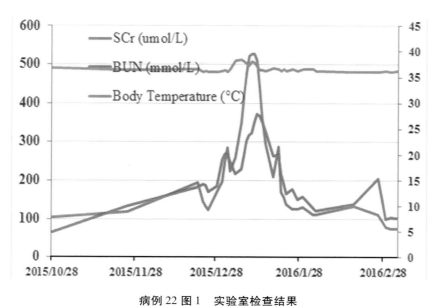

病例 22 图 1　实验室检查结果

注：图示患者血肌酐（SCr）和尿素氮（BUN）水平逐渐升高，并伴随着发热，峰值达 38.5℃

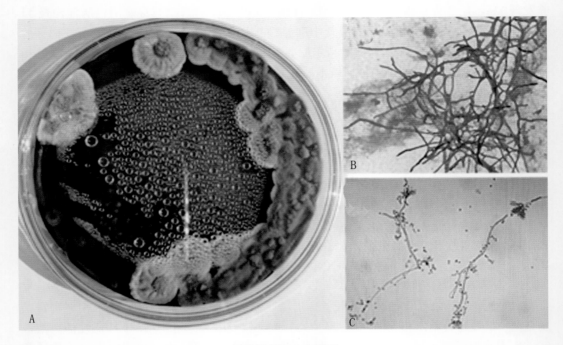

病例 22 图 2　血培养

　　显示培养皿中真菌菌落最初是黄色的，然后变成红色，然后红色逐渐扩散（A）。PAS 染色显示菌丝体（B，×200）。Lactophenol 快速蓝染色显示马尔尼菲青霉菌的菌丝和孢子（C，红色箭头，×200）。

　　（2）移植肾活检组织病理检查常规病理切片检查 HE 染色显示肾实质大片多灶性坏死，继发性慢性坏死性肉芽肿炎，六胺银染色显示肾实质中椭圆形、腊肠状真菌，电子显微镜检查发现大量粗细均匀，两头钝圆孢子状物质（病例 22 图 3、病例 22 图 4）。伴有移植肾中度细胞性排斥反应。

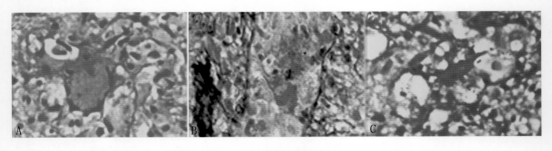

病例 22 图 3　移植肾的病理活检标本染色

　　注：HE 染色显示肾实质弥漫性肉芽肿反应伴多核巨细胞反应（A，×600）；六胺银染色（B，×600）和 PAS（C，×600）染色显示卵形，椭圆形和香肠形真菌

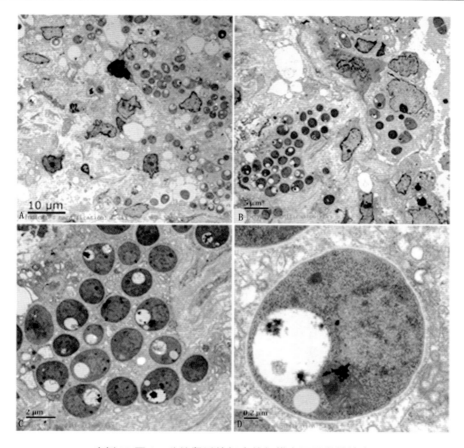

病例22 图4 移植肾活检标本的扫描电子显微镜检查

注:显示肾组织的细胞胞质中观察到孢子样结构(电镜放大倍数:A:1.5k×;B:2k×;C:6k×;D:30k×)

3. 移植肾影像学检查证据 彩色B超检查发现移植肾体积增大饱满、肾内多个钙化灶样结节(病例22 图5)。

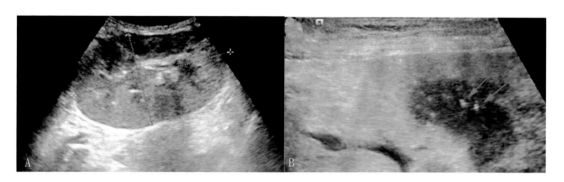

病例22 图5 移植肾B超检查

注:A、B:示移植肾体积明显增大,可见高回声区域(红色箭头)

4. 病史诊断依据　第二次肾移植患者，长期服用免疫抑制药。

（二）鉴别诊断

肾移植术后患者移植肾功能恢复后，移植肾功能短时间内出现功能减退，最常见的原因多为急性排斥反应、急性药物中毒、多瘤病毒等病毒感染、移植肾动脉狭窄等。

1. 移植肾急性排斥反应时，血肌酐值短时间内会轻度或者明显升高，影像学检查移植肾体积可轻度增大，出现蛋白尿，肾组织病理检查呈急性排斥反应改变，本例患者经肾活检组织病理证实存在"细胞性排斥反应"，经大剂量甲基泼尼松龙冲击治疗后血肌酐值降至接近正常，但很快血肌酐反复较治疗前明显升高，各种免疫抑制挽救方案无效，并发发热，血白细胞明显升高，移植肾明显增大，多发性钙化样结节状改变，尿液白细胞及红细胞明显增加。考虑移植肾并发其他病变。

2. 移植肾急性药物中毒时，环孢素或他克莫司使用剂量较大或药物浓度明显偏高，移植肾组织病理学检查发现肾小管特征性损害肾小动脉病变。

3. 多瘤病毒肾病时，多瘤病毒尿症、病毒血症阳性率分别为 30% ～40%、10% ～20%，尿 Decoy cells 20% ～30%，病变首选累及肾髓质，肾小管上皮细胞出现嗜碱性病毒包涵体。

4. 移植肾动脉狭窄常发生在移植后 1～6 个月，影像学检查时移植肾体积变小、移植肾肾动脉狭窄性影像，肾动脉发现高速血流，肾实质呈现缺血性改变。

5. 组织胞质菌病主要流行于美洲大陆、东南亚、非洲等，临床表现多样，与马尔尼菲青霉菌病流行区域在东南亚地区、我国南部地区有重叠，临床表现类似，也是一种温度依赖性双相型真菌，组织胞质菌为芽孢繁殖，形态上圆形或卵圆形，菌体一端形成一个逐渐膨大的芽孢，与母体相接处形成瓶颈样狭窄，两者微生物学培养特征不同，染色后真菌学形态完全不一样，与马尔尼菲青霉菌相区别，且绝大多数组织胞质菌病是自限性疾病，而播散型马尔尼菲青霉菌病如未经及时确诊和治疗，是一种严重的死亡率高达 90% 以上的疾病。

（三）治疗措施与方案

马尔尼菲青霉菌病治疗首选两性霉素 B，伊曲康唑、伏立康唑亦为敏感药物，美国 CDC 推荐治疗艾滋病合并马尔尼菲青霉菌病的方案为先静脉滴注两性霉素 B 两周，剂量为 0.6mg/（kg·d），再口服伊曲康唑 10 周，剂量为 400mg/d。治疗疗程时间根据患者免疫状况确定，不应以血培养阴性或组织损害好转为依据，国外作者主张治疗疗程后口服伊曲康唑 200mg/d 以预防复发，但预防用药疗程未定，目前还未发现耐抗真菌药物的马尔尼菲青霉菌。

1. 两性霉素 B 治疗　由于该药肝肾毒性不良反应较大，而移植肾相对功能脆弱，对两性霉素 B 耐受性差，目前还没有在移植肾马尔尼菲青霉菌病中使用两性霉素 B 的任何经验。

2. 免疫抑制药方案调整　马尔尼菲青霉菌病大多数在免疫功能低下的人群中发生，器官移植人群由于长期使用免疫抑制药，易造成免疫抑制过度，也是易感危险人群，肾移植患者感染马尔尼菲青霉菌时应及时减少或停用免疫抑制药，同时使用大剂量的人血丙种免疫球蛋白，反复及时检查患者的血淋巴细胞分类计数，重建免疫功能。

三、防治策略及相关进展

1. 本例治疗策略

（1）两性霉素 B 使用策略：由于两性霉素 B 明显的肝肾、神经肌肉毒副反应，以及可引起严重的低钾血症，我们使用相对毒性不良反应小的两性霉素 B 脂质体 20mg/d×12 天，口服伊曲康唑 400mg/d×12 周。抗真菌治疗一周后尿量逐渐增多，血肌酐下降至正常。血肌酐值维持在 70～80μmol/L，移植肾大小正常，钙化灶消失。

（2）免疫抑制药调整：诊断为"移植肾马尔尼菲青霉菌病"后，将他克莫司转换成小剂量环孢素口服，减少 50% 剂量的麦考酚钠，后停用麦考酚钠，改为小剂量咪唑立宾治疗。

2. 马尔尼菲青霉菌病相关进展　马尔尼菲青霉菌是一种以某种野鼠为储存宿主，再感染人体的一种少见的具有地域流行特征的条件致病性的深部真菌。它可以感染一般健康人或免疫低下的人群。高发于东南亚，包括我国南方亚热带地区（广东、广西、云南、湖南等省），感染可为局限型、全身播散型，局限型以肺部感染为主要临床特征，播散型是其最常见临床类型，预后很差。临床表现无特异性，皮肤损害最常见，一般以发热、失重、贫血、白细胞增高为主，大多数马尔尼菲青霉菌感染者有肝、脾、淋巴结肿大，肺部症状多见，累及消化系统，同时出现受累组织器官及免疫缺陷等伴发症状，无免疫系统缺陷患者常无系统性感染症状，多为单个器官或部位感染，常被误诊结核病，由于临床表现复杂且缺乏特异性，该病常被误诊或漏诊，失去早期诊断、治疗及治愈的机会。20 世纪 90 年代初，在艾滋病人群中本病已是继念珠菌病、隐球菌病后的第三大机会性感染真菌病。近年来，国外也有少量报告肾移植患者到东南亚旅行或居留后并发该病，表现为腹膜炎、脓毒败血症；或溶骨性破坏；或肺炎、肠系膜淋巴病，临床表现多样，取决于患者的免疫状况目前，对于本病的传播途径不清，无特异性预防措施。

确诊马尔尼菲青霉菌病的金标准，目前仍是感染标本培养后染色或组织标本病理检查染色发现形态特异的真菌培养平均 72 小时出现肉眼可见菌落，对于疑似患者的真菌培养需连续观察 1 周以上。

马尔尼菲青霉菌病治疗药物以两性霉素 B 为首选，常见药物有伊曲康唑、伏立康唑，不同的抗真菌药物最小抑菌浓度 MIC：伏立康唑＜伊曲康唑＜两性霉素 B，伏立康唑可通过血脑屏障，颅内播散者可为首选药物。对于非艾滋病者目前仍尚无统一治疗方案，建议多应结合患者实际情况，合理选择抗真菌药物并建议延长抗真菌药物使用时间。艾滋病阴性患者可予以两性霉素 B 加伊曲康唑或伏立康唑治疗。

参 考 文 献

[1] Vanittanakom N, Cooper CJ, Fisher MC, et al. Penicillium marneffei infection and recent advances in the epidemiology and molecular biology aspects. Clin Microbiol Rev, 2006, 19(1): 95–110

[2] 叶萍, 孔晋亮, 吴聪, 等. 不同方案治疗马尔尼菲青霉病的疗效分析. 中华医院感染学杂志, 2016, 26(18): 4128–4131

［3］林果为，葛均波，王吉耀．实用内科学．北京：人民卫生出版社，2017：592－593

［4］Hart J，Dyer JR，Clark BM，et al. Travel－related disseminated Penicillium marneffei infection in a renal transplant patient. Transplant Infectious Disease，2012，14（4）：434－439

［5］Chan YH，Wong KM，Lee KC，et al. Pneumonia and mesenteric lymphadenopathy caused by disseminated Penicillium marneffei infection in a cadaveric renal transplant recipient. Transpl Infect Dis，2004，6（1）：28－32

［6］黄俊云，叶贞丽，朱贤森，等．马尔尼菲青霉菌的分离鉴定方法学比较．赣南医学院学报，2015，35（06）：884－886

［7］谢良伊，王娟，张景，等．马尔尼菲青霉菌鉴定要点及该菌酵母相体外药敏分析．中国感染控制杂志，2016，15（12）：934－938

［8］曹静，袁雅璐，成卫英，等．HIV 阴性的马尔尼菲蓝状菌病研究进展．中国皮肤性病学杂志，2018，32（4）：462－465

病例 23　神经源性膀胱伴尿毒症

一、病历摘要

1. 病情简介　患者，傅××，男性，31岁。

主诉：神经源性膀胱 20⁺年，规律透析 4⁺年。

现病史：患者 20⁺年前诊断为：先天性隐性脊柱裂、神经源性膀胱、尿失禁。5年前，患者因尿失禁加重，查肌酐 362μmol/L。SPECT 肾显像示：左肾 GFR 为 27.61ml/min，右肾 GFR 为 27.61ml/min；尿动力学检查提示：尿流率偏低；膀胱功能容量尚可，感觉功能存在，顺应性低，膀胱相对安全容量约 370ml，储尿期未见逼尿肌无抑制性收缩，排尿期未见逼尿肌收缩，小便未解出，结合尿失禁病史，考虑充溢性尿失禁可能性大；最大尿道压偏低。静脉肾盂造影提示：双肾积水，双侧输尿管上段扩张。此后，患者多次因尿失禁，行膀胱颈汽化电切术、经尿道膀胱镜下膀胱颈肉毒素注射术、经腹右侧输尿管再植＋右侧输尿管支架置入术，术后尿失禁较前缓解。4⁺年前，患者肾功能急剧下降，无尿；SPECT 肾显像示：左肾 GFR 为 12.62ml/min，右肾 GFR 为 4.2ml/min，开始规律血液透析至今。患者有行肾移植要求，2017 年 4 月 3 日拟"神经源性膀胱，慢性肾功能不全尿毒症期"收入院。

既往乙肝小三阳病史；无吸烟史；无饮酒史；否认高血压、糖尿病、心脏病病史；否认结核病史；否认外伤史；否认药物、食物过敏史；手术史见现病史。

2. 入院查体　T：36.7℃，P：80 次/分，R：20 次/分，BP：140/86mmHg。神志清楚，查体合作，皮肤浅表黏膜未见黄染、淤斑，浅表淋巴结未及肿大，气管居中；双肺听诊呼吸音清，无干湿啰音。心率 80 次/分，律齐，各瓣膜听诊未及病理性杂音，腹部平坦，腹肌软，无压痛、反跳痛，肝脾肋下未及，肠鸣音正常，双下肢无水肿。骶骨处可触及一质中 4cm×3cm 大小包块突出皮面，无压痛，不可移动。

3. 辅助检查

（1）血常规（2017 年 4 月 4 日）：正常

（2）尿常规（2017 年 4 月 4 日）：尿蛋白定性：0.5（1＋）g/L。

（3）血生化（2017 年 4 月 4 日）：肌酐：1333μmol/L，胱抑素 C：9.62mg/L，尿素氮：25.85mmol/L，尿酸：507μmol/L。

（4）腹部彩超（2017 年 4 月 4 日）：双肾萎缩。

（5）体表超声（2017 年 4 月 4 日）：骶骨处隐性脊柱裂，脊膜膨出，内含马尾、终丝、脂肪组织，与周围组织粘连（病例 23 图 1）。

（6）SPECT 肾显像（2013 年 3 月 27 日）：左肾 GFR：12.62ml/min，右肾 GFR：

4.2ml/min。

（7）尿动力学检查（2012 年 4 月 19 日）：尿流率偏低；膀胱功能容量尚可，感觉功能存在，顺应性低，膀胱相对安全容量约 370ml，储尿期未见逼尿肌无抑制性收缩，排尿期未见逼尿肌收缩，小便未解出，结合尿失禁病史，考虑充溢性尿失禁可能性大；最大尿道压偏低。

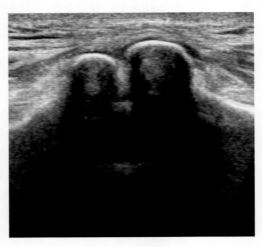

病例 23 图 1　体表包块彩超结果

二、诊断思路

1. 诊断依据　患者为 31 岁男性，起病缓。先天性隐性脊柱裂，临床表现为尿失禁。查体：骶骨处可触及一质中 4cm×3cm 大小包块突出皮面，无压痛，不可移动。体表超声示：骶骨处隐性脊柱裂脊膜膨出，内含马尾、终丝、脂肪组织，与周围组织粘连。尿动力学检查提示：充溢性尿失禁可能性大。诊断为：先天性隐性脊柱裂，神经源性膀胱，充溢性尿失禁。

后期因尿失禁加重，肾积水，肾脏萎缩失功。实验室检查示：肌酐：1333μmol/L，胱抑素 C：9.62mg/L，尿素氮：25.85mmol/L，尿酸：507μmol/L。超声结果示：双肾萎缩。SPECT 肾显像示：左肾 GFR：12.62ml/min，右肾 GFR：4.2ml/min，开始透析。根据病史、症状、体征、结合实验室检查和影像学检查。诊断为：慢性肾衰竭 尿毒症期。

2. 鉴别诊断

膀胱颈梗阻：女性较男性多见，多发病于中年。临床表现主要为：进行性排尿困难，尿流细小，射出无力，尿潴留及充溢性尿失禁。如需确诊，需膀胱镜检查：镜鞘插至膀胱颈部有紧缩感；膀胱内憩室、小梁等下尿路梗阻性病变；膀胱颈部活动受限。本例患者行尿动力学检查提示：尿流率偏低；膀胱功能容量尚可，感觉功能存在，顺应性低，膀胱相对安全容量约 370ml 储尿期未见逼尿肌无抑制性收缩，排尿期未见逼尿肌收缩，小便未解出，结合尿失禁病史，考虑充溢性尿失禁可能性大；最大尿道压偏低。应考虑膀胱收缩无力所致尿潴留，而非膀胱颈梗阻。此外，该患者多次接受膀胱颈汽化电切术和膀胱颈肉毒素注射术后，并未明显缓解充溢性尿失禁，因此可排除膀胱颈梗阻。

三、防治策略及相关进展

1. **本例治疗策略**　本例患者接受了同期回肠膀胱扩大术和同种异体肾移植术（2017年4月5日）。手术步骤（病例 23 图 2）：手术取脐下至耻骨联合上方腹正中切口，将移植肾静脉和肾动脉分别与左髂外静脉和左髂外动脉端侧吻合，血流开放后输尿管口有尿液喷出；见膀胱挛缩成梨形，容积约 50ml，将膀胱于正中线矢状打开，内壁可见散在滤泡样增生；打开腹膜，见乙状结肠与周围腹膜轻度粘连，距回盲部 15cm 处截取 20cm 长的带蒂回肠，纵行剖开回肠，清洁肠腔，行 U 形侧侧吻合扩大宽度，再将准备好的回肠与膀胱切口连续缝合，使之成为新膀胱顶壁，膀胱内留置蕈形引流管，通过膀胱前壁、腹壁引出体外，用于术后膀胱冲洗及引流。输尿管穿过腹膜缝合于腹膜内新膀胱的回肠上，留置输尿管支架管。将近、远端回肠断端用吻合器侧侧吻合后封闭吻合口并加固，留置腹腔和盆腔引流管，逐层关腹。

术后免疫抑制方案：术前用抗胸腺细胞球蛋白（anti - thymocyte globulin，ATG）作为诱导。术中使用 500mg 甲强龙。术后静脉连用 3 天甲强龙：200mg，1 次/天，后改为口服泼尼松：初始剂量 60mg，1 次/天，逐渐减量至 10mg，1 次/天，后根据肌酐水平进行调整。麦考酚酸钠肠溶片（米芙）自术前一晚开始使用：540mg，2 次/天；他克莫司自术后第 2 天开始使用：1.5mg，2 次/天，在后期随访中根据血药浓度进行调整。

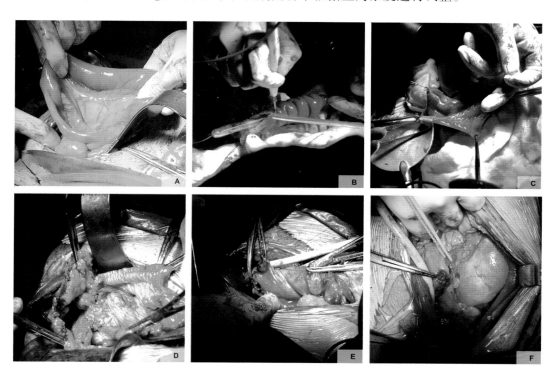

病例 23 图 2　手术步骤

注：A：选取距回盲部 15cm 处约 20cm 长的回肠；B：回肠去肠管化；C：回肠 U 形测吻合扩大宽度；D：回肠膀胱吻合；E：输尿管吻合于新膀胱肠管壁上；F：吻合完成

患者术后 4 天肾功能恢复正常；尿量可，约 2500ml/d；术后第 2 天下床活动，排气后逐渐由流食恢复至普食；术后第 5 天解黑便，至术后 2 周黑便消失；术后第 6 天拔除腹腔及盆腔引流管。术后 3 周行膀胱造影提示：膀胱容量可，无漏尿、反流，遂拔除尿管及蕈形膀胱造瘘管。伤口愈合可，于术后 1 个月出院。术后 2 个月拔除移植肾输尿管支架管。患者于术后 4 个月因肺部感染住院一次，肌酐升至 172μmol/L。予盐酸莫西沙星（拜复乐）抗感染治疗，调整免疫抑制药用量（米芙减量至 360mg，2 次/日；泼尼松增至 30mg，1 次/日），住院 2 周复查胸部 CT，肌酐降至 140μmol/L 以下，好转出院。

患者定期于门诊随访。现术后 2 年，肾功能稳定，肌酐：100～130μmol/L，他克莫司浓度：4.8～8.9ng/ml。目前无残余尿，无排斥反应、结石发生。

2. 结合该病例，疾病的防治策略及相关进展　神经源性膀胱是由于神经系统疾病或损伤导致的膀胱储尿或排尿功能障碍，其发病原因多样，如：脊髓损伤、脑血管疾病、帕金森病、先天神经脊柱闭合不全、糖尿病等。由神经脊柱闭合不全（包括隐性脊柱裂）导致的神经源性膀胱，通常婴幼儿时期即可发现，若 3 岁以上未及时诊断、治疗的患者，92% 在进行尿流动力学检查时都会发现上、下运动神经元损伤的表现。本例患者自幼尿失禁，未予关注，错过了最佳治疗时期。后期尿失禁及双上尿路积水，最终发展成为尿毒症。

神经源性膀胱的治疗方法多样且成熟，有间歇清洁导尿、药物治疗、外科手术治疗、神经调节和电刺激等。其中外科手术方式国内外已报道了胃肠道代膀胱术、膀胱自体扩大术、胃肠道膀胱扩大术、输尿管膀胱扩大术等。但各种手术方式均各有利弊：膀胱自体扩大术可避免胃肠道黏液及代谢物的产生或再吸收，无癌变的危险且手术操作简单，但并不能有效增加膀胱容量及降低逼尿肌压力。输尿管膀胱扩大术也避免了胃肠道膀胱扩大术的相关并发症，但其应用局限，仅限于具有扩张迂曲的输尿管的患者。Bartani 和 Taghizade 报道了一例肾移植患者行输尿管膀胱扩大术，解决了长期输尿管反流和避免使用肠道扩大膀胱导致的并发症，获得了满意的膀胱储尿功能和肾功能。胃肠道代膀胱或胃肠道膀胱扩大术可以实现理想的膀胱容量及顺应性，但术后尿路感染、电解质及代谢紊乱、胃肠道黏液所致结石等风险较高。罗敏等报道了 18 例行肠道膀胱扩大术的神经源性膀胱病例，结果提示回肠或乙状结肠膀胱扩大术可有效增加膀胱容量及其顺应性，降低膀胱内压，获得了良好的膀胱储尿功能，同时避免了上尿路功能的损害，且因为术前严格的肠道准备，减少了术后感染的发生，促进肠功能的恢复。张帆等也报道了 77 例相似的治疗效果。但 Wang 等报道乙状结肠膀胱扩大术后，患者结石发生率增高，为减少术后感染的可能术前需更加严格的肠道准备，但回肠膀胱扩大术后有发生小肠梗阻的可能。中华医学会泌尿外科学分会 2010 年《神经源性膀胱诊断治疗指南》推荐，肠管的选择可以采用回肠、回盲肠、乙状结肠等，空肠因会造成严重代谢紊乱（低钠、高钙及酸中毒等）而禁忌使用，文献中大多报道的使用回肠。Abbas Basiri 等报道的 44 例神经源性膀胱合并尿毒症患儿中，10 例采用乙状结肠、33 例采用回肠、2 例采用胃扩大膀胱。在 Nahas WC 等的研究中，23 例患者有 16 例采用回肠，5 例采用乙状结肠，2 例采用回盲肠。Power RE 等报道 10 例患者中，9 例采用回肠，1 例采用输尿管。对于本例患者，手术医生在术中根据患者的肠管、膀胱周围粘连情况，对其选用了回肠扩大膀胱。

神经源性膀胱后期若发生肾衰竭（尿毒症期），可根据患者的情况选择相应的肾脏替代治疗方法。若选择腹膜透析则发生感染的风险较高，若选择血液透析则会影响工作生活；肾脏移植是尿毒症最佳的治疗方式，但选择肾脏移植治疗，若不能正确处理下尿路功能障碍，则会导致移植肾再次失去功能。大多数研究报道了先处理神经源性膀胱，再二期肾移植手术。Delis 等报道了一例神经源性膀胱患者行肾移植前 3 年先进行了胃肠道膀胱扩大术，其主要考虑的是分期手术风险小，否则移植后使用免疫抑制药，将增加术后吻合口感染、尿漏或出血等风险。Basiri 等在治疗神经源性膀胱合并尿毒症的 21 例患者时，对 19 例患者先实施回肠代膀胱术，2 个月后再进行二期肾移植，只有 2 例患者实施了同期手术，术后所有患者均未发生相关的并发症，获得了良好的移植物存活率。Basiri 等进一步对神经源性膀胱的治疗和尿毒症的治疗时机进行了探讨。在他们的队列研究中，儿童患者被分为三组：移植前行膀胱扩大组（组 1，N＝21），移植后行膀胱扩大组（组 2，N＝23），正常膀胱行肾移植对照组（组 3，N＝45），结果显示虽然组 1 和组 2 患者术后尿路感染发生率显著高于组 3，但三组患者急性排斥反应无显著差异，组 1 和组 2 有相似的移植物存活率且均高于组 3。因此，膀胱扩大术和肾移植手术先后实施或者同期进行，均未见其对移植物功能有影响，但同期手术样本量较少，仍需观察。国内文献目前只检索到 2 例肾移植同期行回肠代膀胱治疗神经源性膀胱伴尿毒症的病例，但如本报道中实施的肾移植同期肠道膀胱扩大术的术式，国内还未见报道。

对于神经源性膀胱合并尿毒症的患者，移植肾输尿管的吻合方式也多种多样。Nahas WC 等报道了 25 例患者，其中供肾输尿管吻合于受者原膀胱有 16 例，吻合于新膀胱肠管的有 6 例，吻合于受者输尿管的有 3 例。Power RE 等报道的 10 位患者中，2 例患者实施了直接输尿管肠管吻合，1 例实施了抗反流输尿管肠管吻合，3 例患者实施了输尿管膀胱吻合，1 例患者实施了输尿管肾盂吻合，3 例患者实施了输尿管 - 输尿管吻合。因此，目前对移植肾输尿管的吻合方式并没有统一的标准，需要根据患者的情况实施个体化方案。本例患者实施的输尿管肠管吻合术。

四、经验总结

本例患者因先天性隐性脊柱裂，长期逼尿肌收缩无力、排尿功能障碍，导致输尿管反流及充溢性尿失禁，最终肾衰竭。患者肾移植成功的关键在于保证膀胱储尿和排尿功能，防止反流影响肾功能及预防尿路感染。肠道膀胱扩大术中的新膀胱取自自体肠管，不存在排斥反应的隐患，但可能发生泌尿系感染、膀胱结石及胃肠道功能障碍。患者术后定期随访，肾功能正常，未发生结石、胃肠道功能障碍等并发症。虽然该患者术后发生 1 次肺部感染，但治疗 2 周后好转，肾功能恢复。该患者仍需长期随访，定期复查肾功能、血药浓度等，以获得长期高生活质量、无并发症的人肾存活率。

参 考 文 献

[1] 杨伟东，双卫兵．神经源性膀胱的病因学研究进展。中西医结合心脑血管病杂志，2013，11（12）：1507－1510

[2] 廖利民．神经源性膀胱的诊断与治疗现状和进展．第三届北京国际康复论坛文集：297－301

[3] Çetinel B, Kocjancic E, Demirda? Ç. Augmentation cystoplasty in neurogenic bladder. Investigative and Clinical Urology, 2016, 57(5): 316－323

[4] MacNeily AE, Afshar K, Coleman GU, et al. Autoaugmentation by detrusor myotomy: its lack of effectiveness in management of congenital neuropathic bladder. J Urol, 2003, 170(4 pt 2): 1643－1646

[5] 毕允力，阮双岁，陆毅群，等。输尿管膀胱扩大成形术治疗神经源性膀胱。临床小儿外科杂志，2007，6（5）：21－23

[6] Bartani Z, Taghizade AA. Bilateral ureterocystoplasty: a new technique for augmentation of bladder in transplant patients. Saudi J Kidney Dis Transpl, 2013, 24(3): 602－604

[7] 孙小兵，李殿国，罗添华，等。膀胱自体扩大术在神经性膀胱患儿中的应用评价。临床小儿外科杂志，2016，15（4）：371－373

[8] 罗敏，沈鹏飞，朱玲，等．肠道膀胱扩大术治疗神经源性膀胱的护理．护理进修杂志，2010，25（19）：1760－1762

[9] 张帆，廖利民，付光，等．肠道膀胱扩大术治疗神经源性膀胱77例疗效观察。中华泌尿外科杂志，2012，33（9）：655－659

[10] Wang K, Yamataka A, Morioka A, et al. Complications after sigmoidocolocystoplasty: review of 100 cases at one institution. Journal of pediatric surgery, 1999, 34(11): 1672－1677

[11] Basiri A, Otookesh H, Hosseini R, et al. Kidney transplantation before or after augmentation cystoplasty in children with high－pressure neurogenic bladder. BJU Int, 2009, 103(1): 86－88

[12] Nahas WC, Mazzucchi E, Arap MA, et al. Augmentation cystoplasty in renal transplantation: a good and safe option－－experience with 25 cases. Urology, 2002, 60(5): 770－774

[13] Power RE, O'Malley KJ, Khan MS, et al. Renal transplantation in patients with an augmentation cystoplasty. BJU Int, 2000, 86(1): 28－31

[14] Abbas Basiri, Nasser Shakhssalim, SeyedMohammadmehdiHosseini－Moghddam, et al. Renal Transplant in Patients with Spinal Cord Injuries. Experimental and Clinical Transplantation, 2009, 1: 28－32

[15] 邱江，陈中立，王长希，等．肾移植及回肠代膀胱术治疗神经原性膀胱伴尿毒症二例报告．中华泌尿外科杂志，2005，26（10）：711

同时间点停用免疫抑制药。生存分析结果显示，在每一随访时点，未使用免疫抑制药的患者与使用免疫抑制药的患者生存率无统计学差异，且 5 年后，未使组的患者生存率高于使用组（$P \leqslant 0.04$）。Kim 等报道了 3 例原发病为慢性肾小球肾炎的同卵双生同胞捐献肾移植。术后 3 名患者均未使用免疫抑制药维持治疗。然而，该 3 名患者分别于术后 41 个月、28 个月、8 年活检穿刺诊断为 IgA 肾病、急进性肾小球肾炎和局灶节段硬化性肾小球肾炎（FSGS）。其中后两例患者移植物失功，返回到透析。

本例患者术后 1 个月停药，术后 10 个月活检穿刺诊断出 IgA 肾病。重新使用免疫抑制药［吗替麦考酚酯（骁悉）＋泼尼松］后，肾功能恢复。由于该患者最初来我院就诊时双肾已萎缩，错过了活检穿刺的最佳时期。若原发病为自身免疫性疾病，术后仍然需要使用免疫抑制药来控制原发病在移植物的复发。因此，在术前行肾脏穿刺活检明确受者原发病有重要价值。

四、经验总结

同卵双生间的肾移植安全有效，术后一般不需要使用免疫抑制药也能维持移植肾功能正常，但对于原发病为免疫相关类型的肾病，术后仍然需要免疫抑制药维持治疗。术前对同卵双生的正确鉴定及术后的定期随访是移植肾长期存活的关键。

参 考 文 献

［1］Koreth J, O.Leary JJ, O'D McGee J. Microsatellites and PCR genomic analysis. J Pathol, 1996, 178(3): 239 – 248

［2］Yakubu I, Haririan A, Bartlett S, et al. Successful Renal Transplantation between Identical Twins with Very Brief Immunosuppression. Case Rep Transplant, 2018: 9842893

［3］Sánchez – Escuredo A, Barajas A, Revuelta I, et al. Kidney transplant from a living monozygotic twin donor with no maintenance immunosuppression. Nefrologia, 2015, 35(4): 358 – 362

［4］Kessaris N, Mukherjee D, Chandak P, et al. Renal transplantation in identical twins in United States and United Kingdom. Transplantation, 2008, 86(11): 1572 – 1577

［5］Krishnan N, Buchanan PM, Dzebisashvili N, et al. Monozygotic transplantation: concerns and opportunities. Am J Transplant, 2008, 8(11): 2343 – 2351

［6］Kim YK, Yoon HE, Kim SH, et al. Long – term follow – up of three identical twin transplant recipients without maintenance immunosuppressive therapy. Nephrology(Carlton), 2008, 13(5): 447 – 448

病例 25　肾移植术后尿路上皮肿瘤

一、病历摘要

1. 病情简介　患者，宫××，女性，79 岁。

主诉：肾移植术后 11 年，查体发现右肾盂占位 3 个月，于 2018 年 1 月 2 日入院。

现病史：患者于 2006 年 4 月 27 日因"尿毒症"于我院行同种异体肾移植手术，供肾位于右侧髂窝，术后规律服用"泼尼松/吗替麦考酚酯/环孢素"三联抗排异药物治疗，肾功能稳定于 50μmol/L 左右。5 年前因"左肾积水"行"左肾及输尿管切除术"，术后病理报告"肾脏尿路上皮细胞癌"，恢复良好，肾功能稳定，继续维持原免疫抑制药方案治疗至今。2017 年 9 月 20 日患者 B 超检查示"右侧肾盂肾盏积水"，进一步行 MRI 检查见右侧肾盂处实性肿物。2017 年 12 月 26 日再次复查 MRI，可见肾盂肿物体积较前有所增大，无肉眼血尿，无尿频/尿急/尿痛，无腰痛，无发热等不适，有肾盂肿瘤可能，建议患者进一步检查及治疗。本次门诊以"肾移植术后右肾盂肿物"收入院。患者自发病以来，一般情况良好，饮食及夜间睡眠好，大小便如常，体重及体力无明显改变。

既往史："高血压"病史 10 年，规律服用"硝苯地平控释片（拜新同）"等药物，控制良好；"糖尿病"病史 11 年，规律"胰岛素"控制，平素空腹血糖为 7~8mmol/L，餐后血糖正常；"冠心病"病史 7 年，服用"欣康、倍他乐克、丹参滴丸、阿司匹林"等药物，平素偶有心前区不适。否认肝炎、结核等传染病史及密切接触史。12 年来先后两次于当地医院行"白内障手术"；否认重大外伤史；否认输血史；否认食物及药物过敏史。预防接种史随当地。

2. 入院查体　T: 36.2℃，P: 82 次/分，R: 19 次/分，BP: 138/90mmHg。神志清楚，查体合作，皮肤浅表黏膜未见黄染、淤斑，浅表淋巴结未及肿大，双侧瞳孔等大等圆，眼球运动正常，气管居中；双肺听诊呼吸音清，无干湿啰音。心率 82 次/分，律齐，各瓣膜听诊未及病理性杂音，腹部平坦，腹肌软，无压痛、反跳痛，肝脾肋下未及，肠鸣音正常，双下肢无水肿。泌尿系统检查：双肾区无叩痛，双侧输尿管走形区无压痛，膀胱区未触及明显肿块，叩鼓音。移植肾大小及质地正常，血流杂音正常存在。

3. 辅助检查

（1）血常规：正常。

（2）尿常规：尿潜血 2+。

（3）血生化：肝肾功能正常。

（4）凝血功能：正常。

（5）尿脱落细胞学检查：未查见肿瘤细胞。

（6）双肾 CT：见左肾阙如，右侧肾盂占位性病变，见病例 25 图 1。

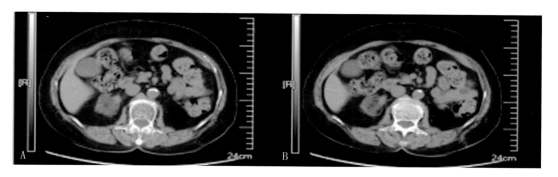

病例 25 图 1 右肾盂可见实性占位

二、诊断思路

（一）诊断依据

1. 临床表现

（1）血尿：间歇发作肉眼血尿为最常见症状（占 40% ~ 70%），多表现全程血尿，伴有条状血块。几乎所有患者都能查到镜下血尿。该患者为肾移植术后，原肾已无尿，输尿管蠕动减慢，肿瘤出血未大量流入膀胱，故未出现肉眼血尿，但近期化验镜下血尿阳性。

（2）腰痛：约 1/3 的患者诉腰部钝痛。血块经过输尿管可引起肾绞痛。该患者没有存在明显尿路梗阻，因此无腰痛症状。

2. 辅助检查

（1）实验室检查：尿细胞学检查：用排出的尿液做细胞学检查准确性较低，瘤"级"低的肿瘤多无异常发现，阳性率随瘤级增高而增高。输尿管插管后用生理盐水反复冲洗，收集回流液体做细胞学检查，可提高确诊率。

（2）影像学检查：

1）尿路造影：静脉尿路造影常表现边缘不规则的充盈缺损，与管壁相连。发生严重梗阻时显示上尿路扩张，造影剂密度减低或不显影。

2）B 超检查：肾盂造影显示充盈缺损的病灶，可做 B 超检查，以区别肿瘤或结石。

3）CT 检查：较大的肿瘤显示为软组织密影，CT 值平均为 46HU（10 ~ 70HU）。静脉注射造影剂后可见明显强化。CT 检查在肾功能不良时也可显示病变情况，可鉴别肾盂肿瘤和肾肿瘤，可了解肿瘤有无浸润，对分期有帮助。为避免造影剂肾损害，故此患者未行强化 CT 检查。

4）内镜检查：输尿管软镜可到达各个肾盏，用活体组织钳通过内镜钳取组织做病理检查，可帮助诊断。膀胱镜检查应注意观察膀胱有无肿瘤，必要时取抽样活体组织送检，了解有无原位癌或癌前期病变。该患者术前检查不足之处在于未行输尿管镜及膀胱镜检查，没有病理结果支持输尿管肿瘤诊断，不了解膀胱内是否存在病变。

3. 肿瘤的分级与分期 常用作选择治疗方法和估计预后的指标。该患者为查体发现右侧肾盂占位，未出现肉眼血尿及腰痛症状，结合患者 CT 检查及外院 B 超及 MR 结果，右侧肾盂占位诊断明确，肿瘤局限于肾内，并侵犯肾实质可能，未见明显远处转移，临床分期为 $T_3N_0M_0$。

（二）鉴别诊断

1. **肾细胞癌**　常见表现如下：①间歇性无痛性血尿、肾区钝痛，并可出现全身症状，包括低热、贫血、红细胞增多、高血压、高钙血症等；②肾区叩击痛，肾肿大，症状性精索静脉曲张及腹部肿物；③泌尿系 X 线平片及尿路造影：患肾肾盂、肾盏受压变形。膀胱镜检查可见患侧输尿管开口喷血；④B 超和 CT 检查：对肾癌有较高的早期诊断价值。

2. **肾脏黄色肉芽肿**　是一种严重慢性肾实质感染的特殊类型。最常见的致病菌是变形杆菌、大肠埃希杆菌和耐青霉素的金黄色葡萄球菌。其病理特征是肾实质破坏，出现肉芽肿、脓肿和泡沫细胞（含脂质的巨噬细胞）。本病绝大多数累及一侧，双侧肾脏同时受累国内外都有报道。本病的肿块易误诊为肾细胞癌，也曾有报道本病可同时伴有肾细胞癌或移行上皮癌，应注意鉴别。本病增强不明显，或有周边增强，病灶内有囊状或间隔的不增强区，增强扫描可以为鉴别诊断提供重要的依据。

3. **肾盂阴性结石**　泌尿系造影显示肾盂充盈缺损，需注意与肾盂癌鉴别。肾盂阴性结石可伴有疼痛和镜下血尿，血尿多不严重，肉眼血尿较少见。超声检查集合系统呈现强光点，其后伴有声影。CT 扫描显示高密度的结石影像。

4. **肾盂血块**　泌尿系造影表现为肾盂内充盈缺损，酷似肿瘤性病变。肾盂血块的主要特点是形态不稳定，在 2 周内重复造影或行 B 型超声、CT 检查，血块可变形、缩小、移位或消失。反复尿细胞学检查均为阴性。

（三）治疗措施与方案

可选择的治疗方案：

1. **开放肾输尿管全切除术**　肾输尿管全切除术仍然是治疗上尿路上皮癌的金标准，大多数患者适宜施行此种手术。在施行标准的根治切除手术时，应同时广泛切除同侧大血管旁、髂总动脉旁和盆血管周围的淋巴结。

2. **腹腔镜肾输尿管全切除术**　与开放性肾输尿管切除术相比，此法术后肺部并发症少，住院时间短，康复快。癌特异生存率与开放性手术相近，转移率和下尿路复发率亦相近。

该患者身体状况好，肾功能稳定，无远处转移，有肾输尿管全切手术指征，移植肾位于右侧，为避免损伤移植肾输尿管，手术方案选择经腹腹腔镜下右肾及输尿管全切除联合电切镜经尿道输尿管壁内段切除术。患者长期服用抗凝药物阿司匹林，为预防手术出血，术前 1 周停用阿司匹林，同时应用低分子肝素替代治疗。手术过程：先截石位，针状电极围绕右侧输尿管口环形切开至膀胱外脂肪层，电极电凝封闭右侧输尿管口，将右侧输尿管末端推到膀胱外。改左侧卧位经腹腹腔镜下右肾输尿管全长切除，游离右侧输尿管，于输尿管下段钳夹 Hemolok 封闭，防止脱落肿瘤细胞种植，然后游离右肾，见右肾萎缩，肾门处粘连明显，Hemolok 分别双重结扎肾动静脉后剪刀剪断，另于右肾下极见副肾动静脉给予双重结扎后剪断。继续向下分离右输尿管，右下腹可见腹膜外移植肾轮廓，仔细分离输尿管，注意保护移植肾，完整切除右肾及输尿管并经右下腹切口取出。手术过程顺利，输尿管下段近移植肾周围未见明显粘连，未出现手术相关并发症。手术过程图片见病例 25 图 2 至病例 25 图 6。术后 24 小时开始低分子肝素抗凝治疗预防深静脉血栓及心血管并发症，术后 1 周恢复阿司匹林口服。术后病理报告：（右侧）肾盂高级别浸润性尿路上皮癌，伴鳞状分化，体积 2.5cm × 1.3cm × 1.3cm，侵及肾被膜，于较多脉管内查见癌栓，于输尿管内查见癌组织，未累及远端切线。

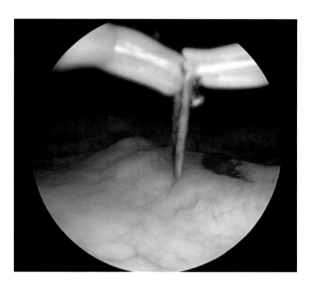

病例 25 图 2　电切镜检查

注：电切镜下见右侧输尿管口少量血迹，余膀胱壁未见明显肿瘤

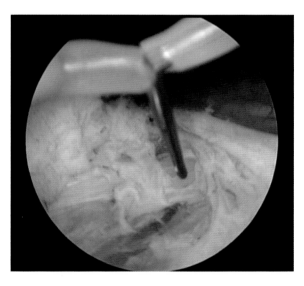

病例 25 图 3　针状电极围绕右侧输尿管口环形切开至膀胱外脂肪层

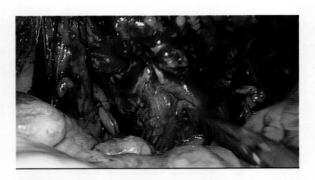

病例 25 图 4　游离右肾及右肾动静脉，见肾门处粘连明显

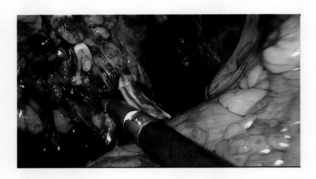

病例 25 图 5　Hemolok 分别双重结扎肾动静脉并剪断

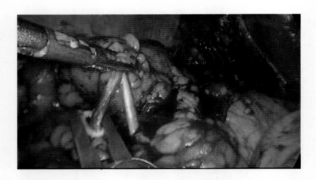

病例 25 图 6　输尿管中段 Hemolok 阻断并继续向下游离、完整切除输尿管

　　术后膀胱灌注药物选择吉西他滨 1000mg，1 次/周，连续 8 周后改为 1 次/月，至术后 1 年规律行膀胱灌注化疗。灌注过程中病人无明显不适。考虑到患者免疫力较低，为减少肿瘤复发，术后免疫方案调整为西罗莫司＋低剂量环孢素、吗替麦考酚酯、泼尼松片。

　　随访方案：术后 1 年内每个月常规复查，每 3 个月复查 B 超和膀胱镜。该患者术后随访至今未发现肿瘤复发或转移，肾功能稳定。

三、防治策略及相关进展

肾移植术后尿路上皮癌诊治进展：

1. 流行病学　由于长期使用免疫抑制药,肾移植患者恶性肿瘤的发病率明显高于普通人群。欧美国家肾移植术后最常见的恶性肿瘤为皮肤癌和淋巴瘤,韩国、日本则以消化道肿瘤居多,但在我国大陆和台湾地区却以尿路上皮肿瘤为主,占所有肿瘤的 33.3% ~ 43.5%。国内资料显示移植后男性尿路尿路上皮癌 18/3370 例(0.53%,534/10 万),女性 90/3370 例(2.67%,2670/10 万),分别为正常人群的 54 倍和 1161 倍。韩国最近的研究显示,肾移植术后膀胱癌和上尿路上皮癌的发病率分别是非肾移植人群的 25.5 倍和 129.5 倍。在正常人群中,尿路上皮肿瘤的患者以男性居多,男∶女约为 3∶1。但多篇文献报道肾移植术后女性患者占有明显高的比例,说明女性肾移植患者为尿路上皮肿瘤的高危人群。同时肾移植时患者年龄≥45 岁的病例发生肿瘤的危险性增大。恶性肿瘤发病类型各地区存在如此大的差别,可能与种族、地理环境和生活习惯有关。发生在移植肾输尿管的尿路上皮肿瘤亦有报道。2019 年,Bellini 汇总已有 36 例受者发生移植肾输尿管尿路上皮肿瘤等文献报道。

肾移植术后尿路上皮肿瘤的病因除了长期应用免疫抑制药造成受者机体免疫监视功能降低,使得机体清除体内突变癌细胞的能力下降外,某些免疫抑制药的使用所造成的基因突变、畸变及免疫抑制药直接的致癌作用、BKV、HPV 等病毒性感染、慢性抗原刺激、镇痛剂肾病及长期服用含马兜铃酸的中草药所致的慢性间质性肾病均好发尿路上皮肿瘤。BK 病毒感染可能通过病毒抑制 pRB 和 p53 抑癌基因引发泌尿系肿瘤。

2. 诊断　肾移植后恶性肿瘤的治疗关键在于早期发现和尽早手术治疗。大多数病例有血尿,多为无痛性肉眼血尿或镜下血尿,部分表现为反复泌尿系感染、肾盂输尿管积水。主要检查方法包括 B 超、膀胱镜检、尿路逆行造影、CT、MRI 及尿脱落细胞学检测等。有文章报道 53.3%(8/15)的肾移植患者对侧尿路亦发生尿路上皮癌,因此不能忽视对侧尿路同时患病的可能。研究显示,FISH 技术在诊断国人尿路上皮肿瘤中的灵敏度为 85%,特异性 96%,因此 FISH 技术可用于无创早期检测肾移植后尿路上皮肿瘤。肿瘤进展速度存在差别,膀胱癌相对非移植人群的相对危险度为 10.53,而上尿路肿瘤的肿瘤进展、预后及特异生存率则无明显差别。

3. 治疗　肾移植受者发现尿路上皮肿瘤时往往分期较晚,预后较差。手术治疗是早期尿路上皮肿瘤的主要治疗方法。对肾盂输尿管肿瘤采用肾输尿管全长切除＋膀胱袖状切除术,膀胱肿瘤根据浸润深度的不同采用 TURBT、新辅助化疗＋膀胱部分切除术、膀胱全切术。有研究认为,在肾移植患者出现一侧上尿路肿瘤后,因对侧上尿路亦会复发或并发瘤,故认为对这类患者可预防性行对侧上尿路根治性切除术。有文章比较手助腹腔镜手术较开放手术肿瘤生存率相当,但手术出血少,术后恢复更快。

膀胱局部灌注化疗是预防尿路上皮肿瘤术后复查的一种辅助方法,术后采用膀胱灌注化疗药物如丝裂霉素、吡柔比星、羟基喜树碱、表阿霉素等,1 次/周,连续 8 周后改为 1 次/月,至术后 1 年规律行膀胱灌注化疗。对肾移植后出现尿路上皮肿瘤的患者是否采用 BCG 灌注化疗尚有争议,因为在免疫抑制的情况下,BCG 灌注化疗可能会使患者发生全身性 BCG 感染的概率增加。但国外报告 BCG 灌注治疗可以有选择的使用,但效果会稍差。2015 年,英国一项对因马兜铃酸肾病行肾移植手术后发生非肌层浸润性膀胱癌患者的研究发现,BCG 灌注后 7/8 例患者无复发,耐受性良好,未发生全身结核感染。

4. 术后免疫抑制方案的调整　对发生尿路上皮肿瘤的肾移植患者,尚无统一的调整免疫抑制药用量的方案,一般为减量为原用量的 1/4 ~ 1/2。因西罗莫司具有一定的抗肿瘤作用,肾移植受者发生肿瘤后是否将 CNI 转换为西罗莫司尚有争议,部分报道转换后肿瘤复发率仍较高。

参 考 文 献

[1] 田野,等. 肾移植术后并发泌尿系统恶性肿瘤 44 例临床分析. 中华器官移植杂志,2007,28(7):417 – 419

[2] Yu J, et al. Incidences and oncological outcomes of urothelial carcinoma in kidney transplant recipients. Cancer Manag Res, 2019, 11: 157 – 166

[3] Bellini MI, et al. Urothelial carcinoma arising from the transplanted kidney: A single – center experience and literature review. Clin Transplant, 2019, e13559

[4] Husain E, et al. Human papillomavirus is detected in transitional cell carcinoma arising in renal transplant recipients. Pathology, 2009, 41(3): 245 – 247

[5] Papadimitriou JC, et al. BK Polyomavirus Infection and Renourinary Tumorigenesis. Am J Transplant, 2016, 16(2): 398 – 406

[6] 王鹏,等. 荧光原位杂交检测尿脱落细胞染色体异常诊断膀胱肿瘤的研究. 第三军医大学学报,2009,31(10):948 – 951

[7] 杨春梅,张尧,李蜀婧. 荧光原位杂交技术在肾移植术后尿路上皮肿瘤患者诊断中的研究. 国际检验医学杂志,2012,33(21):2688 – 2688

[8] Miao Y, et al. De novo cancers arising in organ transplant recipients are associated with adverse outcomes compared with the general population. Transplantation, 2009, 87(9): 1347 – 1359

[9] Prabharasuth D, et al. Management of bladder cancer after renal transplantation. Urology, 2013, 81(4): 813 – 819

[10] Roumeguere T, et al. Bacillus Calmette – Guerin therapy in non – muscle – invasive bladder carcinoma after renal transplantation for end – stage aristolochic acid nephropathy. Transpl Int, 2015, 28(2): 199 – 205

病例 26 骨髓移植后的肾移植术

一、病历摘要

1. 病情简介 患者胡××，男性，36 岁。

主诉：骨髓移植术后 10 年，肌酐升高 5 年。于 2015 年 12 月 3 日门诊入院。

患者 2005 年 9 月因肝脾肿大在外院确诊为"急性白血病 M5 型"，继而行化疗，并于 2006 年 2 月行骨髓移植术，骨髓供者为患者亲哥哥，HLA 配型为全相合。术后患者服用免疫抑制药[环孢素：6mg/（kg·d），血药浓度（C0）为 100～200ng/mg]预防排斥反应、伏立康唑（200mg/次，2 次/天）预防真菌感染，恢复良好，术后 5 个月停止服用免疫抑制药及抗生素。骨髓移植后 5 年，患者出现肌酐逐渐升高至 700μmol/L，开始进行血液透析治疗。患者及其家属为求"肾移植手术"治疗，于 2015 男 12 月 3 日来我院门诊就诊，门诊拟"①慢性肾功能不全；②骨髓移植术后"收住入院。患者起病以来，精神体力欠佳，食欲睡眠可，24 小时尿量 500～1000ml，大便正常，体重无明显变化。

既往高血压病史 10 年，现规律服用降血压药物，无吸烟史；无饮酒史；否认糖尿病、心脏病病史；否认肝炎、结核病史；否认外伤史，否认药物、食物过敏史。

2. 入院查体 T：36.2℃，P：83 次/分，R：20 次/分，BP：143/102mmHg。神志清楚，浅表淋巴结未及肿大；心肺检查无异常，心率 83 次/分。腹部平坦，肝脾肋下未触及，双下肢呈凹陷性水肿。神经、四肢脊柱检查无明显异常。

3. 辅助检查

（1）血常规（2015 年 12 月 3 日）：血红蛋白 90g/L。

（2）血生化：血清（2015 年 12 月 03 日）：尿素：23.91mmol/L，肌酐：873μmol/L，尿酸：696μmol/L，钾离子：5.2mmol/L，无机磷：1.55mmol/L，总胆固醇：6.65mmol/L，三酰甘油：4.69mmol/L。

（3）凝血功能（2015 年 12 月 03 日）：D－二聚体：1.33μg/ml，血浆抗凝血酶 AT－Ⅲ：75%。

（4）尿沉渣分析（2015 年 12 月 03 日）：潜血：1＋，蛋白：2＋。

（5）腹部彩超（2015 年 12 月 03 日）：双肾实质病变，脂肪肝。

（6）心脏彩超（2015 年 12 月 03 日）：左心增大，左室壁增厚，主动脉窦部增宽，升主动脉增宽。

（7）胸腹部 CT（2015 年 12 月 03 日）：双肾周条索状渗出灶，双下肺炎症？

二、诊断思路

(一)目前诊断

1. 慢性肾功能不全尿 毒症期 肾性贫血。
2. 高血压肾病。
3. 骨髓移植术后。
4. 脂肪肝。
5. 肺部感染?

(二)诊断依据

1. 慢性肾功能不全尿毒症期的诊断依据

(1)病程时间长,肌酐升高5年,开始规律血液透析。

(2)临床症状体征:精神体力欠佳,尿量减少。

(3)尿沉渣分析:潜血:1+,蛋白:2+。

(4)生化指标异常:尿素:23.91mmol/L,肌酐:873μmol/L,钾离子:5.2mmol/L,无机磷:1.55mmol/L。

(5)腹部彩超:双肾实质病变。

(6)腹部CT:双肾周条索状渗出灶?

2. 2012年KDIGO临床指南,关于慢性肾脏病患者贫血的诊断标准如下:

(1)>15岁的CKD的患者,男性血红蛋白低于130g/L,女性血红蛋白低于120g/L。

(2)儿童CKD的患者0.5～5岁的患儿,血红蛋白低于110g/L,5～12岁血红蛋白低于115g/L,12～15岁血红蛋白低于120g/L,即可诊断为肾性贫血。

(三)鉴别诊断

1. 高血压肾病的鉴别诊断

(1)肾实质性高血压:这类患者多有肾脏病病史,如急性肾炎、慢性肾炎、肾病综合征及慢性肾盂肾炎等。

(2)原发性高血压:一般年龄较大,或有原发性高血压家族史,先有高血压,以后才有肾损害。如蛋白尿、肾功能不全等。

(3)肾血管性高血压:多见于30岁以下,或55岁以上,突然发生恶性高血压,或以往有高血压史,突然转为恶性高血压者。并应注意病史中有否腰部外伤,腰背部或胁腹部剧痛,腹痛等病史。

(4)肾性高血压:可分为肾实质性高血压和肾血管性高血压。其中肾实质性高血压,在病史不典型时,与原发性高血压的鉴别有一定的困难,这时需做肾穿以明确诊断。

2. 慢性肾功能不全的鉴别诊断 应该与急性肾功能不全相鉴别。

(1)病期长短是区分急、慢性肾衰竭的基础。

(2)目前国内已普及用B超测量肾脏大小。一般认为肾脏体积增大见于急性肾衰竭,肾脏体积缩小见于慢性肾衰竭。

(3)贫血:是慢性肾衰竭临床表现之一。此外,溶血性尿毒症综合征引起的急性肾衰竭可出现重度贫血,急性肾衰竭时急性扩容可导致轻、中度贫血。急性间质性肾炎时因促红素产生下降也可表现为贫血。

（4）夜尿增多、尿比重下降是慢性肾衰竭的临床表现。急性肾衰竭病例中有半数尿比重低于1.015，肾活检组织有明显小管间质病变，这一现象可解释急性肾衰竭的尿比重下降。

（5）尿细胞学及其他有形成分检查在临床诊断中不容忽视。尿沉渣中肾小管细胞总数、坏死细胞数、管型数及类别，常提示肾小管坏死；其数量愈多病情愈严重，肾功能愈差；急性间质性肾炎急性肾衰时尿沉渣中出现嗜酸细胞；尿中大量红细胞，特别是红细胞管型提示肾小球肾炎引起急性肾衰。

（6）急性肾衰竭尤其急性肾小管坏死时，尿酶、刷状缘抗原，尿腺苷结合蛋白水平上升也利于鉴别诊断。

3. 骨髓移植后高发慢性肾功能不全的可能原因如下。

（1）免疫抑制药及抗生素的肾毒性。

（2）放疗与化疗药物对肾脏的损伤。

（3）基础疾病如高血压、糖尿病对于肾脏的损伤。

（4）由于骨髓移植患者免疫力低下，常伴有严重的感染，甚至发生脓毒血症，造成肾功能损害。

（四）治疗措施与方案

1. 肾移植术前检查

白血病相关检查：白血病免疫分型提示未见明显幼稚单核细胞分布；染色体核型分析提示中性粒细胞均显示正常核型；融合基因mRNA分型定量检测提示均低于下限；骨髓穿刺及外周血涂片均提示患者目前无幼稚细胞及异性细胞，骨髓发育状态良好（病例26 图1）。

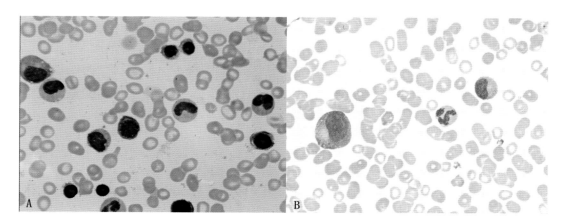

病例26 图1　骨髓穿刺及外周血涂片（2015年12月8日）

2. 手术经过　手术室清洁级别要求高（百级），手术前一天和当天进行了彻底全面的消毒灭菌，并为当日第一台手术。患者于2016年1月在全麻下采用右下腹"L"形切口，行肾移植手术。供肾来源于国家卫生计划生育委员会死亡器官捐献器官分配系统，供者为重度颅脑损伤后心脑死亡的捐献者。供肾热缺血时间 10 分钟,冷缺血时间 120 分钟,手术历时 125 分钟,术中出血总计约 100ml。

3. 术中及术后治疗与转归 术中未使用淋巴细胞清除剂(如 ATG、ALG)等生物制剂进行诱导。术中、术后第 1 天分别予以甲泼尼龙注射液 500mg 静脉滴注,术后第 2 天、第 3 天分别予以甲泼尼龙注射液 250mg 静脉滴注。术中及术后第 4 天分别予以巴利昔单抗 20mg 静脉滴注。术后使用他克莫司(2mg/次,2 次/天)、吗替麦考酚酯(0.5g/次,2 次/天)和泼尼松片(5mg/d)三联抗排斥,其中他克莫司的目标浓度为 6～8ng/ml。患者康复顺利,于术后第 10 天出院。

4. 术后定期监测

(1)术后定期进行随访,随访频率为术后 1～3 个月每周随访 1 次、术后 4～6 个月每 2 周随访 1 次、术后 7～12 个月每 4 周随访 1 次、术后一年以上每个月随访 1 次。

(2)患者术后 7 天移植肾 B 超检查提示:移植肾大小为 120mm×57mm×54mm,形态规则,轮廓清,肾集合系统未见分离,未见明显肿块与结石声像;移植肾血流信号丰富;RI:叶间动脉 61%,段动脉:56%,肾动脉:65%。

(3)患者术后肾功能(尿素氮和肌酐)恢复正常平稳(病例 26 图 2)。

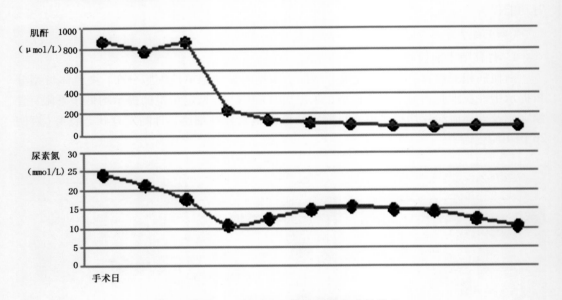

病例 26 图 2 患者术后肌酐和尿素氮变化情况

(4)我们在密切监测免疫功能基础上,采用了较低剂量的免疫抑制药方案;患者术后免疫功能(全血淋巴细胞亚群)监测中 CD_4^+ T 细胞绝对计数和 CD4/CD8 比值均在正常范围内(病例 26 图 3)。

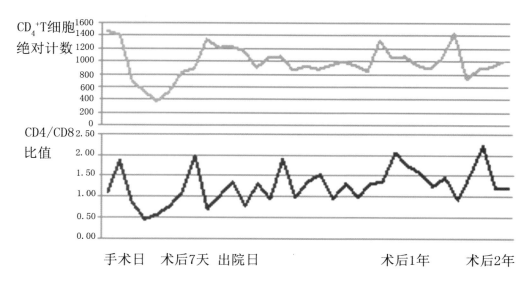

病例 26 图 3   患者外周血淋巴细胞亚群监测（术后）

（5）我们也通过降钙素原、血尿及引流管培养和肿瘤各项指标等来密切监测感染及肿瘤的发生。

（6）对于免疫抑制药浓度长期监测，患者术后 FK506 血药浓度稳定（病例 26 图 4）。

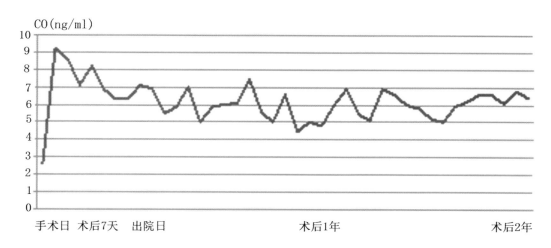

病例 26 图 4   患者术后免疫抑制药血药浓度监测

（7）术后我们也定期进行移植肾穿刺，预防排斥反应的发生。

三、防治策略及相关进展

1. 骨髓移植后行肾移植手术是可行的，但是必须确保无白血病复发、无相关基础疾病、配型合适时方可行肾移植手术。

2. 对于供体的要求   ①最好是由当时骨髓捐献的供者来捐献肾脏，据报道术后甚至可以不用免疫抑制药。由于该患者比较特殊，患者的亲哥哥目前患有高血压、高血脂、高尿酸血症，BMI 值近 30kg/m^2；且哥哥的配偶及成年子女均坚决反对其作为肾脏捐献者，无法作为肾脏捐献者。在万不得已时，我们只能选择第三方供体行肾移植，但肿瘤和感染风险较高，据报道术后发生感染的概率有 15%，肿瘤及 PTLD 的复发率有 8%，死亡率高达 33%；②供体的配型需要进行筛选，尽量减少错配；③尽量不要选择有感染隐患的供体(如 ICU 时间过长，有抗生素滥用史，有外用导管长期使用史等)；④尽量选择优质的供体，避免延迟恢复的发生，减少排斥和感染的风险；⑤供体原发病尽量不选择肿瘤(脑肿瘤)，或有肿瘤指标异常的供体。

3. 骨髓移植的患者出现终末期肾病的发病率较高，再行肾移植是可以提高生活质量，延长其生存时间的；但是，移植肾的供者最好来自是同一个骨髓供者，在术后可以不用甚至少用免疫抑制药；虽然此类案例不多，但是国外所报道的几例成功案例均为此类患者。如果移植肾来自非骨髓供者，就必须尽可能做好供体的选择，术中避免使用淋巴细胞清除剂，并在术后长期严密监测免疫功能的情况下，减少免疫抑制药的用量，但是国外的报道此类患者感染、肿瘤复发及 PTLD 的发生风险较高，预后较差。我们这个患者已随访 30 个月，目前情况良好，尚无肿瘤、感染等迹象。我们仍在密切观测中。

4. 对于骨髓移植后再行肾脏移植的病例，我们需要通过临床案例的积累、长期的追踪以及相关的研究加以总结，希望能够对此类患者的长期预后提供较好的治疗方案。

参 考 文 献

[1] Kong Y. Poor graft function after allogeneic hematopoietic stem cell transplantation – an old complication with new insights. Semin Hematol, 2019, 56(3)：215 – 220

[2] Garrouste C, Socie G, Heng AE, et al. Kidney transplantation after previous hematopoietic stem cell transplant：need of immunosuppressive treatment? Transpl Int, 2014, 27(9)：e92 – 93

[3] Vincent CL, Primack WA, Hipps J, et al. Sequential renal and bone marrow transplants in a child with Fanconi anemia. Pediatr Transplant, 2016, 20(1)：146 – 150

[4] Yilmaz VT, Koksoy S, Ulger BV, et al. A Successful Renal Transplantation Case After Stem Cell Transplantation. Transplant Proc, 2015, 47(7)：2233 – 2235

[5] Fangmann J, Kathrin Al – Ali H, Sack U, et al. Kidney transplant from the same donor without maintenance immunosuppression after previous hematopoietic stem cell transplant. Am J Transplant, 2011, 11(1)：156 – 162

[6] Faraci M, Bertaina A, Dalissier A, et al. Solid organ transplantation after hematopoietic stem cell transplantation in childhood：A multicentric retrospective survey. Am J Transplant, 2019, 19(6)：1798 – 1805

[7] Nayak L, Lazarus HM. Renal allografts in plasma cell myeloma hematopoietic cell graft recipients：on the verge of an explosion? Bone Marrow Transplant, 2013, 48(3)：338 – 345

[8] Dominguez – Pimentel V, Rodriguez – Munoz A, Froment – Brum M, et al. Kidney Transplantation After Hematopoietic Cell Transplantation in Plasma Cell Dyscrasias：Case Reports. Transplant Proc, 2019, 51(2)：383 – 385

病例 27　供体来源感染导致移植肾动脉破裂的复杂手术案例分析

一、病历摘要

1. 病情简介　患者，王××，男，26岁。因"发现肾功能异常8个月"入院，治疗期间诊断：①慢性肾衰竭，肾性贫血；②高血压病3级，极高危；③异体肾移植状态；④移植肾动脉破裂。

其主要病史特点如下：患者8个月前因头痛到当地医院就诊，查尿常规蛋白2+，血肌酐450μmol/L，诊断为"慢性肾衰竭"，后到上级医院就诊，给予保肾排毒药物应用，效果欠佳，后血肌酐逐渐升高，5天前复查血肌酐升至802μmol/L，无晕厥、烦躁、心悸、发热、咳嗽、咳痰、咯血，无恶心、呕吐，无胸痛、盗汗，今为行肾移植术来我院，门诊以"慢性肾衰竭"收入院。本次发病以来，神志清，精神可，饮食、睡眠不佳，大、小便正常，乏力，体重无明显减轻。

2. 体格检查　T：36.6℃，P：78次/分，R：20次/分，BP：140/80mmHg，疼痛0分。发育正常，营养中等，慢性肾病面容，表情安静，自主体位，正常步态，神志清楚，精神可，步入病房，查体合作。全身皮肤湿度正常，皮温正常，弹性正常，全身皮肤未见皮疹、淤点等，全身浅表淋巴结未见肿大。头颅大小正常，无畸形；头发色泽、发量、分布正常。双眼睑无水肿，结膜无充血，眼球活动度正常，双侧巩膜无黄染，双瞳孔等大等圆，直径3mm，对光反射灵敏。双耳外观未见异常，乳突无压痛，外耳道未见分泌物。鼻翼无翕动，鼻旁窦无压痛，鼻腔无异常分泌物。唇红，无发绀，无张口呼吸。咽无充血，双侧扁桃体未见肿大。鼻唇沟双侧对称，伸舌居中。颈部对称，未见颈静脉怒张及颈动脉异常搏动，肝颈静脉回流征阴性。颈软，无抵抗。气管居中，甲状腺无肿大，未闻及血管杂音。胸廓对称，无畸形、压痛。双侧乳房对称、无硬结。视诊双侧呼吸运动对称，肋间隙正常。触诊两侧语音震颤对称，无胸膜摩擦感及皮下捻发感。双肺叩诊呈清音。双肺呼吸音清，未闻及干、湿啰音及胸膜摩擦音。心前区无异常隆起及凹陷，心尖博动不能明视。心尖冲动于左侧第五肋间锁骨中线内0.5cm，未触及心前区震颤及心包摩擦感。叩诊心脏相对浊音界无明显扩大。心率：78次/分，心律齐，A2＞P2，未闻及杂音及心包摩擦音。毛细血管搏动征阴性。腹部平坦，未见胃肠型及腹部静脉曲张。全腹柔软，无压痛及反跳痛，无波动感及振水音，腹部未触及包块。肝脏、脾脏肋下未触及，Murphy征阴性。叩诊腹部呈鼓音，移动性浊音阴性，无液波震颤，肝区、双肾区无叩击痛。肠鸣音4次/分。外生殖器、肛门未见畸形。脊柱、四肢无畸形，活动度正常，脊柱无压痛、叩击痛，各关节未见红肿、压痛，活动无受限。左前臂近腕关节处有一长约3cm手术切口，开放状态未缝合，局部无明显渗血渗液，双下肢无凹陷性水肿。四肢肌力、肌张力正常。双膝腱反射正常，双侧巴氏征阴性。

二、诊断思路

入院完善相关检查，明确诊断，给予规律血液透析，纠正贫血，控制血压，对症支持治疗，病情稳定于 2013 年 10 月 16 日在全麻下行"同种异体肾移植术"，手术顺利，术后为加强监护，严格控制出入量及维持内环境稳定，转重症医学科监护治疗。术前受者口服 1 次他克莫司胶囊（3mg）及吗替麦考酚酯胶囊（2.0g），术中静脉应用甲泼尼龙 1000mg，术后前 3 天分别静脉滴注甲泼尼龙 500mg/d、500mg/d 和 250mg/d。术后常规应用头孢哌酮舒巴坦（舒普深），6.0g/d，疗程 1 周，预防感染。术后第 1 天给予"他克莫司 + 吗替麦考酚酯 + 泼尼松"预防排斥反应。他克莫司胶囊的初始剂量为 0.1mg/（kg·d），早晚分 2 次口服；吗替麦考酚酯胶囊为 2.0g/d，分 2 次口服；泼尼松片为 0.5mg/（kg·d），监测血他克莫司浓度以调整剂量，维持浓度谷值在 8～12ng/dl。患者术后前 3 天尿量均维持在 3000ml 以上，肾功能一度好转，血肌酐最低降至 291μmol/L，术后第四天尿量开始显著减少至 1000ml 以下，给予行移植肾彩超，提示移植肾动脉阻力指数轻度偏高，结合临床考虑移植肾急性排斥可能，给予兔抗人 T 细胞免疫球蛋白针 0.1g/d，连续应用 5 天，效果欠佳，患者尿量逐渐减少，出现移植肾功能延迟恢复。患者从术后第 10 天，持续发热，给予积极留取血尿痰培养，查找致病菌，术后 16 天血培养提示：热带念珠菌（病例 27 图 1），其他部位标本培养阴性，根据药敏结果应用二性霉素 B 脂质体（锋克松）抗感染治疗，前 3 天剂量为 10mg/d，1 周左右逐渐增加剂量到 30mg/d，应用疗程 3 周，效果差，期间患者白细胞升高，血红蛋白下降，CRP 25mg/L，降钙素 3ng/ml，居高不下，肾功能一直未恢复，为保证患者生命安全，于 2013 年 11 月 9 日（肾移植术后 25 天）行"移植肾切除术"，因手术切口内部感染，给予切口敞开引流，术后停用免疫抑制药，继续抗细菌 + 真菌治疗，每日体温波动在 37.0～38.5℃，规律血液透析一周 3 次，纠正贫血，控制血压，对症支持治疗。2013 年 11 月 28 日（肾移植术后 44 天），患者突发伤口内大量出血，值班医师紧急戴无菌手套进入敞开的手术切口，按压出血点，急诊送入手术室进行探查止血，术中发现原移植肾动脉与髂外动脉吻合口处破裂，有明显出血，推开腹膜，彻底清除腹膜外血肿，分离出位于吻合口的髂外动脉上下两端，给予结扎止血，动脉吻合口给予切除。消毒双侧腹股沟，分别切开皮肤及皮下约 5cm，分离出左右侧股动脉，行"股动脉人工血管转流术"，将人造血管两端分别于左侧股动脉端侧吻合，右侧股动脉端端吻合，表面涂于血管胶，查不漏血，开放血流，见左右侧股动脉搏动好，缝合切口。为避免髂外静脉吻合口处再次出现破裂出血，经髂外静脉下段穿刺，置入导丝后进入髂外静脉，拔除穿刺针，顺导丝置入腹膜支架进入髂静脉吻合口处释放，触摸支架管位置准确，缝合穿刺点。2013 年 11 月 29 日（肾移植术后 45 天），患者再次出现切口处大量渗血，给予急诊手术止血探查，术区大纱布压迫止血，切口敞开愈合。2013 年 12 月 27 日（肾移植术后 73 天），患者伤口内部肉芽组织生长良好，无感染及坏死组织，遂给予行第六次手术"切口清创缝合术"，恢复血液透析治疗出院。二次肾移植：患者规律血液透析 4 年半左右，于 2018 年 3 月 12 日行第二次肾移植手术，手术顺利，术后肾功能恢复正常。

性别	男	申请病区	33	接收时间	2013-11-01 17:07
出生日期	1987-07-04	检验号	1601705798	报告时间	2013-11-02 10:02
年龄	26岁	标本	外周血1套(需氧)	报告者	
病案号		医嘱名称	药敏试验(11种)	危急说明	

历次结果

项目名称	缩写	结果	单位	异常提示	参考范围	药敏结果	危急提示
细菌培养	AU0002	[ctr](纯培养)				药敏结果	

药敏结果

			热带念珠菌				
代码	抗生素	英文名	结果	MIC	mm	用法	尿液
AMB	两性霉素B(Amphotericinum B)		敏感	≤1			
ECO	益康唑			8			
FLU	氟胞嘧啶		敏感	≤4			
FLZ	氟康唑		耐药	>64			
ITR	伊曲康唑		耐药	>1			
KET	酮康唑			8			
MIC	咪康唑			8			
NYS	制霉菌素(Nysfungin)			4			
VRC	伏立康唑		耐药	>2			

病例 27 图 1 移植受体术后 16 天血培养结果(供体来源感染)

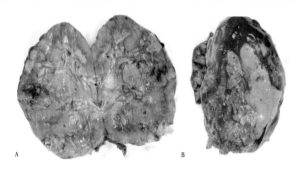

病例 27 图 2 切除后移植肾大体标本

注:可见移植肾内部及肾表面大量坏死组织及脓肿形成

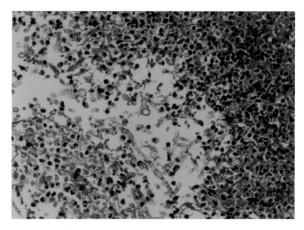

病例 27 图 3 切除后移植肾大体标本

注:切片中可见大量真菌菌丝

病例特点：①首次肾移植经历 6 次手术：2013 年 10 月 16 日肾移植手术（0 天），移植肾切除术（25 天），腹膜外血肿清除术（42 天），股动脉人工血管转流术＋髂外静脉覆膜支架植入术（44 天），右下腹切口探查止血术（45 天），右下腹切口清创缝合术（73 天）；②县级医院供体，颅脑损伤术后，病史长，监护室医疗条件简陋，当地医院微生物培养阴性，我院对感染评估不充分，处理血管破裂并发症经验不足；③受体血培养提示热带念珠菌，两性霉素 B 脂质体效果差，移植肾病理发现大量真菌（病例 27 图 2），移植肾切除后抗真菌效果仍不佳；④同供体的另一受体术后 26 天因感染切除移植肾，移植肾病理同样提示真菌感染（病例 27 图 3），3 天后死于重症肺炎。

诊断思路：①感染来源：患者肾移植术后出现移植肾功能延迟恢复，体温偏高，常规抗细菌药物疗效不佳，术后 2 周左右血培养结果显示：热带念珠菌，同期同一供体的另外一肾移植受体亦培养出热带念珠菌，对于感染原因考虑供体来源。县级医院供体，颅脑损伤术后，病史长，监护室医疗条件简陋，当地医院微生物培养阴性，我院对感染评估不充分；②移植肾动脉破裂的诊断依据：移植肾区胀痛明显，尿量减少，血压下降；血红蛋白下降，肾功能血肌酐较前上升；移植肾彩超表现为包块内探及动脉性血流；非侵入性检查不能确诊时，选择性移植肾动脉造影是诊断血管并发症的金标准；③感染持续存在：移植肾切除以后，再次出现切口内部大出血，经过手术探查发现移植肾动脉残端破裂出血，考虑仍为供体来源的感染导致动脉腐蚀坏死，髂外动脉切除感染部分，阙如约 5cm，为保证右下肢血供，经皮下行左侧股动脉转流术；④鉴别诊断：应充分考虑是否存在其他原因导致的移植肾动脉破裂，我们的理由是：患者供体感染风险较大，且同一供体的另一受体几乎同时出现移植肾动脉感染，两枚肾脏切除后病理结果一样，均为真菌感染。应鉴别于因外科手术技术导致的动脉破裂，多为术中损伤动脉内膜或动脉缝合不全导致假性动脉瘤，术后因血压高或局部张力过大导致的动脉破裂，术中发现后，可再次进行修补，但本案例动脉破裂处组织结构严重破坏，甚至坏死，无法完成修补，动脉残端培养有真菌生长。

三、防治策略及相关进展

1. 移植肾动脉破裂的原因　肾脏获取和修整时损伤动脉内膜，术后急性排斥反应，各种嗜血管性微生物感染，如热带念珠菌、曲霉菌、肺炎克雷伯杆菌等。动脉本身存在先天变异，术后高血压、便秘、腹压增高、过早下床活动。

2. DCD 捐献前后风险控制　首先，在供体行器官捐赠前，对其血液、尿液及伤口分泌物等行病原学监测，阳性者给予敏感药物抗感染治疗，效果不佳者果断弃用；其次，对于供体气管插管或入住 ICU 时间较长，又大量应用抗菌药物，肾移植受体术后应常规联合应用抗真菌药物预防感染；最后，肾移植受者术后第一天开始进行连续 3 次尿液及腹膜外引流液培养，明确有无致病菌。

3. 介入治疗移植肾动脉破裂的优势　肾移植术后早期因移植肾周围已粘连固定，血管解剖结构不清，开放手术处理血管并发症具有一定难度，且出血风险较大。部分感染引起动脉炎，动脉壁破坏严重，难以完成缝合修补。介入治疗移植肾假性动脉瘤及相关血管并发症具有创伤小、出血少、恢复快、即时见效的优点。

4. 经验教训　肾移植术中移植肾动脉尽量与受体髂内动脉吻合，一旦出现血管并发症，无论是介入干预还是移植肾切除，血管残端处理起来更简单安全。同一供体的一个受体出现血管破裂，另一受体应高度重视，根据药敏抗感染治疗，遵守"先保命再保肾"原则，若感染无法控制，应尽早切除移植肾。对病史长，感染因素不确定的供肾，术后常规应用广谱抗细菌药物联合抗真菌药物预防感染，根据培养结果及时调整治疗。

四、经验总结

随着器官捐献的工作在我国逐步推开，公民逝世后捐献的器官已经成为我国最主要的器官来源，供体来源的感染已经成为围术期肾移植受体死亡的主要原因之一。虽然目前针对供体管理越来越规范化，包括术前各种标本培养查找致病菌，但仍有极少数的供体感染无法确定，移植后导致受者感染发生，重者侵袭血管，导致动脉破裂，危及生命。移植肾动脉破裂的原因多与肾脏获取和修整时损伤动脉内膜，术后急性排斥反应，各种嗜血管性微生物感染，如热带念珠菌、曲霉菌、肺炎克雷伯杆菌等，部分因动脉本身存在先天变异，术后高血压、便秘、腹压增高、过早下床活动相关。移植肾动脉破裂发生率大约占总体的 2.1%，目前临床上对于移植肾动脉破裂并没有很好的治疗手段，积极果断地进行急诊手术探查是挽救生命的最有效方法。供者原发病具有多样性且病程较长，常伴有创呼吸机辅助呼吸、留置中心静脉导管、导尿以及胃管等因素，部分捐献者还存在开放性感染未愈合等情况，大大增加了供者携带病原菌的机会，引起供者来源的感染导致移植肾动脉破裂的发生率不断升高。针对 DCD 供体捐献前后风险控制，在供体行器官捐赠前，对其血液、尿液及伤口分泌物等行病原学监测，阳性者给予敏感药物抗感染治疗，效果不佳者果断弃用。对于供体气管插管或入住 ICU 时间较长，又大量应用抗菌药物，肾移植受体术后应常规联合应用抗真菌药物预防感染。肾移植受者术后第一天开始进行连续 3 次尿液及腹膜外引流液培养，明确有无致病菌。感染性移植肾动脉破裂主要为细菌感染和真菌感染引起。全国各中心报道有供体来源导致受体真菌感染的居多，我中心早年以真菌感染为主，特别是曲霉菌和念珠菌。近 3 年则细菌感染偏多，供体来源的泛耐药肺炎克雷伯杆菌感染则成为围术期细菌感染导致患者死亡最主要的原因，近年来，已成为各大肾移植中心围术期面临的棘手问题。

介入治疗移植肾动脉破裂的优势：肾移植术后早期因移植肾周围已粘连固定，血管解剖结构不清，开放手术处理血管并发症具有一定难度，且出血风险较大。部分感染引起动脉炎，动脉壁破坏严重，难以完成缝合修补。介入治疗移植肾假性动脉瘤及相关血管并发症具有创伤小、出血少、恢复快、即时见效的优点。

因此，总结我院近年来供体相关性移植肾动脉破裂案例的经验如下：①肾移植术中移植肾动脉尽量与受体髂内动脉吻合，一旦出现血管并发症，无论是介入干预还是移植肾切除，血管残端处理起来更简单安全；②同一供体的一个受体出现血管破裂，另一受体应高度重视，根据药敏抗感染治疗，遵守"先保命再保肾"原则，若感染无法控制，应尽早切除移植肾；③对病史长，感染因素不确定的供肾，术后常规应用广谱抗细菌药物联合抗真菌药物预防感染，根据培养结果及时调整治疗。

参 考 文 献

[1] 叶啟发,仲福顺,钟自彪,等.中国公民捐献时代的移植研新思考.武汉大学学报(医学版),2016,37(4):532-539

[2] 王长希,邓荣海.公民逝世后器官捐献感染性供者的移植应用.中华移植杂志(电子版),2016,10(1):24-28

[3] Burke KR, Schumacher CA, Harpe SE. SGLT2 inhibitors: asystematic review of diabetic ketoacidosis and related risk factors in the primary literature. Pharmacotherapy, 2017, 37(2): 187-194

[4] Taylor SI, Blau JE, Rother KI. SGLT2 inhibitors may predispose to ketoacidosis. J Clin Endocrinol Metab, 2015, 100(8): 2849-2852

[5] 陈国栋,陈立中,邱江,等.心脏死亡器官捐献供者供肾移植术后受者感染及其危险因素分析.中华器官移植杂志,2014,35(8):488-491

[6] 张学,张伟杰,蒋继贫,等.公民逝世后器官捐献供肾移植后受者肾动脉破裂12例临床分析.华中科技大学学报(医学版),2018,47(4):484-498

[7] 赵明,顾新伟,李民,等.肾移植术后感染性移植肾动脉破裂六例报告.中华泌尿外科杂志,2005,26(1):32

[8] 蔡文利,苗书斋,邢利,等.供者来源侵袭性移植肾真菌感染12例报告.中华器官移植杂志,2016,37(6):353-356

[9] 赵大强,黄正宇,洪良庆,等.DCD肾移植术后真菌感染性大出血临床特点及防治体会.中华医学杂志,2016,96(20):1570-1572

[10] 许名杰,谢续标,彭龙开,等.肾移植后感染性移植肾动脉破裂五例临床分析.中华器官移植杂志,2017,38(4):211-217

病例28 旋转不良伴动静脉多支畸形的异位肾在亲属肾移植中的应用

一、病历摘要

1. 病情简介 患者智××，男，29岁。

主诉：体检发现血肌酐升高1年半，规律血液透析6个月。

患者1年半前体检时发现血压升高，达180/120mmHg，血肌酐升高370μmol/L。无头痛、头晕，无恶心、呕吐，无尿量减少，予以降压、利尿、中药排毒治疗，血肌酐下降为180μmol/L，未继续治疗。6个月前感冒后出现头晕、恶心，当地医院查血肌酐1376μmol/L，尿素氮40.8mmol/L，遂行右侧锁骨下中心静脉置管开始规律血液透析治疗，上述症状渐好转，透析后尿量逐渐减少，现每日约1000ml左右。今为进一步治疗，特来我院，门诊以"慢性肾衰竭"收住我科。发病来，神志清，精神尚可，食欲缺乏，睡眠可，尿量每日约1000ml，尿色正常，大便正常，体重变化不明显。

既往体健，无"高血压、糖尿病"病史，1995年发现为乙肝病毒携带者，否认其他肝炎及结核等传染病及接触史，无外伤史及手术史，无输血及献血史，无食物及药物过敏史。

2. 入院查体 T：36.3℃，P：84次/分，R：21次/分，BP：130/100mmHg。发育正常，营养中等，慢性病面容，表情安静，自主体位，正常步态，神志清楚，精神可，步入病房，查体合作。全身皮肤湿度、皮温、弹性均正常，全身皮肤未见皮疹、淤点等，全身浅表淋巴结未见肿大。颈部对称，右颈部可见一临时深静脉导管，位置固定好。视诊双侧呼吸运动对称，肋间隙正常。触诊两侧语音震颤相同，无胸膜摩擦感及皮下捻发感。双肺叩诊呈清音，双肺呼吸音清，未闻及干、湿啰音及胸膜摩擦音。心前区无异常隆起及凹陷，心尖博动不能明视。心尖冲动于左侧第五肋间锁骨中线内0.5cm，未触及心前区震颤及心包摩擦感。叩诊心脏相对浊音界无明显扩大。心率：90次/分，心律齐，A2＞P2，未闻及杂音及心包摩擦音。毛细血管搏动征阴性。腹部平坦，未见胃肠型及腹部静脉曲张。全腹柔软，无压痛及反跳痛，无波动感及振水音，腹部未触及包块。肝脏、脾脏肋下未触及，Murphy征阴性。叩诊腹部呈鼓音，移动性浊音阴性，无液波震颤，肝区、双肾区无叩击痛。肠鸣音4次/分。脊柱、四肢无畸形，活动度正常，脊柱无压痛、叩击痛，各关节未见红肿、压痛，活动无受限。双下肢无凹陷性水肿。四肢肌力、肌张力正常。双膝腱反射正常，双侧巴氏征阴性。

专科检查：慢性病容，贫血貌，双眼睑无水肿，睑结膜苍白，右颈部可见一临时深静脉导管，位置固定好。心肺未见明显异常。腹部平软，无压痛及反跳痛，肝脾肋下未及，双侧肾区无叩击痛，双下肢无水肿。

3. 辅助检查

胸部正位片：胸部未见异常。

心电图：窦性心律，正常心电图。

血凝四项：正常。

双侧髂血管彩超：双侧髂血管动脉及静脉未见明显异常。

血型：A 型，Rh 阴性。

交叉淋巴毒试验：2%。

血常规：血红蛋白 116g/L，其余均正常。

尿常规：蛋白质 3 +。

肝功能：正常。

肾功能：血肌酐 932μmol/L，尿素氮 15.12mmol/L，尿酸 518μmol/L。

术前八项：乙肝表面抗原阳性，乙肝核心抗体阳性，其余均阴性。

HBV – DNA 定量：< 1 × 10E2 U/ml。

二、诊断思路

1. 目前诊断

（1）慢性肾衰 – 尿毒症期。

（2）慢性乙肝病毒携带者。

2. 诊断依据

（1）贫血：血红蛋白 116g/L 长期应用促红素维持治疗。

（2）肾功能异常：血肌酐值 932μmol/L 达尿毒症期标准，已行规律血液透析治疗。

（3）病史 >3 个月，双侧肾脏彩超可见肾脏体积明显缩小，皮质回声增强，符合慢性肾衰标准，排除急性肾衰竭。

（4）既往有慢性乙肝病史。

3. 鉴别诊断　急性肾衰竭：患者可有血肌酐上升，伴或不伴尿量减少，影像学检查无双肾形态学改变，对症支持治疗肾功能可恢复。

三、防治策略及相关进展

1. 本例治疗策略　慢性肾衰目前临床治疗方案为透析替代治疗（包括腹膜透析、血液透析）及肾脏移植，患者不愿长期行血液透析治疗，肾移植意愿强烈，但情况特殊为 RH 阴性血，极难等到合适的外来供体，其父亲同为 A 型血，Rh 阴性，故选择亲属活体肾移植。

2. 本例治疗方案、措施与效果　患者决定选择亲属活体肾移植术，供体为其父亲。供体术前查双肾 64 排 CT 血管成像显示左肾异位伴旋转不良，肾门位于前方，输尿管位于肾中部，左肾平第三腰椎至第一骶椎水平；左肾动脉三支，最下支平腹主动脉分叉处，另外两支分别距腹主动脉分叉处上方 1.74cm、3.38cm；左肾静脉两支属支，下支于腹主动脉分叉水平汇入下腔静脉，上支与右肾静脉一起汇入下腔静脉。见病例 28 图 1、病例 28 图 2。

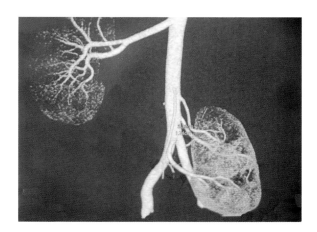

病例 28 图 1　供者肾动脉 CTA

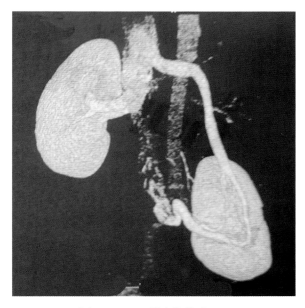

病例 28 图 2　供者肾静脉 CTA

　　此供体病例少见：左肾异位伴旋转不良，3 支动脉，2 支静脉，右肾正常。为最大限度保护供者，选择切取左肾，但给取肾及肾移植带来很大的难度及风险，术中处理血管极为小心。供体行开放性手术取肾，取肾成功后，进行体外修肾及血管重建，输尿管位于肾中部，该侧上级一支肾动脉，下极分别一支肾动、静脉，供肾另一侧中上极有一支肾动脉和肾静脉，将输尿管侧 2 支肾动脉端侧吻合于 8mm×6cm 的人造血管上。血管重建完毕后，首先吻合静脉，将 2 支肾静脉采用 2 定点连续缝合法，分别端 - 侧吻合于髂外静脉上；一支肾动脉与髂内动脉端端吻合，人造血管端侧吻合于髂外动脉上见（病例

28 图 3、病例 28 图 4），试吻合口无漏血，移植肾充盈良好。修整供肾输尿管，结扎系膜血管，输尿管内置入带线双 J 管，游离膀胱右顶部，分离膀胱黏膜，切开后置入带线双 J 管，供肾输尿管与膀胱黏膜行乳头式外翻缝合，外部肌层包埋形成隧道。患者手术顺利，术后恢复良好，肾功能逐渐恢复正常后出院。围术期间用药方案：术前口服一次 FK506 ＋MMF 免疫诱导；术后应用 FK506 ＋MMF ＋Pred 三联抗排斥治疗，他克莫司按 0.1mg/ kg 的标准给药，吗替麦考酚酯每次 4 片，每日给药 2 次，前 3 天给予大剂量激素冲击治疗，第 4 天激素改为口服，按 0.5mg/kg 的标准给药，后期再逐渐减量。

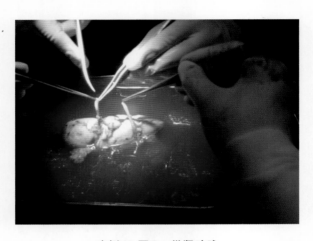

病例 28 图 3   供肾动脉

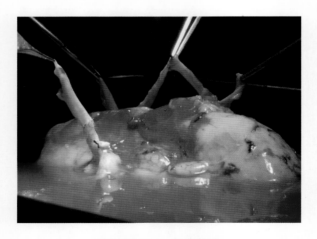

病例 28 图 4   供肾静脉

3. 结合该病例，疾病的防治策略及相关进展   肾脏的血液供应有其特殊性，肾脏各段动脉之间不存在吻合支，如果某一段动脉堵塞，血流则受阻，相应肾段的肾实质即可发生缺血性坏死。所以，在对每例多支肾动脉供肾的修整时尽量重建每个分支，除非是肾上极细小动脉（直径 <1mm），并通过亚甲蓝注射确定其血液供应范围仅仅局限于上极，极少肾实质时才予以结扎，以减少肾单位因缺血而丢失。如果在供肾修整时能保证

肾脏的每一支供血动脉得到重建，并且在血管重建时注意外科缝合技巧和缝合方法，保持适宜的缝针间距，使得重建后的肾动脉分支不存在狭窄，则其近期效果和远期效果与单支肾动脉供肾并无明显差别，具体表现在外科并发症（血管并发症、尿路并发症）的发生率相近，移植肾功能的恢复、1 年和 5 年人肾存活率方面也无显著性差异，但有报道更容易出现淋巴囊肿。分析其原因，可能为：在供肾的肾门周围存在大量的淋巴管，行供肾修整时过多地游离肾动脉及分支而损伤了肾门周围的组织和淋巴管，结扎又不够彻底，从而导致淋巴囊肿的出现。他们对 5 例供肾修整时，尽量避免过多地游离肾动脉及分支，并仔细结扎所游离的组织，所以并未发生淋巴囊肿。关于临床应用伴有畸形血管的供肾进行肾脏移植与应用正常供肾进行肾脏移植的效果有无差别，Berardinelli L 教授比较了单支肾动脉正常血管吻合、多支肾动脉与受者血管分别吻合、多支肾动脉先行体外合并后再进行血管吻合的效果，随访 3 年的肾脏存活率分别为 87%、85%、100%，该结果显示将多支肾动脉分别进行直接吻合或体外重建后再进行血管吻合并不影响肾脏移植的临床效果，这也扩大了肾脏移植的供体选择范围。Osman 对多支动脉供血活体肾移植手术效果做出了报道，多支动脉供血组除了淋巴囊肿以及出血并发症发生率稍高外，移植后移植肾功能情况差别不大，移植肾动脉狭窄发生率较低，这可能与活体肾移植冷缺血时间短、亲属肾移植免疫反应小等有关。虽然对多支肾动脉进行修复重建时延长了肾脏的缺血时间、增加了吻合口数目，但实验结果显示这并未增加肾功能延迟恢复、排斥反应以及血管吻合口狭窄的发生率。Ogeng JA 通过对 104 例伴有肾动脉多支畸形的肾脏移植病例进行总结，发现 3 例患者术后移植肾血栓形成，其中 2 例为静脉性、1 例为动脉性，进一步分析发现这 3 例患者术中进行血管吻合时均遇到技术性困难，这可能是导致血栓发生的原因；实验组中 1 例患者出现移植肾破裂，考虑由于急性排斥反应引起，另 1 例患者移植后出现切口创面渗血，经压迫止血后好转，考虑由于血小板低、凝血差引起，两者均与血管吻合因素无关。

四、经验总结

根据本病例总结经验，依据情况选择合适的方法进行体外修复重建畸形的供肾血管，通过血管外科技术对畸形肾脏血管进行修复后再进行肾脏移植，并未增加手术并发症，也不影响肾脏移植的临床效果，其肾脏功能的恢复与正常供肾相近，还可以提高供体器官移植的利用率。在供肾器官短缺的现状下，为我们尽可能多的利用好每例肾脏提供了解题思路和经验总结。

参 考 文 献

[1] 巢志复，高伟，何小舟，等．成人供者的双肾移植于同一受者的肾移植．现代泌尿外科杂志，2005，10(2)：83-85

[2] 吴建臣，管德林，张志宏，等．体外重建受损或畸形肾血管在肾脏移植中的应用．现代泌尿外科杂志，2008，13(6)：421-424

［3］陈文华，邢伟，徐仁芳，等．多层螺旋 CT 在活体肾移植供肾评估及取肾手术方式选择中的应用．中华器官移植杂志，2011，32（11）：659 – 662

［4］梅骅．泌尿外科手术学．北京：人民卫生出版社，2008：130 – 131

［5］Berardinelli L. Best results in living donor transplantation using an aggressive policy in microsurgical bench reconstruction of nonprime arterial supply. Transplant Proc，2006，38（4）：991 – 993

［6］Mikhalski D，Hoang AD，Bollens R，et al. Gonadal vein reconstruction for extension of the renal vein in living renal transplantation：two case nepons. Ttansplant Proc，2007，39（8）：2681 – 2684

［7］Ogeng JA，Masaki CO，Sinkeet SR，et al. Variant anatomy of reanl arteries in a Kenyan population. Ann Transplant，2010，15（1）：40 – 45

［8］黄赤兵，范明齐，姬西宁，等．肾移植受体腹壁下动脉重建移植肾副肾动脉的临床应用．重庆医学，2006，35（16）：1456 – 1459

［9］张蕾，季倩，沈文．活体肾移植手术方案与供肾血管 MSCT 评估相关性研究．实用放射学杂志，2014，30（3）：467 – 470

［10］郑克立．临床肾移植学．北京：科学技术文献出版社，2006：50 – 51

病例 29　胰肾联合移植术后一年胰漏合并右下肢软组织感染

一、病历摘要

1. 病情简介　患者李××，男，47 岁。

主诉：胰肾联合移植术后 1 年余，发现右髋部肿痛 2 周于 2018 年 12 月 23 日入院。

患者自述因诊断"糖尿病肾病尿毒症期"，经完善术前准备，排除手术禁忌证后于 2017 年 10 月 26 日在我院行同种异体胰肾联合移植术，移植胰腺外分泌采取膀胱引流术式(bladder drainage，BD)，移植胰腺植入右侧髂窝，移植肾植入左侧髂窝，术程顺利，术后给予他克莫司(2.5mg) + 吗替麦考酚酯(0.75g) + 醋酸泼尼松(15mg)抗排斥治疗。术后恢复顺利，移植胰腺区伤口、移植肾区伤口愈合拆线，未出现排斥反应及感染等，移植肾及移植胰腺功能恢复良好出院，出院后定期复查，移植胰腺及移植肾功能稳定，于 2 周前无明显诱因下出现右侧髂部肿痛，伴局部皮温升高，有压痛，无畏寒、发热，无胸闷、气喘，无移植肾区胀痛，偶有咳嗽、咳痰，现为进一步治疗入住我院，门诊拟"胰肾联合移植术后；右下肢皮下软组织感染"收入我科。

既往健康状况一般，2012 年因眼底出血行激光手术治疗，否认肝炎、结核、菌痢等病史。无吸烟史；曾酗酒；否认外伤史；否认药物、食物过敏史。

2. 入院查体　生命征正常，神志清晰，心肺未见异常。腹平软，全腹无压痛、反跳痛，肝脾未触及，双肾区无叩击痛。右髂部可见一直径 15cm 片状肿块，局部红肿(病例 29 图 1A)，皮温升高，有压痛，左右下腹分别见一 12cm 左右手术瘢痕，移植肾质地中等，边界清楚，移植肾区无压痛、反跳痛，移植胰腺区无隆起及压痛，在左腹股沟中点上方 2 横指处可闻及 2~3 级收缩期吹风样血管杂音。右侧髂部及下肢局部红肿、皮温升高，有压痛，左下肢无异常。

3. 辅助检查

(1)血常规及生化检查(2018 年 12 月 24 日)：白细胞计数 9.99×10^9/L，嗜中性粒细胞百分比 75.40%，血小板计数 285×10^9/L，C - 反应蛋白 39.77mg/L；血沉 38mm/h，降钙素原检测 0.13ng/ml，生化：尿酸 392μmol/L，尿素氮 4.71mmol/L，肌酐 103μmol/L，内生肌酐清除率 75.9ml/(min·1.73m²)，钾 4.3mmol/L，钠 135mmol/L，氯 100mmol/L。他克莫司浓度 7.6ng/ml；胰腺功能评估：尿淀粉酶 18 488U/L，葡萄糖 4.17mmol/L，血淀粉酶 462U/L；C 肽 0 小时 2.27nmol/L。

(2)影像学检查：移植肾及移植胰腺彩超(2018 年 12 月 24 日)：①移植肾二维声像

图未见异常;②移植肾血供丰富;③移植肾动脉阻力指数偏高;④移植胰腺二维声像图未见异常,血供丰富。下肢彩超:①右髋外侧皮下软组织水肿;②右下肢动脉附壁斑块形成;右下肢髂外、股深、股浅、腘、胫前、胫后、足背静脉、大隐静脉二维及彩色多普勒未见异常。

胸、腹、四肢CT(2018年12月24日):①左肺上叶尖后段、下叶背段胸膜下小片状病变与胸膜粘连,考虑慢性炎症;②右肺上叶后段、双肺下叶小叶中心结节、树芽征及小片状模糊影,提示小气道病变,细支气管炎可能;③动脉硬化;④左侧膈面膨隆;⑤胰肾联合移植术后改变,移植胰腺饱满伴少许钙化灶可能,周围间隙欠清晰,移植肾未见明显异常,建议追随复查;⑥右下腹壁软组织肿胀伴周围少许渗出,请结合临床;⑦双侧髋关节CT平扫未见明显异常。

磁共振:四肢关节(2018年12月29日):右大腿皮下脂肪层及局部肌肉肿胀、渗出,右侧阴囊亦肿胀、积液,请结合临床;双髋关节未见明显异常。

(2019年1月16日):右侧大腿近段、髋部皮下软组织肿胀、渗出伴广泛积液,考虑为感染性病变可能性大,请结合临床。

(3)培养及药敏结果:屎肠球菌(2019年2月18日):敏感;白假丝酵母菌(2019年2月18日,2019年2月19日,2019年3月1日):敏感;嗜麦芽寡食单胞菌(2019年3月2日):敏感。

(4)下肢软组织病理检查(2019年1月22日):(右腹股沟)纤维脂肪组织大片坏死,散在血管纤维素样坏死伴血栓形成,中等量急、慢性炎细胞浸润,请结合临床。特殊染色:PAS(-),刚果红(-),PASM(-)。免疫组化:CK(-),S-100(-),CD34(-),Ki-67(-)。

4. 诊治经过　入院后行B超和磁共振检查提示右侧髋部及大腿内侧出现大量液性暗区(病例29图1B、病例29图1C),考虑脓肿形成,注射器未能抽出液体,考虑积液黏稠,行右侧髋部及大腿内侧纵形分别切开长约20cm和22cm左右的切口,按切口方向切开深筋膜并做筋膜下剥离,见右股外侧肌股直肌、股内侧肌、缝匠肌于髂胫束间大面积筋膜组织坏死,可见灰色浑浊稀薄积液溢出(病例29图2A、病例29图2B),未见明显脓性分泌物、坏死肉芽组织及干酪样坏死组织,局部积液查淀粉酶43 400U/L,病原学培养阴性。结合分泌物的性状及筋膜坏死积液与脂肪组织坏死改变符合胰液渗漏病理改变,但股管与腹股沟韧带下方均未见窦道形成。予以清除干净病灶,创面留置负压封闭引流(vacuum sealing drainage, VSD)(病例29图2C),术后给予注射用美罗培南抗感染,术后14天二期右侧大腿清创+VSD更换。

于2019年2月5日开始尿少,但血肌酐无明显变化(105μmol/L左右),他克莫司血清药物浓度7.9ng/ml,查移植肾彩超血管及输尿管未见明显异常,肾周无积液,膀胱无尿潴留,不考虑急性排斥反应、梗阻性肾病等情况,留置尿管并给予膀胱灌注含亚甲蓝的生理盐水300ml,半小时后见右侧大腿VSD上段染成蓝色(病例29图3A),考虑有新发膀胱漏可能。于2019年2月11日行膀胱镜检查,术中见膀胱三角右侧0.5cm的溃疡(病例29图3B),不排除穿孔可能,于2019年2月13日行开放手术,见胰十二指肠膀胱吻合口处有瘘口(病例29图3C),膀胱灌注亚甲蓝后瘘口有蓝色液体流出,给予双层缝合瘘口,同时予右侧大腿清创缝合＋VSD更换,术后给予留置导尿管膀胱冲洗,抗感染、生长抑素抑酶、营养支持等综合治疗后好转出院,出院随访4个月各项指标稳定,膀胱镜检查提示膀胱溃疡愈合,右侧大腿无炎症表现,各项感染指标正常,B超未见异常。

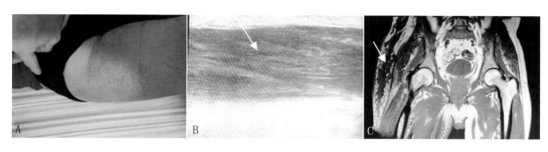

病例 29 图 1　B 超及磁共振

注：A：入院时右侧髋部及大腿出现红肿；B：3 周后查 B 超提示右侧髋部及大腿内侧出现大量液性暗区(箭头)；C：3 周后查磁共振证实皮下大量积液(箭头)

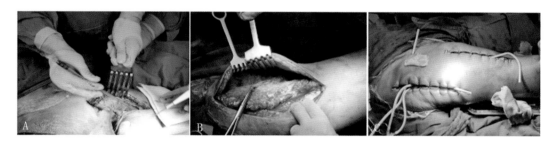

病例 29 图 2　手术经过

注：A：右侧大腿内侧可见灰色浑浊稀薄积液溢出；B：右侧大腿大量坏死组织；C：VSD 装置

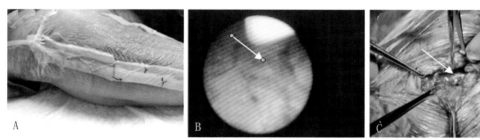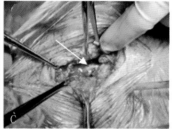

病例 29 图 3　膀胱镜检查

注：A：膀胱灌注亚甲蓝后 VSD 敷料变蓝色；B：膀胱镜检查提示膀胱三角右侧有膀胱溃疡(箭头)；C：耻骨联合旁右侧 4cm 切开见胰十二指肠瘘口(箭头)

二、诊断思路

1. 诊断依据

(1)症状与体征：患者右侧髋部疼痛,右侧髋部及下肢局部红肿,皮温升高,有压痛。

（2）病史：患者有右下腹胰腺移植手术治疗病史，胰腺移植手术外分泌用膀胱引流术式。

（3）诊断性治疗观察：①抗细菌治疗 5 天后局部红肿消退不明显，红肿面积范围逐渐扩增至大腿内侧至膝关节；②留置尿管并给予膀胱灌注含亚甲蓝的生理盐水 300ml，半小时后见右侧大腿 VSD 上段染成蓝色（病例 29 图 3A），考虑有新发膀胱漏（漏出液为尿和胰液）。

（4）局部解剖因素：胰漏合并同侧下肢软组织感染的解剖因素为：胰肾联合移植胰腺放置右侧髂窝，术后 1 年右下腹伤口肌肉层已瘢痕化，漏出的胰液无法沿切口流出，局部压力增大后胰液沿髂外血管周围腐蚀至股管及髋部疏松皮下组织后蔓延至右侧大腿。

（5）辅助检查：下肢 B 超、磁共振结果考虑为单独的右下肢皮下软组织感染（丹毒？）。

（6）治疗后补充依据：入院治疗 3 周（2019 年 1 月 14 日）磁共振提示右侧大腿近段、髋部皮下软组织肿胀、渗出伴广泛积液，考虑脓肿，行下肢开放手术，术中见右侧大腿内侧可见灰色浑浊稀薄积液溢出；右侧大腿大量坏死组织，行积液查淀粉酶高达 43 400U/L，考虑胰漏导致感染。

2. 鉴别诊断

（1）单纯下肢软组织蜂窝织炎：患者处皮肤局部剧痛、弥漫性红肿、境界不清，初为硬结，后中央变软。有寒战、发热等全身症状。患处有触痛并略微红肿，境界不明显，炎症迅速扩展和加重，以中央炎症明显，有显著的指压性水肿，以后变软，溃破化脓，排除脓汁及坏死组织。

（2）接触性皮炎：有异物接触史。局部红肿、边界不清楚、痒。皮疹有丘疹、水疱、大疱、糜烂、渗液、结痂等。白细胞计数不增多。

（3）多形日光疹：是发生在面部及暴露部位的多形发疹。其损害有红斑、毛细血管扩张、水肿性红斑、斑丘疹、丘疱疹及水疱或苔藓化等多形皮疹。

（4）血管神经性水肿：为一种暂时性、局限性、无痛性的皮下或黏膜下水肿。多发生在组织疏松而易肿胀的部位，如眼睑、口唇、耳垂、外生殖器、喉头等处。

三、防治策略及相关进展

1. 免疫方案调整　停用麦考酚钠肠溶片、他克莫司在原来基础下调剂量，根据 T 细胞亚群、他克莫司浓度调整剂量。

2. 抗感染方案制定　头孢哌酮钠舒巴坦钠＋利奈唑胺联合抗感染治疗，根据感染相关指标、培养药敏结果及患者临床症状、体征辅助检查调整。

3. 发现下肢皮下软组织大量积液，行开放手术引流，术中清除大腿大量坏死组织，反复冲洗、留置 VSD 负压装置，并定期（10～14 天）清创更换，术后加强抗感染。

4. 寻找胰漏的位置，行膀胱镜及相关检查、膀胱灌注亚甲蓝明确胰漏部位，给予瘘口周围切开缝合瘘口。

5. 加强营养支持、伤口的护理、预防感染。

6. 应用生长抑素抑制胰腺外分泌液，多饮水、勤排尿、适当减少高尿淀粉酶对膀胱的腐蚀。

7. 密切监测移植肾、移植胰腺功能的变化。

目前，糖尿病合并终末期肾病的发生率越来越高。胰肾联合移植是治疗糖尿病合并终末期肾病的最有效方法，外科并发症是影响术后近期受者和移植胰腺存活率的主要因素。降低术后外科并发症是提高胰肾联合移植和移植物近期存活率的关键。明尼苏达的研究表明，胰腺移植术后再次外科治疗的原因最常见的有移植物血栓形成、腹腔内感染、移植后胰腺炎、出血、吻合口瘘。在我们移植中心，受者需再次外科治疗的原因依次为血栓形成、切口感染、胰瘘、腹腔感染、移植肾动脉破裂、吻合口瘘，与其他移植中心略有不同。

由于糖尿病患者的易感性和全身血管病变、手术创伤大、移植胰腺外分泌处理的难点、术后应用较强免疫抑制药等因素，胰肾联合移植后外科并发症的发生率较高。明尼苏达大学报告胰肾联合移植术后的再手术率为 35.6%。

胰漏一般在围术期多见，移植术后一年以上的胰漏导致下肢皮下软组织感染未见有报道及诊治经验可循，因此，在该案例的早期诊断中只考虑患者为单纯下肢皮下软组织感染，后经手术切开才证实为胰漏。本案例胰漏发生的主要原因考虑为患者术后尿淀粉酶值异常升高，高浓度的消化酶长期对膀胱及十二指肠黏膜腐蚀导致形成溃疡甚至穿孔，患者术后 1 年左右有过反复血尿的经历，考虑当时已出现膀胱及十二指肠吻合口附近慢性炎症甚至溃疡的发生。

胰漏合并同侧下肢软组织感染的解剖因素为：胰肾联合移植胰腺放置右侧髂窝，术后 1 年右下腹伤口肌肉层已瘢痕化，漏出的胰液无法沿切口流出，局部压力增大后胰液沿髂外血管周围腐蚀至股管及髋部疏松皮下组织后蔓延至右侧大腿，患者术后长期服用免疫抑制药免疫功能低下，加上患者外出肢体运动量大加重胰液往下肢的蔓延，最终导致右侧髋部及右侧大腿皮下软组织感染。

胰十二指肠与受者膀胱吻合口漏是胰肾联合移植再次手术的常见原因，其原因为移植物十二指肠内产生的肠激酶和尿道感染时某些细菌产生的酶有时可激活胰酶，引起反流性移植物胰腺炎、出血性膀胱炎等并发症，最终导致黏膜溃疡形成甚至穿孔的发生。移植胰外分泌液的处理是胰腺移植的焦点及难点所在，膀胱吻合的外分泌引流是最早的手术方式，优点是可以通过定期监测尿淀粉酶的变化早期诊断排斥反应的发生，明显减少移植胰腺术后急性排斥反应和术后胰外分泌引起的严重并发症。但 BD 术式存在大量碱性胰液丢失引起的代谢性酸中毒，以及大量碱性胰液消化酶流经膀胱引起的顽固性泌尿系统感染、血尿，胰十二指肠与膀胱吻合口愈合不良，甚至出现膀胱溃疡穿孔等并发症，所以胰腺移植 BD 术式患者术后反复出现血尿，需警惕膀胱黏膜出血、感染、穿孔等。如果出现尿淀粉酶值异常升高，平时需多饮水，勤排尿，减少高浓度胰液长时间滞留膀胱，反复血尿患者可使用生长抑素或奥曲肽等药物减少胰腺外分泌，并建议行膀胱镜检查，必要时行外分泌液改道为肠腔引流或切除移植胰腺，随着移植外科技术的成熟，因胰液空肠引流更加符合正常人体生理，目前绝大多数移植中心均将胰液肠腔引流术式作为首选术式。

胰肾联合移植术后感染问题不仅影响移植物的存活率，甚至影响受者的存活率。研究表明，胰腺移植后感染率可高达 26%。本案例出现移植胰腺同侧下肢皮下软组织感染，若处理不当导致菌血症，下肢缺血坏死等严重并发症。VSD 技术可减轻创面组织水肿程度，改善微循环，促进创面微血管密度，降低创面感染，有助于创面愈合。本案例利用 VSD 技术对大腿进行创面处理取得良好疗效。并随访 2 周右下肢皮肤伤口无异常，检查相关指标均稳定。

四、经验总结

本案例诊断的难点及误区主要是患者移植胰腺部位无红肿、热痛等体征，影像学检查均未见移植胰腺周围有积液，移植胰腺相关检查指标正常，很容易误诊为单纯的下肢皮下软组织感染。既往无类似案例借鉴，作者认为：①胰肾联合移植术后并发症可发生在术后任何时间；②行膀胱引流术式术后建议定期行膀胱镜检查，如果出现顽固性血尿，建议尽早明确诊断膀胱引流术式出现尿淀粉酶异常升高，平时需多饮水，勤排尿，减少胰腺分泌消化酶长时间滞留膀胱，必要时药物干预，定期行影像学检查；③术后半年甚至 1 年以上仍有可能出现胰漏、伤口感染等相关并发症，如果采用 BD 术式，术后需同时关注同侧下肢及髋部等部位情况；④移植胰腺周围组织有感染征象，使用抗生素 3～5 天后无效，需警惕与移植胰腺有关的并发症，需尽早诊断及处理；⑤对于胰腺移植外分泌液腐蚀的感染伤口，应用 VSD 技术可起到良好的疗效。

参 考 文 献

[1] De Roover A, Detry O, Coimbra C, et al. (Pancreas transplantation in the management of diabetes). Rev Med Liege, 2005, 60(5－6): 350－354

[2] Humar A, Kandaswamy R, Granger D, et al. Decreased surgical risks of pancreas transplantation in the modern era. Ann Surg, 2000, 231(2): 269－275

[3] Steurer W, Tabbi MG, Bonatti H, et al. Stapler duodenojejunostomy reduces intraabdominal infection after combined pancreas kidney transplantation as compared with hand－sawn anastomosis. Transplant Proc, 2002, 34(8): 3357－3360

[4] Troppmann C, Dunn DL, Najarian JS, et al. Operative reintervention following early complications after pancreas transplantation. Transplant Proc, 1994, 26(2): 454

[5] 陈实. 移植学. 北京: 人民卫生出版社, 2011

[6] Troppmann C, Gruessner AC, Dunn DL, et al. Surgical complications requiring early relaparotomy after pancreas transplantation: a multivariate risk factor and economic impact analysis of the cyclosporine era. Ann Surg, 1998, 227(2): 255－268

[7] 明长生. 临床胰腺移植的进展. 中国实用外科杂志, 1994, (12): 741－743

[8] 张振, 郭丰富, 田军. 胰肾联合移植的研究进展. 国际移植与血液净化杂志, 2018, (2): 1－5

[9] Schäffer M, Wunsch A, Michalski S, et al. (Morbidity and mortality of kidney and pancreas transplantation. Analysis of 810 transplantations at one center). Dtsch Med Wochenschr, 2007, 132(44): 2318－2322

[10] 郭海水, 路远, 吕海东, 等. 慢性难愈性创面综合治疗方法探讨. 山西医药杂志, 2014, (9): 1052－1054

病例 30　肾移植术后供者来源性狂犬病

一、病历摘要

1. 病情简介　患者王××，男性，43 岁。

主诉：肾移植术后 7 周，腰痛 4 天，加重伴发热 3 天，于 2015 年 7 月 18 日入院。

患者 7 周前因尿毒症于我院行同种异体肾移植手术（DCD 供肾），手术顺利，术后尿量恢复正常。术后定期门诊复查，肾功能稳定，尿量约 3000ml/24h，血肌酐波动在 100～120μmol/L。患者 4 天前受凉后出现腰痛，腰痛向背部放射，当时无发热，无恶心、呕吐，无咳嗽、咳痰，无腹痛、腹泻、腹胀，无尿量减少，无水肿表现。3 天前患者自觉腰痛较前加重，向会阴部放射，伴有发热，体温最高 37.4℃，后自行退热，伴乏力，无恶心、呕吐，无咳嗽、咳痰，无腹痛、腹泻、腹胀，无尿量减少，无水肿表现。2 天前患者出现排气、排便停止，伴恶心，呕吐 1 次，呕吐物为胃内容物，尿量较前减少，当日共 1200ml，体重无明显变化，无水肿表现。现患者仍诉腰痛，伴背部及会阴区放射，尿量减少，腹胀，伴乏力，走路不稳，言语不利，无头晕头痛，无下肢皮肤发麻，无下肢疼痛、下肢皮肤坏死等表现。无咳嗽、咳痰，无腹痛、腹泻，无水肿表现，急诊收入我科。目前免疫抑制治疗方案：他克莫司 10.5mg/d＋麦考酚钠 1080mg/d＋泼尼松 22.5mg/d。患者自发病以来，神清，精神可，饮食差，睡眠可，尿量减少，无大便，体重无明显变化。

既往体健；高血压 1 年半，口服硝苯地平控释片（拜新同）、盐酸地尔硫䓬（合心爽）、倍他乐克控制，血压控制不佳；1 年前行左前臂动静脉瘘成形术，规律血液透析 1 年；有输血史，无输血反应。否认心脏病史；否认糖尿病、脑血管病、精神疾病史；否认肝炎史、结核史、疟疾史；否认外伤；否认食物、药物过敏史；否认动物咬伤史及狂犬病疫苗接种史。

2. 入院查体　T：37.0℃，P：100 次/分，R：20 次/分，BP：100/69mmHg。发育正常，营养中等，步态不稳，神志清晰，言语不清，自主体位，查体合作。未见蜘蛛痣，全身浅表淋巴结未触及肿大，全身皮肤未见水肿，双下肢无水肿。巩膜无黄染，胸廓无畸形，双侧呼吸运动对称，双肺呼吸音正常，双肺未闻及干湿啰音，心尖冲动正常，未触及震颤，心界叩诊不大，心率 100 次/分，心律齐，各瓣膜听诊区未闻及杂音，未闻及心包摩擦音。腹部外形平坦，未见胃肠蠕动波，腹软，腹部无压痛，腹部未触及包块，肝脏未触及，脾脏未触及，肠鸣音弱。四肢肌力、肌张力正常，病理征未引出。右下腹部可见长约 15cm 手术瘢痕。移植肾大小正常，质中，无压痛。移植肾周未及异常包块。

3. 辅助检查

（1）血常规（2015 年 7 月 15 日，我院）：WBC：6.79×10^9/L，GR%：82.1%，HGB：136g/L，PLT：202×10^9/L。

（2）血生化（2015 年 7 月 17 日，我院）：K^+：4.08mmol/L，Na^+：141.9mmol/L，Cr：126.6μmol/L，BUN：8.33mmol/L。

4. 补充　供者死亡原因为病毒性脑炎，具体不详，流行病学调查显示供者有动物接触史，无狂犬病毒疫苗接种史。而接受同一供体器官的另一位肾移植受者在该患者发病前 1 周出现神经系统症状并疑似狂犬病发作，且该患者无动物接触及咬伤史。

二、诊断思路

1. 诊断依据

（1）患者中年男性，急性病程。

（2）患者肾移植术后早期，规律予免疫抑制治疗，先后出现腰痛，发热，乏力，排气、排便停止，恶心、呕吐，尿量减少，腹胀，走路不稳，言语不利等症状。

（3）供者死亡原因为病毒性脑炎，具体不详，流行病学调查显示供者有动物接触史，无狂犬病毒疫苗接种史。而接受同一供体器官的另一位肾移植受者在该患者发病前 1 周出现神经系统症状并疑似狂犬病发作，且该患者无动物接触及咬伤史。

2. 鉴别诊断

（1）神经系统感染：神经系统是移植后常见感染部位之一，感染病原体相对复杂，细菌、真菌、病毒等均可感染，早期症状可不典型，随后可出现一系列神经系统症状。其诊断可通过病史、脑脊液分析及培养等获得。对于特殊感染如狂犬病，核磁共振成像检查可能有助于诊断，脑干、海马、下丘脑、深层和皮层下白质以及深层和皮质灰质的核磁共振 T_2 成像可出现异常高信号，最终可通过患者分泌物检测狂犬病毒核酸或病理确诊。此外，肾移植术后早期感染，需考虑供体来源可能性。

（2）格林－巴利综合征：是脊神经和周围神经的脱髓鞘疾病，临床主要表现为进行性、上升性、对称性麻痹，四肢软瘫，以及不同程度的感觉障碍，其诊断可通过病史、脑脊液分析、周围神经活组织检查和电生理测试获得。

三、防治策略及相关进展

治疗措施与方案　治疗措施与疾病转归：完善头颅 CT：右侧基底节区可疑小斑点状低密度影。血常规：WBC：6.7×10^9/L，HGB：113g/L，PLT：158×10^9/L。他克莫司浓度：8.1ng/ml。生化：Cr：112.6μmol/L，BUN：9.47mmol/L，ALB：34.2g/L，Na：133.8mmol/L。予激素冲击治疗，丙种球蛋白20g/d 连续 5 天静脉点滴，拉氧头孢、注射用亚胺培南西司他丁钠（泰能）+更昔洛韦联合抗感染。患者神经系统症状逐渐加重，出现神情极度焦虑、被害妄想、极度惊恐、吞咽困难、幻觉等症状，停用他克莫司及麦考酚钠，改口服环孢素250mg/d。此后肌力进行性减退，高热，拒绝进食饮水、谵妄，予气管插管，持续机械通气。入院后 6 天（7 月 24 日）根据狂犬病特异性症状，临床诊断狂犬病，予密尔沃基疗法。入院后 10 天（7 月 28 日）受者唾液、尿液和痰标本狂犬病毒核酸均呈阳性，临床确诊。患者于 8 月 17 日死亡。

狂犬病目前无有效的治疗方式，一旦发病，死亡率几乎100%，及时采取暴露后预防措施是减少发病唯一有效的方式。暴露后预防包括注射狂犬病疫苗和狂犬病免疫球蛋白。人体接种狂犬病疫苗后可以通过体液免疫产生狂犬病毒中和抗体，而狂犬病免疫球蛋白则直接提供了中和抗体。目前快速荧光灶抑制试验（rapid fluorescent focus inhibition test）是用来检测狂犬病毒中和抗体的"金标准"。根据WHO狂犬病专家咨询委员会推荐，中和抗体水平等于或高于0.5U/ml时，接种者才具备有效的保护能力，如果中和抗体水平低于0.5U/ml，应进行加强免疫，至达到有效保护水平为止。

对于供者来源性狂犬病，受者在接受狂犬病供者器官至狂犬病发病前的时间是唯一可能有效的预防时间段，此时间段积极采取暴露后预防措施，可能会避免狂犬病发病。相反，一旦狂犬病发病，尚无有效的治疗措施。因此，一旦临床疑似或确诊供者来源性狂犬病，应立即上报有关部门并通知其他受者尽早采取预防措施，尽可能降低发病风险。

四、经验总结

1. 我国狂犬病发病率高，由于没有确诊实验，很多情况下狂犬病供者被诊断为感染性脑炎并拟行器官捐献。为减少此类事件发生，需要提高对狂犬病的认识，加强供者评估。

2. 对于存在感染性疾病风险，尤其是患有不明原因引起的脑炎供者，需在器官获取前对供者及家属进行详细的流行病学调查以及病史的再次确认，对于存在狂犬病高危因素或临床疑似狂犬病的供者，均应开展狂犬病相关血清学和病原学检测，一旦明确诊断，捐献必须终止。

3. 对于移植前不能完全除外狂犬病的供者，尤其是存在高危因素的供者，应舍弃器官。

4. 对于移植后意外确诊狂犬病的情况，如果存在供者来源性可能，应立即对其他未发病受者采取暴露后预防措施，以降低其他受者的发病风险。

参 考 文 献

［1］Manning SE，Rupprecht CE，Fishbein D，et al. Human rabies prevention－－United States，2008：recommendations of the advisory committee on immunization practices. MMWR Recomm Rep，2008，57（RR－3）：1－28

［2］Rupprecht CE，Briggs D，Brown CM，et al. Use of a reduced（4－dose）vaccine schedule for postexposure prophylaxis to prevent human rabies：recommendations of the advisory committee on immunization practices. MMWR Recomm Rep，2010，59（RR－2）：1－9

［3］World Health Organization. WHO expert consultation on rabies. second report. World Health Organ Tech Rep Ser，2013，（982）：1－139

［4］Zhang J，Lin J，Tian Y，et al. Transmission of rabies through solid organ transplantation：a notable problem in China. BMC Infect Dis，2018，18（1）：273

病例 31　EB 病毒相关移植后淋巴增殖性疾病

一、病历摘要

1. 病情简介　患者肖××，男性，31 岁。

主诉：肾移植术后 5 年，右侧颈部淋巴结肿大 3 个月，间断发热 20 天，于 2015 年 12 月 8 日入院。

现病史：患者 5 年前在我院行"同种异体肾移植术"，手术顺利，术后服用"他克莫司""吗替麦考酚酯""甲泼尼龙"等免疫抑制药抗排斥反应。3 个月前，患者突然出现右侧颈部包块，无明显疼痛不适，遂到东莞市人民医院就诊，查彩超示：颈部淋巴结增生，行"右侧颈部淋巴结切除术"，病理结果提示：颈部淋巴结病变符合肾移植后淋巴增殖性疾病（PTLD），传单样型；2 个月前切除淋巴结组织再次增生；20 天余前，患者无明显诱因出现体温升高，最高至 39.0℃，不伴寒战、乏力、肌肉酸痛等不适，遂到东莞市人民医院就诊，给予"安乃近"口服后，体温逐渐降至正常；后间断出现发热，体温波动在 39.0℃左右，自服"安乃近"后，体温得到控制。今为求进一步治疗，来我院就诊，门诊以"异体肾移植状态、发热待查"为诊断收住我科。

既往史：否认冠心病；否认高血压；否认脑梗死；否认脑出血；否认肺结核；否认肝炎；发现药物性糖尿病 4 年，服用"达美康缓释片""瑞格列奈"降糖治疗，血糖控制尚可；2015 年 6 月因血糖高将"他克莫司"更换为"环孢素"；2015 年 9 月在东莞市某医院行"右侧颈部淋巴结切除术"，手术顺利，切口愈合良好；无输血史及献血史；无药物过敏史；无食物过敏史。

2. 入院查体　T：39.6℃，P：92 次/分，R：18 次/分，BP：115/80mmHg。神志清楚，发育正常，体型中等，营养良好，步入病房，表情自然，自动体位，对答切题，查体合作，精神可。皮肤弹性好，全身皮肤黏膜无黄染，全身皮肤黏膜无皮疹，皮肤未见出血点及蜘蛛痣。右侧颈部浅表淋巴结可触及肿大。无脱发，头颅大小正常，无畸形，头颅无压痛，无肿块。眼睑水肿，眼球未见异常，结膜未见异常，巩膜无黄染，角膜反射正常，双侧瞳孔等大等圆，对光反射灵敏。耳郭无畸形，双侧外耳道无分泌物，双侧乳突无压痛，双侧听力正常。鼻外形正常，鼻翼无翕动，双侧鼻腔通畅，双侧鼻窦无压痛，无异常分泌物。口唇无发绀，齿龈无异常，口腔黏膜正常，无口糜，咽腔无充血，扁桃体无肿大，扁桃体表面无脓性分泌物。颈软无抵抗感，颈静脉未见异常，气管居中，甲状腺无肿大。胸式呼吸，呼吸正常，呼吸节律整齐，深度均匀，双侧呼吸运动未见异常，第 8 肋间，肋间隙正常。双侧语颤对称，无胸膜摩擦感。肺部叩诊清音。呼吸音清未闻及干湿啰音及病理性肺泡呼吸音。心率92次/分，律齐。心前区无隆起。无心包摩擦感，未触及心脏震颤。未闻及肺动脉听诊区心包摩擦音，未闻及额外心音。未闻及病理性杂音。腹平坦，未见腹壁静脉曲张，未见胃肠型及蠕动波。腹部柔软，无液波震颤，无震水声。腹部无肿块，腹部无压痛，肝脏未触及，胆囊未触及，脾未触及肿块。肝浊音界存在，移动性浊音阴性，双肾区叩痛阴性，双输尿管压痛点无明显压痛。肠鸣音未见异常。双下肢无水肿，四肢无畸形，无杵状指、趾。生理反射存在，病理反射未引出。

专科检查：腹平坦，双腰曲线对称，双肾区无隆起，无压痛及叩击痛，双输尿管行程无压痛及反跳痛，膀胱区无隆起，无压痛。右侧颈部可见一大小约3cm切口，愈合良好；右侧下腹部可见一长约12cm手术瘢痕，愈合良好。移植肾区触诊，移植肾大小正常，质地韧，未见明显压痛。

3. 辅助检查

（1）血常规（2015年12月5日）：白细胞4.03×10^9/L，红细胞3.96×10^{12}/L，血红蛋白124g/L，血小板162×10^9/L，中性粒细胞数3.03×10^9/L，淋巴细胞数0.52×10^9/L，单核细胞0.45×10^9/L，淋巴细胞百分比12.7%。

（2）肾功能（2015年12月5日）：BUN：6.52mmol/L，Cr：119.3μmol/L，UA：354μmol/L。

（3）EBV-DNA检测（2015年12月5日）：$1.83 \times E6$copies/ml。

（4）骨髓检验结果（2015年12月8日）：增生活跃骨髓象；骨髓中性粒细胞尚可，但外周中性粒细胞低，考虑与EBV感染有关？

（5）颈部淋巴结病理活体组织诊断（2015年10月8日，中山大学附属第一医院）：肾移植后淋巴增殖性疾病（PTLD），传单样型（病例31图1）。

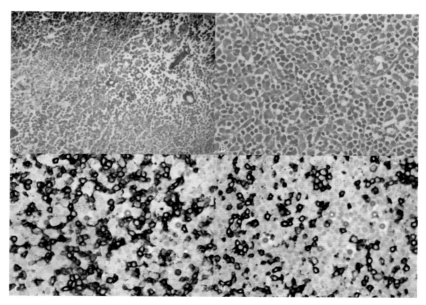

病例31图1　颈部淋巴结病理

注：肾移植后淋巴增殖性疾病（PTLD），传单样型，免疫组化提示CD3、CD5、CD51、CD79a阳性，

CD15、CD30 结果为阴性

（6）移植肾病理（2015 年 12 月 8 日）：肾组织灶性小管萎缩、偶见小管上皮细胞空泡变性和小动脉壁病变（病例 31 图 2）。

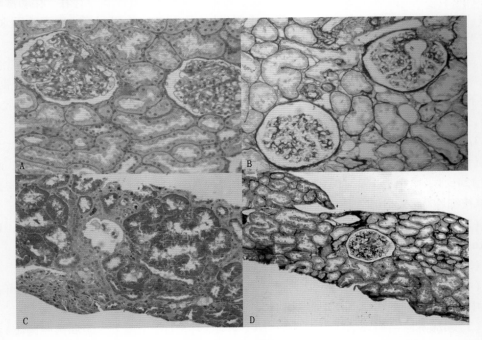

病例 31 图 2　移植肾病理

注：共 26 个肾小球，其中 1 小球废弃，余小球光镜下未见明显病变；灶性和散在少数小管轻度萎缩；偶见小管上皮细胞空泡变性，间质未见明显炎细胞浸润；偶见小动脉内膜下病变，弓形动脉内膜轻度纤维性增厚；免疫荧光：2 个小球。IgA、IgG、IgM、C3、C1q、Fibrinogen：（ － ）；C4d：（ － ）。（A、B：PAS 染色 ×200；C：PASM － Masson 染色 ×100；D：Masson 染色 ×200）

二、诊治思路

（一）病理类型

PTLD 与 EBV 相关，一般可分为四种类型，包括：

1. 早期病变：浆细胞增生、传染性单核细胞增多症样多形性 PTLD。

2. 多形性 PTLD。

3. 单形性 PTLD：①B 细胞性：弥漫大 B 细胞淋巴瘤、Burkitt 淋巴瘤、浆细胞骨髓瘤、浆细胞瘤样病变；②T 细胞性：外周 T 细胞淋巴瘤、肝脾淋巴瘤及其他。

4. 经典型霍奇金淋巴瘤型 PTLD。

（二）临床表现

PTLD 的临床表现具有多样性，包括：①感染样表现，如发热；②单发或多发淋巴结肿大；③肿大淋巴结的占位效应；④脏器功能不全；⑤恶性淋巴瘤 B 组症状（发热、盗汗、体重减轻 10% 以上）；⑥合并真菌、CMV 等病原感染后表现等。

（三）诊断要点

PTLD 可发生于移植后的任何时间，根据移植后至确诊 PTLD 时间可分为早发型和迟发型 PTLD：早发型发生于移植 1 年内，迟发型于移植 1 年后发生。统计发现，SOT 后至确诊 PTLD 的中位时间为 30 ~ 40 个月，HSCT 后至确诊 PTLD 的中位时间约为移植后 2 ~ 6 个月，EBV - 和 NK/T - PTLD 常为迟发型。PTLD 临床表现多样化，当移植受者出现以下表现时，应警惕 PTLD 可能：①移植后出现原因不明的发热（常为抗感染治疗无效的发热）、夜间盗汗和体重减轻（半年内减轻 >10%），抗感染治疗无效；②全身淋巴结、肝脏和脾脏肿大；③出现不明原因皮下、肌肉肿物和包块；④血清乳酸脱氢酶（LDH）升高；⑤组织或穿刺活检提示 PTLD；⑥免疫球蛋白重排基因阳性；⑦血清 EBV - DNA 负荷迅速增加等。对 PTLD 的早期诊断、预防和监测疗效也有重要作用，但仅凭 EBV 负荷的阳性结果不能做出诊断，最终确诊需病理学证实。

（四）诊断依据

1. 肾移植术后 5 年，发现右侧颈部淋巴结增生 3 个月，间断发热 20 天。

2. 体格检查　右侧颈部浅表淋巴结可触及肿大；移植肾区触诊，移植肾大小可，质地韧，未见明显压痛。

3. 辅助检查

（1）血常规：白细胞 4.03×10^{9}/L，红细胞 3.96×10^{12}/L，血红蛋白 124g/L，血小板 162×10^{9}/L，中性粒细胞数数 3.03×09/L，淋巴细胞数 0.52×10^{9}/L，单核细胞 0.45×109/，淋巴细胞百分比 12.7%。

（2）肾功能：BUN：6.52mmol/l，Cr：119.3μmol/L，UA：354μmol/l。

（3）EBV - DNA 检测：$1.83 \times E6$copies/ml。

（4）骨髓检验结果：增生活跃骨髓象，骨髓中性粒细胞尚可，但外周中性粒细胞低，考虑与 EBV 感染有关。

（5）颈部淋巴结病理活体组织诊断：符合肾移植后淋巴增殖性疾病，传单样型。

（6）移植肾病理：肾组织灶性小管萎缩，偶见小管上皮细胞空泡变性和小动脉壁病变。

（五）鉴别诊断

患者间断发热伴淋巴结增生，结合患者既往病史及相关检查，需要进一步完善相关检查，明确发热原因，应将淋巴组织增生性病与淋巴瘤、呼吸道感染等疾病鉴别，淋巴结病理及肺部 CT 可鉴别。

（六）治疗策略

由于 PTLD 的异质性，目前尚无统一的治疗方案，应强调个体化治疗，主要措施包括：①免疫抑制药减量或停用；②抗病毒治疗：常用的药物有阿昔洛韦和更昔洛韦；③化疗：根据不同的肿瘤类型选择相应的化疗方案；④抗 B 细胞抗体（如利妥昔单抗）和细胞免疫治疗；⑤手术切除/局部放疗；⑥自体 EBV 特异性 CTL 治疗；⑦生物治疗包括：重组 α 干扰素和 EB 病毒特异 T 淋巴细胞输注（EBV - CTL）等。PTLD 的治疗主要根据就诊时病情和病理分型进行综合治疗,目前暂无统一的治疗意见或指南。该患者为单型性 PTLD 传染性单核细胞增多类型,属于 PTLD 较早期阶段,治疗上给予 CD20 单抗(美罗华)。

本例患者美罗华输注显示出 B 细胞被迅速清除,治疗前外周的 B 细胞 97.5/ml,美罗华第一次输注后 B 细胞的数量就下降到无法检测的水平,在 6~9 个月后 B 细胞数量回升,在 9~12 个月时恢复到正常水平,但需要强调的是虽然 B 细胞被清除,并不导致感染的增加,因为不影响 T 细胞,粒细胞和巨噬细胞的正常生长。

该患者入院后诊断为 PTLD,为肾移植术后少见疾病之一,发病率约 1%,此例患者为我中心接诊首例 PTLD,入院后完善相关检查如呼吸道感染相关项目、EBV、肝肾功能等;积极抗感染、抗病毒、退热等对症治疗;调整免疫抑制药物及剂量;CD20 单抗利妥昔单抗(美罗华)按照第 1、8、15、22 天静脉滴注。应用第一剂利妥昔单抗(美罗华)后患者右侧颈部肿大淋巴结消失,继续应用美罗华,患者间断出现发热,复查血小板及白细胞减少,经及时对症处理,患者病情明显好转。诊疗过程如病例 31 图 3 所示:

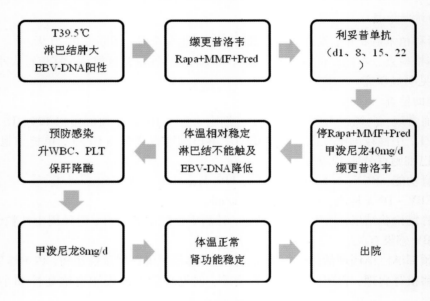

病例 31 图 3　诊疗过程

(七)预后

出院时情况:状态良好,体温正常,肾功能稳定,淋巴结无肿大;随访至今,EBV - DNA 阴性,2019 年 05 月 03 日复查血常规:WBC:8.2×10^9/L,Hb:123g/L;肾功能:BUN:6.15mmol/L,Cr:82μmol/L,UA:336μmol/L。

三、防治策略及相关进展

PTLD 是发生于肾移植受者中的一组从淋巴瘤样增生到恶性淋巴瘤的异质性疾病,是影响移植受者长期生存率和生活质量的严重并发症之一。随着新型免疫抑制药的使用、肾移植技术的提高以及对 PTLD 的认识加深和确诊率的提高,预计 PTLD 的发病例数将逐渐增加。Procko 等研发了名为 BINDI 的新型蛋白质,它经过计算设计和实验优化，可以选择性诱导受 EBV 感染的癌细胞凋亡。研究则通过实验和数据分析证明 BINDI 可以减缓 EBV 阳性的 B 细胞淋巴瘤的进展，另外可延长人类异种移植模型中小鼠的生存期。这种精密创造的高特异性的蛋白质可以丰富并优化目前的治疗方案，同时为下一步的研究新思路。Li 等揭示了细胞内游离镁离子在免疫功能中的定量作用，并为此命名了一个"镁缺陷、EBV 感染与肿瘤形成导致的 X 连锁免疫缺陷"（XMEN）的疾病。该实验为镁离子在生物免疫调节中的作用提供了一个新的研究方向。通过对该疾病的病理机制分析，表明补充镁离子可以减少 EBV 感染的细胞的数量，并降低淋巴瘤发病的风险；男性宜早期筛查 XMEN 病，以做到前期防护；在自身免疫疾病和同种异体移植中的免疫调节中，MAGT1 可作为细胞外治疗的靶标。在治疗研究和临床实践方面，不断有新的理论和研究成果在涌现。相信随着科技的进步和研究的进展，对于 EBV 的预防和治疗会有更好的方案，而与其相关的淋巴瘤的发病率也会降低并将有更好的治疗方案。

PTLD 的治疗进展　　目前正在研究多种新疗法预防与治疗 PTLD。包括 CD30/PI3K 抑制药以及哺乳动物雷帕霉素靶蛋白（m - TOR）抑制药。研究发现，PI3K/AKT/m - TOR 通路在 EBV + B 细胞淋巴性 PTLD 中高度活化，雷帕霉素可有效抑制其增生，在体外实验也观察到其参与途径的证据，但 m - TOR 抑制药具有较强的免疫抑制作用，所以能否应用于 PTLD 的治疗尚有争议。一项单中心研究发现，在所有的 PTLD 患者中，超过85% 的病例可发现 CD30 因子表达，表明 CD30 在 PTLD 的发病相关，但目前仅见于个案报道，仍需进一步研究。以上这些治疗方法多为实验性治疗，仍需进一步前瞻性临床试验中评估。另外，由于 EBV 相关 PTLD 病例的增多，治疗时需注意区分 EBV + PTLD 和 EBV - PTLD 治疗方法的异同。尽管 PTLD 被发现已超过40 年，但仍是影响 HSCT 和 SOT 受者长期生存率和生活质量的一种严重并发症。随着对 PTLD 生物学特性认识、PTLD 诊治方法的改进，PTLD 患者的预后逐渐改善。目前认为高龄、临床表现较差、节外部位受累、低白蛋白血症和国际预后指数（IPI）评分是影响 EBV - PTLD 患者的主要危险因素。研究认为，早期应用利妥昔单抗与较好的预后有关，但尚需系列临床试验验证。因Ⅲ期临床前瞻性试验缺乏、发病率低和发病表现的不典型，对 PTLD 的诊断、治疗仍需要进一步的研究。

PTLD 预防的新设想，PTLD 主要是因过度免疫抑和 EBV 感染所致，因此，避免过度使用免疫抑制、快速而精准地下调免疫抑制药物剂量以及预防性抗病毒治疗是预防 PTLD 的关键。虽然 EBV 病毒载量升高并不意味着一定发生 PTLD，但对于高危患者积极监测 EBV，适当降低免疫抑制药剂量，适宜切换免疫抑制药如雷帕霉素、咪唑立宾等，必要时使用利妥昔单抗免疫诱导，理论上可以降低 PTLD 的发生率。

四、经验总结

预防性使用阿昔洛韦或更昔洛韦防治病毒感染也可能减少 PTLD 的发生，但是还需要进一步的临床证据支持。除此之外，当患者表现为移植物功能障碍时，也需要与 PTLD 进行鉴别，必要时进行活检穿刺以证实。总之，PTLD 作为移植后常见的致死性并发症，需要引起移植科医师的高度重视，其高度的异质性、多样的临床表现，给临床诊断带来了很大困难。当患者出现发热、盗汗、体质量下降、淋巴结肿大、不明原因淋巴结肿大、移植肾功能不全等情况下，需要考虑到 PTLD 的可能性。一旦通过病理确诊后，必须以治愈 PTLD 为首要目标，结合患者的病情，个体化选择抗病毒、利妥昔单抗、化疗或放疗等方案中的一种或多种进行积极治疗，使患者最大获益。

参 考 文 献

［1］Isona MG，Gross P. The AST Infectious Diseases Community of practice. Donor – derived infections in solid organ transplantation. Am J Transplant，2013，13(Suppl 4)：22 – 30

［2］Grim SA，Clark NM. Management of infectious complications in solid – organ transplant recipients. Clin Pharmacol Ther，2011，90(2)：333 – 342

［3］Allen UD，Preiksaitis JK. Epstein – barr virus and post – transplant lymphoprolifer – ative disorder in solid organ transplantation. Am J Transplant，2013，13(13)：107 – 120

［4］San – Juan R，Manual O，Hirsch HH，et al. Current preventive strategies and management of Epstein – Barr virus – related posttransplant lymphoproliferative disease in solid organ transplantation in Europe. Results of the ESGICH Questionnaire – based Cross – sectional Survey. ClinMicrobiol Infect，2015，21(6)：604

［5］San – Juan R，Comoli P，Caillard S，et al. Epstein – Barr virus – related post – transplant lymphoproliferative disorder in solid organ recipients. Clin Microbiol Infect，2014，20(Suppl 7)：109 – 118

［6］Chan TSY，Hwang YY，Gill H，et al. Post – transplant lymphoproliferative diseases in Asian solid organ transplant recipients：late onset and favorable response to treatment. Clin Transplant，2012，26(5)：679 – 683

［7］Green M，Michaels MG. Epstein – Barr virus infection and posttransplant lymphoproliferative disorder. Am J Transplant，2013，13(3)：41 – 54

［8］苗芸，于立新，邓文锋，等. 国内报道移植后淋巴增殖性疾病的总结分析. 实用器官移植电子杂志，2013，1(5)：276 – 281

［9］石炳毅，张永清. 器官移植受者 EB 病毒感染和移植后淋巴增殖性疾病临床诊疗专家共识. 中华移植杂志(电子版)，2016，10(3)：112 – 116

病例 32 亲属活体肾移植术后
移植肾草酸盐沉积病

一、病历摘要

1. 病情简介 患者侯××，女性，47岁。

主诉：发现肾结石5年，血肌酐升高1年，血液透析3个月，于2010年4月7日入院。

现病史：5年前患者当地医院查彩超提示双肾结石，行体外冲击波碎石后间断有小结石排出，腰痛逐渐缓解。1年前，因恶心、呕吐至当地医院查血肌酐(Cr)200μmol/L。未予系统治疗，5个月前，患者再次出现腰部绞痛，伴恶心、呕吐，复查彩超提示右输尿管末端结石，再次行体外冲击波碎石，效果欠佳，至洛阳市某医院查Cr 313μmol/L，CT提示双肾多发结石、右输尿管末端结石、左肾萎缩，行右输尿管切开取石术，术后患者恶心、呕吐症状改善不明显，Cr呈缓慢进行性升高。3个月前患者复查Cr 1012.7μmol/L，开始规律血液透析，每周3次。今为求行同种异体肾移植手术来我院就诊，门诊以"慢性肾衰竭(尿毒症期)"为诊断收入我院。

既往史："胆囊炎"病史18年；5年前行右肾体外冲击波碎石；5个月前行"右输尿管取石术"；既往有高血压病史，现口服"硝苯地平缓释片""美托洛尔"等药物，血压控制尚可；否认糖尿病、冠心病史；否认肝炎、结核病史；否认外伤史；无吸烟史，无饮酒史；否认药物、食物过敏史。

2. 入院查体 T：36.5℃，P：80次/分，R：20次/分，BP：180/110mmHg。神志清楚，查体合作，皮肤浅表黏膜未见黄染、淤斑，浅表淋巴结未及肿大，气管居中；双肺听诊呼吸音清，无干湿啰音。心率80次/分，律齐，各瓣膜听诊未及病理性杂音，腹部平坦，下腹部正中可见一纵行4cm陈旧性手术瘢痕，于右下腹可见一长约10cm斜行手术瘢痕，腹肌软，无压痛、反跳痛，肝脾肋下未及，肠鸣音正常，双下肢无水肿。神经系统检查：神志清楚，时间及空间定向力可，计算力可，双侧瞳孔等大等圆，直径2.5mm，对光反应灵敏，眼球运动正常，未及眼震，颈软，四肢肌力、肌张力正常，深浅感觉无异常，腱反射对称，指鼻试验及跟膝胫试验完成可，闭目难立征阴性，双侧巴氏征未引出。

3. 辅助检查

(1)血常规(2010年04月07日)：白细胞$3.0×10^9$/L，红细胞$2.8×10^{12}$/L，血红蛋白87g/L，红细胞比容35.1%，血小板$82×10^9$/L。

(2)尿常规(2010年04月07日)：白细胞3+，隐血3+，尿蛋白2+，白细胞计数896.8/μl，红细胞计数545.7/μl。

(3)肾功能(2010年04月07日)：BUN：24.8mmol/L，Cr：822μmol/L，CO_2CP：

18mmol/L。

（4）凝血功能（2010年04月07日）：正常。

（5）心电图（2010年04月07日）：下壁、侧壁T波改变。

（6）泌尿系彩超（2010年04月07日）：双肾多发结石，双肾体积萎缩并实质弥漫性损伤。

（7）胸片：心影横径稍大。

4. 病程诊疗经过　入院后完善相关辅助检查，规律血液透析治疗，纠正肾性贫血，控制血压稳定，完善肾移植术前相关检查，供者为患者妹妹，HLA配型：零错配，于2010年05月18日行"亲属供肾同种异体肾移植术"，手术顺利，术后第1天尿量约19 000ml，肾功能：BUN 3.85mmol/L，Cr 76μmol/L；术后第7天复查Cr 154μmol/L，他克莫司浓度10.75ng/ml，考虑CNI类药物毒性反应，他克莫司减量为（1mg，2次/天），之后复查Cr恢复正常水平；术后13天查Cr升高至160μmol/L，伴发热，体温38℃，复查彩超提示：移植肾实质轻度弥漫性改变，移植肾动脉阻力指数增高。综合患者病情，不排除急性排斥反应，静脉应用甲泼尼龙针共3天，分别为250mg、250mg、80mg，复查Cr升高至202μmol/L，于2010年6月4日行"移植肾穿刺活检"，移植肾病理结果提示急性轻度肾小管坏死（病例32图1）。继续口服他克莫司胶囊（1mg，2次/天），并予活血化瘀药物改善移植肾微循环；2010年6月12日查彩超示移植肾实质回声弥漫性改变，移植肾血流信号减少，血流阻力指数增高。停用他克莫司，改用西罗莫司口服，静脉滴注小剂量甲泼尼龙80mg/d，共3天，复查肌酐进行性升高，患者出现全身乏力、腹胀、食欲缺乏等消化道不良反应，复查肌酐升至687μmol/L，开始间断血液透析治疗；2010年6月29日因消化道症状加重，又将西罗莫司切换为他克莫司胶囊（1mg，2次/天），病情无明显改变。

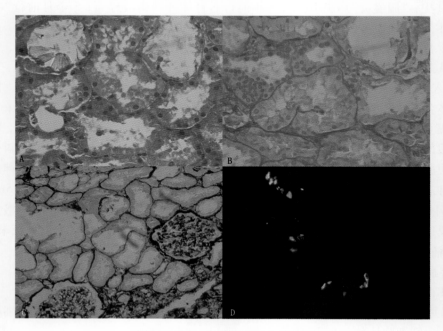

病例32图1　急性轻度肾小管坏死

注：肾小球：毛细血管襻和球囊壁略显皱缩，开放欠佳，2小球较明显轻度急性病变；约10%小管

刷状缘，节段基膜裸露，呈小灶性和散在分布，少数小管腔内见嗜碱性物和结晶状物，散在少量再生小管，偶见小管内蛋白管型；间质血管：2 个小血管中膜散在平滑肌细胞空泡变性；IF：见 2 个小球，IgA、IgG、IgM、C3、C1q、Fibrinogen、C4d（ － ）。（A：HE 染色 ×400；B：PAS 染色 ×400；C：PASM － Masson 染色 ×200；D：偏振光 ×400）

　　2010 年 8 月 4 日行第二次移植肾穿刺病理活检，病理结果提示：①急性中重度肾小管坏死伴草酸盐类结晶沉积和再生，考虑原有肾结石再发损伤；②临界性病变，可疑 T 细胞介导的排斥反应（病例 32 图 2）。给予调整免疫抑制药物及剂量，并应用碳酸氢钠碱化尿液，枸橼酸氢钾钠（友来特）溶解尿酸结石和防止新结石的形成，活血化瘀药物改善微循环，患者肾功能进行性恶化，1 个月后恢复血液透析。治疗过程中免疫抑制药应用情况和尿量变化见病例 32 图 3。

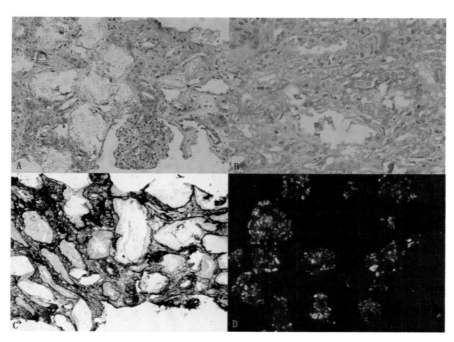

病例 32 图 2　临界性病变

注：肾小球：见 4 个非正切小球，未见明显异常；肾小管：中重度急性坏死、盐类结晶沉积、再生修复性病变，约40% 小管上皮细胞脱落、管腔扩张，基膜裸露、节段基膜断裂，坏死小管腔内盐类结晶沉积（考虑为草酸盐结晶，偏振光下见彩色双折光），偶见钙化，小管多数再生伴小管炎（0 ～ 12 个单个核细胞），偶见小管内蛋白管型，部分小管基膜轻度皱缩，偶见代偿肥大小管；肾间质：较弥漫水肿、增宽，轻度纤维化，散在单个核细胞、中性粒细胞浸润；间质血管：管周毛细血管内少量单个核细胞、中性粒细胞浸润，不全切弓形血管分支内膜纤维性增厚；IF：见 4 个小球，IgA、IgG、IgM、C3、C1q、Fibrinogen、C4d：（ － ）。（A：HE 染色 ×200；B：PAS 染色 ×400；C：PASM － Masson 染色 ×200；D：偏振光 ×200）

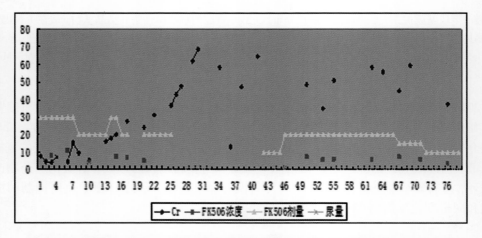

病例 32 图 3　治疗过程中免疫抑制药应用情况和尿量变化

二、诊断思路

1. 诊断依据

（1）患者于 2010 年 5 月 18 日行"亲属供肾同种异体肾移植术"，手术顺利，术后第一天肌酐 76μmol/L，病情相对平稳，2010 年 5 月 25 日查肌酐 154μmol/L，术后 3 天查肌酐 160μmol/L，移植肾穿刺活检结果提示：①急性中重度肾小管坏死伴草酸盐类结晶沉积和再生，请结合临床考虑是否原有肾结石再发损伤；②临界性病变，可疑 T 细胞介导的排斥反应。

（2）诊断标准：①既往肾结石病史，患者进行性血肌酐升高，最终导致终末期肾病（ESRD）；②移植肾穿刺活检病理为移植肾肾小管管腔，小管上皮细胞可见草酸盐沉积，光镜下采用偏振光观察记录草酸钙沉积的数量，分布部位（皮质、髓质、肾小管、间质）；③24 小时尿中草酸含量（高效液相色谱法）；④泌尿系统超声提示有结石或结晶。

（3）治疗效果评价：治疗上给予低草酸饮食能够降低草酸含量；大量饮水使尿量 2～3L/m² 体表面积；减少免疫抑制药剂量，激素冲击治疗；枸橼酸钾/钠制剂和碳酸氢钠能够碱化尿液从而减少结晶形成；口服补充钙剂可增加肠道内草酸与钙结合减少肠道草酸的吸收；活血化瘀药物改善微循环；血液透析可见减少血中草酸负荷，但是清除量往往小于生成量。治疗效果不理想，患者的血肌酐呈进行性升高，尿量逐渐减少，最终回归血液透析。

（4）预后判定：如果致病因素暴露时间短，且均得到有效控制和去除，移植肾功能可恢复到正常；而存在有原发性肾病、排斥反应，腹泻、高草酸饮食时，要及时祛除病因，积极治疗原发病，可延缓肾功能进行性恶化，但最终仍需行肾脏替代治疗。

2. 鉴别诊断

（1）急性排斥反应（AR）：AR 多数发生在移植后的前 3 个月内。各种原因导致的免疫抑制药剂量不足是 AR 的常见原因，如免疫抑制药突然减量或撤除，频繁呕吐、腹泻，短期内体重明显增加等。早期发生的 AR 多数与免疫抑制药未达到目标浓度有关。此外，巨细胞病毒（CMV）感染等也会诱发 AR。典型的 AR 局部表现为移植肾的肿胀、疼痛，或伴发血尿；全身反应为无特殊原因的尿量减少和体质量增加，突发的不可解释的血压升高、发热(以低热为主)、乏力、关节疼痛等；查体可发现移植肾肿大、质地变硬，可有压痛。移植后远期受者(如移植后 5 年或 10 年以上)也会发生 AR，症状多不典型，如不能及时发现和处理可导致移植肾严重损害甚或失功能。

(2)抗体介导的排斥反应(AMR)：AMR 的诊断可基于 DSA 阳性与移植肾活检病理，重要标志是肾小管周围毛细血管(PTC)补体成分 C4d 的广泛沉积；C4d 被覆在肾小管周围毛细血管内皮细胞和基底膜的胶原上，是体液性排斥反应有关的补体激活的标志之一。因此，肾移植术后早期反应性抗体及 DSA 监测，联合活检组织 C4d 沉积，有助于及时确诊急性体液排斥反应。然而，仅凭 C4d 染色的诊断标准可能会漏诊部分 AMR。C4d 阴性的受者如果有较多的 PTC 浸润，可结合其他提示 AMR 的分子生物学指标(C1q、C3d)诊断排斥反应。

(3)CNI 药物肾毒性：CNI 药物(环孢素、他克莫司)肾毒性主要表现为可逆性肾功能损害、溶血尿毒症和慢性肾功能不全等，分急性肾毒性和慢性肾毒性。根据 CNI 药物对肾功能和形态的影响将其作用部位分为肾小管和肾血管。病理生理主要表现为肾血管阻力增加，肾血流量及肾小球滤过率降低；BUN、Cr 升高，血清和肾皮质丙二醛升高等。

3. 治疗措施与方案　原发性高草酸尿症的肾移植患者在抗排斥反应治疗基础上，采用水化、口服维生素 B_6、枸橼酸氢钾钠及碳酸氢钠等治疗。移植肾草酸盐沉积病的内科治疗包括避免摄入富含草酸食物，水化使尿量达到 $2 \sim 3 L/m^2$，口服维生素 B_6、枸橼酸氢钾、碳酸氢钠碱化尿液，以及避免腹泻、长期抗菌药物使用等诱发高草酸尿症的各种因素。血液透析有助于部分减轻草酸负荷，对急性草酸性肾病可能有一定效果。理论上食草酸杆菌能分解草酸减少肠道吸收，但针对移植肾草酸盐沉积病患者临床试验并未得出理想结果。

三、防治策略及相关进展

1. 高草酸尿分为继发性和原发性两大类。大多数草酸钙肾结石患者并没有草酸代谢异常，即所谓继发性高草酸尿症，多见于肠道草酸吸收异常，或称肠源性高草酸尿，占肾结石患者的 2%。正常人肠腔内钙与草酸结合可阻止草酸吸收，回肠疾病(如回肠切除、空-回肠旁路形成术后)、感染性小肠疾病、慢性胰腺和胆道疾病时，由于脂肪吸收减少，肠腔内脂肪与钙结合，没有足够的钙与草酸结合，导致结肠吸收草酸增多；而未吸收的脂肪酸和胆盐本身还可损害结肠黏膜，亦使结肠吸收草酸增多。另外，在吸收性高钙尿时，由于肠吸收钙增多，也使草酸吸收增多。高草酸尿患者偶尔还见于因草酸摄入过多、维生素 B_6 缺乏、维生素 C 摄入过多等状况。原发性高草酸尿症分为三种类型：Ⅰ型肝脏丙氨酸乙醛酸氨基转换酶缺陷尿中羟乙酸盐排出增加；Ⅱ型 D 甘油酸脱氢酶和糖基还原酶缺乏尿中 D 羟乙酸排出增加；Ⅲ型非Ⅰ、非Ⅱ型原发性高草酸尿症(未鉴定酶缺陷)。任何原因引起的高草酸尿均可损害肾小管-间质。肾组织中可见肾小管和间质中存在大量折光的结晶物质，间质中的结晶物质可以引起炎症反应，偶尔伴肉芽肿形成，最终因慢性间质性肾炎致使患者进展至 ESRD。

2. 根据国际肾移植登记系统 2010 年的统计，草酸盐沉积病在肾移植后约 38% 复发。由于草酸盐沉积病的发病率低，容易漏诊，20%～50%患者诊断时已处于慢性肾功能不全或 ESRD 阶段，约10%患者在肾移植后复发才被明确诊断。

3. 多数草酸盐沉积病患者肾移植术后 3 周为持续高草酸尿症，但高草酸尿症患者肾移植后 10 周仍有37%血浆草酸浓度高于正常水平，因此肾移植术后早期患者血浆草酸浓度对鉴别高草酸尿症还是非高草酸尿症患者体内积聚草酸仍需要综合考虑。

草酸盐沉积病是一种常染色体隐性疾病，因肝内部分或全部丙氨酸乙醛酸转氨酶缺陷，引起产生过多草酸盐，复发草酸钙肾结石或肾钙化。多数文献认为，透析治疗难以达到清除体内草酸之目的。尽管每日透析是最有效的清除草酸的方法，但当患者体内草酸产生量大于清除量时，甚至每日血液透析也很难达到清除草酸的目的。草酸盐沉积病患者为达清除积蓄草酸的目的，至少每天透析 8 小时，此外还要采用高通量的透析膜。显然，这种治疗方案是很难实施的。

肾移植也不能解决草酸盐沉积病患者草酸在体内的蓄积。有报道，1969 年曾对第 1 例原发性高草酸尿引起 ESRF 的患者行肾移植术，然而由于肝酶缺陷，草酸仍过度产生，致使体内草酸水平仍然较高，草酸在组织（包括移植肾）中再次沉积，最终导致肾移植失败。欧洲透析移植学会曾分析：因草酸盐沉积病导致的 ESRF 患者移植 3 年后肾存活率的状况，活体供肾患者移植肾存活率仅23%，尸体供肾患者移植肾有功能者低至17%，其中26%的受者移植后 3 年死亡，5～10 年存活率为10%～50%。因此，草酸盐沉积病患者肾移植后长期预后不明了。有学者尝试了对肾功能尚正常的患者行单纯肝移植，其疗效也不肯定。肝肾联合移植对草酸盐沉积病导致 ESRD 患者的远期预后似乎较前几种方法效果好，联合移植术 5 年后约80%的患者生存，10 年后生存的患者高达70%，生存的患者肾功能稳定，5～10 年后肾小球滤过率（GFR）维持在 40～60ml/（min·1.73m^2）。因为患者在移植后 GFR≥20ml/（min·1.73m^2）时就能清除体内草酸从而改善预后。

四、经验总结

总之，应用现有的技术难以使者达到足够的清除草酸的目的，肝肾联合移植仍是目前最好的方法。针对有肾脏结石病史的拟肾移植的受者建议术前行以下检查：①结石成分分析；②血、尿草酸浓度测定；③肝脏检查；④原发性高草酸尿症基因型检测。

参 考 文 献

[1] 陈惠萍，陈劲松，刘志红，等. 肾移植术后肾草酸盐沉积. 肾脏病与透析肾移植杂志，2008，17（1）：90－93

[2] 朱鼎玉，何华平，王筱霞. 成人 MCD 合并 AKI 伴草酸盐沉积 1 例报告及文献复习. 中国中西医结合肾病杂志，2016，17（12）：1110－1111、1141

[3] 黄刚，陈立中. 肝、肾移植治疗原发性高草酸尿症 I 型. 中华器官移植杂志，2007，28（09）：572－574

[4] 吴渊文，朱有华. 肝、肾联合移植治疗 I 型原发性高草酸盐尿症一例. 中华器官移植杂志，2004，25（5）：282

［5］EnokiYasuyuki，KatohGenichi，OkabeHidetoshi，et al. Clinicopathological featμres and CD57 expression in renal cell carcinoma in acqμired cystic disease of the kidneys：with special emphasis on a relation to the dμration of haemodialysis，the degree of calciμm oxalate deposition，histological type，and possible tμmorigenesis. Histopathology，2010，56(3)：101 – 107

病例 33　Rh 阴性血型受者二次肾移植

一、病历摘要

1. 病史简介　陈××，男，57 岁，因高血压 8 年，贫血乏力就诊，诊断为慢性肾功能不全(高血压肾病)。血型：O 型，Rh 阴性，不规则抗体阴性，于 2004 年 10 月接受非亲属同种异体 O 型 Rh 阳性供肾肾移植手术，术前 PRA 检查阴性，供受体配型 4/6 相合，术中输注 Rh 阴性去白红细胞 4U，免疫抑制药方案：CSA + MMF + PRED，术后顺利，肾功能逐渐恢复，无其他不良反应，出院时血肌酐 200μmol/L 左右。两年后因血肌酐持续在 200μmol/L 调整免疫方案，更换 CSA 为 FK506，2014 年后血肌酐缓慢爬升，调整免疫方案无明显好转，移植肾功能逐渐恶化，并于 2016 年 10 月 20 日移植肾失功恢复血液透析。

2. 查体　T：36.3，P：76 次/分，R：22 次/分，BP：172/103mmHg。中年男性，发育正常，贫血貌，慢性肾病面容，神智清，精神可，应答切题，查体合作。泌尿外科查体：腹部略膨隆，右下腹有"L"形陈旧手术瘢痕，全腹质软，无压痛反跳痛，肝脾肋下未及，Murphy 征阴性，移动性浊音阳性，肠鸣音正常存在。双肾区无明显膨隆，双肾下极无触及，双肾区无叩痛，双侧肋脊角均未闻及血管杂音，双侧输尿管区无压痛，膀胱不隆凸，膀胱区未触及肿块。右下腹瘢痕处可触及移植肾，大小 10cm 左右，质硬，边界清，无压痛，移植肾区无明显震颤及血管杂音。

3. 辅助检查　血常规：RBC：2.43×10^{12}/L，Hb：70g/L，PLT：231×10^9/L；肝肾功能：ALT：14U/L，AST：17U/L，ALB：26.0g/L，BUN：29.5mmol/L，CREA：801.0μmol/L，BNP：4583pg/ml；甲状旁腺素：PTH：757.00pg/ml；出凝血常规：TT：20.1s，PT：10.10s，APTT：29.5s，FK506 C0：5.0ng/ml；群组反应性抗体 PRA（-）；病毒系列检查（-）。超声检查：移植肾术后，双肾萎缩，肝内钙化灶，移植肾血流稀疏。胸片：心脏体积增大，上腔静脉 PICC 管植入术后改变。心电图：ST 段改变。

二、诊断思路

(一)诊断

慢性移植肾衰竭(尿毒症期)，肾性贫血(中重度)，肾性高血压，严重低蛋白血症，慢性心功能不全，肾性骨病。

术前准备：充分血液透析治疗；促红素 + 铁剂纠正贫血；控制血压；纠正低蛋白血症；改善心功能；骨化三醇治疗肾性骨病。

(二)治疗

进行二次同种异体肾移植术。

1. 本例患者带来的问题

(1)Rh 阴性受体二次肾移植接受 Rh 阳性供肾风险多高？

(2)Rh 阴性受体第一次接受 Rh 阳性供肾后体内是否存在 Rh 抗体？是否会对二次肾移植阳性供肾产生影响？（约 1/3 Rh 阴性患者反复接受 Rh 阳性血液的刺激也不会产生抗 RhD 抗体）。

(3)病患在二次接受 Rh 阳性肾脏时是否需要预处理？（Rh 血型抗原不符的移植，可引发凝集素介导的免疫排斥反应，可通过注射抗 RhD 血清、血浆置换、免疫吸附清除抗原改善排斥）。

(4)二次移植是否存在移植物超排的可能性？（如果体内存在抗 RhD 抗体，是否会发生超排）。

(5)移植后会不会引起受体的全身溶血反应？

2. 二次移植围术期准备

(1)将血样送至血库，多次检测患者体内不规则抗体。

(2)多次监测患者预存 DSA。

(3)术前备血(Rh 阴性去白红细胞和 Rh 阴性血浆)。

(4)供体切取后给予二次"过度"灌注。

(5)术前足量免疫抑制药维持治疗。

3. 二次手术详情　DCD 供体信息：男性，36 岁，O 型 Rh 阳性。致死原因：颅脑外伤，生前无严重感染，少量多巴胺等血管活性药物，ICU 住院时间为 4 天。

手术相关情况：DSA(−)；供受体配型相合：3/6；淋巴毒试验：1%；手术部位方式：左侧髂内；术中输血(O 型 Rh 阴性)：去白红细胞 4U，血浆 200ml。

4. 术后主要用药　免疫抑制方案：术前 Basiliximab 诱导治疗，基础免疫方案麦考酚钠 + 他克莫司 + 泼尼松。

预防性抗生素：哌拉西林他唑巴坦 2.25g，静脉滴注 2 次/天，连续 10 天。

预防性 CMV 药物：赛美维 0.25g，静脉滴注 2 次/天，连续 7 天，然后 1 次/天，静脉滴注 7 天。

术后主要指标如病例 33 图 1 所示：

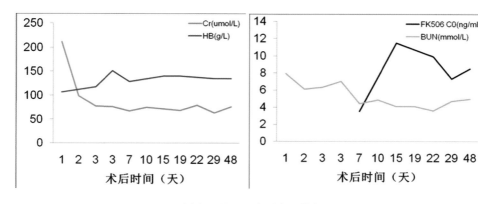

病例 33 图 1　术后主要指标

三、防治策略及相关进展

Rh 抗体通过外来红细胞免疫刺激产生，抗体为 IgG 抗体；初次免疫 2～6 个月出现，再次免疫后 3 周抗体浓度达到高峰。Rh 阴性个体血清中不存在抗 Rh 的天然抗体，仅在输血或妊娠后才可能产生。有研究发现，约 1/3 Rh 阴性患者反复接受 Rh 阳性血液的刺激也不会产生抗 RhD 抗体，这为临床上开展 Rh 阴性受者 2 次接受 Rh 阳性供肾肾移植提供了理论可能，此外，RhD 抗原仅表达于红细胞表面，血管内皮细胞不表达此类抗原，因此术前对供肾进行彻底灌洗，尽可能减少供肾内红细胞残留。移植时由供肾带入受者血液循环系统中的红细胞数量极少，且术前免疫诱导治疗及术后维持三联免疫抑的常规应用，抗 RhD 抗体的产生受到显著抑制，急、慢性排斥反应的发生率明显降低。尽管如此，Rh 血型不合可能影响移植物的长期存活，肾移植时应慎重考虑。

Rh 血型不合的干细胞移植、肝脏移植、肾脏移植已经应用于临床，并取得较好的效果，我中心也对于 Rh 阴性患者接受 Rh 阳性供肾的肾脏移植有一定的研究基础，但是目前对于 Rh 阴性血型二次肾移植研究甚少。

1. Rh 血型与输血的关系　Rh 阳性者可以接受 Rh 阴性者的血液，但 Rh 阴性者不能接受 Rh 阳性者血液，因为 Rh 阳性血液中的抗原将刺激 Rh 阴性人体产生 Rh 抗体。如果再次输入 Rh 阳性血液，即可导致溶血性输血反应。Rh 阴性第一次接受 Rh 阳性血液，不溶血，产生抗体；Rh 阴性第二次接受 Rh 阳性血液，产生大量的抗体，溶血。

2. Rh 血型与新生儿溶血病（hemolytic disease of newborn，HDN）的关系　HDN 是在胎儿或新生儿早期发生的一种免疫溶血性疾病，容易引起新生儿体内红细胞溶解、破坏，严重者可危及生命。因此，需要早期检测、早期诊断、早期治疗。HDN 在我国主要发生在 ABO 血型系统，其次是 Rh 血型系统，其他血型系统较少见，ABO 系统的抗体一般是完全抗体 IgM，而 Rh 系统的抗体主要是不完全抗体 IgG，后者分子较小，能透过胎盘。因此，当阴性的母亲怀有阳性的胎儿时，阳性胎儿的小时红细胞或 D 抗原可以进入母体，通过免疫反应，在母体的血液中产生免疫抗体，主要是抗 D 抗体。这种抗体可以透过胎盘进入胎儿的血液，可使胎儿的红细胞民生凝集和溶解，造成新生儿溶血性贫血，严重时可致胎儿死亡。但一般只有在分娩时才有较大量的胎儿红细胞进入母体，而母体血液中的抗体浓度是缓慢增加的，一般需要数月的时间。因此，第一次妊娠常不产生严重反应。如果 Rh 阴性母亲再次怀有 Rh 阳性胎儿时，此时，母体血液中高浓度的 Rh 抗体将会透过胎盘，破坏大量胎儿红细胞。

3. Rh 血型系统所含的抗原数目最多，但临床最主要、最常见，与临床关系最密切的抗原为 D、C、c、E、e。国家标准对红细胞输注的要求是 ABO、RhD 同型，Rh 血型系统的 CcEe 抗原不作为必查项目，但这些抗原的不匹配输注可引发受血者产生不规则抗体、溶血性输血反应等。

4. Rh 阴性受者肾移植特点

（1）最早追溯到 20 世纪 80 年代，一般供体为 Rh 阳性。

（2）RhD 抗原仅表达于红细胞表面，血管内皮细胞不表达此类抗原。

（3）移植肾内不可避免残存部分 Rh 阳性红细胞。

四、经验总结

1. Rh 阴性二次肾移植有风险，但可以预判。

2. 理论上 Rh 阴性受体接受 Rh 阳性供肾后体内存在 Rh 抗体，术前应给予监测。

3. 任何时间都应避免输注 Rh 阳性红细胞。

4. Rh 阳性肾脏二次"过度"灌注可以减少红细胞致敏的可能性。

5. Rh 阴性二次移植移植物超排的概率理论上比普通二次移植高，但通过前期预处理，可将其控制在较低的水平。

6. 因为肾移植手术时进入受者体内的红细胞较少，引起受体的全身溶血反应的可能性不大。

参 考 文 献

[1] 杨丹，王丽炳，王健民，等. Rh 血型不合异基因造血干细胞移植治疗重型再生障碍性贫血 1 例报告. 第二军医大学学报，2016，37(8)：1053 – 1055

[2] 潘冰，吕少诚，郎韧，等. Rh(D)血型不合肝移植一例. 中华移植杂志(电子版)，2018，12(3)：126 – 127

[3] 朱雄伟，王毅，刘煜，等. 供受体 Rh 血型不合肝移植的初步临床经验. 中国现代普通外科进展，2012，15(11)：903 – 905

[4] 马帅军，郑昱，刘克普，等. Rh 阳性患者接受 Rh 阴性尸体供肾肾移植 2 例并文献复习. 器官移植，2015，6(3)：190 – 193

[5] 周瑶，鄢业鸿，杨小冰，等. Rh 阳性受者接受 Rh 阴性供肾肾移植长期存活两例报告. 器官移植，2013，4(01)：44 – 46

[6] ElAnsary M，Hanna MO，Saadi G，et al. Passenger lymphocyte syndrome in ABO and Rhesus D minor mismatched liver and kidney transplantation. Hum Immunol，2015，76(6)：447 – 452

[7] Belliere J，Kamar N，Mengelle C，et al. Pilot conversion trial from mycophenolic acid to everolimus in ABO – incompatible kidney – transplant recipients with BK viruria and/or viremia. Transplant International，2016，29(3)：315 – 322

[8] 杨茹，任明，沈钢. 不规则抗体致新生儿溶血病的实验检测结果回顾性分析. 国际检验医学杂志，2017，38(15)：2101 – 2102

[9] 叶宏辉，徐凤娟，倪映华，等. 多次输血患者 Rh 抗原分型检测的重要性. 临床血液学杂志(输血与检验版)，2010，23(5)：596 – 597

[10] 江晓明，杜平，陈烨. Rh 血型抗原 CcEe 在临床输血中的意义. 临床输血与检验，2018，20(6)：648 – 650

病例 34　髂外动脉结扎治疗移植肾切除术后动脉吻合口反复出血

一、病历摘要

患者女，40 岁，慢性肾小球肾炎（尿毒症期），PRA Ⅰ类25%，经免疫吸附和血浆置换下降至9%。于2003年4月行同种异体肾移植术，尸体供肾，供受体 HLA 配型错配数为3，移植肾动脉与髂外动脉端侧吻合，手术过程顺利，开放血运即刻泌尿，术后应用 MMF、环孢素 A、泼尼松三联免疫抑制药。术后第2天发生加速性排斥反应，激素冲击及 OKT3 抗排斥治疗。肾移植术后第30天彩色多普勒检查示移植肾血流明显减少，考虑移植肾功能恢复无望，切除移植肾，术中见移植肾肿大、苍白，移植肾周积脓。

移植肾切除术后共发生七次移植肾区大出血，出血量大且迅猛，髂窝引流袋瞬间充满新鲜血液，患者急速进入缺血性休克状态。

移植肾切除术后第7天发生第一次大出血，出血点位于移植肾动脉残端，采用丝线结扎、缝扎方法修补移植肾动脉残端出血，此次出血虽不是吻合口，但亦是肾脏切除后血管残端的处理。

再次手术后第6天发生第二次大出血，出血点位于髂外动脉肾动脉吻合部位，将残留移植肾动脉全部切除，血管缝合线缝合髂外动脉吻合口，修补段动脉较两端略窄，血流通过良好，下肢无缺血表现。

术后第7天发生三次大出血，出血点位于髂外动脉缝合处，血管缝合线修补缝合。

术后第6天发生第四次大出血，出血点位于髂外动脉缝合处，原吻合口动脉壁色泽灰暗，将吻合段髂外动脉切除，近远心端游离髂外动脉后两端无张力端端吻合。

术后第7天发生第五次大出血，出血点位于髂外动脉端端吻合口处，考虑吻合口处血管糜烂，再次切除部分血管后缺失段较长，难以无张力吻合，采用人造血管（长3cm）替代糜烂吻合段髂外动脉，近远心端分别端端吻合。

随后1周左右间隔5天分别发生第6次和第7次大出血，出血点分别位于人造血管和髂外动脉近心端和远心端吻合口处，第六次血管缝合线缝合止血。第七次出血时考虑局部感染严重，髂外血管几乎浸泡于炎性分泌物中，即便利用血管搭桥等手术方式也难于确保血管良好愈合，被迫结扎髂外动脉，术中观察结扎髂外动脉后可触及同侧足背动脉微弱搏动，术后应用低分子肝素抗凝，术侧下肢未发生缺血性改变，出院后随访1年双侧下肢功能正常。

二、诊断思路

肾脏移植血管吻合部位出血量大且迅猛，易于判断。常见原因有外科吻合技术欠熟练、吻合部位感染等原因，该例患者吻合部位反复出血原因在于移植后发生难以纠正的排斥反应，因当时尚无 AMR 等概念和临床应用，未做进一步的剖析。移植肾脏排斥坏死，局部组织营养不良，感染灶侵蚀血管壁，血管壁腐烂破溃，吻合后难以愈合，多次手术切除的包括移植肾脏、肾脏血管、自体血管和手术区域组织病理学都提示急慢性炎症。

当发生吻合血管出血时手术方法有多种，单纯缝合止血，人造血管重建，髂内动脉移位重建髂外动脉，利用大隐静脉行髂外动脉与股动脉搭桥术，带蒂肌瓣填充修补术是较常用的方法。诸多方法共同的目的是恢复术侧下肢动脉血供，防止术侧下肢缺血性坏死，因而动脉结扎少用，但是仍然存在被迫结扎髂外动脉的情况。

综合利用髂外动脉和髂内动脉进行肾动脉吻合的利弊，我们倾向于应用髂内动脉，认为采用髂外动脉吻合在肾移植中可以作为髂内动脉或肾动脉解剖结构异常的一种弥补办法，但不宜作为常规，以防止一旦发生排斥、感染、出血、血栓形成等情况时，在局部血管处理上比较困难，可能影响到手术侧下肢动脉血液供应，发生缺血性损伤。

在 DCD 器官移植时期更应该注意 DDI 引起的血管破裂，严格的供体评估、规范的微生物学检查、抗生素应用以及严格的外科手术的无菌操作可以从根源上减少此类出血性并发症的发生。

三、防治策略及相关进展

近年来较多的术者倾向于利用髂外动脉行移植肾动脉端侧吻合。这一方面是由于髂外动脉位置较表浅，解剖游离简单，可缩短手术时间；另一方面是由于尿毒症患者长期高血压、内分泌紊乱、血液透析引起的严重粥样硬化、血管闭锁等情况常见，尤其是高龄患者，髂内动脉管腔狭小，供血量减少，髂外动脉则成为优先选择血管。虽然单侧髂内动脉阻断不会影响勃起功能，增加阴茎勃起功能障碍（ED）发生率。但是对于第二次移植，双侧髂内动脉结扎后 ED 发生率 >25%，此时则应当选择髂外动脉。选择髂外动脉可能发生严重的血管并发症，由于破裂出血、血栓形成而影响到术侧下肢血液供应，严重时发生下肢缺血性坏死。同时因为手术区域异物植入炎症反应较重，尤其当移植肾失功、坏死时更容易形成难以控制的局部感染，这对于移植肾切除术后动脉吻合口残断愈合的阻碍是致命性的。

有学者提出，髂内动脉端 - 端吻合符合血液流变学规律，可以获得相对较高的肾灌注压，对于糖尿病肾病等髂动脉严重硬化患者，应用髂外动脉遇有斑块脱落或形成动脉夹层时将会造成股动脉栓塞和下肢缺血，应以髂内动脉为首选血管。但是应用髂内动脉面临最大的并发症是吻合口血栓形成，这一方面因为吻合后的髂内动脉成为终动脉，当发生移植肾排斥等情况导致肾灌注不良时吻合部位血流变缓慢，甚至出现双向血流；另一方面术后受者血液系统处于高凝状态促成血栓的形成。第二种常见并发症是动脉狭窄，可导致移植肾功能不良，采用 PTA 血管成形术可以解决。

但是对于髂内动脉解剖游离困难，主干短小、硬化严重，以及对侧髂内动脉已结扎，肾动脉多只等情况下可以应用髂外动脉。此时发生吻合血管出血时手术修补重建方法有很多，但是仍然存在无法修复髂外动脉，被迫结扎髂外动脉的情况，此时下肢血液供应主要依靠侧支循环。于髂外动脉末端结扎后，同侧下肢动脉供血侧支循环包括：腹股沟上方的分支：腹壁下动脉和旋髂深动脉、股动脉的分支：旋股内、外侧动脉，髂内动脉的分支：臀下动脉，这些分支动脉在股后形成十字吻合，具体有：

1. 臀上、下动脉与髂外动脉发出的股深动脉的三个穿支之间的吻合。

2. 髂腰动脉与腹主动脉发出的第4腰动脉、肋下动脉、肋间动脉及由髂外动脉发出的旋髂深动脉之间的吻合。

3. 闭孔动脉的耻骨支与髂外动脉发出的腹壁下动脉的耻骨支之间的吻合。

4. 骶外侧动脉与腹主动脉末端发出的骶中动脉之间的吻合。

5. 阴部内动脉与股动脉发出的阴部外动脉之间的吻合。

髂外动脉急性结扎下肢发生缺血性坏死的概率各家报道不同，国际上最早的报道是Halsted WS 于1912 年回顾性研究，报道了百余例急性髂总动脉结扎，总体下肢丢失率为3.3%～6.6%。国外亦有报道各为13 例、6 例和2 例在肾移植术后因局部感染造成髂外动脉大出血，被迫采取了髂外动脉或髂总动脉结扎，未发生下肢缺血坏死，国内亦有其他报道因感染性股动脉瘤或其他疾病结扎髂外动脉未发生患侧下肢缺血性改变。本例患者髂外动脉供血障碍的慢性病程为侧支循环的进一步建立和完善赢得了时间。髂股部血管建立了广泛而有效的侧支循环，尽管髂外动脉被阻断，下肢仍能得到充足血运，避免了截肢的后果。

四、经验总结

移植肾动脉吻合口自发性破裂出血是肾移植严重并发症之一，发生率约为1.69%，常发生于移植术后1～3周，由于发病急，出血量大，常因失血性休克导致死亡。我们认为行肾移植手术应当首选髂内动脉重建肾血流。当不得以应用髂外动脉进行动脉吻合时，应当尽可能保留髂外动脉血管壁，以便行移植肾切除时可以切除全部残留血管，避免修复后的血管狭窄。切除移植肾应将肾动脉残留吻合瓣全部清除，避免残留肾动脉坏死腐烂，造成反复出血。需要血管搭桥时，人工血管、尸体血管或自体血管都可使用。但尸体血管或自体血管更符合人体的生理特征，易于吻合，也易取材。感染比较严重的情况下，最彻底的方法是双侧股动脉搭桥，直接将对侧血液供应患肢。同时手术区域的感染阻挠血管吻合口愈合，易于破裂出血，积极抗感染尤为重要。当发生移植肾切除后髂外动脉大出血时应当尽可能争取修补重建，为形成并完善已有的和新建立的侧支循环争取时间，当被迫结扎髂外动脉时这些有效的侧支循环能够为下肢提供足够的动脉血供。介入腔内救治措施还存在争议，认为感染的动脉血管不适合放置覆膜支架，但从临床报道来看，感染性动脉出血的情况下，仍然可以置入覆膜支架进行止血。当采取以上措施都无效的情况下，迫不得已结扎髂外动脉成为唯一救治患者生命的方法，髂外动脉急性结扎发生患侧下肢缺血性疾病的可能性虽然存在，但总体发生年率并不高。

参 考 文 献

[1] 王长希,刘龙山,陈立中,等. 人造血管在肾移植术后血管并发症中的应用(附 3 例报告). 中山大学学报(医学科学版),2004,25(3S):116 – 117

[2] 万江华,靳凤烁,李黔生,等. 髂外动脉与股动脉搭桥术治疗移植肾切除术后肾蒂残端大出血一例. 中华器官移植杂志,2003,24(6):347

[3] 洪泉,汪泽厚,张志超,等. 肾移植术后髂内动脉自体移植治疗感染性髂外动脉出血(附一例报告及文献复习). 中华泌尿外科杂志,2005,26(8):529 – 531

[4] 向军,李昕,刘龙,等. 供肾动脉与受者髂外动脉吻合的肾移植 618 例. 中华器官移植杂志,2005,26(5):316

[5] Afshar Zomorrodi,Shakeri Abolhassan,Abbas Jabbari,et al. Emergency Ligation of External Iliac Artery for Control of Bleeding Following Allograft Nephrectomy. Saudi J Kidney Dis Transpl,2016,27(5):1043 – 1046

[6] 郑嘉佳,杨珏,童汉兴,等. 腹膜后肉瘤术中结扎受累髂外动脉可行性探讨(附 3 例报告). 中国实用外科杂志,2017,37(10):1154 – 1156

[7] Bessede T,Droupy S,Hammoudi Y,et al. Surgical prevention and management of vascular complications of kidney transplantation. Transpl Int,2012,25(9):994 – 1001

[8] Russo E,Sciano D,Cerbone V,et al. Low limh and allograft rescue with iliofemoral graft for external iliac artery dissection:case report. Transplant Proe,2010,42(4):1365 – 1366

[9] 明英姿,周威,刘洪,等. 肾移植术后髂外动脉血管并发症的诊治体会(附六例病例报告)。中南大学学报(医学版),2014,39(7),745 – 748

[10] 赵大强,洪良庆,黄正宇,等. DCD 肾移植术后感染性动脉出血和假性动脉瘤救治体会. 中华医学杂志,2017,97(2):108 – 111

病例 35　肾移植后腹膜外阑尾穿孔致髂动脉反复出血

一、病历摘要

1. 病情简介　患者，女性，39 岁。

主诉：患者肾移植术后 46 天，移植肾切除术后 15 天，引流出现粪便样脓液 1 天。

患者以"肌酐升高 10 年，透析 9 个月"于 2015 年 9 月 19 日入院，诊断为"IgA 肾病、慢性肾功能不全尿毒症期"，行"同种异体肾移植手术"。移植肾脏置于右侧髂窝内，供肾动脉、静脉分别与受体髂外动脉、静脉端侧吻合。术后早期尿量好，肌酐下降至200μmol/L，术后 5 天出现尿少、肌酐升高，肾穿刺病理诊断为急性混合性排斥反应。甲强龙及兔抗人胸腺细胞免疫球蛋白（即复宁）冲击治疗效果不理想。术后 2 周开始间断发热，未明确感染源。2015 年 10 月 20 日（肾移植后 31 天）因移植肾失功伴肾被膜破裂出血，切除移植肾，恢复透析。术后仍间断发热，伴尿常规白细胞升高。移植肾切除术后第8 天，髂窝引流液变浑浊，第 15 天出现食物残渣伴粪臭。

2. 查体　T：37.7℃，P：89 次/分，R：21 次/分，BP：107/69mmHg。慢性病面容，营养差。神志清楚，精神差。自动体位，查体合作。皮肤浅表黏膜未见黄染、淤斑，浅表淋巴结未及肿大，气管居中；双肺听诊呼吸音清，无干湿啰音。心率 89 次/分，律齐，各瓣膜听诊未及病理性杂音。腹部平坦，右下腹腹直肌外缘切口，已经敞开，内有大量脓苔、坏死组织，少量粪便样物及少量未消化食物残渣，伴有粪臭。清理术区后可见髂血管在脓腔内穿行。腹肌软，无压痛、反跳痛，肝脾肋下未及，肠鸣音正常，双下肢无水肿。

3. 辅助检查

2015 年 10 月 28 日：髂窝引流液培养：季也蒙假丝酵母菌。

2015 年 11 月 2 日：降钙素原：1.46ng/ml（参考范围 0~0.5）。

2015 年 11 月 4 日：真菌 D 葡聚糖：84.62pg/ml（参考范围 <60）。

C-反应蛋白：106.74mg/L（参考范围 0~8.0）。

WBC：16.52×10⁹/L，HGB：78g/L，NEUT%：88.5%。

Cr：704μmol/L，Urea：14.70mmol/L，UA：333μmol/L，ALB：29.7g/L。

2015 年 11 月 18 日：腹部、盆腔增强 CT 扫描："移植肾切除术后"改变。双侧固有肾萎缩，肾囊肿，胆囊结石，肝右叶小囊肿，腹水。右下腹胀肿，窦道形成，伴右下腹腹膜炎，膀胱瘘形成，膀胱炎，升结肠炎性病变，盆腔积液。

二、诊断思路

1. 诊断依据

诊断：移植肾切除术后，髂窝感染，结肠瘘？

诊断依据分析：

（1）定性诊断：肠瘘。

移植肾切除术后，体温升高伴髂窝术区引流内出现肠道内容物。表明部分肠道壁缺损，与髂窝相通，肠道内容物进入髂窝。

（2）定位诊断：升结肠瘘。

根据腹部无压痛、肌紧张及反跳痛。无腹胀、腹泻、盆腔刺激征。腹部 CT 未见腹腔内游离气体，表明肠瘘位置在腹膜外，未进入腹腔。初步考虑术中误损伤回盲部导致肠瘘。

（3）病因诊断：考虑手术中止血电刀灼伤所致的肠道损伤、坏死，出现术后延迟瘘可能性大。不能完全除外肠道自身病变等因素所致。

2. 鉴别诊断

（1）阑尾炎穿孔：无转移性右下腹疼痛，无麦氏点压痛、肌紧张、反跳痛等腹膜刺激征。

（2）胃、小肠瘘：无腹膜刺激征及腹腔内游离气体。

三、防治策略及相关进展

1. 本例治疗策略

（1）肠瘘，采取保守治疗，以期达到瘘口自愈。

（2）出现髂动脉出血并发症，介入放置支架止血＋近端肠管造口，减少髂窝污染程度。

（3）反复动脉出血后，肠瘘切除＋腐蚀髂血管切除＋股动脉搭桥旁路转流。

2. 方案、措施与效果

（1）肠瘘初期抗感染、切口敞开换药、冲洗引流、支持治疗为主。无渣饮食，配合静脉营养支持，以期肠瘘自行愈合。

（2）2015 年 11 月 28 日（移植肾切除后 39 天）：突然切口内自发大出血，急诊介入发现髂动脉壁原吻合口处破裂，立即 DSA 下放置覆膜支架两枚，止血成功。髂窝内坏死组织病理可见霉菌菌丝，诊断为"真菌性动脉瘤破裂出血"，抗真菌治疗。

（3）炎症腐蚀髂外动脉，支架裸露（病例 35 图 1）。因肠内容物漏出无减少趋势，为减轻髂窝部位感染，于 2016 年 1 月 19 日（移植肾切除后 90 天）全麻下行"回肠造口术"。术后髂窝感染减轻，肉芽组织填充，脓腔逐渐缩小。2016 年 2 月 3 日（移植肾切除后 112 天）髂窝切口内再次大出血，急诊介入发现两枚支架间重叠部分移位成角漏血，给予放置第三枚支架。此后患者全身状况明显改善，营养状况好转，手术伤口逐步趋于愈合缩小至 2cm。

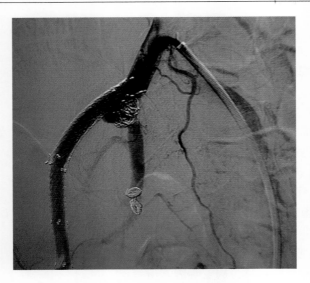

病例 35 图 1　髂窝脓腔内穿过的裸露支架

(4)2016 年 6 月 11 日(移植肾切除后 241 天)切口内第三次大出血,急诊介入可见原支架近心端 1cm 髂内、外动脉分叉处假性动脉瘤形成,行髂动脉支架植入术 + 髂动脉瘤栓塞术(病例 35 图 2),效果不理想,放置支架后仍间断有少量出血。

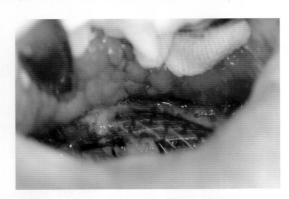

病例 35 图 2　髂动脉支架后感染蔓延动脉瘤形成并栓塞治疗

(5)请血管外科会诊后,决定实施右侧感染的髂动脉切除、双侧股动脉间人工血管旁路搭桥术、剖腹探查手术。目的解决动脉感染、切除结肠瘘以及回肠造瘘口还纳问题。2016 年 6 月 15 日(移植肾切除后 245 天),行右侧股动脉切除、双侧股动脉间人工血管搭桥旁路手术 + 回盲部切除术 + 回肠造口切除、回结肠吻合术。术中取双腿腹股沟处纵切口各 5cm,右侧股动脉近端结扎,远端以人工血管搭桥从皮下隧道自耻骨联合上方穿过,与左侧股动脉吻合(病例 35 图 3)。另取右侧经腹直肌纵切口,于腹腔内髂总动脉近心端结扎,取出髂窝内相互嵌套的 4 枚覆膜支架及弹簧圈(病例 35 图 4),缝扎髂内动脉开口,清理髂窝脓腔。整块切除肠瘘段回盲部、部分升结肠起始段,及回肠造瘘口,行回肠、升结肠吻合。

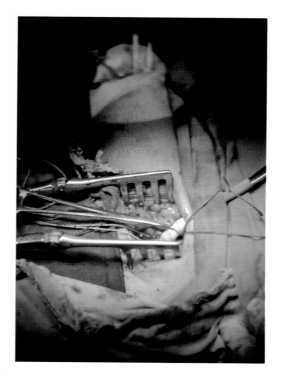

病例 35 图 3 人工血管穿过耻骨上皮下隧道双侧股动脉搭桥

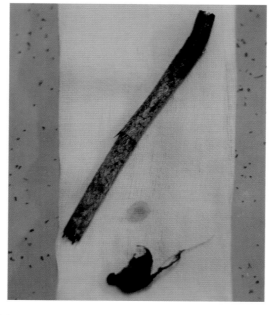

病例 35 图 4 手术取出 4 枚互相嵌套的腹膜支架及弹簧圈

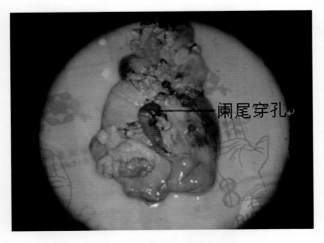

病例 35 图 5　腹膜后位阑尾尖端穿孔标本

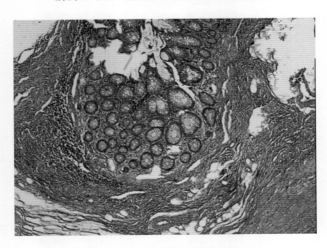

病例 35 图 6　阑尾病理炎症改变

（6）术后检查切除标本，可见腹膜后位阑尾末端坏死穿孔（病例 35 图 5、病例 35 图 6），余结肠壁完整。病人恢复顺利，1 个月后出院。随访结果目前患者维持规律透析，情况良好。

3. 结合该病例，疾病的防治策略及相关进展　肾移植术后消化道瘘较为罕见。术区附近的肠瘘，不能除外医源性损伤，多为电刀灼伤所致。此外，肠道相关病变也可能引起消化道瘘，如溃疡、软化斑、来氟米特等药物性损伤、憩室炎、结核感染等。根据病变成因、性质及术后时间，瘘口可能与尿道、血管、术区切口皮肤等相通，或引起腹膜炎。

阑尾炎发生于实体器官移植术后，国内外仅有少量报道。移植后中远期阑尾炎与非移植阑尾炎相似，腹痛、白细胞升高、恶心呕吐等症状及右下腹压痛等腹部体征比较典型。而实体器官移植术后围术期阑尾炎十分罕见，且受到手术和抗排斥药物的影响，往往起病隐匿，症状、体征均不典型，可引起严重后果。腹膜后位阑尾约占普通人群 4%。腹膜后位阑尾炎症状不典型，如穿孔可引起后腹膜腔、腰大肌、髂窝脓肿等。

本文所述病历，为肾移植术后早期出现的腹膜后位阑尾炎，更是极其罕见，经文献检索未见报道。移植肾重度排斥反应，导致周围邻近组织广泛的炎性反应、水肿及炎细胞浸润，可能影响位于腹膜后间隙内的阑尾；髂窝区域手术后切口疼痛，以及大量激素的应用，掩盖了不典型的腹膜后阑尾炎，早期诊断困难。阑尾穿孔导致肠内容物进入髂窝内，导致局部感染，腐蚀髂血管。

肾移植术后髂动脉破裂是并不少见的并发症，常因感染引起，细菌（金黄色葡萄球菌、肺炎克雷伯菌较为常见）和真菌（曲霉菌、白色念珠菌等）感染较为常见，并且可能与供体来源感染相关。处理方面，急诊破裂可行介入放置支架止血。病情稳定后，可行移植肾切除、感染段血管切除动脉转流术。也有报道通过有效确切的抗感染治疗，及人工血管重建、供者髂动脉置换等，有可能使移植肾获得挽救。但在不明感染源或者感染严重、范围较大时，保肾治疗风险仍然较高。

本病例前期放置支架只能暂时止血，由于消化道瘘口没有解决，髂窝感染持续存在，导致髂动脉反复出血，最后通过切除消化道瘘口、髂窝周围感染病灶以及髂动脉搭桥，才最终治愈。这与 Kim 之前报道的病例治疗情况类似。该治疗需要普通外科、移植外科和血管外科医师协作才能最终完成。本病例为肾移植后髂窝内感染提供了一种新的诊断思路以及治疗借鉴。

四、经验总结

本例病例特点为肾移植术后早期，移植肾切除术后，髂窝术区阑尾穿孔致髂动脉感染破裂。前期误诊为结肠瘘，因为结肠瘘有自愈的可能性，故采取保守治疗。髂动脉出血后，介入放置覆膜支架控制出血，同时采用近端回肠造口，旷置瘘口，减轻污染，促进感染控制和局限，以期达到假想的结肠瘘口愈合。但保守过程中，髂血管不断受到侵蚀，反复放置血管支架效果不理想，最终无法控制出血。此时联合血管外科，同时切除肠管及感染血管。台下检查肠管标本，最终得以确诊。髂动脉反复发生出血，每次均为突发大量出血，所幸救治及时。患者肠瘘初期，距离移植肾切除 2 周，医生回忆手术过程，虽无在腹膜侧进行电凝止血的印象，但仍未能完全确信排除医源性损伤的可能性。如能早期拓展思路，想到腹膜外阑尾穿孔的可能性，并通过肠镜等方法设法证实，则及早手术切除阑尾，能有效缩短患者的治疗时间。本例的价值在于，帮助医生拓展肾周感染的诊断思路。

参 考 文 献

[1] 关兆杰，王建立，刘杰. 肾移植后腹膜外阑尾穿孔继发动脉破裂 1 例报告. 中国实用外科杂志，2018，38（10），1210－1211

[2] Mitchell A, Dugas A. Malakoplakia of the colon following renal transplantation in a 73 year old woman: report of a case presenting as intestinal perforation. Diagn Pathol, 2019, 14(1): 22

[3] Imafuku A, Tanaka K, Marui Y, et al. Colovesical Fistula After Renal Transplantation: Case Re-

port. Transplant Proc, 2015, 47(7): 2248 – 2250

[4] Carkman S, Ozben V, Aytac E. Cecum perforation due to tuberculosis in a renal transplant recipient: a case report. J Med Case Rep, 2009, 3: 132

[5] 何建苗, 邱啸臣, 李永帅, 等. 16 例肾移植术后急性阑尾炎治疗效果研究. 大连医科大学学报, 2017, 39(6), 540 – 543

[6] Polat KY, Aydinli B, Keles M, et al. Spontaneous mycotic external iliac artery aneurysm rupture after perforated acute appendicitis in a renal allograft recipient. Exp Clin Transplant, 2011, 9(3): 211 – 213

[7] 王长希, 陈立中, 邓素雄, 等. 人造血管在肾移植术后血管并发症中的应用(附 3 例报告). 中山大学学报(医学科学版), 2004, 25(S2), 116 – 117

[8] Hughes DB, Coppolino A, Kapur S, et al. Acute appendicitis in the immediate perioperative period following renal transplant. Transpl Infect Dis, 2011, 13(6): 656 – 657

病例 36 胰肾联合移植术后切口奴卡菌感染

一、病历摘要

1. 病情简介 患者刘××，男性，46 岁。

主诉：胰肾移植术后 6 个月余，切口红肿 7 天；于 2018 年 5 月 31 日入院。

患者主因"糖尿病肾病、慢性肾功能不全 CKD5 期、肾性高血压、肾性贫血、2 型糖尿病"于 2017 年 11 月 1 日在我院急行"同种异型胰肾联合移植术"，手术过程顺利，术后常规给予抗排异、抗感染、利尿等治疗。术后胰肾功能恢复良好，血糖及血肌酐均下降至正常范围。手术切口拆线愈合良好，顺利拔除胰周及腹腔引流管。2018 年 5 月 24 日患者自觉下腹疼痛感，切口下方红肿明显，伴分泌物渗出，未予特殊处置。为进一步治疗来我院门诊治疗，门诊拟"胰肾联合移植术后、切口感染"收住入院。

既往病史；20 余年前因多饮、多食、多尿伴体重下降；确诊为"2 型糖尿病"，未行正规降糖治疗。6 年前（2012 年 10 月）无明显诱因出现颜面部及双下肢水肿伴胸闷、憋气，不能平卧，就诊于当地医院。测血压 200/100mmhg，相关实验室检查示：血红蛋白 100g/L，血肌酐增高至 1000μmol/L；确诊为"糖尿病肾病、慢性肾功能不全 CKD5 期、肾性高血压、肾性贫血、2 型糖尿病"。无吸烟史、饮酒史；否认心脑血管疾病；否认肝炎及结核病史；否认外伤史；否认药物及食物过敏史；无肾毒性药物服用史；无化学性、放射性物质接触史。

2. 入院查体 T：36.1℃，P：68 次/分，R：18 次/分，BP：119/64mmHg。神志清楚，查体合作。全身皮肤未见黄染及出血点，未见肝掌及蜘蛛痣。全身浅表淋巴结未触及肿大，头颅无畸形。眼睑无水肿，巩膜无黄染，角膜透明。双侧瞳孔等大等圆，对光反射正常，耳郭无畸形，口唇无发绀，舌居中。颈无抵抗，颈静脉无怒张，未见异常血管搏动，气管居中，甲状腺无肿大，未触及震颤，未闻及血管杂音。双侧胸廓对称无畸形，呼吸动度一致，语颤对称无增强或减弱。双肺叩诊呈清音，未闻及干湿啰音。心前区无隆起，心尖冲动位于第五肋间左锁骨中线内 0.5cm 处，未扪及细震颤及抬举性搏动。心率 68 次/分，律齐，各瓣膜听诊区未闻及病理性杂音及心包摩擦音。腹平坦，可见右侧下腹部一长约 25cn 竖切口，切口下方皮肤破溃伴分泌物流出，切口周围组织隆起，可触及大小不等圆形肿物，质韧，与周围组织粘连固定，无特殊气味。切口下部压痛、反跳痛。墨菲征（－），肝脾肋下未触及。移动性浊音（－）。肠鸣音正常。肛门及生殖器未查。

3. 辅助检查

（1）血常规（2018 年 5 月 30 日）：血红蛋白 100g/L，中性粒细胞％83.0％。

（2）尿常规（2018 年 5 月 30 日）：正常。

（3）血生化（2018 年 5 月 30 日）：胱抑素 C 1.38mg/L，尿素 9.03mmol/L，肌酐 114μmol/L，葡萄糖 4.48mmol/L。

（4）凝血功能（2018 年 5 月 30 日）：正常。

（5）环孢素浓度（2018 年 5 月 30 日）：CSAC0 168.1ng/ml。

（6）腹部 CT（2018 年 6 月 4 日）：①"胰肾移植术后"改变，右下腹沿切口走形不规则软组织影，下腹腔正中混杂密度影，结合临床，考虑为炎性包块；（病例 36 图 1）②双肾萎缩，多发囊肿、钙化灶；③原胰腺体积缩小，多发小钙化灶。

二、诊断思路

1. 诊断依据　患者入院后完善各项检查，于 2018 年 6 月 14 日行切口清创术，彻底清创。术中所见（病例 36 图 2）。切除包块送检验科行组织培养及病理科检查。组织培养结果为：奴卡菌（病例 36 图 3），真菌培养阴性。术后病理回报：（切口皮缘）皮肤组织局部表皮缺失，纤维组织增生伴变性，灶状急慢性炎细胞浸润及多核巨细胞反应。（切口皮下）送检退变等纤维脂肪组织中局部见小血管增生伴少量炎细胞浸润。

奴卡菌广泛存在于土壤中，是一类需氧型、革兰染色阳性的丝状杆菌，感染常见于免疫力低下人群，主要经呼吸道或破损皮肤、黏膜形成局部感染，部分可播撒至脑、肝、肾等部位。实体器官移植后奴卡菌感染的发生率为 0.1% 左右，较为少见，但近年来呈逐渐上升趋势，需引起临床重视。

由于奴卡菌感染的微生物、影像学和临床表现不典型，易与结核分枝杆菌和曲霉菌等引起的感染混淆。奴卡菌的诊断主要依据病原学结果，其阳性率较低，容易造成误诊、漏诊。临床诊断奴卡菌感染比较困难，根据患者的症状，放射学及血清学检测难以确诊。因此在临床上，当出现下列情况时，应考虑奴卡菌感染可能：①患者免疫力低下，如 AIDS 患者；②器官移植后；③长期使用免疫抑制药或糖皮质激素；④肿瘤放化疗后；⑤曾经发生过短期肺部感染或现阶段仍存在肺部感染的患者，现又并发中枢神经系统、软组织或者皮肤的病变。本例为胰肾联合移植术后患者，机会性皮肤感染奴卡菌经反复多次病原学检查才检出奴卡菌阳性结果。本例患者由于术后长期应用糖皮质激素及免疫抑制药而引起病灶在切口下扩散。早期症状不明显，极容易被忽视。

2. 鉴别诊断　奴卡菌感染的鉴别诊断应认真对待，因本病罕见，皮肤奴卡菌病需与其他感染性皮肤病如：疖、痈、蜂窝织炎、皮肤深部真菌病鉴别。微生物实验室病原学检查是诊断该病的金标准。而培养该菌需时较长，检验人员如未引起足够注意，极易误诊。

3. 治疗措施与方案　入院后积极切口换药，并行组织病原学检查，入院 15 天后因出现切口尿漏。考虑感染导致移植肾输尿管瘘，而行切口探查清创，探查发现原手术切口下方为融合的大小不等的纤维结缔组织块，移植肾输尿管中段有一瘘口，持续有尿液流出，给予彻底清创，放置移植肾输尿管支架。切除包块送检验科行组织培养及病理检查。但清创一周后切口周围再次复发肿块，且一直延续至右侧阴囊。组织培养结果为：奴卡菌。给予口服复方磺胺甲恶唑（SMZ－TMP）每 6 小时口服一次，2 片/次治疗，肿块逐渐缩小，治疗半年后切口经植皮后痊愈停用口服磺胺，3 个月后拔出输尿管支架。

三、防治策略及相关进展

奴卡菌广泛存在于土壤、污水和腐生物中，非人体正常定植菌，因此一旦检出，临床意义较大。我国引起感染常见的奴卡菌为星形奴卡菌和巴西奴卡菌。我院的检测手段有限，未区分到具体种类。人体抵御奴卡菌主要依靠细胞免疫发挥作用，各种原因引起细胞免疫功能低下后，都可以导致奴卡菌感染，获得性免疫缺陷综合征和结核病、器官移植、恶性肿瘤、糖尿病、消耗综合征和低蛋白血症等（营养状况欠佳）和长期大量使用糖皮质激素和细胞毒药物（免疫抑制药）等患者均属于奴卡菌易感人群。奴卡菌引起的感染一般为化脓性炎症，如皮肤和脊柱骨关节化脓性感染，皮肤破溃，可见脓性分泌物，病理表现为干酪样坏死肉芽肿，与结核类似。奴卡菌感染的临床表现不典型，容易造成误诊。所以要加强微生物检验和病理学检查结果进行诊断。

目前公认磺胺类药物为奴卡菌感染治疗的首选药物。如磺胺嘧啶（SD）、磺胺甲恶唑（SMZ）和甲氧苄氨嘧啶（TMP）。此外对奴卡菌敏感的药物还有氨基糖苷类、碳青霉烯类、喹诺酮类和部分头孢菌素，部分奴卡菌对米诺环素或氨苄西林等敏感。感染后治疗疗程宜长，一般需要持续 6 个月，累计中枢神经系统及有免疫抑制患者，疗程需一年以上。形成脑脓肿、脓胸以及皮下脓肿患者，必须行外科手术治疗。

移植术后奴卡菌感染，在我国致病菌感染中少见，尤其是切口奴卡菌更为罕见，磺胺类药物为治疗的首选药物。本病疗程长，口服治疗量（2 片/6 小时）磺胺类药物至少半年，应注意观察磺胺类药物毒副反应；对于奴卡菌感染，要加强病原学检测，应及时发现，早期合理治疗，确保预后良好。

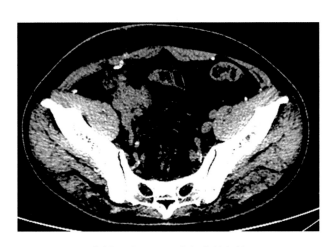

病例 36 图 1   下腹部炎性包块

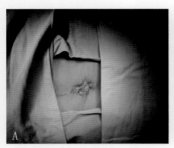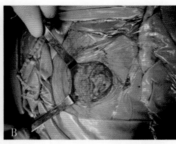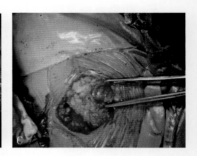

病例 36 图 2　术中所见：切口皮下脂肪组织内巨大炎性结节

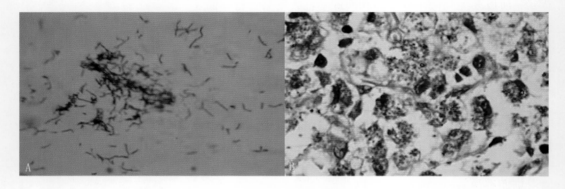

病例 36 图 3　奴卡菌

参 考 文 献

［1］何海清，张勇，谭泽思，等. 1 例皮肤巴西奴卡菌感染报道并文献复习. 国际医药卫生导报，2017，
23（19）：3073 − 3075

［2］夏玉超，杨萱，班立芳，等. 10 例奴卡菌感染病例的临床特点及治疗. 中国感染控制杂志，2017，
16（5）：456 − 457

［3］周田美，施新颜，董晓勤. 奴卡菌致皮肤感染 1 例. 中华医院感染学杂志，2004

病例 37 肾移植术后可逆性后部脑病综合征

一、病历摘要

1. 病情简介 患者, 孙××, 男, 50 岁, 身高 172cm, 体重 70kg。

入院主诉(肾移植术前): 患者因"体检血糖异常 10 年, 血肌酐升高 3 年, 规律透析 3 个月余", 于 2018 年 11 月 20 日(门诊)入院。

入院时基本情况: 患者 10 余年前体检发现血糖升高, 口服降糖药治疗(二甲双胍等), 3 年前突发双眼视物模糊, 伴恶心呕吐, 在当地医院就诊, 查血压高达 170/90mmHg, 血糖高, 血清肌酐高约 300μmol/l, 给予降压降糖降脂等治疗出院, 降糖方案改为胰岛素控制。后期患者规律复查, 3 个月余前血清肌酐达 700μmol/l, 遂开始造瘘行血液透析, 5 次/2 周, 目前小便少, 约 400ml/24h, 今为求肾移植来我院, 门诊以"慢性肾脏病 5 期"收住入院。

近期精神可, 饮食睡眠一般, 大便正常, 小便少, 体力体重稍下降。

既往史: 糖尿病 10 余年, 早期口服降糖药控制, 后期胰岛素控制, 控制不佳。

高血压 3 年余, 最高达 180/110mmHg, 口服苯磺酸氨氯地平等控制在 150/90mmHg 左右。15 年前因车祸伤致左眉弓伤行手术治疗, 6 个月余前行左前臂造瘘术。自诉青霉素过敏史, 皮试红疹, 瘙痒。无烟酒史。家属史: 父亲因肠癌去世, 母亲因偏瘫、脑出血去世。

入院查体: T: 36℃, P: 84 次/分, R: 22 次/分, BP: 150/80mmHg。神清, 慢性肾病面容, 自主体位, 皮肤晦暗, 皮肤巩膜无黄染, 未见出血点及淤斑, 浅表淋巴结无肿大, 左眼眉弓处隐约可见一长约 3cm 瘢痕。心肺听诊未及特殊异常, 腹软, 无压痛反跳痛, 无肌紧张, 肝区无叩击痛, 双肾区无叩击痛, 肠鸣音正常, 左前臂动静脉瘘可触及震颤, 双下肢无水肿。

入院辅助检查:

(1)血常规(2018 年 11 月 20 日): 正常。

(2)血生化(2018 年 11 月 20 日): AST: 14U/L, ALT: 17U/L, TBIL: 19.5μmol/L, GLU: 6.27mmol/L, CR: 565.2μmol/L, eGFR: 9.27ml/(min·1.73), K^+: 5.01mmol/L, P: 1.54mmol/L。

(3)血型+输血全套(2018 年 11 月 20 日): 血型 A 型 RHD 血型(+), HBsAg(-), HBsAb(+), HBeAb(+), HBcAb(+)。

(4)HLA 匹配(2018 年 11 月 20 日): HLA-B44, HLA-A30 位点匹配。

（5）PRA - Ⅰ类，PRA - Ⅱ类，PRA 总抗体（2018 年 11 月 20 日）：均阴性。

（6）淋巴细胞毒试验（2018 年 11 月 20 日）：阴性。

（7）心电图（2018 年 11 月 20 日）：正常心电图。

（8）心脏彩超（2018 年 11 月 20 日）：主动脉及冠脉钙化斑，心包少量积液。

（9）髂血管彩超（2018 年 11 月 20 日）：双侧髂总动脉及髂外动脉未见明显斑块，髂内动脉显示不清。

（10）肺部 CT（2018 年 11 月 20 日）：双肺未见明显异常，双侧胸腔及心包少许积液，主动脉及冠脉钙化斑。

（11）胃镜（2018 年 11 月 20 日）：慢性非萎缩性胃窦炎，余未见特殊异常。

诊断：①慢性肾脏病 5 期；②肾性高血压病 3 级 极高危组；③2 型糖尿病；④胆囊结石；⑤慢性非萎缩性胃窦炎。

2. 肾移植术 完善术前禁食水 12 小时，备皮，留置尿管，术前灌肠，术前 0.5 小时，哌拉西林他唑巴坦钠 4.5g 输注，甲强龙 500mg 加生理盐水 100ml 静脉滴注，巴利昔单抗（舒莱）1 支诱导免疫耐受，于 2018 年 11 月 20 日全麻下行急诊同种异体肾移植术，右侧髂窝，手术过程顺利，术中患者移植肾肾动脉与受者髂内动脉吻合，移植肾静脉与受者髂外静脉吻合，血管吻合满意，输尿管与膀胱吻合，血管开放后移植肾色泽红润，张力可，质地可，2 分钟可见少量淡黄色清亮尿液流出，髂窝放置引流管一根，术毕。

3. 术后抗排斥方案 术后常规激素冲击方案：甲强龙 500mg，500mg，500mg，250mg，250mg，泼尼松片 20mg，口服。术后第 1 天起抗排斥治疗方案：普乐可复 3mg/3mg + 吗替麦考酚酯胶囊（骁悉胶囊）750mg/750mg + 激素方案。抗生素预防感染方案：哌拉西林他唑巴坦钠 4.5g 输注，每 12 小时 1 次。

4. 肾移植术后恢复过程

肾移植术后第 1 天：神志清楚，精神可，未诉特殊不适，已通气，嘱进流质饮食。尿量 24 小时约 659ml，尿色偏深。伤口引流管通畅在位，约 50ml 淡红色血性引流液。无发热，无咳嗽咳痰等不适，听诊双肺呼吸音清，未闻及干湿啰音，双下肢无明显水肿。移植肾彩超提示移植肾血流丰富，动静脉未见明显充盈缺损，移植肾大小 9.8cm×5.5cm×4.9cm，实质厚 1.4cm，皮质厚 1.1cm，集合系统未见明显分离，输尿管未见明显扩张，移植肾周未见明显液性暗区。动脉频谱提示肾固有动脉 PS 40.45cm/s，ED 9.67cm/s，RI 0.76，肾段动脉 PS 34.96cm/s，ED 6.64cm/s，RI 0.81。

小便偏少，30 ~ 40ml/h（对侧肾脏大小及血管无明显差异，尿量 > 200ml/h）。

肾移植术后第 2 天：开始 ATG 诱导抗排斥治疗：100mg，100mg，100mg，100mg，50mg，50mg（第 2 天至第 7 天）。神志清楚，精神可，未诉特殊不适，改半流质饮食。尿量 24 小时约 810ml，尿色偏深。伤口引流管通畅在位，约 80ml 淡红色血性引流液。无发热，无咳嗽咳痰等不适，听诊双肺呼吸音清，未闻及干湿啰音，双下肢无明显水肿。

肾移植术后第 3 天：继用 ATG 100mg 诱导抗排斥治疗。尿量 24 小时约 445ml，尿色偏深，双下肢轻度水肿，开始血液透析治疗，超滤 2000ml。神志清楚，精神可，未诉咳嗽咳痰等不适，体温轻度偏高约 37.4℃，行血培养，痰培养，引流液培养等检查（3 天后回报阴性）。PCT 0.2，CRP 25，抗生素继用。

　　肾移植术后第 4 天：继用 ATG 100mg 诱导抗排斥治疗，FK506 浓度 6.5ng/ml。尿量 24 小时约 1365ml，尿色淡黄。患者神志清楚，精神可，未诉咳嗽咳痰等不适，饮食可，无腹胀等表现。体温约 37.2℃，伤口引流管通畅在位，约 20ml 淡红色血性引流液。听诊双肺呼吸音清，未闻及干湿啰音，双下肢无明显水肿。

　　肾移植术后第 5 天：继用 ATG 100mg 诱导抗排斥治疗。尿量 24 小时约 1970ml，尿色淡黄。患者神志清楚，精神可，诉偶有咳嗽，少量白色泡沫痰，饮食可，改普食，无腹胀等表现。伤口引流管通畅在位，约 5ml 淡红色血性引流液，拔除伤口引流管。听诊双肺呼吸音清，未闻及干湿啰音，双下肢无明显水肿。移植肾大小 9.6cm×5.8cm×4.8cm，实质厚 1.5cm，皮质厚 1.1cm，集合系统未见明显分离，输尿管未见明显扩张，移植肾周未见明显液性暗区。动脉频谱提示肾固有动脉 PS 46.5cm/s，ED 10.67cm/s，RI 0.77，肾段动脉 PS 33.8cm/s，ED 7.64cm/s，RI 0.77。

　　肾移植术后第 6 天：减量用 ATG 50mg 诱导抗排斥治疗，FK506 浓度 5.9ng/ml 左右。尿量 24 小时约 1540ml，尿色淡黄。患者神志清楚，精神可，诉偶有咳嗽，少量白色泡沫痰，T 37.2℃，BP 150/92mmHg，听诊双肺呼吸音清，未闻及干湿啰音，双下肢无明显水肿。

　　肾移植术后第 7 天：减量用 ATG 50mg 诱导抗排斥治疗。尿量 24 小时约 1840ml，尿色淡黄。患者神志清楚，精神可，诉偶有咳嗽，少痰，T 37.0℃，BP 140/87mmHg，听诊双肺呼吸音清，未闻及干湿啰音，双下肢无明显水肿。

　　肾移植术后第 8 天：突发抽搐，阵发性，口吐白沫，神志不清，呼之不应，无大小便失禁，HR 130bpm，BP 180/95mmHg，双侧瞳孔等大等圆，直径大小约 4mm，对光反射稍迟钝，左侧肢体活动减弱，肌张力增强，左侧巴氏征阳性，监测体温 38.5℃，听诊双肺呼吸音粗，未闻及干湿啰音，双下肢无水肿。

　　5. 辅助检查

　　（1）血气分析（2018 年 11 月 28 日）：电解质正常，轻度代酸。

　　（2）血常规（2018 年 11 月 28 日）：WBC：25.16×109，NEUT% 96.8%，LYMPH% 1.4%. HB 138g/L。

　　（3）肝肾糖电解质（2018 年 11 月 28 日）：ALB 31.0g/L，GLU 15.52mmol/L，BUN 42.9mmol/L，CREA 393.1μmol/L，K$^+$ 3.5mmol/L，Na$^+$ 139.0mmol/L，Ca + 2.1mmol/L。

　　（4）凝血象 + D 二聚体（2018 年 11 月 28 日）：D - 二聚体原液 599ng/ml，余未见异常。

　　（5）颅脑、胸部、腹部、盆腔 CT（2018 年 11 月 28 日）：颅脑 CT 平扫未见明显异常；右侧上颌窦炎症，左侧筛窦外侧壁凹陷，结合临床。双肺下叶感染，双肺支气管血管束模糊，结合临床；双侧胸腔及心包少许积液征象。双肾周围炎症，右侧髂窝可见移植肾，盆腔少量积液。

　　（6）脑部 MRI + DWI（2018 年 11 月 28 日）：脑 MR 扩散成像未见明显异常。

　　（7）心肌酶（2018 年 11 月 29 日）：CK 970U/L，CKMB 60U/L，LDH 565U/L；脑钠肽 BNP：639.9pg/ml；高敏肌钙蛋白Ⅰ：1868.6pg/ml。

（8）降钙素原 PCT（2018 年 11 月 29 日）：7.39ng/ml，急诊 CRP 53.5mg/L。

（9）脑钠肽 BNP（2018 年 11 月 30 日）：610.2pg/ml；高敏肌钙蛋白 I：316pg/ml。

（10）降钙素原 PCT（2018 年 11 月 30 日）：5.77ng/ml，急诊 CRP 43mg/L。

（11）头颈血管，颅脑 CT（2018 年 11 月 30 日）：脑平扫：左侧颞枕叶，双侧额顶叶皮层下区可见密度减低区，左侧为主，边界模糊，脑回肿胀，左侧脑沟相对欠清。脑室系统形态无明显异常，中线结构居中，颅骨完整，未见明显异常。脑内多发病灶（颞枕叶为主）：可逆性脑后部综合征？两侧颈内动脉虹吸段少许钙化斑块。

（12）脑脊液常规（2018 年 12 月 2 日）：无色水样，清晰透明，糖定性阳性，蛋白定性阳性，有核细胞总数 14×10^6/L，分叶核细胞 46×10^6/L，淋巴细胞 54%。

（13）脑脊液生化（2018 年 12 月 2 日）：脑脊液糖 GLU 5.9mmol/L，脑脊液蛋白 0.99g/L，脑脊液 Cl^- 128.8mmol/L，LDH 61U/L。

（14）脑脊液细菌检查（2018 年 12 月 3 日）：革兰染色找细菌未检出细菌，墨汁染色未检出新型隐球菌，抗酸染色未检出抗酸杆菌。

（15）胸部 CT（2018 年 12 月 6 日）：双肺下叶感染，较前吸收好转；双侧胸腔及心包少许积液，较前减少；主动脉及冠脉钙化斑。

（16）降钙素原 PCT（2018 年 12 月 13 日）：0.79ng/ml，急诊 CRP 2.6mg/L。D－gal 51.2pg/ml。

（17）EB 病毒 NDA（血，尿）（2018 年 12 月 13 日）：阴性，巨细胞病毒 DNA（血，尿）阴性，BK 病毒 DNA（血，尿）阴性。

（18）脑部 CT（2019 年 1 月 08 日）：左侧枕叶，右侧枕顶部皮下少许稍低密度影，对比前片（2018 年 11 月 30 日），脑内稍低密度影较前明显减少。

二、诊断思路

患者术后小便偏少，30～40ml/h（对侧肾脏大小及血管无明显差异，尿量 >200ml/h），第 2、3、4、5、6、7 天，连续 ATG 诱导抗排斥治疗：100mg、100mg、100mg、100mg、50mg、50mg，患者小便量逐渐增加，第 5 天尿量量增加至 1970ml/24h，第 9 天尿量约 2029ml/24 小时。术后第 6 天 FK506 浓度为 5.9ng/ml 左右。术后偶有低热，白细胞总数、中性粒细胞计数及比例，感染指标不高，偶有咳嗽，痰少，血培养及痰培养结果阴性，肺部感染隐匿。

术后第 8 天突发抽搐，阵发性，口吐白沫，神志不清，呼之不应，无大小便失禁，HR 130bpm，BP 180/95mmHg，双侧瞳孔等大等圆，直径大小约 4mm，对光反射稍迟钝，左侧肢体活动减弱，肌张力增强，左侧巴氏征阳性，监测体温 38.5℃。

急诊血气分析提示电解质正常，轻度代酸。急查头颅 CT 平扫 + DWI + 胸部 CT 平扫 + 腹部 CT 平扫，提示颅脑 CT 平扫未见明显异常，右侧上颌窦炎症，左侧筛窦外侧壁凹陷，请结合临床。双肾周围少许絮状影，左侧肾前筋膜增厚，右侧髂窝可见移植肾，膀胱腔内可见导尿管，盆腔少量积液。双肺纹理紊乱模糊，双肺下叶多发片状密度增高影，双侧胸腔及心包少许积液征象。

神经内科会诊意见：考虑癫痫持续状态，建议抗癫痫治疗，咪达唑仑（力月西）0.05～0.4mg/（kg·h）泵入，苯巴比妥钠（0.1g，每 8 小时 1 次）肌内注射，丙戊酸钠缓释片

（德巴金片）（0.5g，2 次/天），建议头颅 MRI，必要时腰椎穿刺，佩尔泵控制血压 130 ～ 140mmHg。

术后第 9 天行纤维支气管镜检查，渗出少量，镇痛，血压下降，阵发抽搐，行床边气管插管。术后第 10 天复查头颅 CT 提示左侧颞枕叶，双侧额顶叶皮层下可见密度减低区，左侧为主，边界模糊，脑回肿胀，左侧脑沟相对欠清。

结论：脑内多发病灶（颞枕叶为主）：可逆性脑后部综合征，两侧颈内动脉虹吸段少许钙化斑块。术后第 12 天腰椎穿刺脑脊液常规生化及培养未提示感染表现，脑脊液压力偏高约 200mmH$_2$O。术后第 14 天呼唤患者可睁眼，血压氧饱和度等稳定，术后第 17 天拔除气管插管。

诊断：①肾移植状态；②可逆性脑后部综合征；③肺部感染；④肾功能延迟恢复。

（一）诊断依据

1. 患者在肾移植术后 1 周余发病。

2. 具备多种诱因　慢性肾脏病 5 期患者；肾性高血压发病前期控制不佳；肾移植术后使用他克莫司＋吗替麦考酚酯（骁悉）＋激素抗排斥治疗；患者颈动脉、冠脉等大血管斑块，提示脑部血管条件不佳；患者肺部感染明确。

3. 有典型的临床表现及体征　恶心呕吐，癫痫发作，意识障碍，左侧肢体活动减弱，肌张力增强，巴宾斯基征阳性，腰穿颅内压高约 200mmH$_2$O。

4. 临床症状及影像学表现　可逆：患者发病前血压高达 180/95mmHg，突发头痛，恶心呕吐，癫痫发作，意识障碍，发热，CT 提示左侧颞枕叶，双侧额顶叶皮层下区可见密度减低区，左侧为主，边界模糊，脑回肿胀，左侧脑沟相对欠清。临床症状及 CT 表现数天后完全恢复。

（二）鉴别诊断

1. 体内毒素或药物毒性导致癫痫　肾移植术后 DGF 发生后大中小分子毒素过高，肾移植术后大量激素如甲强龙的应用，术后抗生素的应用如亚胺培南、头孢噻利等应用均有导致中枢神经系统功能紊乱如癫痫的发生，但极少会引起脑部影像学的异常表现，脑部 CT 或 MRI 可鉴别。

2. 基底动脉尖综合征　国内研究其发病率约为 5%，患者生活质量受到较大影响，预后不佳。基底动脉尖端部位动脉血管病变是引起该病的血管基础，双侧丘脑、脑干、颞叶、枕叶、小脑半球多发缺血灶及梗死灶是其主要特点。主要临床表现有眼球运动障碍，瞳孔大小异常及头晕。CT 和 MRI 等，尤其 DSA 图像能够显示椎动脉、基底动脉、小脑上动脉及大脑后动脉，对其管腔狭窄、斑块性质及动脉瘤有较高评价价值。基底动脉尖综合征患者脑内病变大小不等，多为点状及片状，边界不清，呈长 T_1 长 T_2 信号，T_2 Flair 呈高信号，DWI 呈等或高信号，具有明显的特征。

3. 脑静脉窦血栓形成　占脑血管疾病的 0.5% ～ 1%，患者血液高凝，血管内皮损伤，纤溶功能障碍，导致脑静脉窦血栓形成。患者脑循环血量减少，被栓塞血管相关脑组织发生缺血缺氧性损伤。临床症状以头痛、呕吐、局灶性神功功能缺损、癫痫发作、视力障碍、嗜睡等多见。DSA 为脑静脉窦血栓形成诊断金标准。

4. 脱髓鞘脑病 急性或亚急性起病，病前大多出现前驱感染，脑实质损害症状与体征表现，临床症状以发热，肢体运动障碍，头昏头痛，呕吐，意识障碍，面神经瘫痪等多见，脑电图结果提示程度不一的弥漫性或者局限性慢波，脑脊液轻度异常或正常，脑部CT 或 MRI 提示脑白质弥漫性病灶，激素治疗效果明显，排除其他原因造成的脑损伤。

三、防治策略及相关进展

1. 本例治疗策略

（1）积极处理原发病因：血液透析降毒素，调整内环境；有效控制血压；停用免疫抑制药；积极控制肺部感染。

（2）对症处理：抗癫痫治疗，咪达唑仑（力月西）0.05～0.4mg/（kg·h）泵入，苯巴比妥钠 0.1g，每 8 小时 1 次，肌内注射；后期改丙戊酸钠缓释片（德巴金片）0.5g，2 次/天，口服。

（3）减轻脑水肿及营养神经药物：透析利尿控制出入量，甘油果糖应用，维生素 B族应用。

2. 本例治疗方案、措施与效果

（1）治疗方案

1）规律透析每周 2～3 次，脱水降毒素，电解质调节，维持内环境稳定，控制出入量，营养支持。

2）有效控制血压在 130/90mmHg 左右：佩尔泵，必要时硝酸甘油等泵入维持，后期改口服降压方案。

3）停用免疫抑制药，监测淋巴细胞亚群等免疫状态。

4）积极控制肺部感染：降阶梯治疗原则，早期使用亚胺培南西司他丁钠（泰能）（500mg，每 8 小时一次）＋替考拉宁（他格适）（0.2g，每 12 小时 1 次）＋卡泊芬净［50mg（首剂 70mg），1 次/天］，病原学监测，感染指标监测等。

5）抗癫痫治疗：咪达唑仑注射液 0.05～0.4mg/（kg·h）泵入，苯巴比妥钠 0.1g，每 8 小时 1 次，肌内注射；后期改德巴金片 0.5g，2 次/天，口服。

6）减轻脑水肿及营养神经药物：甘露果糖注射液 250ml，静脉滴注，2 次/天；维生素 B_{12}，0.1mg，肌内注射，1 次/天；维生素 B_1，注射液 0.1g，肌内注射，3 次/天。

（2）治疗效果

1）患者出入量控制稳定，内环境稳定，生命体征稳定。

2）肺部感染治疗后好转，逐渐拔除气管插管，肺部 CT 复查提示炎症吸收，感染指标好转（PCT、CRP、IL－6 等）。

3）癫痫发作频率减少至逐渐消失，意识逐渐恢复，肌力逐渐恢复，病理征消失。

4）术后第 18 天脑 CT（病例 37 图 1）：左侧枕叶，右侧枕顶部皮下少许稍低密度影，对比前片（术后第 10 天），脑内稍低密度影较前明显减少。

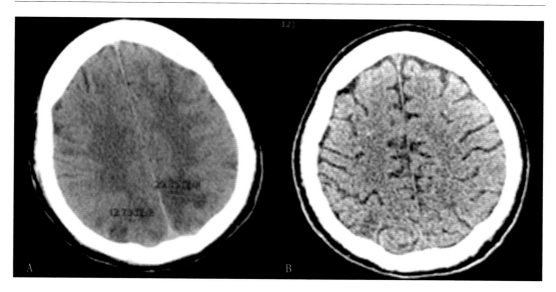

病例 37 图 1　脑 CT

注：2018 年 11 月 30 日脑 CT 平扫：左侧颞枕叶，双侧额顶叶皮层下区可见密度减低区，左侧为主，边界模糊，脑回肿胀，左侧脑沟相对欠清

结论：脑内多发病灶（颞枕叶为主）：可逆性脑后部脑病综合征？

2019 年 1 月 8 日脑 CT：左侧枕叶，右侧枕顶部皮下少许稍低密度影，对比前片（2018 年 11 月 30 日），脑内稍低密度影较前明显减少。

可逆性后部脑病综合征是一组以多种原因引起的以神经系统异常为主要临床表现以及临床神经影像学改变的综合征，临床少见，病程多为可逆性。1996 年，Hinchey 等首次报道了一组临床神经影像综合征——可逆性后部白质脑病综合征（reversible posterior leuokoencephalopathy syndrome，RPLS），但随着 MRI 技术的不断发展，发现 RPLS 也可同时累及灰质及白质，因此 2000 年 Casey 等对 RPLS 提出了新的命名，即可逆性后部脑病综合征。导致 EPES 的病因多种多样，常见的有高血压脑病、先兆子痫、肾脏疾病，免疫抑制药和细胞毒性药物的使用，其次感染、放化疗、结缔组织病等，近年各种器官移植中 RPES 的报道明显增加。

其首发症状以头痛、癫痫发作，意识障碍，恶心呕吐，视觉障碍及轻偏瘫等多见。脑脊液常规及生化检查一般正常，通过控制血压，解痉，抗癫痫治疗，症状多在几天至 2 周缓解，预后良好，极少有神经缺损等后遗症。目前其确切的病因仍不十分清楚，主要有两个观点：脑血管自身调节障碍学说和内皮细胞损伤学说。血压升高超过了脑内毛细血管床的负荷，导致血管舒张，导致脑的高灌注，血脑屏障破坏，液体渗入脑间质，引起血管源性水肿。内皮细胞损伤学说则认为是受损的内皮细胞合成分泌多种细胞因子及趋化因子，破坏了血管内皮细胞的完整性，致血管源性水肿。其 CT 及 MRI 表现多为对称性发病，为左右大脑半球后部的顶枕叶皮层及皮层下白质对称性信号异常，CT 呈低密度病灶，MRI 多提示 T_1WI 呈略低信号，T_2WI 及 T_2 Flair 呈高信号或略高信号，DWI 呈等／

低信号，如果 DWI 呈高信号，提示细胞毒性水肿存在，预后不佳。其治疗原则主要是控制高血压、解痉、治疗脑水肿、降颅内压、原发病及并发症的治疗、对症支持治疗等。相关报道显示，经过积极有效治疗，PRES 可在 3～12 天症状消失，若得不到及时治疗，血压不能有效控制，抽搐频繁发作，脑内病变可进一步发展为脑梗死、脑出血等。及时正确的治疗是预后的关键，防止细胞毒性脑水肿的发生，以减少永久性神经功能缺损。

随着移植技术及免疫抑制药的发展，在各种实体器官移植中可逆性后部脑病综合征的报道越来越多，进一步深入研究其机制才能在以后的临床过程中制定更为有效的策略，进而有效地减少其产生不良后果。

参 考 文 献

[1] Barbas AS, et al. Posterior Reversible Encephalopathy Syndrome Independently Associated With Tacrolimus and Sirolimus After Multivisceral Transplantation. American Journal of Transplantation, 2013, 13(3): 808 - 810

[2] Cruz Jr RJ, et al. Posterior Reversible Encephalopathy Syndrome in Liver Transplant Patients: Clinical Presentation, Risk Factors and Initial Management. American Journal of Transplantation, 2012, 12(8): 2228 - 2236

[3] Haughey D, Narsipur SS. Posterior Reversible Encephalopathy Syndrome After Renal Transplant: A Simple Solution for a Complicated Patient. Case Reports in Nephrology and Dialysis, 2014, 5(1): 20 - 25

[4] Hossain MA, et al. Posterior Reversible Encephalopathy Syndrome in a Bone Marrow Transplant Patient: A Complication of Immunosuppressive Drugs? World Journal of Oncology, 2015, 6(4): 426 - 428

[5] Racchiusa S, et al. Posterior reversible encephalopathy syndrome(PRES) and infection: a systematic review of the literature. Neurological Sciences, 2019, 40(5): 915 - 922

[6] Ramirez R, Muskula PR, Everley MP. Posterior Reversible Encephalopathy Syndrome After Orthotopic Heart Transplantation: A Case Report. American Journal of Case Reports, 2017, 18: 487 - 490

[7] Yamagishi H, Chen - Yoshikawa TF, Date H. Basiliximab for posterior reversible encephalopathy syndrome after lung transplantation. European Journal of Cardio - Thoracic Surgery, 2017, 52(4): 823 - 824

病例 38 肾移植术后复杂泌尿系感染合并尿瘘

一、病历摘要

1. 病情简介　患者王××，女性，42岁。

以"间断性胸闷伴乏力5个月"为主诉，于2012年10月6日入院。

患者2012年12月6日因慢性肾衰竭（尿毒症期）在我院行"肾移植术"。免疫抑制方案：甲泼尼龙+吗替麦考酚酯+他克莫司+百令胶囊。术后第1日尿量240ml，尿色暗红，体温37.8℃。查体：移植肾区胀痛，质地硬，移植肾刀口愈合良好。（相关实验室及影像学检查见辅助检查1）。诊断：移植肾功能延迟恢复（不排除移植肾急性排斥反应）。给予甲基泼尼松龙注射液500mg×3日、抗人T细胞兔免疫球蛋白（ATG）100mg×3日抗排斥治疗，同时给予输成分血、头孢曲松钠预防感染、控制入水量、间断血液净化调整内环境等治疗。效果可，于术后第10日尿量2100ml/24h。（相关实验室检查结果见辅助检查2）。给予对症降尿酸治疗，移植肾周引流5ml/d，引流管拔除。

2012年11月5日：患者尿量5900ml/24h，（相关实验室及影像学检查见辅助检查3）。患者厕所蹲便后出现移植肾胀痛，无肉眼血尿。查体：BP：120/72mmHg、T：36.5℃。移植肾区凸起，压痛（＋），上极有波动感，（相关实验室及影像学检查见辅助检查4）。考虑：①患者肾功能未恢复，急性排斥反应？②排便用力导致腹压增高挤压移植肾导致移植肾破裂？③供肾来源感染？④肺炎病原菌血流感染侵蚀？给予上极穿刺抽出不凝血液约10ml并送病原菌培养＋药敏。给予调整免疫抑制药用法及用量、留置导尿、绝对静卧、止血、输血等，血色素多次复查未出现明显下降趋势。

2012年11月10日：查体出现移植肾区皮下握雪感，移植肾周有波动感，无胀痛，质地韧。给予彩超定位下穿刺抽液、排气。抽出恶臭味气体约300ml，暗红色液体275ml，并送培养＋药敏。考虑：①患者皮下产气存在产气杆菌属感染或厌氧菌感染；②移植肾破裂（上极））。给予抗菌药物亚胺培南/西司他丁＋替硝唑、免疫抑制药减量、刀口切开放置引流等治疗。

2012年11月19日：患者移植肾区症状消失，肾周引流液由暗红色颜色转为淡黄色，且每日量增加，引流管不能拔除，留取引流液查肌酐水平。（相关实验室及影像学检查见辅助检查4）。诊断：①肾移植术后移植肾功能延迟恢复；②肺炎；③移植肾破裂；④尿瘘（排斥？感染？）。给予对症治疗感染、加强营养、抗排斥等治疗后患者留置尿管尿量0ml/d，肾周引流>2000ml/d。患者反复出现发热、移植肾区不适、引流液浑浊等症状，实验室检查符合移植肾区感染、泌尿系感染。行泌尿系 IVP：右侧移植肾输尿管吻合口瘘并造影剂外溢（病例 38 图 1），保守治疗效果差。遂于 2013 年 1 月 8 日行"移植肾探查 + 尿瘘修补术"，术中静脉注射亚甲蓝，找到瘘口，留置双 J 管后移植肾输尿管与膀胱再次吻合。术后给予哌拉西林钠他唑巴坦钠（特治星）抗感染、加强营养、抗排斥等治疗。随后引流液多次培养：白色念珠菌、大肠埃希菌、铜绿假单胞菌，均给予敏感抗生素、抗真菌药物对症处理。患者尿量 >2000ml/d，移植肾周引流 0ml/d，遂拔除引流管。2013 年 2 月 22 日：经尿道拔除双 J 管，次日患者出现发热、无尿、移植肾区疼痛等症状。查体：腹软，右下腹可触及一凸起样包块，质地中等。移植肾稍肿胀，质地韧。（相关实验室及影像学检查见辅助检查 5）。诊断：移植肾输尿管梗阻合并尿瘘（瘢痕形成？感染？营养不良？输尿管组织缺血？）。给予"经皮移植肾盂造瘘术 + 经尿道膀胱镜下移植肾输尿管 DJ 管植入术"后患者反复出现发热、移植肾区胀痛、尿液浑浊等症状。根据尿液培养结果积极抗感染治疗，给予其他对症治疗。2013 年 6 月 15 日：行移植肾盂造瘘处顺行泛影葡胺造影：少量造影剂自肾盂输尿管连接部外漏，范围约 3cm×2cm。完善术前准备，行"移植肾肾盂 – 自体输尿管再植术"，术中静脉注射亚甲蓝发现瘘口位置较高，接近移植肾盂，与造影结果相符。遂将自体右侧输尿管分离后与移植肾盂吻合，内置双 J 管，余断端结扎之，术后恢复顺利。吻合口引流管于术后第 5 天拔除，刀口愈合良好。随访 6 年无并发症出现。

既往体健；高血压 5 年，无吸烟史；无饮酒史；否认糖尿病、心脏病病史；否认肝炎、结核病史。否认外伤史，曾行输卵管结扎术、左腕部动静脉内瘘成形术，否认药物、食物过敏史。

入院查体：T：37.0℃，P：79 次/分，R：19 次/分，BP：130/90mmHg。神志清楚，查体合作，贫血貌，皮肤浅表黏膜未见黄染、淤斑，浅表淋巴结未及肿大，气管居中；双肺听诊呼吸音粗，未闻及干湿啰音。心率 79 次/分，律齐，各瓣膜听诊未及病理性杂音，腹部平坦，腹肌软，无压痛、反跳痛，肝脾肋下未及，肠鸣音正常，双下肢无水肿。四肢肌力、肌张力正常，深浅感觉无异常，腱反射对称，双侧巴氏征未引出。

2. 辅助检查

（1）2012 年 10 月 7 日：

肾功能：BUN：39.75mmol/L，Cr：677μmol/L。

血常规：血红蛋白（Hb）：60g/L。

移植肾彩超：移植肾结构正常，血流稀疏，血流阻力指数偏高 RI = 0.89。

（2）2012 年 10 月 17 日：

肾功能：BUN：29.59mmol/L，Cr：306μmol/L，Ur：962mmol/L。

（3）2012 年 11 月 5 日：

肾功能：BUN：14.4mmol/L，Cr：212μmol/L。

移植肾彩超：移植肾结构及血流正常，血流阻力指数：0.68。

急查移植肾彩超：移植肾血流正常，移植肾上极至下级较前彩超相比出现液性暗区，呈束带状包绕，最深约 96mm，上极见一 1cm 裂口。

（4）2012 年 11 月 19 日：

肾功能：BUN：9.2mmol/L，Cr：100μmol/L，尿肌酐：353μmol/L。

穿刺液培养结果：肠杆菌属感染。

（5）2013 年 2 月 22 日：

肾功能：BUN：7.8mmol/L，Cr：97μmol/L。

尿常规：白细胞：＋＋，蛋白：－。

尿液培养结果：铜绿假单胞菌感染。

移植肾彩超：移植肾结合系统分离 20mm，结构及血流正常。

移植肾 CT（病例 39 图 1）：①移植肾积水并输尿管上段扩张；②盆腔积液。

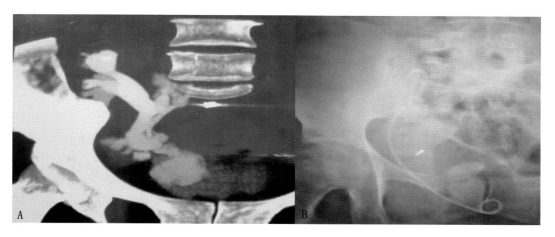

病例 38 图 1　移植肾 CT

二、诊断思路

（一）诊断依据

1. 肾移植术后尿瘘　多见于尿瘘移植时间短、移植前长期营养不良、移植肾获取及修肾过程中输尿管远端血运缺乏、缝合技术差、患者膀胱肌层薄弱、术后急性排斥反应、感染等。本例患者女性，属于肾移植术后免疫缺陷人群，有移植肾功能延迟恢复、肺炎、移植肾破裂、泌尿系反复感染（细菌、真菌）等诱因。

2. 尿瘘分类标准　将肾移植后尿瘘按瘘口部位及病变程度分类如下：低位瘘：瘘口位于膀胱，其原因为输尿管膀胱再植时吻合口缝合不严，或膀胱切开后切口关闭不严，或因贫血、感染等因素造成吻合口愈合不良所致。低位瘘在临床上最为常见，约 90% 的尿瘘患者其瘘口位于膀胱输尿管吻合口处。高位瘘：瘘口位于输尿管膀胱吻合口以上部位，如输尿管、肾盂或肾实质。高位瘘的主要原因是在取肾或修肾的过程中不慎损伤以上部位，尤其是钳夹肾盂或输尿管组织，比较隐蔽而未发现，或供肾有多支血管畸形者结扎迷走动脉造成肾实质缺血性坏死导致肾盏尿瘘。虽然这类情况比较少见，但在处理过程中，远比低位瘘困难多，应予高度重视。

3. 定位诊断标准　①移植肾区局部隆起，触诊移植肾质地硬，有触痛等症状；②生化检查引流液肌酐水平高于血清肌酐水平两倍甚至数倍；③彩超定位穿刺：可以抽吸出淡黄色清亮或浑浊液体；④移植肾彩超：简易方便，可以看到移植肾周积液，发现尿外渗，但范围局限；⑤静脉尿路造影或肾盂穿刺造影 5% 以上的输尿管损伤都可以通过静脉尿路造影确定；⑥计算机断层扫描（CT）可以较好地显示输尿管的梗阻、尿外渗范围、尿瘘及肾积水等，尤其配合增强剂可以进一步提高诊断准确率。

4. 治疗效果评价　通过外科手术介入等治疗，一般效果均可。

（二）鉴别诊断

1. 淋巴瘘　早期主要是术中分离髂血管时切断的淋巴管未予结扎或结扎处断落造成淋巴液瘘出所致；其次为供肾修剪时肾门淋巴管未被结扎。术后早期瘘出淋巴液可从引流管中引出，一旦拔除引流管后，继续瘘出的淋巴液即在髂窝处积液或形成淋巴囊肿；晚期主要是出现移植肾周感染等因素导致。

2. 腹水外渗　肾移植手术在右侧髂部腹膜外进行，术中暴力切开肌层、分离髂血管时均可造成腹膜破裂，腹腔液体流出。另外，腹膜壁薄等因素，也会引起腹腔积液向外渗出。

3. 移植肾破裂出血　多有移植肾排斥反应、暴力、腹压突然增高等因素导致，短期内患者可出现移植肾区胀痛、尿量减少、贫血、血压下降等临床表现，定时血常规检查、移植肾彩超、移植肾 CT、移植肾周诊断性穿刺抽液等可以明确诊断。

4. 供体来源感染　供者感染病原菌后通过器官传染给受者的过程。多发生于公民逝世后器官捐献供者，住院时间长、各种导管侵入性操作、广谱抗生素滥用、长期卧床等因素均可导致，该例供者属司法途径捐献，供体来源感染概率低。

（三）治疗措施与方案

1. 移植肾周感染　多与泌尿系感染菌种相似：以大肠埃希菌、变形杆菌、金黄色葡萄球菌、粪肠球菌、屎肠球菌等为主。

2. 尿瘘手术方式选择

（1）输尿管支架置放术对于输尿管小穿孔、部分断裂、误扎后松解者或长轴方向输尿管壁缺损，但未影响到输尿管全周径者，可放置双 J 管或输尿管异管，保留 2 周以上，一般能自愈。

（2）经皮肾穿刺造术对于输尿管损伤所致完全梗阻不能解除时，可以肾造瘘引流尿液，待情况好转后再修复输尿管尿瘘，手术方法不复杂。

（3）输尿管成形术对于完全断裂、坏死、缺损的输尿管损伤者或非手术治疗失败者，应尽早手术修复损伤的输尿管，恢复尿液引流通畅，保护肾功能。同时，彻底引流外渗尿液，防止感染或形成尿液囊肿。手术中可以通过向肾盂注射亚甲蓝，观察蓝色液体流出，来寻找断裂的尿瘘口。输尿管吻合时需要仔细分离输尿管并尽可能多保留输尿管周围的脂肪和纤维组织，从而尽可能保留输尿管的动脉血液供应。

（4）输尿管替代术：如果输尿管损伤较长，病变较重，无法或不适宜实施上述各种术式时，可以选择输尿管替代术。常见的替代物为回肠，也有报道应用阑尾替代输尿管取得手术成功者。近年来，组织工程学材料的不断研制与使用，极大地方便并降低了该手术的难度。

三、防治策略及相关进展

1. 本例治疗策略　本例患者移植肾周积液留置硅胶管充分引流，根据后续尿培养结果给予调整抗生素积极治疗感染。加强营养，根据肾功能恢复情况调整免疫抑制药口服剂量，行泌尿系相关检查明确瘘口位置。

2. 本例治疗方案、措施与效果　该例患者肾移植术前由于移植前长期营养不良，移植肾获取及修肾过程中输尿管远端血运缺乏、缝合技术、患者膀胱肌层薄弱、术后移植肾功能延迟恢复、感染等诱因导致移植肾输尿管吻合口尿瘘形成，根据泌尿系 IVP 结果完善术前准备行"移植肾探查＋尿瘘修补术"。术中静脉注射亚甲蓝发现瘘口位于移植肾输尿管与自体膀胱吻合口处，位置较低，切除瘘口输尿管不超过 3cm，符合移植肾输尿管与自体膀胱吻合术式原则。术后因反复多次泌尿系感染等因素造成移植肾输尿管缺血坏死，造成再次修补术中静脉注射亚甲蓝发现瘘口位置较高，近移植肾盂，移植肾输尿管无法应用，为提高患者术后生存及生活质量，将自体右侧输尿管分离后与移植肾盂吻合，内置双 J 管，余自体输尿管断端结扎之，术后恢复顺利。吻合口引流管于术后第 5 天拔除，刀口愈合良好。

3. 结合该病例，疾病的防治策略及相关进展　移植肾周感染合并尿瘘的治疗原则为：根据尿培养积极治疗感染，加强营养，及时穿刺或充分引流；根据情况择期行移植肾输尿管膀胱再植术等，术中根据观察到情况及时调整手术方案，保证最佳手术效果。该病若能及时给予恰当的治疗，可使后期并发症降低，提高肾移植术后人/肾存活率。

4. 相关进展

（1）磁共振尿路成像（MRU）：配合 MRU 扫描诊断泌尿系尿瘘已被广泛应用。MRU 为非侵袭性、无须造影剂，能在短时间内显示尿路的解剖结构。

（2）腔镜手术：近年来在泌尿外科领域应用较广，对于简单的肾移植术后尿瘘应用腹腔镜微创技术前景广阔。

四、经验总结

尿瘘是肾移植术后并发症中常见的并发症之一。发病因素众多，但还是以排斥反应、感染因素为主。少数尿瘘经对症保守治疗可以达到临床治愈效果，大部分肾移植术后尿瘘需要外科手术治疗。所以如果出现尿瘘，应根据它的发病因素及影像学检查等迅速对尿瘘部位做出诊断，确定最佳手术方案，争取达到 I 期治愈效果，如果属于复杂尿瘘，可以分期手术，并最终治愈。进行随着现代医疗设备的发展及诊疗，腔镜手术近年来在泌尿外科领域应用较广，对于单纯简单的肾移植术后尿瘘应用腹腔镜微创技术不失为一种优质的解决方法。

参 考 文 献

[1] 闽志廉，何长民．器官移植并发症．上海：上海科技教育出版社，2002，279－283

[2] Krol R，Ziaja J，Kolonko A，et al. Late caliceal fistula after kidney transplantation. Int J Urol，2006，13 (8)：1115－1117

[3] 郑克立．临床肾移植学．北京：科学技术文献出版社，2007，105－106

[4] 白巍，聂志林，等．肾移植术后尿瘘病因 68 例分析．中国组织工程研究与临床康复，2010，14 (5)：777－779

[5] 朱有华，曾力．肾移植．北京：人民卫生出版社，2017：505－506

病例 39　BK 多瘤病毒感染移植肾肾小球囊壁上皮细胞

一、病历摘要

1. 病情简介　患者周××，女性，26 岁。

主诉：肾移植术后 1 年 8 个月，血肌酐升高 2 天。

现病史：患者因慢性肾功能不全尿毒症期(原发肾病为：增生硬化型 IgA 肾病)于 1 年 8 个月前在我院接受同种异体肾移植术(儿童双供肾移植)，术后予"他克莫司 + 霉酚酸钠 + 激素"口服抗排斥治疗，术后无移植肾功能延迟恢复，血肌酐降至 86μmol/L 后安排出院。门诊定期规律复诊，血肌酐波动在 63 ~ 84μmol/L。2 天前门诊复查血肌酐上升至 129μmol/L，无发热，无尿少、尿频、尿急、尿痛，移植肾区无压痛、反跳痛，门诊拟"肾移植术后血肌酐升高检查病因"收入我科。患者近期精神、睡眠可，食欲可，二便如常，尿量约 2000 ~ 2500ml/d，体重无明显变化。

既往史：2014 年 10 月 11 日在我院行腹膜透析管置入术，2015 年 3 月 5 日在我院行膀胱镜下移植肾输尿管支架管拔除术，2015 年 4 月 26 日在我院行腹膜透析管拔除术。患有高血压病史，目前口服硝苯地平控释片 30mg/d，血压波动在 108 ~ 120/72 ~ 85mmHg。否认患有糖尿病、心脏病病史；乙肝表面抗原携带者，否认患有结核病史；否认外伤史；否认药物、食物过敏史；否认输血史。

个人史无特殊。已婚未育，月经史无异常。否认家族中有肾病史。

2. 入院查体　BMI(身体质量指数)：18.2，T：36.9℃，P：80 次/分，R：18 次/分，BP：116/80mmHg。

发育正常，营养中等，神志清楚，查体合作，皮肤浅表黏膜未见黄染、淤斑，浅表淋巴结未触及肿大。颈软，颈静脉无怒张，气管居中；双肺听诊呼吸音清，无干湿性啰音。心率 80 次/分，律齐，各瓣膜听诊区未闻及病理性杂音。右下腹可见一长约 8cm 弧形手术瘢痕，已愈合。腹部平坦，腹肌软，无压痛、反跳痛，肝脾肋下未触及，肠鸣音正常，双下肢无水肿。生理反射正常，病理反射未引出。移植肾区无隆起，未触及包块，无压痛及叩击痛。外生殖器无畸形，尿道外口无红肿，无异常分泌物。

3. 辅助检查

(1)血常规(2016 年 9 月 1 日)：正常。

(2)尿常规(2016 年 9 月 1 日)：尿比重 1.002，其他阴性。

(3)血生化(2016 年 9 月 1 日)：血肌酐 135μmol/L。

(4)他克莫司谷浓度(2016 年 9 月 1 日)：7.5ng/ml。

（5）尿液 decoy 细胞计数（2016 年 9 月 1 日）：8 个/10 个高倍镜视野。

（6）尿液 BK 多瘤病毒 DNA 载量（2016 年 9 月 1 日）：1.1×10^8copies/ml。

（7）血液 BK 多瘤病毒 DNA 载量（2016 年 9 月 1 日）：<5000copies/ml。

（8）群体反应性抗体（2016 年 9 月 1 日）：阴性。

（9）移植肾监测彩超（2016 年 9 月 1 日）：双移植肾均位于右髂窝。位于上方移植肾，大小 6.1cm×3.8cm。实质厚 1.3cm，实质回声正常，皮髓质分界清楚，肾乳头回声正常，集合系统正常，血供：Ⅳ～Ⅴ级；移植肾门动脉峰值流速：56.6cm/s，RI＝0.71；肾段动脉峰值流速：43.2cm/s，RI＝0.65；叶间动脉峰值流速：17.3cm/s，RI＝0.70。位于下方移植肾，大小 6.6cm×5.7cm。实质厚 1.9cm，实质回声正常，皮髓质分界清楚，肾乳头回声正常。集合系统未见分离，血供：Ⅳ级；移植肾门动脉峰值流速：90.6cm/s，RI＝0.59；段动脉峰值流速：43.5cm/s，RI＝0.56；叶间动脉峰值流速：20.4cm/s，RI＝0.49。超声结论：双移植肾及动脉超声检查未见异常。

（10）移植肾 CT 平扫＋增强＋三维（2016 年 9 月 1 日）：2 个移植肾均位于右髂窝，移植肾大小形态正常，强化均匀正常，动脉均发自右髂外动脉，静脉均汇入右髂外静脉；移植肾周围脂肪间隙清晰，未见积液。2 个移植肾排泄功能正常，双肾盂及输尿管未见明显扩张。未见尿漏征象。

（11）移植肾（位于上方者，移植肾相对较大，位置较表浅）穿刺活检病理结果（2016 年 9 月 2 日）：光镜描述：肾小管间质病变较显著，可见多灶性肾小管萎缩（约 30%，ct2），部分小管上皮细胞核增大，可见较多核内包涵体（病例 39 图 1），少数肾小管上皮细胞脱落，可见多灶重度肾小管炎（t3）。肾间质多灶性及小片状炎症细胞浸润（约 50%，i3）（病例 39 图 2），以淋巴细胞及浆细胞为主伴少量中性粒细胞，多灶性肾间质纤维化（ci2）。32 个肾小球，未见小球炎（g0），未见球性硬化，小球固有细胞无明显增生，数个小球伴显著囊壁增厚及囊周纤维化，球襻缺血皱缩，一个小球壁层上皮细胞核增大，伴核内包涵体形成。小动脉及细动脉内皮细胞稍肿胀，未见动脉内膜炎（v0），未见管周毛细血管炎（ptc0）。免疫荧光：3 个肾小球，IgM＋；IgG、IgA、C3、C1q、Fg 均阴性。C4d 肾小球毛细血管壁阳性，管周毛细血管阴性。免疫组化：多灶性肾小管上皮细胞 SV40-T（＋），阳性小管范围约 15%（病例 39 图 3），一个肾小球顶端壁层上皮细胞（＋）（病例 39 图 3）。结论：移植肾多瘤病毒肾病，B3 期。

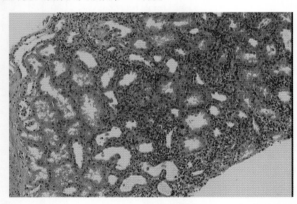

病例 39 图 1　部分小管上皮细胞核增大，可见较多核内包涵体

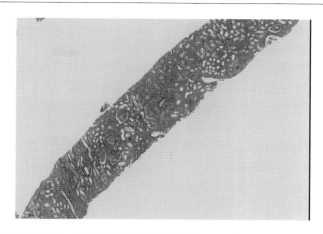

病例 39 图 2　肾间质多灶性及小片状炎症细胞浸润(PAS 染色)

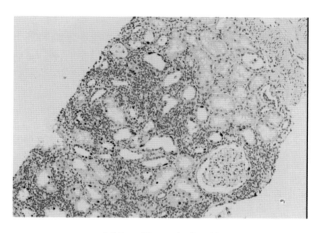

病例 39 图 3　免疫组化

注：多灶性肾小管上皮细胞抗 SV40 - T 抗原免疫组织化学染色阳性，一个肾小球顶端壁层上皮细胞抗 SV40 - T 抗原免疫组织化学染色阳性

二、诊断思路

1. 初步诊断

(1) 同种异体肾移植受者。

(2) 移植肾多瘤病毒肾病，B3 期。(3)乙型肝炎病毒携带者。

2. 诊断依据

(1) 患者周某，女性，26 岁，急性病程。

(2) 患者于 1 年 8 个月前因"增生硬化型 IgA 肾病终末期"在我院接受同种异体肾移植术，术后长期口服"他克莫司 + 霉酚酸钠 + 激素"免疫抑制药治疗，免疫力低下。术后血肌酐波动在 63 ~ 84μmol/L，2 天前复查血肌酐上升至 129μmol/L。

(3) 辅助检查：尿比重为 1.002 较正常范围(1.005 ~ 1.030)明显下降，提示患者可能存在肾小管损伤，移植肾尿液浓缩功能障碍。血肌酐为 135μmol/L，较前明显升高，提示存在移植肾功能受损。他克莫司谷浓度：7.5ng/ml，提示存在免疫功能抑制。尿液 decoy 细胞计数：8 个/10 个高倍镜视野，尿液 BK 多瘤病毒 DNA 载量：1.1×10^8 copies/ml，血液 BK 多瘤病毒 DNA 载量 <5000copies/ml，高度提示患者存在尿液 BK 多瘤病毒活动性感染。移植肾穿刺病理光镜结果：肾小管间质多灶性小管萎缩（约 30%，ct2），部分小管上皮细胞核增大，可见较多核内包涵体，少数小管上皮细胞脱落，可见多灶重度小管炎（t3）。肾间质多灶性及小片状炎症细胞浸润（约 50%，i3），间质多灶性纤维化（ci2）。32 个肾小球，未见球性硬化，一个肾小球壁层上皮细胞核增大，伴核内包涵体形成。免疫组化示多灶性肾小管上皮细胞 SV40 - T(＋)，阳性小管范围约 15%，一个小球顶端壁层上皮细胞(＋)。病理结果：移植肾多瘤病毒肾病，B3 期。

3. 鉴别诊断

（1）急性 T 细胞介导排斥反应

支持点：肾移植术后 1 年 8 个月，稳定期血肌酐波动在 63～84μmol/L，2 天前血肌酐上升至 129μmol/L，入院后复查血肌酐为 135μmol/L。

不支持点：无发热、尿少，移植肾区无压痛、反跳痛。移植肾彩超示双移植肾动脉阻力指数均未升高。尿液 BK 多瘤病毒 DNA 载量为 1.1×10^8 copies/ml。移植肾穿刺活检未见动脉内膜炎（v0），部分肾小管上皮细胞出现核内包涵体，小管炎和间质炎分布范围与抗 SV40 - T 抗原免疫组织化学染色阳性分布范围一致。

（2）急性抗体介导排斥反应

支持点：肾移植术后 1 年 8 个月，稳定期血肌酐波动在 63～84μmol/L，2 天前血肌酐上升至 129μmol/L，入院后复查血肌酐为 135μmol/L。

不支持点：无发热、尿少，移植肾区无压痛、反跳痛。群体反应性抗体阴性。移植肾彩超示双移植肾动脉阻力指数均未升高。移植肾穿刺活检未见小球炎（g0），未见管周毛细血管炎（ptc0），未见动脉内膜炎（v0），管周毛细血管阴性 C4 阴性，不支持急性抗体介导排斥反应。

（3）移植肾输尿管狭窄

支持点：肾移植术后 1 年 8 个月，稳定期血肌酐波动在 63～84μmol/L，2 天前血肌酐上升至 129μmol/L，入院后复查血肌酐为 135μmol/L。儿童双供肾移植肾，存在输尿管并发症高危因素。

不支持点：无尿少，移植肾区无肿胀、压痛。移植肾彩超示双移植肾集合系统未见分离，输尿管未见扩张，移植肾 CT 检测提示移植肾排泄功能正常，双肾盂及输尿管未见明显扩张，未见输尿管结石，未见尿漏征象。

（4）治疗措施

1）BK 多瘤病毒肾病总体治疗原则：目前缺乏明确有效的抗病毒药物，主要治疗方案是降低总体免疫抑制药强度，包括撤减和或更换免疫抑制药。关于撤减免疫抑制药的一种策略是先逐步减少钙调磷酸酶抑制药（比如他克莫司或环孢霉素）的剂量，直到停药为止。另一种策略是先将抗增生药物（比如吗替麦考酚酯或硫唑嘌呤）减少 50%，直至停药，如经过第一步减药之后 BK 多瘤病毒血症仍持续高于 10000copies/ml，则需要进一步减少另外一种抗排斥药物的剂量。美国移植学会推荐两种策略：①一步或两步将钙调磷酸酶抑制药剂量减少 25% ~50%，然后将抗增生药物减少 50%，最后停止抗增生药物；②将抗增生药物减少 50%，然后将钙调磷酸酶抑制药减少 25% ~50%，最后停止抗增生药物。关于更换免疫抑制药方案的报道，包括从他克莫司转换为环孢素或西罗莫司，从霉酚酸转换为硫唑嘌呤等。

2）针对该患者的治疗方案：将他克莫司转换为低剂量环孢素。给予口服环孢素起始剂量 75mg/每隔 12 小时，换药后每隔 3 天复测一次环孢素谷浓度，目标靶浓度设定为 75 ~125ng/ml，以（100 ± 10）ng/ml 为佳。根据实际环孢素谷浓度调整环孢素剂量。维持口服霉酚酸钠剂量 360mg/每隔 12 小时，维持口服激素剂量 5mg/d。每隔 2 周至 1 个月复查一次血常规、尿常规、血肌酐、尿液 decoy 细胞，尿液和血浆 BK 多瘤病毒 DNA 载量。每隔 3 个月复查一次群体反应性抗体及移植肾彩超。如果经过治疗后血肌酐仍持续升高，且升高范围超过 30%，则建议患者接受重复移植肾穿刺活检术。

（5）治疗效果：在将他克莫司转换为低剂量环孢素 1 个月后，患者尿比重回升至 1.008；血肌酐为 140μmol/L，较前未明显升高；尿 BK 多瘤病毒 DNA 载量为 3.7 × 10^6copies/ml，较前下降；血 BK 多瘤病毒阴性；环孢素谷浓度 111ng/ml，达到目标水平。在换药治疗 3 个月后，患者尿比重进一步回升至 1.012，提示肾小管尿液浓缩功能恢复；血肌酐下降至 95μmol/L，移植肾功能明显好转；尿 BK 多瘤病毒 DNA 载量为 1.5 × 10^6copies/ml；血 BK 多瘤病毒阴性；环孢素谷浓度 96ng/ml，继续波动在目标范围。后经门诊随访 2 年 9 个月，患者尿比重波动在 1.009 ~1.014，血肌酐波动在 89 ~104μmol/L；尿 BK 多瘤病毒 DNA 载量波动在 8.5 × 10^5 ~ 1.1 × 10^8copies/ml；血 BK 多瘤病毒持续阴性；环孢素谷浓度波动在 81 ~112ng/ml。总体上达到移植肾功能恢复稳定，持续低载量病毒尿症，环孢素谷浓度稳定状态（病例 39 图 4）。

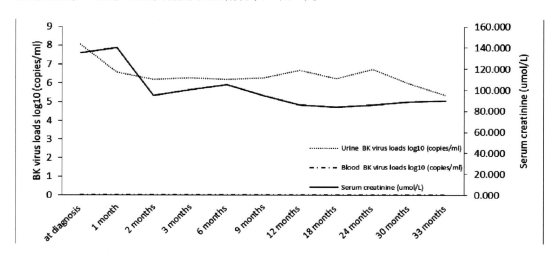

病例 39 图 4　尿 BK 多瘤病毒 DNA 载量变化

注：将他克莫司转换为低剂量环孢素后至今共随访 33 个月，患者尿 BK 多瘤病毒 DNA 载量波动在 8.5 × 10^5 ~ 1.1 × 10^8copies/ml，且总体呈下降趋势；血 BK 多瘤病毒持续阴性；血肌酐逐渐下降并稳定波动于 80 ~90μmol/L。

三、防治策略及相关进展

目前，移植肾组织活检是诊断 BK 多瘤病毒肾病的"金标准"。BK 多瘤病毒肾病的典型病理特征包括肾小管间质急性/慢性病变、肾小管上皮细胞出现多瘤病毒引起的细胞病理改变、抗 SV40 抗原免疫组织化学染色阳性以及电镜下观察到直径约 40～45nm 呈晶格状整齐排列的病毒颗粒。一般情况下，BK 多瘤病毒主要侵犯移植肾肾小管上皮细胞，但本中心在长期的临床工作中观察到在部分患者中 BK 多瘤病毒可以感染肾小球 Bowman 氏囊壁层上皮细胞，比如本案例患者抗 SV40T 抗原免疫组织化学染色显示其中一个小球顶端壁层上皮细胞（+）。然而，这种 BK 多瘤病毒感染肾小球的情况较少受到关注，其临床意义也未见报道。目前，关于 BK 多瘤病毒肾病的病理组织学分类的 3 种主流的标准包括：马里兰大学分类标准、美国移植学会（AST）修改的分类标准和 Banff 工作组提出的分类标准。上述分类标准分别侧重于 BK 多瘤病毒肾病不同的病理特征，如病毒感染导致的细胞病理改变范围、肾小管炎症程度、肾间质炎症范围、肾间质纤维化和肾小管萎缩范围等。不同的研究也分别证明了这些病理损伤指标与移植肾功能预后的相关性。本中心通过回顾性分析 152 例 BK 多瘤病毒肾病肾移植患者的临床和病理资料发现：肾小球顶端上皮细胞 BK 多瘤病毒感染组（GPEC + 组，n = 31）和肾小球顶端上皮细胞无 BK 多瘤病毒感染组（GPEC - 组，n = 121）。相比，GPEC + 组的移植肾存活率显著低于 GPEC - 组（$P = 0.004$）。多变量 Cox 回归分析结果显示，BK 多瘤病毒感染肾小球顶端上皮细胞是导致移植肾失功的独立危险因素（危险比 = 3.54,95% 置信区间:1.43～8.76，$P = 0.006$）。BK 多瘤病毒可以感染移植肾肾小球并导致不良的临床预后，需要引起重视并采取积极有效的治疗措施。

本案例虽然出现了 BK 多瘤病毒感染移植肾肾小球的病理现象，但是却取得了较好的治疗效果，主要得益于以下因素：①早期诊断：患者通过定期门诊随访，及时发现肾功能异常及尿液 BK 多瘤病毒感染，并通过移植肾穿刺活检明确诊断为 BK 多瘤病毒肾病。本中心早在 10 年前就开始对所有肾移植患者术后定期进行血浆和尿液 BK 多瘤病毒筛查，目前已形成常规筛查方案；②避免误诊误治：患者在发现血肌酐升高时，并未按照急性排斥反应进行激素冲击治疗或使用 T 淋巴细胞清除剂，而是采取多项诊断措施，明确诊断，避免了使用激素冲击或 T 淋巴细胞清除剂而加重 BK 多瘤病毒感染；③及时有效的治疗措施：基于降低总体免疫抑制药强度治疗 BK 多瘤病毒肾病的原则，对该患者采取将他克莫司转换为低剂量环孢素的治疗方案，降低总体免疫抑制强度，恢复宿主抗病毒免疫力；④良好的依从性：该患者在换药治疗之后未出现环孢素相关不良反应，且严格按照医嘱定期门诊随访，根据药物浓度及时调整免疫抑制药剂量。虽然未再接受重复移植肾活检，但是长期随访，移植肾功能保持稳定良好的状态。

目前关于如何调整免疫抑制药方案治疗 BK 多瘤病毒肾病的研究报道包括：减少钙调磷酸酶抑制药、霉酚酸和硫唑嘌呤的剂量，从他克莫司转换为环孢素或西罗莫司，将霉酚酸转换为硫唑嘌呤，或完全停用抗代谢药物等。但多数方案缺乏前瞻性临床试验验证，其疗效和安全性也未能达到理想状态。降低免疫抑制药的治疗方案实则是在监测 BK 多瘤病毒载量和肾功能的前提下依据各家移植中心的经验进行的。本中心长期开展针对 BK 多瘤病毒肾病的诊治工作，体会到将他克莫司转化为低剂量环孢素的调整策略可能起到良好的治疗效果。本中心通过开展前瞻性临床研究，对部分病理损伤程度较轻的 BK 多瘤病毒肾病患者（血肌酐 < 300μmol/L）将他克莫司转换为低剂量环孢素，取得

了良好的治疗效果，且安全性也在可接受范围。具体原因包括：①环孢素的免疫抑制强度比他克莫司弱；②已有多个临床研究报道包含环孢素的常规三联免疫抑制药方案导致的 BK 多瘤病毒血症和 BK 多瘤病毒肾病的发生率明显低于包含他克莫司的免疫抑制药方案；③体外研究表明，环孢素通过与亲环素蛋白结合抑制 BK 多瘤病毒复制，而他克莫司通过 FK 结合蛋白 12 激活 BK 多瘤病毒；④霉酚酸已被证明是导致 BK 多瘤病毒活化的主要危险因素之一。环孢素与霉酚酸联用方案中霉酚酸的曲线下面积显著低于相同剂量霉酚酸联合他克莫司方案中霉酚酸的曲线下面积。这是由于环孢素抑制了霉酚酸肠肝循环中的主要代谢产物葡萄糖醛酸。因此，将他克莫司转换为低剂量环孢素后，总体免疫抑制强度随之进一步降低，宿主抗病毒免疫增强。

参 考 文 献

[1] Lamarche C, Orio J, Collette S, et al. BK Polyomavirus and the Transplanted Kidney：Immunopathology and Therapeutic Approaches. Transplantation, 2016, 100：2276 - 2287

[2] Nickeleit V, Singh HK, Randhawa P, et al. The Banff Working Group Classification of Definitive Polyomavirus Nephropathy：Morphologic Definitions and Clinical Correlations. J Am Soc Nephrol, 2018, 29：680 - 693

[3] Huang G, Chen L, Qiu J, et al. Prospective study of polyomavirus BK replication and nephropathy in renal transplant recipients in China: a single - center analysis of incidence, reduction in immunosuppression and clinical course. Clinical Transplantation, 2010, 24：599 - 609

[4] Azzi JR, Sayegh MH, Mallat SG. Calcineurin inhibitors：40 years later, can't live without. J Immunol, 2013, 191：5785 - 5791

[5] Li YJ, Weng CH, Lai WC, et al. A suppressive effect of cyclosporine A on replication and noncoding control region activation of polyomavirus BK virus. Transplantation, 2010, 89：299 - 306

[6] Hirsch HH, Yakhontova K, Lu M, et al. BK Polyomavirus Replication in Renal Tubular Epithelial Cells Is Inhibited by Sirolimus, but Activated by Tacrolimus Through a Pathway Involving FKBP - 12. Am J Transplant, 2016, 16：821 - 832

病例 40　儿童肾移植术后早期局灶性节段性肾小球硬化症复发

一、病历摘要

1. 病情简介　患者叶××，男性，10 岁。

主诉：肾移植术后 6 天伴大量蛋白尿。(2017 年 6 月 28 日入院行肾移植)

患者 7 年前因眼睑水肿、排泡沫尿，查尿蛋白(4＋)，于外院诊断为肾病综合征，初治糖皮质激素敏感，此后糖皮质激素逐渐减量出现频复发(＞2 次/半年)，先后予他克莫司、雷公藤、甲强龙、环磷酰胺等药物治疗，尿蛋白仍反复出现。1 年半前行肾穿刺活检，病理示"局灶性节段性肾小球硬化(FSGS)"和"慢性钙调蛋白抑制药肾毒性改变"。予足量激素(MENDOZA 方案)、霉酚酸钠肠溶片、利妥昔单抗、血浆置换等治疗，效果不佳，血肌酐持续升高，尿量减少，全身水肿。6 个月前开始血液透析治疗，基因检查未发现明确致病基因。2017 年 6 月 28 日行 1 次血浆置换后在我院行肾移植手术治疗。术前检查血肌酐 518μmol/L，24 小时尿量约 1000ml，尿蛋白定量 1.04g，Luminex HLA 抗体检测检出 Ⅰ 类和 Ⅱ 类抗体(病例 40 表 1)，MFI 值最高 4041。供体 1 岁 3 个月，男性，体重 8.9kg，死亡原因为重度颅脑损伤，行脑死亡后器官捐献，捐献前肌酐 40μmol/L。供受体 HLA－A、B 和 DR 错配位点 6 个。受体 HLA 配型 A＊11，A＊13，B＊51，B＊58，DR＊9，DR＊17；供体 HLA 配型为 A＊2，A＊24，B＊46，B＊54，DR＊8，DR＊12。供体 HLA 位点避开了受体预存的 HLA 抗体，CDC 阴性，热缺血时间 1 分钟，冷缺血时间 14 小时，移植肾长 6.5cm，宽 3.5cm，置于受体右髂窝。免疫抑制诱导方案为手术中，术后第 1 天和第 2 天分别使用 ATG(25mg，1 次/天)和甲强龙(250mg，1 次/天)。免疫抑制维持方案为"他克莫司＋吗替麦考酚酯＋甲泼尼龙"。他克莫司从术后第 1 天开始给药，起始剂量 1.0mg，每 12 小时 1 次，谷浓度控制在 6～8ng/ml；吗替麦考酚酯从术后第 1 天开始给药，250mg，每 12 小时 1 次；甲泼尼龙从术后第 4 天开始给药，16mg，1 次/天。低分子肝素钠皮下注射 20mg，1 次/天，术后持续 1 周，罂粟碱 60mg，静脉滴注，1 次/天，术后持续 4 天。予倍他洛克、贝那普利等控制血压。

术后半天起，尿量从 100ml/h 减至 10～30ml/h，每天总尿量约 500ml，尿蛋白(3＋)，血肌酐(sCr)下降缓慢，平均每日下降不超过 15％，术后多次超声示移植肾动静脉血流良好，阻力指数未见增高，移植肾周未见积液。复查供体特异性 HLA 抗体(DSA)阴性(术后 1 周)，他克莫司谷浓度 7.6μg/L(术后 1 周)，予补充白蛋白(20％人血白蛋白

50ml，1 次/天）、呋塞米后尿量无明显增多，术后第 6 天复查 24 小时尿蛋白定量已增长至 13.1g。家长诉患儿出现阴囊水肿，颜面部、四肢无明显水肿，无发热、咳嗽、咳痰，无胸闷、气促，食欲、睡眠、大便正常。

既往无器官移植史，否认患"麻疹、水痘、流行性腮腺炎、百日咳、肝炎、结核"等传染病。曾于我院输注血浆、白蛋白、丙种球蛋白，无不良反应。2013 年，于当地医院行"左侧腹股沟斜疝修补术"。无吸烟、饮酒史。否认外伤史，有"炎琥宁"过敏。否认食物过敏史。起病前按规定行免疫接种。家族无类似疾病史。

2. 入院查体　T：36.2℃，P：78 次/分，R：18 次/分，BP：122/89mmHg，体重：23.3kg，身高：120cm。体格发育落后，营养中等，神志清楚，精神可。左下腹体表可见手术瘢痕，全身皮肤无苍白、黄染、皮疹及出血点，全身浅表淋巴结未触及肿大。头颅五官外观无畸形，颜面、双眼睑轻度水肿，眼睑无下垂，眼球无突出及凹陷、无斜视、震颤及运动障碍，睑结膜无苍白、充血，巩膜无黄染，双侧瞳孔等大等圆，直径 3mm，对光反射及调节反射均存在。耳鼻未见畸形，无异常分泌物，耳郭无牵拉痛。口唇无苍白，口腔黏膜光滑，无溃疡或白色膜状物黏附，腮腺导管开口无红肿及分泌物，咽充血（－），扁桃体无肿大，无异常分泌物，无龋齿。颈无抵抗，颈静脉无怒张，气管居中，甲状腺无肿大。胸廓无畸形，左右对称，呼吸平顺，双侧呼吸运动对称，三凹征（－），双肺触觉语颤对称，双肺叩诊呈清音，听诊双肺呼吸音清，双肺未闻及干湿性啰音。心前区无隆起，各瓣膜区未扪及震颤，心界无扩大，心率 100 次/分，律齐，心音有力，各瓣膜区未闻及杂音。腹部平软，移植肾区无压痛、反跳痛，未见胃肠型及蠕动波，未见腹部静脉曲张，无压痛及反跳痛，未触及腹部肿块，肝脾肋下未触及，双侧上、中输尿管点无压痛，双肋脊点、肋腰点无压痛，双肾无明显叩击痛，移动性浊音阴性，听诊肠鸣音正常。脊柱生理弯曲存在，四肢无畸形。无杵状指、趾，双下肢无水肿。四肢温暖，足背动脉搏动良好。外生殖器无畸形，阴囊轻度水肿，尿道外口无红肿，无异常分泌物。四肢肌力、肌张力正常，双侧膝反射正常存在。布氏征、克氏征、巴氏征阴性。

3. 辅助检查

2017 年 7 月 4 日（术后第 6 天）：

血常规：血红蛋白（Hb）：100g/L，白细胞：4.46×10^9/L，血小板：284×10^9/L；尿常规：尿蛋白（3＋），尿隐血（1＋），红细胞 137 个/μl（参考≤5），白细胞 40 个/μl（参考≤9）；基础代谢生化：血钾 3.04mmol/L，血尿素 27.6mmol/L，血肌酐 213μmol/L，白蛋白 27.2g/L，胱抑素 C 3.46mg/L；24 小时尿蛋白定量为 13.1g，24 小时尿量 570ml；前-脑利尿钠肽：39 088.0pg/ml；他克莫司谷浓度（2017 年 7 月 5 日）：7.60μg/L。移植肾彩超（2017 年 7 月 1 日）：移植肾动静脉血流通畅，移植肾周未见积液。

病例 40 表 1　受者预存抗体位点及平均荧光强度

抗体位点	MFI
A *30:01	2057
A *31:01	1614
B *44:02	1239
B *45:01	1295
B *44:03	1183
DPB1 *28:01	4041
DPB1 *04:01	2360
DPB1 *04:02	2058
DPB1 *02:01	961
DPB1 *18:01	822

注：MFI：平均荧光强度

4. 病情进展与治疗效果　受体原发病是特发性 FSGS 和激素耐药型肾病综合征，肾移植术后早期出现尿量减少，血肌酐下降缓慢，大量蛋白尿，以及低蛋白血症，考虑为 FSGS 复发，予 MP 冲击治疗（300mg/d，2 天），观察 5 天后复查 24 小时尿蛋白定量降至 2.9g，sCr 降至 71μmol/L。术后第 2 周至术后 1 个月多次行血浆置换治疗（血浆置换每天 1 次，连续 7 天，然后改为隔天 1 次，持续 1 周，共 11 次），24 小时尿蛋白最低降至 1.5g/d，sCr 波动在 78～89μmol/L，但血浆置换改为隔天 1 次后，尿蛋白再次上升至 3.3g/d。在治疗过程中，尿量逐渐增加，出现多尿期（4000～6000ml/d）。

术后 1 个月，超声示移植肾长径从 6.5cm 长大至 8cm，供肾体积增大，穿刺风险下降，行移植肾穿刺。病理示：光镜下，轻度肾小球炎（g1），偶见小管炎（t1），ptc0，c4d（－）（病例 40 图 1A 和 B）；电镜下，见上皮细胞弥漫性足突融合（病例 40 图 1C 和 D）；确诊特发性 FSGS 复发。

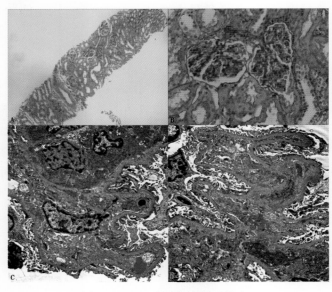

病例 40 图 1　移植肾穿刺活检病理

注：A 和 B 光镜下；C 和 D 电镜下

后续予利妥昔单抗300mg×1天，血浆置换隔天1次，持续3周（11次），他克莫司谷浓度调整为8～12ng/ml。治疗半个月后尿蛋白可降至0.7g/d，每日尿量从6000ml降至3000ml，sCr降至63μmol/L；但尿蛋白很快反弹至6.6g/d，增加间充质干细胞（MSCs）治疗［1×10⁶cells/（kg·剂），每周1剂，持续4周］，尿蛋白降至3.6g/d，并在附近波动。再次予甲强龙冲击，300mg×3天，尿蛋白降至0.1g/d。期间，每日尿量一直维持3000ml，sCr进一步下降至55μmol/L。口服泼尼松维持10mg，1次/天。随访1年半，尿蛋白维持在0.1g/d，移植肾功能良好。

患儿术后肌酐、24小时尿蛋白变化以及FSGS治疗手段，如病例40图2所示：

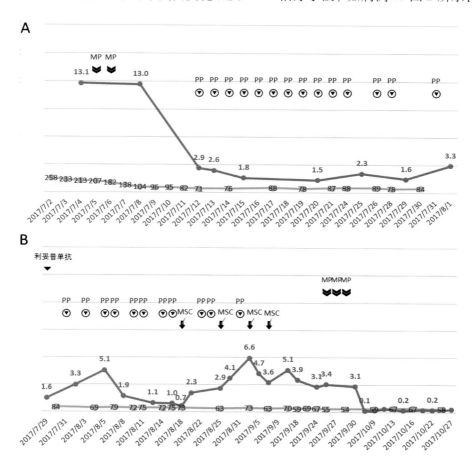

病例40图2　患儿术后肌酐、24小时尿蛋白变化以及FSGS治疗手段

注：A：术后第6天到1个月；B：术后1个月到术后3个月　MP：甲强龙；PP：血浆置换；MSC：间充质干细胞

二、诊断思路

1. 诊断依据　受体原发病是特发性FSGS，激素耐药型肾病综合征，肾移植术后早期出现尿量减少，血肌酐下降缓慢，24小时尿蛋白13.1g，白蛋白27.2g/L，高度怀疑特

发性 FSGS 复发。术后 1 个月移植肾穿刺活检病理，光镜下，轻度肾小球炎（g1），电镜示上皮细胞弥漫性足突融合。可确诊。

2. 鉴别诊断　血管和输尿管并发症。

支持点：术后半天尿量急剧减少。

不支持点：多次移植肾彩超见肾血管血流通畅，肾周未见积液。

结论：暂不考虑。

3. 排斥反应

支持点：术前预存 HLA 抗体，术后早期尿量减少，血肌酐下降缓慢。

不支持点：术前 CDC 阴性，无发热，移植肾区无压痛，多次移植肾彩超未见阻力指数增高，少见大量蛋白尿，DSA 未检出，术后 1 个月移植肾病理未发现排斥的组织学表现。

结论：暂不考虑。

4. 供肾肾小球疾病

支持点：术后早期尿量减少，大量蛋白尿，病理示肾小球上皮细胞弥漫性足突融合。

不支持点：供体未见大量蛋白尿，尿常规示尿蛋白、尿隐血、尿红细胞、尿白细胞、透明和颗粒管型等均为阴性，供体全外显子测序未见致病基因。

结论：暂不考虑。

5. 继发性 FSGS（高灌注损伤、HIV 感染、毒素等引起）

支持点：术后第 4 天开始血压偏高，收缩压波动在 120～170mmHg，术后大量蛋白尿，病理示肾小球上皮细胞弥漫性足突融合。

不支持点：小儿供肾移植给低龄儿童，术后血压逐步控制后，尿白蛋白未明显缓解，且蛋白尿程度太重，病理结果也与与高灌注损伤不相符。HIV 检测阴性。

结论：暂不考虑。

6. 急性 CNI 肾毒性

支持点：术后早期尿量减少。

不支持点：他克莫司使用时间短，术后 1 周内他克莫司谷浓度范围在 5.8～7.6ng/ml，术后 1 个月移植肾病理未见 CNI 肾毒性组织学表现。

结论：暂不考虑。

三、防治策略及相关进展

移植肾复发性 FSGS 的治疗与原发性 FSGS 相似，首先需要区分特发性与继发性 FSGS，因两者的治疗策略不同——复发性特发性 FSGS 着重清除受体体内循环致病因子，复发性继发性 FSGS 则很大部分程度上取决于对继发因素的识别。FSGS 复发时机及引起蛋白尿的严重程度可协助我们判别。本例患者考虑移植肾复发性特发性 FSGS，故本节将主要阐述复发性特发性 FSGS 的治疗。

1. 血浆置换（plasma pheresis，PP）　本例患者经过多次血浆置换的治疗，尿蛋白及肌酐在 PP 后均可下降，提示 PP 在该病治疗中的重要地位。自 Zimmerman 等首次报道 PP 在移植术后 FSGS 复发的疗效后，以 PP 为主要治疗手段的研究逐渐增多。Artero 等人证实 PP 可有效降低复发性特发性 FSGS 患者尿蛋白并可诱导完全缓解，而 Savin 等人报道 FSGS 与体内循环通透因子升高相关，而 PP 可显著降低循环通透因子并诱导蛋白尿缓解。但是 PP 作为一种非特异方法，其存在降低生理性血浆蛋白、清除治疗药物等的不良反应，且部分患者经过多次血浆置换治疗后，可能会发展成血浆置换依赖。因此，血浆置换尽管作为复发性特发性 FSGS 一线治疗手段，目前多主张联合应用血浆置换及其他治疗措施，使患者获益更大。

2. 大剂量糖皮质激素冲击治疗　　长期、每日、大剂量的糖皮质激素被常规用于治疗非移植患者的 FSGS，但对于移植肾复发性 FSGS 中应用糖皮质激素冲击治疗的报道较少。Shishido 等人在 10 例儿童肾移植患者复发性 FSGS 联合使用大剂量糖皮质激素冲击及口服大剂量环孢素，可使 70% 患者达完全缓解，而 Canaud 等人发现联合使用大剂量糖皮质激素、环孢素及血浆置换可使 90%（9/10）成人肾移植术后复发 FSGS 患者获得缓解。本例患者术后早期即应用大剂量糖皮质激素冲击，可显著下降患者尿蛋白及肌酐；且经多种治疗措施尿蛋白无明显降低，继续予大剂量糖皮质激素冲击后可获得缓解。这提示我们大剂量糖皮质激素冲击在肾移植术后复发性 FSGS 的治疗价值。

3. 利妥昔单抗（rituximab）　　是抗 CD20 单克隆抗体，通常认为其通过清除 B 细胞发挥作用。但有报道提示，利妥昔单抗可稳定足细胞肌动蛋白细胞骨架及维持足细胞活力，因此其也被尝试应用于 FSGS 的治疗。Apeland T 等人报道一例复发 FSGS 患儿在多次应用利妥昔单抗后，能减少尿蛋白及维持低水平肌酐；Christine 等人对 4 例经多次血浆置换无效的复发 FSGS 患儿采用利妥昔单抗治疗，3 位患儿获得完全缓解，一位患儿获得部分缓解，从而提出利妥昔单抗可作为联合血浆置换的一种辅助治疗手段；而一项多中心回顾性研究则更进一步提示在肾移植术后复发 FSGS 治疗中对初始治疗措施无效或血浆置换依赖患者中，利妥昔单抗可作为拯救性治疗措施。本例患者亦曾采用利妥昔单抗治疗，但效果不明显，提示目前仍需一项设计良好的临床试验来明确利妥昔单抗在 FSGS 的治疗作用。而且利妥昔单抗的不良反应不容忽视，包括中性粒细胞减少、严重过敏反应、BK 病毒肾病等，这都限制利妥昔单抗的进一步作用。

4. 间充质干细胞（mesenchymal stem cell，MSC）　　因其亚全能分化潜能及免疫调节作用而被高度重视，大量临床前试验提示其在肾病治疗中有良好的价值。Belingheri 等人报道一例复发 FSGS 患者成功应用 MSC 治疗的病例，该患儿出现 PP 依赖并对利妥昔单抗治疗响应不佳后，予 MSC 治疗后获得完全缓解。相继亦有临床试验探讨 MSC 在 FSGS 的治疗价值。本例患儿曾予 MSC 治疗，但疗效一般，提示 MSC 在 FSGS 的治疗作用仍需进一步探讨，不主张常规应用，但可作为拯救性措施尝试应用。

5. 复发性特发性 FSGS 可能由于血循环引起或血浆中正常因子的缺失引起，其中可溶性尿激酶型纤溶酶原激活物受体（soluble form of the urokinase plasminogen activating receptor，suPAR）、肿瘤坏死因子 – α（tumor necrosis factor alpha，TNF – α）、心肌营养素样细胞因子 – 1（cardiotrophin – like cytokine factor – 1，CLCF1）引起复发性特发性 FSGS 的致病因子。移植术后监测上述因子，可作为 FSGS 复发的参考指标及治疗效果的评估。

6. FSGS 复发的主要危险因素　　包括：儿童期 FSGS 发病、原发 FSGS 病程进展快、接受非洲裔美国人肾脏的白种人受者、既往移植肾 FSGS 复发病史、对激素治疗敏感原发 FSGS 患者、尿载脂蛋白 A – 1（apolipoprotein A – 1，ApoA – 1）升高患者以及特定血浆标志物（anti – CD40、CGB5、PTPRO、FAS、PTRY1、SNRPB2 和 APOL2）升高等。高危患者的识别有助于临床决策的实施，尽可能减少复发危险因素，降低移植术后 FSGS 复发率。

7. 特发性 FSGS 致原肾失功患者术前予预防性血浆置换、利妥昔单抗及多克隆兔抗胸腺球蛋白诱导可能降低术后 FSGS 复发率，但需要进一步临床试验明确作用。

8. 有限的证据以及小规模研究提示，应用半乳糖、共刺激抑制药阿巴西普、Sparsentan 可能有效治疗移植肾复发性特发性 FSGS，但均需进一步规范的临床试验证实其效果。

四、经验总结

本文为读者展示一例儿童肾移植术后早期 FSGS 复发的诊治策略，揭示以血浆置换为基础、联合多种治疗手段可使患者获得长期缓解。本例患者对大剂量激素冲击响应较好，为大剂量激素冲击治疗提供一定参考价值。同时，术前评估识别高危因素、术前预处理、术后监测循环致病因子将有助于降低 FSGS 复发率，而不断涌现的治疗措施将为复发性 FSGS 的治疗提供新思路（病例 40 图 3）。

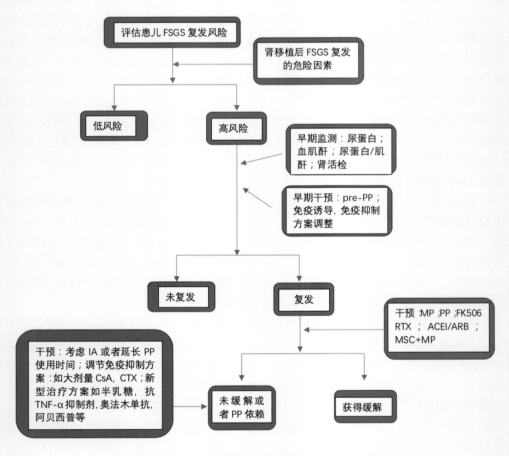

病例 40 图 3　儿童肾移植术后 FSGS 复发治疗思路

参 考 文 献

［1］ Zimmerman SW. Plasmapheresis and dipyridamole for recurrent focal glomerular sclerosis. Nephron, 1985, 40(2): 241 – 245

［2］ Artero ML, Sharma R, Savin VJ, et al. Plasmapheresis reduces proteinuria and serum capacity to injure glomeruli in patients with recurrent focal glomerulosclerosis. American Journal of Kidney Diseases, 1994, 23(4): 574 – 581

［3］ Savin VJ, Sharma R, Sharma M, et al. Circulating factor associated with increased glomerular permeability to albumin in recurrent focal segmental glomerulosclerosis. New England Journal of Medicine, 1996, 334 (14): 878 – 883

［4］ Shishido S, Satou H, Muramatsu M, et al. Combination of pulse methylprednisolone infusions with cyclosporine – based immunosuppression is safe and effective to treat recurrent focal segmental glomerulosclerosis after pediatric kidney transplantation. Clinical transplantation, 2013, 27(2): E143 – E150

［5］ Canaud G, Zuber J, Sberro R, et al. Intensive and prolonged treatment of focal and segmental glomerulosclerosis recurrence in adult kidney transplant recipients: a pilot study. American Journal of Transplantation, 2009, 9(5): 1081 – 1086

［6］ Fornoni A, Sageshima J, Wei C, et al. Rituximab targets podocytes in recurrent focal segmental glomerulosclerosis. Science translational medicine, 2011, 3(85): 85ra46 – 85ra46

［7］ Apeland T, Hartmann A. Rituximab therapy in early recurrent focal segmental sclerosis after renal transplantation. Nephrology Dialysis Transplantation, 2008, 23(6): 2091 – 2094

［8］ Garrouste C, Canaud G, Büchler M, et al. Rituximab for recurrence of primary focal segmental glomerulosclerosis after kidney transplantation: clinical outcomes. Transplantation, 2017, 101(3): 649 – 656

［9］ Belingheri M, Lazzari L, Parazzi V, et al. Allogeneic mesenchymal stem cell infusion for the stabilization of focal segmental glomerulosclerosis. Biologicals, 2013, 41(6): 439 – 445

［10］ Bitzan M, Babayeva S, Vasudevan A, et al. TNFα pathway blockade ameliorates toxic effects of FSGS plasma on podocyte cytoskeleton and β_3 integrin activation. Pediatric nephrology, 2012, 27(12): 2217 – 2226

病例 41　极低体重小儿双供肾移植

一、病历摘要

病情简介：供者：患儿，李××，男，胎龄26W +4，产后25 天，诊断为新生儿窒息，缺血缺氧性脑病。获取前血压73/44mmHg，体重1.3kg，见病例41 表1。

受者：患者，胡××，女性，50 岁。

主诉：血肌酐升高7 年余。

现病史：患者于7 年前体检发现血肌酐升高至135μmol/L。未行特殊治疗，于2013 年血肌酐升高至245μmol/L，遂前往九江市中医院就诊，行药物保守治疗至今，期间肌酐缓慢上升，最高610μmol/L，遂于2018 年5 月开始规律透析至今。今患者为求进一步诊治来我院就诊，门诊以"尿毒症"收治入院。

既往史：一般健康情况：平素身体良好。疾病史：呼吸系统：无特殊；循环系统：无特殊；消化系统：无特殊；泌尿系统：无特殊；血液系统：无特殊；代谢及内分泌系统：无特殊；肌肉骨骼系统：无特殊；神经精神系统：无特殊。高血压13 年余，自透析后未规律服用降压药。手术史：于2009 年行宫外孕手术；外伤史：否认外伤史；输血史：有，无输血反应；其他：无特殊；传染病史：否认肝炎、结核或其他传染病史。预防接种史：已按要求接种疫苗。过敏源：无药物过敏史；无过敏药物。

病例41 表1　供受者资料

	供者	受者
年龄	25天	47岁
体重	1.3kg	50kg
性别	男	女
血型	B Rh 阳性	B Rh 阳性
PRA		阴性
HLA 配型	3/6错配	3/6错配

二、诊断思路

手术注意事项：

1. 器官获取(病例41 图1)

(1)沿白线自剑突下至耻骨联合水平纵行切开，因小儿腹腔压力较高，切开腹膜时需避免损伤肠管。

（2）向上方推开肠管，暴露双侧髂总动脉分叉处，此时应注意辨认双侧输尿管避免误伤。

（3）自腹主动脉远心端插入9F无菌吸痰管，后者保留前端开口和一个侧孔即可。插入约1cm使其侧孔进入腹主动脉即可打结固定。

（4）因下腔静脉远心端距离肾静脉汇入处较近，为避免误伤并方便植入手术，不建议经其插管或者直接剪开下腔静脉，而是选择打开膈肌后剪开右心建立灌注流出道。

（5）双侧肾窝塞入冰屑降温，等待经腹主动脉灌注量达到约500ml以上或者胸腔流出液体颜色基本清亮。

（6）自后尿道处离断尿道，自下而上游离膀胱及双侧输尿管背侧，提起膀胱及双侧输尿管。注意避免损伤输尿管下段汇入膀胱处。

（7）打开肝脏游离肝后下腔静脉，并在距离右肾静脉汇入 >1cm 处离断。

（8）双肾游离时需尽量保留脂肪囊以利于受者术中固定。

（9）打开胸腔，游离并离断胸主动脉后将其提起，自背侧剪断腹主动脉各分支。

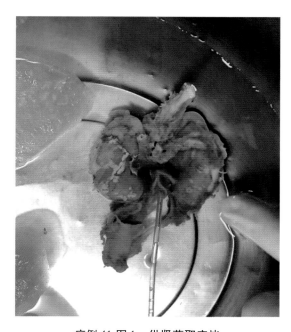

病例41 图1　供肾获取完毕

注：可见经腹主动脉下方灌注用9F吸痰管

2. 供肾修整（病例41 图2）

（1）结扎腹主动脉背侧所有分支，腹侧腹腔干、肠系膜上动脉和肠系膜下动脉根据长度结扎或者 6 - 0 PDS 线缝合关闭。

（2）紧贴两侧肾上腺游离结扎肾上腺动静脉，并切除两侧肾上腺。

（3）仔细游离下腔静脉远心端，结扎离断右侧生殖静脉等相应属支至两侧髂总静脉汇合处。

（4）肾动脉包括其起始部周围组织，全部保留。

3. 供肾植入(病例41 图3)

(1)摆放:双肾左右颠倒摆放,即左肾置于受者髂外动脉外侧,右肾置于受者髂外静脉内侧腹膜外侧。

(2)血管吻合:供者胸主动脉与受者髂外动脉起始部端侧吻合(6-0 可吸收 PDS 线,单纯间断缝合),供者肝后下腔静脉腹侧面剖开后,与受者髂外静脉行端侧吻合(6-0 可吸收 PDS 线,单纯间断缝合)。供者腹主动脉远心端残端尽量留短以靠近双肾动脉水平,5-0 PDS 单纯间断缝合关闭,供者下腔静脉远心端残端尽量留短以靠近肾静脉水平,3-0 丝线结扎。

(3)输尿管吻合:供者两根输尿管分别与受者膀胱行吻合。左肾因距离膀胱较远,需保留输尿管全长及少许膀胱瓣吻合;右肾因距离膀胱近,仅需保留输尿管中上段,背侧剖开后使用 6-0 PDS 线与膀胱行单纯间断缝合。若输尿管管径允许,建议留置 3F 双J 管至术后拔除;但若输尿管管径过细,则建议暂时置入 3F 双 J 管软导丝,至输尿管膀胱吻合完毕后即刻拔除。

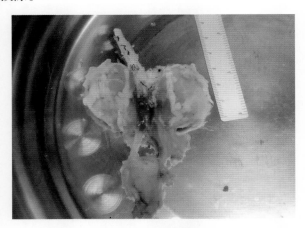

病例41 图 2　供肾修整完毕(背侧观)

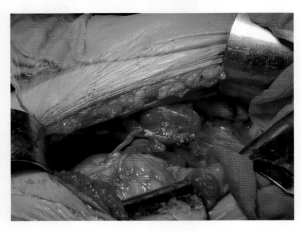

病例41 图 3　画面右侧为受者头侧

注:供肾开放血流,且双侧输尿管与受者膀胱均已吻合完毕

4. 治疗措施与方案

（1）免疫抑制药：患者免疫诱导治疗应用兔抗人胸腺细胞免疫球蛋白，术中和术后第 1 天各 50mg，术后第 2 天 25mg。手术当天、术后第 1 天、术后第 2 天连续 3 天每天甲强龙 500mg 冲击。术后第 3 天开始，泼尼松（每天 1 次）自 60mg 开始每日递减 5mg 至 20mg 口服。他克莫司（5mg，每 12 小时 1 次，口服），其后隔日检查血药浓度调整用药。吗替麦考酚酯（750mg，每 12 小时 1 次，口服），至术后 1 个月逐渐减量至 500mg，每 12 小时 1 次，口服。

（2）降压药：术后 14 天内，使用静脉泵或（和）口服降压药将收缩压控制在 120mmHg 以下。

（3）抗凝/抗血小板聚集药物：未使用。

5. 转归　术后第 14 天患者可下床活动，第 17 天出院，恢复可。未见血管栓塞、漏尿、移植肾周血肿等外科并发症。术前血肌酐 628.5μmol/L，术后 1 个月出院时降至 404μmol/L，3 个月 229μmol/L，6 个月 115μmol/L，9 个月 93μmol/L。术后第 8 个月出现带状疱疹，免疫抑制药减量配合抗病毒治疗后缓解。

三、防治策略及相关进展

在器官来源供需矛盾日益突出的情况下，小儿器官来源已成为国内外解决这一矛盾的重要补充。从国外报道来看，小儿供肾移植的早期并发症如急性排斥反应、血栓形成、尿漏、移植肾周血肿等外科并发症较高，但远期预后较好，与活体相当，甚至优于成人供肾。小儿供肾存活率的一个重要影响因素是移植后早期的血栓形成，且供体年龄越小，血栓形成概率越高。手术技巧、肾脏的位置摆放、受者低血压等亦与血栓形成有关。Dharnidharka 等认为在术中及术后应用抗凝药物可预防血栓形成，但 Laube 等认为早期应用抗凝药物并不能降低小儿供肾血栓形成的概率。目前小儿供成人肾移植在血栓形成方面仍缺乏大量的临床研究。我院根据既往近 30 例 5kg 以下小儿双供肾成人肾移植的临床经验发现，常规应用低分子肝素不仅没有减少血栓形成的概率，反而增加了术后移植肾周出血的风险，因此目前小儿双供肾成人受者均不常规应用抗凝/抗血小板药物。

Thomusch 等总结了他们所行的 78 例小儿供肾移植发现婴幼儿供肾在移植后 6 个月和 1 年蛋白尿水平明显较成人供肾升高，但术后 5 年和 10 年蛋白尿水平与成人供肾接近，并提示小儿供肾早期蛋白尿与高灌注损伤有关。根据高滤过理论，当机体的体重和肾脏大小不匹配时将发生高滤过性损伤，将产生高血压、蛋白尿和肾小球硬化。因此，合理匹配供肾及受者成为预防高灌注损伤的关键。小儿供肾发生移植肾功能延迟恢复的概率较高，但与成人供肾相比，移植肾在远期存活率方面并无明显差异，甚至接近于活体供肾。我院在前期 4 例小儿供肾受者术后短期随访中发现，蛋白尿发生率较高，但后期所有受者若围术期均将其收缩压严格控制在 120mmHg 以内，随访一年均未发现蛋白尿。因此，术后早期控制血压可能会对减少远期蛋白尿的发生有着积极作用。本中心采用艾司洛尔或（和）乌拉地尔静脉泵入可将大多数受者血压控制在理想水平。

对于双肾整块手术方式的选择，国内外尚无统一意见。有些学者采用腹主动脉远端缝合，近端与受者右侧髂外动脉或髂内动脉行端 - 侧或端 - 端吻合，以符合肾脏的生理解剖。有些学者将供者腹主动脉近端、远端分别与受者右侧髂外动脉近端、远端行端 -

侧吻合，或者供者腹主动脉远心端与受者腹壁下动脉行端－端吻合起分流作用，降低移植肾的高灌注损伤，但这些手术方式是否有利于移植肾的功能恢复或减少并发症的发生仍缺乏大量的临床研究。根据本中心经验，因供者体重越小，其腔静脉近心端相对远心端管径越为宽大，所以极低体重供者务必选用腔静脉近心端与受者髂外静脉行端－侧吻合。而且静脉吻合口需足够大，方可有助于避免受者术后出现肉眼血尿和蛋白尿等高灌注损伤。

选择小儿供体面临供肾肾单位不足的问题，需要术前仔细评估，以达到最优的移植物功能及长期存活率。但小儿供体的肾脏一般没有内在的疾病并有很强的代偿性肥大的能力。移植后肾脏体积随时间逐渐增大。2～3周体积与功能增加1倍，18个月后达到成人肾脏的水平。目前，对于小儿供肾选择整块双肾移植还是单肾移植的问题上仍有争议，现国内外对于小儿供肾单肾移植普遍采用的标准是"三选一"，即：①单肾长径＞6cm；②体重＞10～15kg；③供者＞2～3岁，否则行整块双肾移植。

小儿双供肾术后输尿管并发症包括有漏尿、输尿管长段坏死等。外侧肾脏因距离膀胱较远，供者输尿管与受者膀胱吻合时需用其全长甚至部分膀胱瓣，因此若受者膀胱肌层包埋不理想，术后易出现漏尿。大多数情况下漏尿口较小，留置导尿管后多可自行缓解。若瘘口较大，甚至输尿管长段坏死缺失，可考虑再次手术修补或者介入栓塞该侧肾脏。因小儿供成人肾移植极具特殊性，因此在受者筛选上也遵循一定的原则以保证移植效果。目前国外学者认为接受整块双肾移植受者的高危因素包括：①糖尿病、冠心病史、高凝状态、尿路异常和相关手术史、服用两种以上降压药物；②PRA＞15%，二次移植，红斑狼疮，儿童受者；③既往依从性差，＜25岁受者。Tittelbach－Helmrich等推荐受者的BMI(体重指数)应＜25kg/m^2，以防供肾单位不足。

四、经验总结

综上所述，极低体重小儿供成人肾移植可取得较理想的临床预后，但需注意的是仍有可能具有较高的并发症发生率，特别是移植肾血管并发症是导致移植肾早期失功的主要原因。

参 考 文 献

［1］ Modlin C, Novick A C, Goormastic M, et al. Longterm results with single pediatric donor kidney transplantion in adult recipients. J Urol, 1996, 156(3)：890－895

［2］ Bhayana S, kuo YF, Madan P, et al. Pediatric en bloc kidney transplantation to adult recipents：more than suboptimal. Transplantation, 2010, 90(3)：248－254

［3］ Sharma A, Fisher RA, Cotterell AH, et al. En bloc kidney transplantation from pediatric donors：comparable outcomes with living donor kidney transplantation. Transplantation, 2011, 92(5)：564－569

［4］ Sureshkumar KK, Reddy CS, Nighiem DD, et al. Superiority of pediatric en bloc renal allografts over living donor kidneys：a long－term functional study. Transplantion, 2006, 82(3)：348－353

[5] Dharnidharka VR, Stevens G, Howard RJ. En bloc kidney transplantion in United States an analysis of united network of ergan sharing(UNOS) data from 1987to 2003. Transplant Proc, 2010, 42(9):3521 – 3523

[6] Laube GF, Kellenbeger CJ, Kemper MJ, et al. Transplantation of infant en bloc kidneys into paediatric recipients. Pediatr Nephrol, 2006, 21(3): 408 – 412

[7] Thomusch O, Tittelbach – Helmrich D, Meyer S, et al. Twenty – year graft survial and graft function analysis by a matched pair study between pediatric en bloc kidney and decreased adult donors graft. Transplantion, 2009, 88(7): 920 – 925

[8] el – Agroudy AE, Hassan NA, Bakr MA, et al. Effect of donor/recipient body weight mismatch on patient and graft outcome in living – doner kidney tranplantion. Am J Nephrol, 2003, 23(5): 294 – 299

[9] Borborglu PG, Zendejas I, Gregg A, et al. Kidney tranplantion from small pediatric donors: does recipient mismatch body mass index matter? Tranplantion, 2012, 93(4): 430 – 436

[10] Tittelbach – Helmrich D, Drognitz O, Pisarki P, et al. Single kidney transplantation from young pediatric donors in the United States. Am J Transplant, 2010, 10(9): 2179

病例42　肾移植术后局灶节段性
肾小球硬化早期复发

一、病历摘要

1. 病情简介　患者谢××，男性，33岁。

主诉：肾移植术后18天，双下肢水肿1天。

患者18天前（2017年9月20日）因"慢性肾脏病5期"，于我院行同种异体肾移植手术（DCD供肾），术后ATG［即兔抗人胸腺细胞免疫球蛋白（复宁）50mg×3天］免疫诱导治疗，麦考酚钠肠溶片（米芙）、他克莫司、激素三联免疫维持治疗。患者术后血肌酐下降不明显，波动在480～680μmol/L，小便量少，每日600ml左右，考虑肾移植术后肾功能延迟恢复，予维持性血透、对症等支持处理。3天前患者尿量开始逐渐增多，尿量增多至2200ml，暂停血透。1天前患者出现双下肢中度凹陷性水肿，伴有泡沫尿，无肉眼血尿，无胸闷气急，无腹痛腹胀，无尿频尿急尿痛，无发热，无恶心呕吐，患者为进一步治疗入院。

既往史：患者5年余前因"双下肢水肿、大量蛋白尿"，于当地医院治疗，诊断"肾病综合征、急性肾损伤"，予原位肾穿刺活检术，肾活检病理考虑"轻微病变（球囊粘连30%）"，予甲强龙、环孢素等治疗后无明显好转，肌酐进行性升高，5个月后（2012年9月1日）开始维持性血透，血透间期病情稳定。既往高血压病史5年，服用氨氯地平片降压，血压控制可。无糖尿病史、心脏病史；无肺结核史、病毒性肝炎史、其他传染病史；否认食物药物过敏史；无外伤史；无输血史；无中毒史。

供体信息：DCD供肾，男，25岁，车祸外伤，既往史无特殊，热缺血时间：20分钟，冷缺血时间：10小时。获取前血肌酐108μmol/L，尿量2000ml/d。尿常规：尿比重1.015，蛋白质阴性，尿红细胞阴性。

2. 入院查体　T：36.8℃，P：88次/分，R：16次/分，BP：134/92mmHg。神清，精神可，双肺呼吸音清，未闻及明显干湿啰音，心律齐，未闻及病理性杂音，腹平软，右下腹手术切口瘢痕，无压痛反跳痛，肝脾肋下未触及，移动性浊音阴性，双下肢对称性中度凹陷性水肿，移植肾区无压痛，切口愈合良好。

3. 辅助检查

（1）血常规（2017年10月9日）：白细胞计数：4.1×10^9/L，血红蛋白：101g/L，血小板：132×10^9/L。

（2）尿常规（2017年10月9日）：尿比重：1.010，蛋白质：＋＋＋＋，尿红细胞：阴性。

（3）血生化（2017 年 10 月 9 日）：总蛋白：48.2g/L，白蛋白：29.5g/L，球蛋白：18.7g/L，肌酐：287μmol/L，低密度脂蛋白：5.59mmol/L，总胆固醇：8.07mmol/L，肝功能正常。

（4）凝血功能（2017 年 10 月 9 日）：凝血酶原时间：11.8s，活化部分凝血活酶时间：31.0s，D - 二聚体：1126μg/L。

（5）24 小时尿蛋白定量（2017 年 10 月 10 日）：10.05g。

（6）全血 FK - 506 谷浓度（2017 年 10 月 10 日）：4.3ng/ml。

（7）超敏 C - 反应蛋白、降钙素原正常，群体反应性抗体、BK 病毒检测阴性。

（8）肝炎系列（-）、抗核抗体系列（-）、ANCA（-），IgE、免疫球蛋白、补体均正常。

（9）移植肾 B 超（2017 年 10 月 9 日）：移植肾血流灌注佳，动脉阻力指数（resistive index，RI）稍高。肾动脉 RI：0.81，段动脉 RI：0.75，叶间动脉 RI：0.74，弓形动脉 RI：0.72。

（10）心超、双下肢彩超（2017 年 10 月 9 日）：心脏舒张功能轻度减退，双下肢动静脉血流通畅。

（11）移植前供肾病理（2017 年 9 月 29 日）：（移植肾）供肾组织伴球性硬化（1/13）。免疫荧光：IgA +，团块状沉积于系膜区。电镜结果：足突少量融合，基底膜正常，系膜基质增多，余无特殊。

（12）移植肾穿刺活检病理（2017 年 10 月 13 日）：（移植肾）病理表现符合急性肾小管上皮损伤。光镜：肾组织标本 1 条，肾小球 15 个，肾血管 5 条。肾小球：肾小球 15 个，球性硬化 3 个（20%），节段硬化 0 个，肾小球体积正常大小，未见分叶，系膜区局灶节段性轻度增生；肾小管：近曲小管上皮细胞局灶颗粒变性，可见刷状缘脱落，细胞扁平，可见透明管型，近曲小管偶见萎缩（5%），未见小管炎。肾细小动脉内皮细胞无肿胀，未见透明变性。肾间质偶见单个核细胞浸润（5%），偶见纤维组织增生（5%），管周毛细血管腔内未见炎细胞。免疫荧光：C3 +，IgM +，团块状沉积于系膜区，IgG、IgA、C4、C1q 阴性。电镜结果：足突大部分融合，基底膜正常，系膜基质增多，未见电子致密物沉积。

（13）自体肾穿刺活检病理（2012 年 3 月 25 日）：轻微病变（球囊粘连 30%）。

二、诊断思路

1. 诊断依据

（1）该患者青年男性，肾移植术后早期出现大量蛋白尿，肾病综合征表现，无血尿。

（2）患者移植前原发肾脏疾病同样表现为大量蛋白尿、肾病综合征、肾功能减退，疾病进展迅速，5 个月左右进展至尿毒症。

（3）移植前自体肾病理提示"轻微病变（球囊粘连 30%）"，原发病考虑局灶节段性肾小球硬化。

（4）移植前供肾组织病理未见基础肾病。

（5）移植肾病理：急性肾小管上皮损伤（与移植肾缺血再灌注损伤有关，表现为移植肾功能延迟恢复），移植肾病理电镜结果提示足突大部分融合（符合移植肾局灶节段性肾小球硬化早期复发表现）。

（6）移植肾对侧肾脏受体：存在移植肾延迟复功，但无大量蛋白尿表现。

综上,患者目前诊断考虑:①移植肾延迟复功;②移植肾局灶节段性肾小球硬化早期复发。

2. 鉴别诊断　肾移植术后早期出现大量蛋白尿、水肿,表现为肾病综合征,需鉴别:

(1)移植肾复发性膜性肾病:肾移植术后膜性肾病复发率为3%～10%,复发膜性肾病出现较早,平均复发时间10个月,最早可在1周左右出现复发膜性肾病,活体亲属供肾比尸体供肾更容易复发。典型临床表现为大量蛋白尿(≥3.5g/24h),2/3病例诊断后可逐渐进展至终末期肾衰竭。移植术后复发性膜性肾病与原发性膜性肾病相比,自发缓解率较低,需要更强的免疫抑制治疗诱导缓解。利妥昔单抗对移植术后复发性膜性肾病可能有效,但需要更多临床研究证实。

(2)移植肾复发性IgA肾病:IgA肾病是我国最常见的原发性肾小球肾炎,肾移植术后IgA肾病复发率高,为8%～53%,活检证实移植肾IgA肾病15%～78%。IgA肾病复发确诊时间变化较大,平均确诊时间为1～10年。复发IgA肾病呈良性经过,仅10%～30%的移植肾功能丢失。临床表现多为血尿、蛋白尿,少部分可表现为大量蛋白尿,病理光镜下可见系膜区弥漫增宽,免疫荧光可见系膜区IgA广泛沉积。目前研究发现复发IgA肾病出现新月体,可进展迅速,导致移植肾失功。

(3)移植肾复发性膜增生性肾小球肾炎:Ⅰ型膜增生性肾小球肾炎是免疫复合物介导的肾小球肾炎,移植肾复发率15%～30%,约1/3移植肾功能丢失。常见临床表现包括大量蛋白尿和镜下血尿,部分可伴有冷球蛋白血症、低补体血症和类风湿因子阳性等肾外表现。表现为弥漫性肾小球基底膜增厚,双轨,内皮下大量免疫复合物沉积。

(4)移植肾继发性肾小球肾炎复发:移植前原发肾脏病为继发性肾小球肾炎,如糖尿病肾病、狼疮性肾炎、过敏性紫癜性肾炎等,可在移植肾上复发,复发时间可表现早期复发,也可出现晚期复发,移植肾肾穿病理表现同原发肾脏病病理,较易鉴别。

(5)供肾病:供者本身合并慢性肾脏病,供肾表现为慢性化肾脏病理(如糖尿病肾病、膜性肾病等),可在受体移植后早期出现大量蛋白尿表现,供肾病理有助于诊断。目前在供肾严格评估的情况下,合并肾病的供者大多已被排除,较少发生移植肾术后供肾肾病。

三、防治策略及相关进展

1. 治疗策略　治疗策略包括:①采用血浆置换一次分离,清除循环因子;②大剂量环孢素免疫抑制,同时保护足细胞,稳定足细胞机动蛋白骨架;③抗CD20单抗(利妥昔单抗)等生物制剂对移植后FSGS复发的预防和治疗可能有效。

2. 本例治疗方案、措施与效果

(1)血浆置换一次分离(隔天,共3次)。

(2)停用他克莫司,改静脉环孢素微泵维持,CsA 100mg + NS 50ml,2～4ml/h静脉静滴,CsA浓度靶目标:300～400ng/ml,2周后改口服。

本例治疗效果:治疗后水肿消退,尿蛋白逐渐下降,术后6个月复查24小时尿蛋白0.25g/24h,术后1年左右复查尿蛋白转阴。术后6个月血肌酐98μmol/L,定期随访稳定。肾移植术后第2次穿刺(术后3个月):肾移植状态,电镜提示足突少量融合。

局灶节段性肾小球硬化(focal segmental glomurular sclerosis, FSGS)是儿童及成人激素抵抗型肾病综合征的常见病因,进展至终末期肾病(end - stage renal disease, ESRD)的比例高达 50%～70%。据发病机制不同，FSGS 可分为原发性（特发性）FSGS 和继发性 FSGS（继发性因素包括遗传性、病毒感染、某些药物、继发适应性损伤等）。目前认为，足细胞损伤被认为是 FSGS 发生发展的中心环节和始动因素。FSGS 见于任何年龄，青少年稍多，无显著发病高峰，男性较常见。100% 患者有不同程度的蛋白尿，60% 以上为肾病综合征，50% 患者有不同程度血尿，1/3 患者起病时伴有高血压、肾功能不全，常有肾性糖尿、氨基酸尿及磷酸盐尿等肾小管功能受损表现。肾脏病理光镜下特征为肾小球局灶（部分肾小球）节段性（部分毛细血管襻）硬化。电镜下可见到比较广泛的足突消失、内皮下血浆渗出、足突与肾小球基底膜分离等现象。

　　肾移植术后 FSGS 容易出现复发，复发率为 30%～50%，而因 FSGS 复发导致移植肾失功再次移植后的复发率则高达 100%。其中，原发性 FSGS 是肾移植术后早期复发的主要类型。根据起病时间分类，肾移植术后 FSGS 复发可分为早期复发和晚期复发，早期复发常发生于移植后数小时或数天，临床表现为大量蛋白尿，而本例病人由于移植肾延迟复功掩盖了大量蛋白尿早期出现及早期发现；晚期复发在肾移植术后数月至数年出现，发病相对隐匿，相对难于鉴别诊断。研究发现肾移植术后 FSGS 复发的危险因素主要包括：发病年龄较早（尤其是 6～15 岁）、原发病快速进展至 ESRD（尤其是在发病后 3 年内）、移植前双肾切除、白种人、移植前大量蛋白尿以及既往因复发导致移植肾失功。而遗传性 FSGS 肾移植术后复发风险较低。移植免疫诱导方案对移植术后 FSGS 复发的影响尚无明确结论。

　　随着基因检测的发展，许多儿童原发性、难治性 FSGS 被发现存在基因突变，例如 WT1、ACTN4、CD2AP、NPHS1、NPHS2 以及 TRPC6。其中，研究发现 11 例存在 NPHS2 纯合或杂合突变的肾移植受体术后均未出现 FSGS 复发。另外，目前研究发现，受者特异性生物标志物可能与肾移植术后 FSGS 复发相关，如可溶性尿激酶型纤溶酶原激活受体（suPAR）、抗 CD40 抗体、心肌营养素样因子 1（CLC－1）等。

　　肾移植术后 FSGS 复发诊断需综合患者的肾脏原发病诊断，而最为重要的是具备自体肾、供肾和移植肾肾脏病理资料。对于原肾未行肾穿或者肾脏病理不典型时，需要结合临床资料发病过程、治疗效果进行综合判断。在早期复发中，移植肾 FSGS 病理可以仅仅表现为电镜下的足突弥漫性融合。

　　肾移植术后短期内复发的 FSGS 主要是由受体血清中存在的循环因子导致的，而血浆置换一次分离（plasma exchange，PE）可以有效清除循环因子，目前 PE 已成为应用最为广泛的移植术后 FSGS 复发的防治手段。PE 推荐方案为每次 1～2 倍血浆量置换，每周进行 3～4 次治疗，总治疗次数一般为 8～12 次，根据疾病缓解情况决定。选择 PE 治疗时需考虑花费及潜在不良反应，必要时需针对血浆丢失而补充适量的免疫球蛋白。

　　有文献报道，大剂量环孢素单独或联合血浆置换及利妥昔单抗，能有效预防或治疗肾移植后 FSGS 复发。但是，常规剂量环孢素似乎效果欠佳，目前认为与肾病综合征高脂血症抑制环孢素部分活性可能有关。国内文献报道，采用静脉环孢素诱导联合血浆置换在 6 例肾移植术后 FSGS 复发患者治疗中亦取得较好疗效。

　　利妥昔单抗是通过清除 B 细胞而发挥治疗作用，也有研究发现利妥昔单抗可通过下调足细胞骨架调节蛋白而对足细胞有直接保护作用。利妥昔单抗已常被单独或与其他药物、方法联合用于预防和治疗肾移植术后 FSGS 复发。一项系统性回顾研究 39 例肾移植术后 FSGS 复发病例，利妥昔单抗的完全缓解和部分缓解率达 64%。利妥昔单抗的经典方案为每 1~2 周使用 1 次，每次剂量 375mg/m²，总治疗次数一般为 2~6 次。

文献报道的肾移植术后 FSGS 复发的其他治疗方法还包括奥法木单抗(ofatumumab)、阿巴西普(abatacept)、肿瘤坏死因子(TNF-α)抑制药、骨髓间充质干细胞静脉输注，但仅限个案报道，尚需更多的研究证实。

四、经验总结

肾移植术后 FSGS 复发是导致移植肾失功的重要原因之一。移植术后数天内出现大量蛋白尿，需要回顾原发病的发生过程和自体肾病理，警惕 FSGS 的早期复发。受体血清中存在的循环因子引起移植肾足细胞损伤，被认为是移植肾术后 FSGS 早期复发的主要发病机制。以 PE 为一线方案，同时联合使用高剂量环孢素或利妥昔单抗，是目前主要的治疗手段。

参 考 文 献

[1] 黎磊石，刘志红. 中国肾脏病学. 北京：人民军医出版社，2008

[2] Wyld ML, Chadban SJ. Recurrent IgA Nephropathy After Kidney Transplantation. Transplantation, 2016, 100(9): 1827-1832

[3] Park S, Baek CH, Cho H, et al. Glomerular crescents are associated with worse graft outcome in allograft IgA nephropathy. Am J Transplant, 2019, 19(1): 145-155

[4] Peev V, Hahm E, Reiser J. Unwinding focal segmental glomerulosclerosis. F1000Res, 2017, 6: 466

[5] Rudnicki M. FSGS Recurrence in Adults after Renal Transplantation. Biomed Res Int, 2016

[6] 刘莉莉，孙启全. 肾移植术后局灶节段性肾小球硬化复发的研究进展. 器官移植，2018, 9(4): 322-324

[7] Messina M, Gallo E, Mella A, et al. Update on the treatment of focal segmental glomerulosclerosis in renal transplantation. World J Transplant, 2016, 6(1): 54-68

[8] Gallon L, Leventhal J, Skaro A, et al. Resolution of recurrent focal segmental glomerulosclerosis after re-transplantation. N Engl J Med, 2012, 366(17): 1648-1649

[9] 王美芳，崔瑜，吕军好，等. 移植肾局灶性节段性肾小球硬化复发危险因素分析及治疗经验总结. 中华移植杂志(电子版)，2017, 11(2): 80-84

[10] Fornoni A, Sageshima J, Wei C, et al. Rituximab targets podocytes in recurrent focal segmental glomerulosclerosis. Sci Transl Med, 2011, 3(85): 85ra46

[11] Kienzl-Wagner K, Rosales A, Scheidl S, et al. Successful management of recurrent focal segmental glomerulosclerosis. Am J Transplant, 2018, 18(11): 2818-2822

病例43 肾移植术后多部位碳青霉烯类耐药肺炎克雷伯菌感染

一、病历摘要

1. 病情简介 患者，中年女性，血液透析10年余。诊断：①慢性肾衰竭 尿毒症期；②左前臂动静脉人工内瘘。于2018年11月行"异体肾移植术"，肾动脉与髂内动脉端端吻合。供肾来源公民逝世后器官捐献（DCD）供肾，供体情况：颅脑外伤，住院2天，无发热，血培养、痰培养、尿培养、肾脏灌洗液培养均阴性。抗排斥方案：他克莫司、吗替麦考酚酯、甲泼尼龙三联用药；兔抗人胸腺细胞免疫球蛋白：术前2小时1支（25mg），术后第1、2、4、5天各1支。术后抗感染方案：比阿培南300mg，每8小时1次，静脉滴注；阿米卡星0.2g，每12小时1次，静脉滴注；卡泊芬净首剂70mg，1次/天；维持50mg，1次/天，静脉滴注，术后连续3天留取尿培养、引流液培养、血培养，均为阴性。

术后第3天血肌酐降至正常。术后第6天，尿量减少，对呋塞米反应差，体重持续升高，血肌酐开始升高，最高390μmol/L，查DSA阳性，考虑急性抗体介导的排斥反应，给予双重血浆置换、静脉注射人丙种球蛋白（15g，1次/天，静脉滴注）、甲泼尼龙400mg、300mg、200mg抗排斥，同时间断床旁血滤。共治疗5天，后肾功能开始逐步恢复，尿量恢复正常，术后第15天手术切口拆线，完全愈合。血肌酐在术后第33天重新恢复正常。

术后第33天，原肾移植手术切口有长约2.5cm出现破溃，深约4cm，脓性液体，留分泌物培养，同时进行了尿培养。伤口分泌物培养结果：碳青霉烯类耐药肺炎克雷伯菌（carbapenem-resistant klebsiella pneumoniae，CRKP），四区生长，多重耐药，仅对替加环素、氯霉素、多黏菌素B敏感，尿培养为同样结果。肛拭子培养同样为CRKP感染。切口考虑CRKP感染，术后第35天留置持续冲洗负压吸引装置，氯霉素6ml（0.75g）+250ml生理盐水，引流管持续冲洗，持续负压吸引。术后第38天，发热37.4℃，血小板69×10^9/L并且持续降低，白细胞2.17×10^9/L。考虑感染加重，并且可能存在全身感染，给予替加环素首剂100mg，维持50mg，每12小时1次，静脉滴注。术后第40天，加用了美罗培南2g，每8小时1次，微量泵入（3~4小时），同时给予静脉注射人丙种球蛋白10g，1次/天，静脉滴注。治疗11天后，于术后第46天拔除负压吸引装置，尿培养结果转阴，术后第50天，伤口分泌物转阴，停抗生素。

术后第52天患者再次出现排斥反应，血肌最高205μmol/L，给予甲泼尼龙连续3天300mg、200mg、200mg抗排斥治疗，静脉注射人丙种球蛋白10g，1次/天，静脉滴注，连续使用1周，肾功能逐步恢复。术后第53天切口缝合，肛拭子培养仍为CRKP感染。术后第 56 天，发热 38℃，切口仍有分泌物，伤口缝线拆开，继续换药，每次换药用氯霉素冲洗伤口。术后第 59 天，复查尿培养、伤口分泌物拭子培养：CRKP，考虑感染再次复发，降钙素原（PCT）1.21ng/ml，血小板（PLT）52×10⁹/L。抗感染上给予：替加环素（100mg，维持 50mg，每 12 小时 1 次，静脉滴注）+ 美罗培南（2g，每 8 小时 1 次，微量泵入）（3~4 小时）+ 磷霉素（4g，每 8 小时 1 次，静脉滴注），治疗 4 天，消化道反应症状重，停止磷霉素静脉用药，改为口服磷霉素 3g，1 次/天，共治疗 10 天，复查尿培养转阴，PLT 升高，感染指标下降，肛拭子培养仍为 CRKP，考虑消化道 CRKP 反复感染，引起泌尿系感染，甚至引起全身感染，拟行粪菌移植。

术后第 69 天，停抗生素，拟行粪菌移植。3 天后患者再次出现发热：体温：38.6℃、PCT：1.09ng/ml、PLT：57×10⁹/L，再次给予替加环素（50mg，每 12 小时 1 次，静脉滴注）+ 美罗培南（2g，每 8 小时 1 次，微量泵入，每次 3~4 小时），治疗一周后，体温正常，停抗生素，行粪菌移植。术后第 79 天，胃镜下留置鼻空肠营养管，行第一次粪菌移植；第 81 天，行第 2 次粪菌移植，拔除鼻空肠营养管（粪菌来自中华粪菌库，粪菌移植通过医院医学伦理委员会审批），同时留取尿培养、肛拭子培养。观察 5 天，患者体温正常，尿培养、肛拭子培养阴性，伤口逐步缩小，无分泌物，出院（病例 43 图 1 至病例 43 图 4）。

患者在术后第 150 天，再次出现尿频、尿急、发热泌尿系感染症状，入院后查尿培养、肛拭子培养为 CRKP 感染，考虑感染复发。抗感染给予替加环素（50mg，每 12 小时 1 次，静脉滴注）+ 美罗培南（2g，每 8 小时 1 次，静脉滴注）微量泵入（3~4 小时），治疗 1 周后尿培养转阴，继续用药治疗，期间间断出现尿培养阳性，肛拭子培养始终为 CRKP 感染。抗生素治疗 20 天后，计划再次行粪菌移植。停抗生素一天，留置鼻空肠营养管，行粪菌移植一次。观察 2 天，尿培养、肛拭子培养阴性。随访至 2019 年 5 月底，无泌尿系感染症状发生。

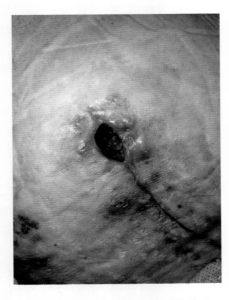

病例 43 图 1　术后第 33 天感染伤口

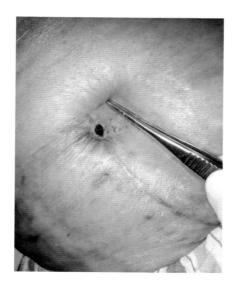

病例43 图2　粪菌移植后第三天伤口

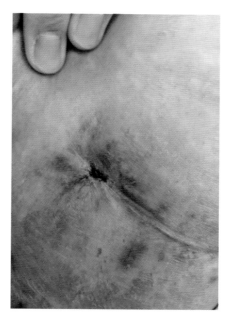

病例43 图3　粪菌移植后第四天感染伤口

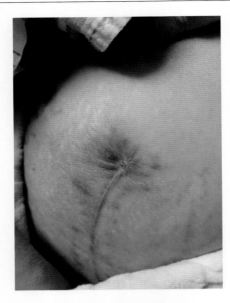

病例 43 图 4　粪菌移植后第十七天伤口

2. 查体　面色灰暗、面部灰黑色色素沉着，躯干四肢皮肤干燥无光泽，右下腹可见肾移植手术瘢痕，瘢痕上端可见破溃创面，有脓性分泌物，左前臂可见人工动静脉内瘘，可闻及血管杂音，可触及震颤。

3. 辅助检查

（1）2018 年 12 月 8 日、12 月 11 日、12 月 13 日、12 月 31 日，2019 年 1 月 19 日、1 月 25 日、1 月 27 日、1 月 28 日、2 月 8 日：尿培养、肛拭子培养：碳青霉烯类耐药肺炎克雷伯菌，四区生长，多重耐药，仅对替加环素、氯霉素、多黏菌素 B 敏感。

（2）2018 年 12 月 11 日、12 月 15 日、1 月 4 日：引流液培养：碳青霉烯类耐药肺炎克雷伯菌，四区生长，多重耐药，仅对替加环素、氯霉素、多黏菌素 B 敏感。

二、诊断思路

诊断：①肾移植术后碳青霉烯类耐药肺炎克雷伯菌感染；②伤口感染；③泌尿系感染；④消化道感染。

1. 诊断依据　伤口分泌物、尿培养、肛拭子培养：CRKP，四区生长，多重耐药，仅对替加环素、氯霉素、多黏菌素敏感。

2. 鉴别诊断　该患者伤口感染、泌尿系感染、消化道感染 CRKP 诊断明确，主要从感染来源上进行鉴别。

（1）患者泌尿系定植菌、肠道定植菌机会性感染：术后患者出现急性排斥反应，强势抗排斥治疗，患者免疫水平抑制明显，可能造成定植菌的机会性感染。患者肛拭子培养 CRKP 始终阳性，因此考虑肠道定植菌在患者免疫状态低下时机会性感染可能性大。

（2）供体来源感染：患者供肾为 DCD 供肾，需鉴别供体来源感染可能性，但是供体住院时间短，捐献前所有培养均为阴性，器官灌洗液培养也均为阴性，患者术后连续 3 天引流液、尿液、血培养均为阴性，并且患者开始出现伤口破溃感染、尿路感染，肛拭子培养 CRKP 阳性是在术后一个月后，因此，考虑供体来源可能性不大。

3. 结合该病例，诊断策略及相关进展　该患者伤口感染、泌尿系感染、消化道感染 CRKP 诊断明确，难点主要在感染来源上的鉴别，该患者术前没有进行定植菌筛查，因此考虑定植菌在患者免疫状态低下时机会性感染可能性大，但并不能明确。在该患者的诊断上，引流液、尿液、肛拭子的高频次培养是明确诊断的关键。对于实体器官移植（SOT）患者，感染来源途径广、在免疫抑制状态下，感染机会大。在明确 SOT 患者感染来源上，供体捐献前感染筛查以及受体术前定植菌筛查尤为重要。供体感染筛查需要从原发病因、住院时间、临床症状等方面初步筛查，发现可能存在感染的迹象需要进一步进行体液的培养，并且需要连续送检，提高病原菌检出率，必要时可以进行感染病原高通量基因检测。受体术前感染筛查主要包括：肛拭子、咽拭子等培养，同样需要多次送检。有文献报道，在 ICU 住院患者中，肠道预先定植菌引起的感染占比 48%。因此，受体术前筛查可以明确受体有无定植菌，必要时进行预处理，同时在术后发生感染时，对于病原菌来源的诊断也具有极大帮助。

三、防治策略及相关进展

1. 本例治疗策略　根据病原菌培养敏感抗生素结果，抗感染治疗上选用了敏感抗生素替加环素联合美罗培南，考虑到多黏菌素 B 的肾脏毒性及患者肾移植术后排斥反应肾功能不好的因素，没有用多黏菌素 B。伤口局部应用敏感抗生素氯霉素冲洗。在患者机体免疫状态调整方面，考虑患者为免疫抑制状态下的定植菌机会性感染，治疗上注重机体免疫力的提升，在监测肾功能，尽可能避免排斥反应的情况下尽量减少免疫抑制的程度，同时使用丙种球蛋白，兼顾预防排斥反应及提升机体抵抗力。

2. 本例治疗方案、措施与效果　本病例中患者伤口感染、泌尿系感染、消化道感染 CRKP 诊断明确。治疗方案：①抗感染治疗上选用了替加环素联合美罗培南，伤口局部应用氯霉素冲洗；②期间出现排斥反应，在抗排斥、抗生素应用抗感染的同时间断使用静脉注射人丙种球蛋白；③三次粪菌移植。

抗生素治疗下尿液培养阶段性的转阴，局部伤口分泌物培养转阴，但是肛拭子培养始终阳性。该患者先后进行了 3 次粪菌移植，尿液培养、局部伤口分泌物培养、肛拭子培养均可转阴，并且明显加速了局部伤口的愈合，临床效果明显。

3. 结合该病例，疾病的防治策略及相关进展　该病例病原菌为多重耐药菌感染，抗感染治疗上根据药敏试验结果，选择替加环素联合美罗培南、磷霉素的治疗方案，美罗培南用药采用大剂量给药，每剂给药时间 3~4 小时。防控措施方面：单间接触隔离，医护人员严格执行手卫生，所有接触物品表面氯己定消毒。

根据广泛耐药革兰阴性菌感染的实验诊断、抗菌治疗及医院感染控制：中国专家共识，多重耐药的革兰阴性杆菌的抗感染治疗原则有：①尽量根据药敏试验结果选择敏感抗菌药物；②大剂量联合用药；③根据药动学药效学原理优化给药方案；④肝肾功能异常或老年患者，抗菌药物的剂量应适当减少；⑤消除感染危险因素，积极处理原发疾病。

中国专家共识推荐的治疗广泛耐药肺炎克雷伯感染的常用抗菌药物有：①替加环素：临床上主要用于多重耐药肠杆菌科细菌所致的呼吸道、皮肤软组织及腹腔等感染，常与头孢哌酮舒巴坦、碳青霉烯类、氨基糖苷类等联合应用，国外常与多黏菌素联合，常用给药方家为首剂 100m，之后 50mg 每 12 小时 1 次静脉点滴；②多黏菌素：对多种广泛耐药革兰阴性菌具有良好抗菌活性，联合其他抗生素应用大多表现为协同抗菌作用。该药肾毒性及神经系统不良反应明显，需严密监测肾功能；③碳青霉烯类：常用的品种为亚胺培南和美罗培南。国内肺炎克雷伯对碳青霉烯类抗生素耐药率超过 10%，通常不单用，多项临床研究证实，碳青霉烯类与其他抗生素如多黏菌素联合应用疗效优与单药应用。其治疗广泛耐药革兰阴性菌感染应符合以下条件：①MIC ≤ 8mg/L；②大剂量，例如：美罗培南 2g，每 8 小时给药 1 次；③延长每剂静脉滴注时间至 2～3 小时；④氨基糖苷类：有研究表明，单用氨基糖苷类治疗耐碳青霉烯类肺炎克雷伯菌感染取得良好疗效，但临床实际多于其他抗生素联合应用。国外推荐阿米卡星 15mg/kg，国内大部分临床实际所用剂量低于国际推荐剂量，用药期间需检测肾功能、尿常规；⑤磷霉素：中国专家共识推荐磷霉素给药剂量为 8g，每 8 小时 1 次；或者 6g，每 6 小时 1 次。在国内，常用于联合万古霉素治疗耐甲氧西林金黄色葡萄球菌（MRSA）或肠球菌属感染，但目前用于广泛耐药革兰阴性菌感染的联合用药有明显上升趋势；⑥头孢他啶 - 阿维巴坦：新型 β 内酰胺酶抑制药，能更广泛且有效地治疗广泛耐药革兰阴性菌引起的感染。

治疗广泛耐药革兰阴性菌感染临床常用的联合用药方案有：①替加环素 + 多黏菌素 + 碳青霉烯类三联用药方案；②以替加环素为基础联合氨基糖苷类、碳青霉烯类、磷霉素、多黏菌素；③以多黏菌素为基础联合氨基糖苷类、碳青霉烯类、磷霉素。

粪菌移植：指将健康供体的肠道菌群制成混悬液或胶囊，移植到患者肠道内，通过重建患者正常功能的肠道微生态以实现其肠道及肠道外疾病的治疗。有文献报道，粪菌移植可以抵抗、治疗多重耐药菌，同时重建肠道菌群稳态，清除肠道内的多重耐药菌，避免肠源性感染的发生。

在治疗广泛耐药革兰阴性菌感染的同时，做好医院感染的防控、避免感染播散尤为重要，医院感染的防控措施主要有：①严格执行手卫生制度；②严格接触隔离；③所有接触物品表面消毒；④主动筛查：包括咽拭子、肛拭子、分泌物等；⑤去定植：氯己定擦洗、粪菌移植。

四、经验总结

经验总结：SOT 患者感染多重耐药菌在临床越来越多，预后不好，死亡率高，供体感染的筛查、受体术前感染的筛查尤为重要。肠道菌群是人体内庞大的细菌库，可引起多器官功能障碍综合征（MODS），肠道菌群紊乱可导致 MDR 优势生长和菌群移位增加邻近器官及血流感染的风险，肠道菌群紊乱产生的炎症因子可通过肠系膜淋巴管道导致急性呼吸窘迫综合征、肝衰竭、加剧急性肾损伤等。受体肛拭子培养阳性患者，采用粪菌移植，去除有害定植菌，为移植手术提供更好条件，减少术后肠道来源的多重耐药菌感染。如发生多重耐药菌感染，除了敏感抗生素、抗生素联合用药治疗外，可采用粪菌移植治疗多重耐药菌感染，目前已有多方报道证实其临床效果。

参 考 文 献

［1］ Meng M，Klingensmith NJ，Coopersmith CM. New insights into the gut as the driver of critical illness and organ failure. Current Opinion in Critical Care，2017，23（2）：143 － 148

［2］ Reis MD，Citerio G，Perner A，et al. Use of selective digestive tract decontamination in European intensive cares：the ifs and whys. Minerva Anestesiologica，2015，81（7）：734 － 742

［3］ Ooijevaar RE，Terveer EM，Verspaget HW，et al. Clinical Application and Potential of Fecal Microbiota Transplantation. Annu. Rev. Med，2019，70：335 － 351

［4］ 朱有华，曾力. 肾移植. 北京：人民卫生出版社，2017

［5］ 王明贵. 广泛耐药革兰阴性菌感染的实验诊断、抗菌治疗及医院感染控制：中国专家共识. 中国感染与化疗杂志，2017，17（1）：82 － 92

［6］ 黄天敏，杨映霞，姜赛平，等. 中国新药与临床杂志，2019，38（3）：129 － 134

病例 44　肾移植术后重症肺部感染

一、病历摘要

1. **病情简介**　王××，青年男性，以"肾移植术后10个月，胸闷10天，进行性加重伴乏力7天"为主诉入院。患者肾移植术后10个月，10天前（2017年4月14日）无明显诱因出现胸闷，用力吸气呼气时可有轻微胸痛，未在意。一天内症状逐步加重，于2017年4月15日入住当地县医院，行胸片检查示肺部感染，予以抗感染治疗（具体用药不详）后，患者体温降至正常，但胸闷、乏力症状未见好转，7天前胸闷症状进行性加重，伴乏力，不能站立行走，伴发热，体温最高38.5℃。无胸痛、咳嗽、咳痰等症状，复查胸片示肺部感染较前加重。为进一步治疗，于2017年4月24日急诊转院入我院重症医学科。

2. **查体**　患者精神差，形体极度消瘦，躯干及四肢可见散在皮肤纤维断裂纹，四肢躯干皮肤干燥、无光泽，舟状腹。双上肺呼吸音低，双下肺可闻及散在湿啰音。

3. **辅助检查**

（1）肺泡灌洗液涂片、培养：大量卡氏肺囊虫孢子。

（2）痰培养：多重耐药菌鲍曼不动杆菌，替加环素、多黏菌素敏感。

（3）肺部CT：双肺可见弥漫性磨玻璃样密度增高影，可见多发条片状、网格状、蜂房状高密度影。

二、诊断思路

1. **诊断**　①肾移植术后重症肺部感染；②肺孢子菌肺炎（PCP）。

（1）诊断依据：多次胸部正位片、肺部CT提示，感染累及多个肺叶，CT主要表现为磨玻璃样改变。

（2）期间需机械通气治疗，终末期发生感染性休克。

（3）肺泡灌洗液涂片、培养：大量卡氏肺囊虫孢子。

2. **鉴别诊断**

（1）细菌性肺部感染：包括革兰阴性杆菌、阳性球菌的感染，最主要临床表现包括发热、畏寒、咳嗽、咳痰、血痰、胸痛、脓痰、呼吸困难等急慢性表现，影像学上可有肺部实变、空洞、间质渗出等表现。同肺部真菌感染在临床表现、影像学表现上鉴别有一定困难，主要依据痰、肺泡灌洗液病原学检测，但是移植术后肺部感染多见PCP，临床表现主要为干咳、胸闷、发热，肺部CT主要表现为磨玻璃样改变，空洞、实变少见。但是不除外合并细菌感染的混合性感染。

（2）肺曲霉菌病：可分为急性、亚急性、慢性临床过程，临床和影像学表现不一，可表现为粒细胞减少或功能不良，急性侵袭性曲霉菌病主要临床表现为咳嗽、咳痰、发热、脓痰、体重减轻，免疫抑制重者早期即可出现呼吸衰竭，影像学表现为斑片状浸润影、孤立性或多发性结节影，病灶内可形成空洞，早期 CT 可见"晕轮征"：磨玻璃样环状阴影环绕结节病灶周围；或"反晕轮征"：局灶性圆形磨玻璃影周围环绕半月形或环形实变影。慢性病程这影像学表现为双侧肺浸润性病变或结节影。临床表现无特异性，进行病原学检查，包括痰涂片、培养、组织病理学检查以及曲霉抗原和菌体成分检测：半乳甘露聚糖（GM）抗原、$1, 3 - \beta - D -$葡聚糖（BDG），获得病原学证据是鉴别的关键。该患者肺部 CT 主要表现为磨玻璃样改变，无明显结节影，不考虑肺曲霉菌病。

（3）肺毛霉菌病：起病为急性、亚急性，病变发展快，通常病情比较严重，表现为高热、咳嗽、咳痰、胸闷、气急、胸痛、咯血等，体征可有双肺湿啰音，毛霉菌容易侵犯大小动脉管壁，导致梗死、组织坏死及出血，患者一般在 2 周至 1 个月死亡。影像学表现为进行性、均质性肺实变，肺部病变范围较大可出现低氧血症。明确诊断主要依据实验室病原学检查，但是没有特异性的抗原或抗体确定诊断，无菌部位的标本培养具有诊断意义。该患者肺部 CT 无明显实变影像，未程进行性改变，临床症状主要表现为胸闷，无咳痰、咯血等，不考虑肺毛霉菌病。

3. 结合该病例，诊断策略及相关进展　该病例从临床表现上以及影像学表现上考虑为肾移植术后重症肺部感染，病原学检测方面进行多次的痰涂片、痰培养、肺泡灌洗、G/GM 试验。支气管镜活检病理无阳性结果，G/GM 试验多次结果为阴性，肺泡灌洗涂片及培养见大量卡氏肺囊虫孢子，其中有一次痰培养结果为多重耐药菌鲍曼氏不动杆菌、替加环素、多黏菌素敏感。根据病原学检测结果考虑有 PCP，但是真菌感染常与细菌、病毒感染重叠出现，且该患者一次痰培养结果为多重耐药菌鲍曼氏不动杆菌，该菌是否为致病菌？是否存在真菌合并细菌感染？从临床表现、影像学表现上无特异性，病原学仅仅出现一次鲍曼氏不动杆菌，因此，无法明确鲍曼氏不动杆菌感染。

新进展：鉴别诊断主要依靠病原学检测，在临床病例诊断中，除了多次留取标本多次送检外，还需要进一步的检测方法明确病原学检测，例如：感染病原高通量基因检测，基于样本中游离核酸进行检测，鉴定样本中存在的可疑致病微生物，可检测范围包括基因组序列已知的 3446 种细菌、1515 种 DNA 病毒、206 种真菌和 140 种寄生虫。依据高通量测序，可以筛选出可以感染的病原菌，结合临床，有助于从病原学水平上进行诊断。

三、防治策略及相关进展

1. 本例治疗策略　①首先调整免疫抑制药，即减少进一步停用免疫抑制药；②经验性抗感染治疗，早期联合应用，采用高效广谱的抗生素，在明确病原菌后，根据病原菌及药敏进一步做出调整；③免疫替补、营养支持治疗：激素的应用，丙种球蛋白、营养支持治疗；④维持内环境平衡；⑤一般支持治疗：ICU 监护治疗、隔离、雾化、化痰等。

2. 诊疗经过　入院后，抗感染治疗上及时给予了经验性联合用药：莫西沙星注射液：250ml，1 次/天，静脉滴注；注射用美罗培南：1.0g，每 8 小时 1 次，静脉滴注；注射用更昔洛韦：0.25g，1 次/天，静脉滴注。免疫抑制药调整：他克莫司 2mg，每 12 小时 1

次；减量至 1mg，每 12 小时 1 次，停用吗替麦考酚酯、醋酸甲泼尼龙片。床旁胸片（d1）提示：双肺磨玻璃影，斑片状团块影。肺部 CT（d2）：双肺可见弥漫性磨玻璃样密度增高影，以双肺背侧及底侧明显。体温波动在 37.9～38.9℃，胸闷、乏力症状无明显缓解。入院第 3 天行支气管镜检查、肺泡灌洗：气管、支气管内少量白色分泌物，黏膜光滑，给予生理盐水 20ml 灌洗并充分抽吸，留置标本送检。EB 病毒、巨细胞病毒、疱疹病毒、风疹病毒、G/GM 试验、痰培养、痰涂片结果均阴性。入院第 8 天，肺部 CT（d8）提示：双肺炎症，较上次片，双肺下叶斑片影略吸收，右侧气胸，行胸腔闭式引流，考虑抗感染效果不佳，停用他克莫司。入院第 10 天，痰涂片可见真菌孢子，给予伏立康唑：200mg，每 12 小时 1 次，静脉滴注治疗。入院第 1 天，肺泡灌洗液检验科镜下可见卡氏肺囊虫孢子菌菌量较多，考虑肺孢子菌肺炎（PCP），停用伏立康唑，给予复方磺胺甲恶唑片（4 片，每 6 小时 1 次，口服）+ 卡泊芬净（首剂 70mg，静脉滴注 +50mg，1 次/天，静脉滴注）维持；克林霉素磷酸酯 0.6g，每 8 小时 1 次，静脉滴注。住院第 12～18 天，复查 3 次胸部正位片（D13、D15、D18），肺部感染情况逐步好转，患者转入肾移植科。

肾移植科抗感染方案：复方磺胺甲恶唑片（4 片，每 6 小时 1 次，口服）、卡泊芬净（50mg，1 次/天，静脉滴注）、克林霉素磷酸酯（0.6g，每 8 小时 1 次，静脉滴注）、注射用美罗培南（1.0g，每 8 小时 1 次，静脉滴注）、注射用喷昔洛韦（250mg，1 次/天，静脉滴注）、静脉注射人丙种球蛋白（5g，1 次/天，静脉滴注）。肾移植科治疗 9 天，住院第 27 天，复查床旁胸片（D27）：肺部感染明显加重，患者诉胸前区疼痛，背部疼痛，胸闷，血氧饱和度波动在 80%～90%，心率 130～140 次/分，呼吸急促，转入 ICU。

ICU 治疗上：抗感染方案不变：广覆盖，气管插管呼吸机辅助呼吸，氧浓度：90%，氧饱 92%～94%，存在人机对抗，给予镇静，间断给予膨肺治疗。住院第 31 天，痰培养：多重耐药菌鲍曼氏不动杆菌，替加环素、多黏菌素 B 敏感。抗感染治疗上，考虑鲍曼氏不动杆菌可能为定植菌或者为污染，故没有针对性用药。为预防长时间抗生素应用引起的混合性细菌感染，将美罗培南更换为莫西沙星注射液（400mg，1 次/天，静脉滴注）、替考拉宁（首次 400mg，之后 200mg，1 次/天，静脉滴注，维持）。住院第 35 天，胸部正位片（D35）提示肺部感染明显好转，脱机后氧饱和度维持尚可，拔气管插管，改为面罩吸氧，氧流量 5L/min，氧饱 93%～95%，鼓励患者咳嗽，加强排痰，病情稳定，转肾移植科肾移植科抗感染方案：复方磺胺甲恶唑片（4 片，每 6 小时 1 次，口服）、卡泊芬净（50mg，1 次/天，静脉滴注）、克林霉素磷酸酯（0.6g，每 6 小时 1 次，静脉滴注）、注射用美罗培南（1.0g，每 8 小时 1 次，静脉滴注）、莫西沙星注射液（250ml，1 次/天，静脉滴注）、注射用喷昔洛韦（250mg，1 次/天，静脉滴注）、静脉注射人丙种球蛋白（5g，1 次/天，静脉滴注）。治疗 1 个月，肺部感染逐步控制、稳定，但期间多次查白细胞、血小板、血红蛋白均明显下降，考虑骨髓抑制明显，机体免疫水平低下，间断给予重组人粒细胞刺激因子注射液、血小板生成素注射液、重组人促红素注射液、输注红细胞、血小板、血浆治疗，没有明显效果。住院第 63 天，患者开始出现血氧饱和度低，83% 左右，症状再次加重，呼吸困难明显，血压偏低，有效循环血量不足，考虑目前存在感染性休克，住院第 61 天转入 ICU。

ICU：气管插管，血管活性药物维持血压。抗感染方案：亚胺培南西司他丁（1.0g，每 8

小时 1 次,静脉滴注)、替考拉宁针(400mg,每 12 小时 1 次,静脉滴注)、复方磺胺甲恶唑片(4 片,3 次/天)鼻饲。复查床旁 X 线胸片,肺部感染再次复发,明显加重。住院第 63 天,患者昏迷,瞳孔对光反射消失,血压持续偏低,血红蛋白下降,考虑血小板低,可能存在脏器出血,给予输血,补液,大剂量升压药物应用,效果差,当日 02:30 患者出现心率下降至 36 次/分,立即给予心肺复苏,抢救药物应用,02:33 心率恢复至 121 次/分,与家属沟通,家属要求放弃胸外按压,自动出院。附图(病例 44 图 1 至病例 44 图 8)。

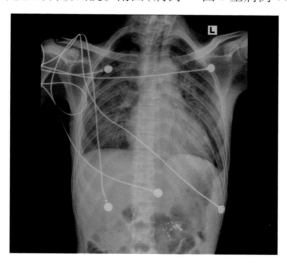

病例 44 图 1　床旁胸片(D1)

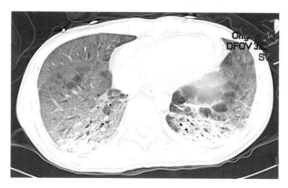

病例 44 图 2　肺部 CT(D2)

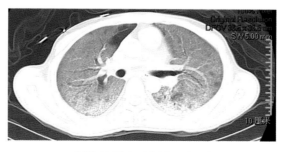

病例 44 图 3　肺部 CT(D8)

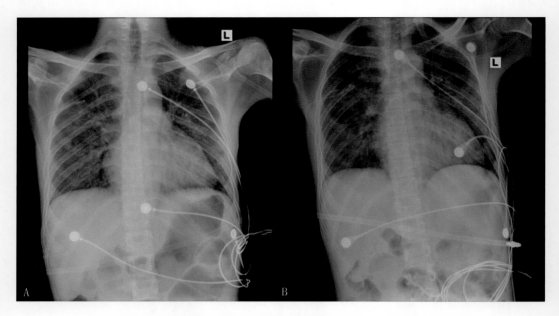

病例 44 图 4　胸部正位片（D13、D18）

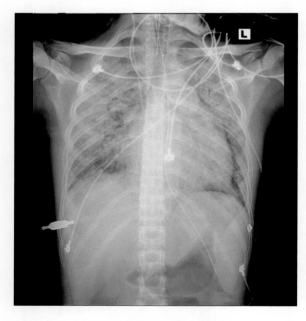

病例 44 图 5　床旁胸片（D27）

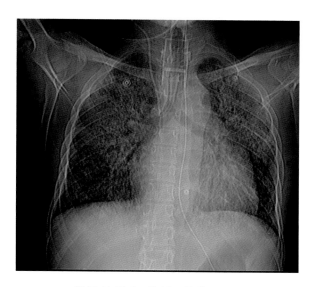

病例 44 图 6　胸部正位片（D35）

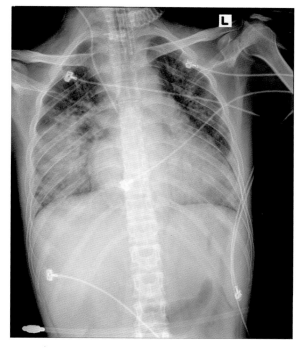

病例 44 图 7　胸部正位片（D61）

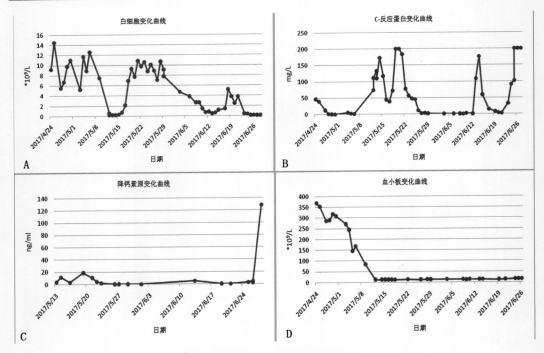

病例 44 图 8 受者感染性指标变化

3. 本例治疗方案、措施与效果　本病例在早期即开始应用联合足量的抗生素治疗：莫西沙星注射液(250ml，1 次/天，静脉滴注)；注射用美罗培南(1.0g，每 8 小时 1 次，静脉滴注)；注射用更昔洛韦(0.25g，1 次/天，静脉滴注)。PCP 诊断明确后，治疗上首选了复方磺胺甲恶唑片(4 片，每 6 小时 1 次)，足量应用，加用了备用药物克林霉素和卡泊芬净，同时加用了激素，抑制 PCP 的炎症反应和由此造成的肺部损失，同时考虑到混合感染的可能性，同时给予抗细菌以及抗病毒的治疗。辅助治疗上，给予了丙种球蛋白、营养支持、ICU 监护、机械通气治疗、俯卧位呼吸等。患者出现免疫力极低、骨髓极度抑制后，给予输注红细胞、血浆、重组人粒细胞刺激因子注射液、血小板生成素注射液、重组人促红素注射液治疗。治疗效果上：患者肺部感染阶段性的得到控制、稳定，但是患者免疫水平始终没有得到改善，最终转归不好。患者最终转归不好的原因考虑为长时间的免疫水平低下，导致肺部感染反复、加重，最终考虑重度肺部感染导致感染性休克，同时考虑存在血小板过低导致的脏器出血进一步加重休克进程。

4. 结合该病例，疾病的防治策略及相关进展　该病例在入我院 ICU 后即开始联合应用广谱抗生素进行广覆盖治疗，同时考虑混合性感染的可能性，给予抗真菌、抗病毒治疗。根据患者临床表现、体征及影像学检查，诊断重症肺部感染。重症肺部感染的治疗策略主要包括：第一：减少或停用免疫抑制药，同时给予免疫补救措施：激素以及丙种球蛋白的应用；第二：经验性的抗感染治疗，即一旦患者出现肺部感染，立即进行抗细菌、抗病毒、抗真菌等联合广谱抗生素广覆盖治疗以降低死亡率；第三：提高机体免疫力、营养支持治疗尤为重要，本例患者在肺部感染一度得到控制的情况下仍然出现感染反弹、最终感染性休克、脏器出血导致不良转归，考虑其根本原因为患者免疫水平持续低下，长期骨髓抑制，机体免疫力始终没有得到改善和提高。在停用免疫抑制药后，患者免疫抑制、骨髓抑制始终没有得到解除，究其原因，可能同长时间大剂量抗生素应用有关。那么，在合适的时机，逐步减少、降级、停用抗生素，同时提高机体免疫水平，可能对感染的彻底控制具有明显意义。因此，营养支持，改善、提高患者免疫力，对于提高机体抗病能力加快康复是有益的。

四、经验总结

本例在治疗上做到了及时、广覆盖，病原学检测也起到了明确诊断 PCP 的作用，但是对于进一步病原学检测尚存在不足，没有多次、连续肺泡灌洗进行培养、高通量测序，不能明确是否存在其他病原菌致病导致的炎症损伤，导致全程在大剂量、广覆盖的应用抗生素。在全部停用免疫抑制药，免疫抑制状态全部解除的情况下，患者机体免疫水平没有得到进一步改善，存在长时间、大剂量应用多种抗生素引起的骨髓移植，加之患者基础机体免疫水平低下，长期营养不良，导致肺部感染的多次复发，最终转归不良。因此，病原菌的明确尤为重要，是经验性抗感染的降阶梯治疗的根据。

参 考 文 献

［1］朱有华，曾力.肾移植.北京：人民卫生出版社，2017

［2］于立新，孙小齐，邓文锋，等.肾移植患者肺部重症感染的原因及救治措施分析.中华泌尿外科杂志，2013，34(6)：455－458

［3］洪良庆，李衡，黄正宇，等.肾移植术后重症肺部感染的综合治疗效果分析(附57例报告).中华器官移植杂志，2018，39(4)：209－212

［4］于立新，曾明星.肾移植术后肺部真菌感染的临床分析.南方医科大学学报，2016，36(6)：880－882

［5］孟凡航，黄间开，郭雪坤，等.甲泼尼龙治疗肾移植患者术后重症肺部感染疗效分析.中华医院感染学杂志，2015，(8)：1854－1856

［6］中华医学会器官移植学分会，中国医师协会器官移植医师分会.中国实体器官移植受者侵袭性真菌病临床诊治指南(2016年版).中华器官移植杂志，2016，37(5)：300－305

［7］中华医学会器官移植学分会，中国医师协会器官移植医师分会.中国实体器官移植受者巨细胞病毒感染诊疗指南(2016版).中华器官移植杂志，2016，37(9)：561－565

［8］中华医学会器官移植学分会，中国医师协会器官移植医师分会.中华医学会器官移植学分会肾移植学组.米卡芬净在实体器官移植供、受者真菌感染防治中的临床应用专家共识.中华器官移植杂志，2017，38(8)：494－497

［9］中华医学会器官移植学分会，中国医师协会器官移植医师分会.中国实体器官移植受者侵袭性真菌病临床诊治指南(2016年版)(续).中华器官移植杂志，2016，37(6)：368－372

［10］Santos T, Aguiar B, Santos L, et al. Invasive Fungal Infections After Kidney Transplantation：A Single－center Experience. Transplantation Proceedings，2015，47(4)：971－975

［11］Patel MH, Patel RD, Vanikar AV, et al. Invasive fungal infections in renal transplant patients：a single center study. Renal Failure，2017，39(1)：294

病例 45　感染性移植肾动脉破裂出血

一、病历摘要

受者：

1. 病情简介　患者，王××，男性，40 岁。

患者尿毒症伴高血压病史 4 年余，原发病不详，规律血透 2 个月余，本次入院拟行同种异体肾移植术。

既往体健；无吸烟史；无饮酒史；无糖尿病、心脏病病史；否认肝炎、结核病史；否认外伤史，否认药物、食物过敏史。

患者 2018 年 8 月 24 日于我院行同种异体肾移植术，术中及术后给予兔抗人胸腺细胞免疫蛋白及甲泼尼龙琥珀酸钠行免疫诱导治疗，常规给予美罗培南＋卡泊芬净预防感染，常规给予他克莫司＋吗替麦考酚酯＋糖皮质激素三联免疫抑制治疗。术后早期患者肾功能恢复良好，术后第 5 天（2018 年 8 月 29 日）患者出现发热伴寒战，最高体温 39℃，完善各项感染相关检查化验，继续常规抗感染治疗，术后第 6 天（2018 年 8 月 30 日）供肾灌洗液、移植肾周引流液及患者血培养均示泛耐药肺炎克雷伯杆菌及泛耐药鲍曼不动杆菌生长，结合药敏结果给予阿维巴坦＋美罗培南＋多黏菌素＋舒巴坦钠联合抗感染治疗。术后第 10 天（2018 年 9 月 3 日）患者突发移植肾区疼痛，负压引流口处血性液体渗出，血压最低降至 75/40mmHg，考虑移植肾动脉破裂出血，低血容量性休克，立即急诊行移植肾探查术，术中见肾周脓液脓苔，动脉吻合口溃破出血，行移植肾切除，继续给予头孢他啶－阿维巴坦加倍剂量抗感染治疗，规律血透治疗。患者于移植肾切除后第 4 天（2018 年 9 月 7 日）引流液培养转阴，于 2018 年 9 月 28 日准予出院。

2. 查体　患术后第 10 天（2018 年 9 月 3 日）主诉移植肾周疼痛。

体格检查：T：37.8℃，P：110 次/分，R：20 次/分，BP：95/60mmHg，SpO_2：100%。患者神志淡漠，面色苍白伴四肢湿冷，血压下降，心率加快。腹壁柔软，无明显压痛，无反跳痛，移植肾周隆起，触诊无明显压痛，腹部未触及包块，移动性浊音阴性，双下肢无水肿，颈部透析管在位通畅。

3. 主要时间阶段辅助检查

（1）入院检查（2018 年 8 月 24 日）

1）血常规：Hb：115g/L，WBC：5.96×10^9/L，N%：54.7%。

2）血生化：肝功能正常，SCr：651μmol/L。

3）凝血功能：正常。

4）感染指标：CRP：0.6mg/L，PCT：0.21ng/ml。

5）上下腹部CT：双肾萎缩，肝内微小囊肿，盆腔少许积液。

（2）首次发热时相关检查（2018年8月29日）

1）血常规：Hb：83g/L，WBC：6.83×10^9/L，N%：87.1%。

2）血生化：肝功能正常，SCr：99μmol/L。

3）凝血功能：正常。

4）感染指标：CRP：10.8mg/L，PCT：2.49ng/ml。

5）上下腹部CT：肾移植术后改变。

6）移植肾超声：未见异常。

（3）移植肾动脉破裂当天相关检查（2018年9月3日）

1）血常规：Hb：72g/L，WBC：8.90×10^9/L，N%：86.9%。

2）血生化：肝功能正常，SCr：106μmol/L。

3）凝血功能：正常。

4）感染指标：CRP：59.6mg/L，PCT：40.89ng/ml，引流液细菌培养阳性（泛耐药肺克＋泛耐药鲍曼）。

5）上下腹部CT：肾移植术后改变，移植肾周围含气团片样灶，存在感染？术后吸收不佳？

6）移植肾超声：移植肾未见明显异常。

（4）患者出院前相关检查（2018年9月28日）

1）血常规：Hb：93g/L，WBC：3.90×10^9/L，N%：56.0%。

2）血生化：肝功能正常，SCr：793μmol/L。

3）凝血功能：正常。

4）感染指标：CRP1.2mg/L，PCT：0.42ng/ml，引流液培养阴性。

5）上下腹部CT：移植肾切除后改变，右侧髂窝散在渗出。

二、诊断思路

（一）诊断依据

1. 目前公民逝世后器官捐献（DCD）供者已经成为各移植中心最主要的器官来源，因供者多来源于重症监护室，且各种有创治疗使得供者可能感染各种细菌、真菌及病毒等病原微生物。而各种抗生素的广泛使用，使得细菌的耐药性越来越严重。近几年，各医院越来越多地检测出各种多重耐药、泛耐药甚至全耐药细菌。而感染耐药细菌的器官移植给受者导致受者广泛感染的事件也越来越多地得以报道。其中CRKP的感染对受体的威胁性最大。CRKP可以在移植肾周边迅速定植并繁殖，其最严重的危害是侵蚀动脉吻合口，造成动脉破裂出血，其发生率可达2.1%。

2. 供体来源细菌感染的金标准　术前供肾灌洗液细菌培养阳性，术后移植肾周引流液持续细菌培养，且细菌为同源菌株。

3. 本病例供体，男性，49岁，因"车祸外伤"于2018年8月12日收治入外院监护室，诊断为"车祸脑外伤，脑疝"，治疗期间无发热，意识状态无好转，自主呼吸消失，给予气管插管，呼吸机维持呼吸，痰培养为耐药鲍曼不动菌，血培养及尿培养均为阴性。本病供者 ICU 住院病史长达 12 天，住院期间行多种有创操作，痰培养为耐药鲍曼不动菌，提示供体感染高风险。

4. 本病例中受者术后第 5 天（2018 年 8 月 29 日）出现发热，最高体温 39℃，PCT 及 CRP 等感染指标不断升高。术后第 6 天（2018 年 8 月 30 日）供肾灌洗液培养示泛耐药肺炎克雷伯杆菌及泛耐药鲍曼不动杆菌生长。同时患者移植肾周引流液及患者血培养均提示，泛耐药肺炎克雷伯杆菌及泛耐药鲍曼不动菌生长。

5. 耐药基因检测　采用 Gene–Xpert 技术，通过 PCR 方法，行术中灌洗液 KPC 酶基因检测，可在 50 分钟内检测出肾脏灌洗液内是否存在 KPC 酶基因，可以快速准确地筛查供体来源病原菌耐药类型。本例患者术前未进行灌洗液 KPC 酶基因检测，但术后第 6 天细菌报阳后，通过 Gene–Xpert 技术，检测到本例供肾灌洗液、引流液及血培养瓶中生长的泛耐药肺炎克雷伯杆菌为 KPC 酶基因检测阳性结果，明确诊断本病例为碳青霉烯类耐药肺炎克雷伯菌（CRKP）感染。

6. 急诊行移植肾探查术，术中见肾周脓液脓苔，提示为感染性动脉吻合口溃破出血，行移植肾切除后留取移植肾动脉标本送检示 CRKP 及泛耐药鲍曼不动杆菌生长。

（二）鉴别诊断

1. 一旦从供肾灌洗液中分离出细菌，应当对培养的结果和标本采集的方法再次评估，以排除标本在处理过程中污染的可能。

2. 外科因素引起的移植肾动脉吻合口出血　通常发生在术后早期，通常不伴有高热，通常有血压过高或剧烈活动等诱因。探查术中可见移植肾吻合口搏动性出血，无脓苔脓液形成。

（三）治疗措施与方案

1. 治疗策略

（1）防治供体来源感染的关键是快速筛查供体来源的病原菌，在最短的时间内明确病原菌种类，确定药敏结果。目前常规的细菌培养方法包括灌洗液培养及移植周围引流液培养等，但传统的细菌培养周期长，药敏报告周期长，当灌洗液或移植肾周引流液培养报阳时，往往已经错过最佳的抗感染治疗时间，因此快速筛查供体来源病原菌在供体来源感染显得尤为重要。通过 Gene–Xpert 技术可在 50 分钟内检测出肾脏灌洗液内或者已培养出的菌株是否存在耐药酶基因，包括 IMP1、VIM、NDM、KPC、OXA48 等耐药酶基因。

（2）针对本例患者培养出的 CRKP 菌株加做阿维巴坦药敏实验示药敏结果敏感。针对本例患者培养出的泛耐药鲍曼不动杆菌加做阿维巴坦多黏菌素药敏实验示药敏结果敏感。阿维巴坦作为一种新型 β–内酰胺酶，其机制与经典 β–内酰胺酶抑制药不同，其本身并不具有明显的抗菌活性，但是可以抑制 A 类（ESBLs 和 KPC）和 C 类的 β–内酰胺酶，其与碳青霉烯类抗菌药物合用时，可杀灭包括 ESBLs 和 KPC 的肺炎克雷伯杆菌。

2. 治疗方案及效果　患者术后常规预防感染用药：术后给予注射用美罗培南（0.5g，每 8 小时 1 次），注射用醋酸卡泊芬净（50mg，1 次/天）。

术后第 6 天（2018 年 8 月 30 日）：立即给予注射用美罗培南（0.5g，每 8 小时 1 次），头孢他啶－阿维巴坦（1.25g，每 8 小时 1 次），舒巴坦钠（1g，每 8 小时 1 次），多黏菌素 B（50 万 U，2 次/天），注射用醋酸卡泊芬净（50mg，1 次/天）。

术后第 9 天（2018 年 9 月 2 日）：增加抗生素剂量，注射用美罗培南（1g，每 8 小时 1 次），头孢他啶－阿维巴坦（2.5g，每 8 小时 1 次），舒巴坦钠（2g，每 8 小时 1 次），多黏菌素 B（50 万 U，2 次/天），注射用醋酸卡泊芬净（50mg，1 次/天）。

术后第 10 天晚（2018 年 9 月 3 日）：移植肾动脉破裂出血，行移植肾切除，移植肾切除后继续给予注射用美罗培南（0.5g，每 8 小时 1 次），头孢他啶阿维巴坦（2.5g，每 8 小时 1 次），舒巴坦钠（2g，每 8 小时 1 次），多黏菌素 B（50 万 U，2 次/天），注射用醋酸卡泊芬净（50mg，1 次/天），丙种球蛋白（10g，1 次/天）规律血透，同时停用免疫抑制药，给予注射用胸腺法新提高免疫力治疗。

术后第 14 天（2018 年 9 月 7 日）：患者引流液培养转阴，继续给予原剂量抗生素治疗，患者 PCT、CRP 逐步恢复正常。

三、防治策略及相关进展

近 3 年来，国内的供体来源 CRKP 感染的情况不断出现，已经成为肾移植术后早期患者死亡的重要原因，是目前肾移植最棘手的问题之一。CRKP 容易在移植周围及动脉吻合口处定植，并具有侵蚀动脉血管的特点，容易导致移植肾动脉吻合口破裂出血。

CRKP 为革兰阴性（G－）杆菌属，碳青霉烯耐药机制包括：产碳青霉烯酶、膜孔蛋白缺失或改变合并超广谱 β－内酰胺酶（extended spectrum β－lactamase，ESBLs）和头孢菌素酶（AmpC）的高表达以及主动外排系统。碳青霉烯酶包括 A、B、D 三类，其中 A 和 D 类属于丝氨酸酶，B 类属于金属酶。A 类中又以 KPC 酶最为常见，能够水解几乎所有 β－内酰胺类抗菌药物。目前国内最常见为 KPC 酶，少见 NDM 酶。

头孢他啶－阿维巴坦是一种固定组分的药物，含有头孢他啶（一种三代头孢菌素）和阿维巴坦（一种新型的半合成 β－内酰胺酶抑制药，在体外抑制 Ambler A 类，如超广谱 β－内酰胺酶和肺炎克雷伯菌、C 类和一些 D 类酶的活性），阿维巴坦作为一种新型的 β－内酰胺酶，其机制与经典的 β－内酰胺酶抑制药不同，其本身不具有明显的抗菌活性，但是可以抑制 A 类（ESBL、KPC）和 C 类的 β－内酰胺酶。其与碳青霉烯类抗生素合用时，具有广谱活性，可杀灭包括超广谱 β－内酰胺酶的肺炎克雷伯杆菌。本中心最近一项回顾性研究确认头孢他啶－阿维巴坦是 CRKP 感染患者生存的唯一独立因素。头孢他啶－阿维巴坦病人接受度良好，最常见的不良反应是头痛、胃肠症状（腹痛、呕吐、恶心和便秘）和注射部位反应。值得注意的是，头孢他啶/阿维巴坦的使用应受到监管，对青霉素类抗生素过敏的患者禁止使用，此类人群应当限制使用该药物。

美罗培南/法硼巴坦（Meropenem/Vaborbactam），法硼巴坦（以前称为 RPX7009）是一种新的 A 类和 C 类 β－内酰胺酶抑制药，与美罗培南联合用于治疗耐药性病原体引起的感染，目前正在 3 期临床研发中。与雷巴坦相似，法硼巴坦拓宽了美罗培南对产 KPC 肠杆菌的抗菌谱。

四、经验总结

2017 年 3 月本中心首次发生供体来源 CRKP 感染，为优化诊治方法，与本院细菌室合作，开始采用 Gene - Xpert 技术，通过 PCR 方法，常规行术中灌洗液 KPC 酶基因检测，可在 50 分钟内检测出肾脏灌洗液内是否存在 KPC 酶基因或其他耐药基因，一旦检测阳性，术后 24 小时内立即给予相应敏感抗生素抗感染治疗。但因此项技术无临床注册证，无法收费，故我科于 2018 年 6 月停止检测，故本病例患者未进行术中灌洗液 KPC 酶基因检测，且因周五夜间行肾移植术，灌洗液送检后至周一才行相关细菌培养，总共耗时 5 天，第 6 天才明确诊为供体来源泛耐药细菌感染，细菌培养周期过长，延误了疾病的诊断及有效治疗。另外，患者术后第 6 天（2018 年 8 月 30 日）出现血培养报阳，显示已并发泛耐药肺炎克雷伯杆菌菌血症，此时已提示患者存在病原菌定植并侵蚀移植肾血管的高风险，但因对于头孢他啶 - 阿维巴坦的使用经验不足，未及时给予患者头孢他啶 - 阿维巴坦高剂量方案［头孢他啶 - 阿维巴坦（2.5g，每 8 小时 1 次）+ 碳青霉烯类抗生素］，患者感染病情未得到控制，进而发生移植肾动脉破裂出血。

另一个值得注意的问题是，供体来源 CRKP 感染存在单侧肾脏感染的可能。本例患者移植肾来源于外院 OPO，本院所用肾脏灌洗液培养阳性，而外院肾脏灌洗液培养为阴性，术后未发生 CRKP 感染。这提示我们即便对测移植肾未检出病原菌也不能排除另一侧移植肾携带病原菌的可能，因此肾脏应该两侧分别独立修整后，分别取灌洗液，进行单独送检。

总结本次患者诊疗失败案例，本中心尝试寻求更多高效准确的供体来源病原菌筛选方法，发现除了采用 Gene - Xpert 技术检测供肾灌洗液 KPC 耐药酶基因这一快速筛选手段之外，将灌洗液直接注入血培养瓶送检，其细菌报阳周期要明显短于将灌洗液入无菌管行细菌培养的培养周期，且准确度高。总之，供肾来源的耐药菌导致受体感染的风险越来越高，本中心推荐术前行灌洗液耐药基因检测联合灌洗液入血培养瓶是快速准确诊断泛耐药肺克感染的有效手段，对于供体来源的 CRKP 感染，应用头孢他啶 - 阿维巴坦和碳青霉烯类药物联合治疗的效果确切，增加头孢他啶 - 阿维巴坦剂量可提高疗效，且无明显不良反应事件的增加。

参 考 文 献

[1] 雷金娥，马晨，张祎，等. 肾移植患者病原菌分布及耐药性监测的单中心分析. 实用器官移植电子杂志，2018，6(3)：177 - 182

[2] Hu FP, Guo Y, Zhu DM, et al. Resistance trends among clinical isolates in China reported from chinet surveillance of bacterial resistance, 2005—2014. Clin Microbiol Infect, 2016, 22 Suppl 1：S9 - 14

[3] 李智斌，张更，刘克普，等. 公民逝世后器官捐献肾移植早期多重耐药菌感染的临床研究. 器官移植，2017；8(5)：386 - 391

[4] 李静，杨再国. 2016 年综合重症监护室患者细菌感染监测及耐药分析. 实用医院临床杂志，2017，14(6)：96 - 98

[5] 刘希华，钟太清，朱元琪，等. 产 KPC 型碳青霉烯酶肺炎克雷伯菌的检测及感染现状. 中国实验诊断学，2017，21(2)：225 - 227

［6］Lagacé – Wiens P, Walkty A, AKarlowsky JA. Ceftazidime – avibactam: an evidence – based review of its pharmacology and potential use in the treatment of Gram – negative bacterial infections. Core Evid, 2014, 24(9): 13 – 25

［7］张学，张伟杰，蒋继贫，等. 公民逝世后器官捐献供肾移植后受者肾动脉破裂 12 例临床分析. 华中科技大学学报(医学版)，2018, 47(4): 482 – 484, 498

［8］吴森泉，邱晨. 碳青霉烯类耐药肠杆菌科细菌研究现状. 广东医学, 2013, 34(17): 2718 – 2720

［9］陈众博，马红映，邓在春，等. 泛耐药肺炎克雷伯菌对抗菌药物的耐药机制研究. 中华医院感染学杂志, 2014, 24(21): 5210 – 5212

［10］徐泽奇，徐泽宇. 抗革兰阴性细菌感染抗生素的研发新进展. 药学学报, 2013, 48(7): 993 – 1044

［11］吴佳晋，应亮，李大伟，等. 肾移植供体来源耐药肺炎克雷伯杆菌感染 13 例救治经验. 实用器官移植电子杂志, 2018, 6(1): 9 – 12

病例46 尿毒症合并严重纯红细胞再生障碍性贫血

一、病历摘要

1. **病情简介** 患者柯××，女性，40岁。

主诉：发现血肌酐升高伴贫血、规律血透2年余。

现病史：患者于2010年4月发现肾功能不全，2个月后开始规律血液透析治疗，5个月后出现显著贫血，血红蛋白(Hb)下降到70g/L左右，开始给予促红细胞生成素(EPO)皮下注射、口服铁剂、维生素B_{12}、叶酸等治疗，在接受治疗的早期(8周左右)，Hb尚能稳定在70~80g/L，但在2010年11月突然出现Hb严重下降，最低达31g/L，开始间断接受输注红细胞，截止到2012年6月，患者共接受输注103.5U红细胞(平均每周约需输注1.5U红细胞)，Hb仍只能维持在40g/L左右(病例47图1)。患者在2011年11月停用EPO治疗，同时开始服用环孢霉素A(CsA)(100mg，每12小时1次)和泼尼松治疗，2周后，患者出现乏力、食欲缺乏、全身水肿明显，主动放弃免疫抑制治疗。现拟行"亲属肾移植术"，于2012年6月10日收入院。

既往史：平素健康状况一般。2010年4月发现"高血压"，现血压控制可。2000年发现"蛋白尿"。16岁时，自诉患"营养不良性贫血"，治疗后好转。1999年行剖宫产术。2010年4月行左前臂A-V造瘘术。无吸烟史；无饮酒史；否认糖尿病、心脏病病史；否认肝炎、结核病史；否认外伤史，否认药物、食物过敏史。

2. **查体** T：36.8℃，P：78次/分，R：20次/分，BP：168/86mmHg。神志清楚，查体合作，面色晦暗，皮肤浅表黏膜未见黄染、淤斑，浅表淋巴结未及肿大，气管居中；双肺听诊呼吸音清，无干湿啰音。心率78次/分，律齐，各瓣膜听诊未及病理性杂音，腹部平坦，下腹部正中可见一长约10cm纵形切口瘢痕。腹肌软，无压痛、反跳痛，肝脾肋下未及，肠鸣音正常，双下肢无水肿。左前臂可见动静脉造瘘术手术瘢痕，血管迂曲、膨出，震颤明显。

3. **辅助检查** 患者多次复查查外周血网织红细胞均极低(约为0.0009×10^{12}/L)，血清内EPO浓度均小于最低检出值，血清内铁蛋白、维生素B_{12}、叶酸含量均高于正常值，而转铁蛋白含量正常。患者在2011年7月、9月和2012年3月共接受了3次骨髓穿刺活检(2次髂骨，1次胸骨)，均显示红系受抑，未见幼稚红细胞、粒细胞系统和巨核细胞系统正常，诊断为纯红细胞再生障碍性贫血。

（1）2012年6月10日：我院门诊血常规：血红蛋白59.7g/L。

（2）2012年6月10日：我院门诊血生化：肌酐756.0μmol/L，尿素氮16.70mmol/L。

（3）2012年6月10日：我院门诊尿常规：尿红细胞：±，尿白细胞：±，尿蛋白：2+，尿葡萄糖：±。

二、诊断思路

1. 诊断依据　纯红细胞再生障碍性贫血（pure red cell aplasia，PRCA）是指骨髓单纯红细胞生成障碍的一类贫血，其临床特征以贫血为主，外周血红细胞、血红蛋白和网织红细胞减少，骨髓象幼红细胞明显减少或阙如，临床较为罕见。结合患者病史特点及辅助检查结果：①40岁女性；②发现肾功能不全2个月后开始规律血液透析治疗，随后出现显著贫血；③多次复查外周血网织红细胞均极低；④多次复查血清内EPO浓度均小于最低检出值；⑤血清内铁蛋白、维生素B_{12}、叶酸含量均高于正常值，而转铁蛋白含量正常；⑥3次骨髓穿刺活检，均显示红系受抑，未见幼稚红细胞，粒细胞系统和巨核细胞系统正常，诊断为纯红细胞再生障碍性贫血。诊断该患者的PRCA可能是EPO相关性PRCA。

2. 鉴别诊断　肾性贫血是尿毒症患者的常见并发症，其原因主要是铁和EPO缺乏，给予充分透析、补充铁剂和EPO治疗，大多数患者的贫血可以得到缓解。PRCA分为先天性和后天获得性，而后天获得性的病因多为肿瘤（胸腺瘤、淋巴瘤等）、自身免疫性疾病（系统性红斑狼疮、成人Still病等）、病毒感染（B19、肝炎病毒等）、药物相关性（异烟肼、氯霉素、硫唑嘌呤等）、妊娠和EPO相关。该患者的胸部CT检查、外周血肿瘤标志物全套、自身免疫性疾病相关抗体全套及抗人球蛋白抗体全套检测均为正常，无相关肿瘤及自身免疫性疾病的临床症状，可排除肿瘤和自身免疫性疾病的原因。患者无相关药物服用史和病毒感染史（乙肝及丙肝病毒相关抗体检测均为正常）。

3. 结合该病例，诊断策略及相关进展　纯红细胞再生障碍性贫血（pure red cell aplasia，PRCA），简称纯红再障，是一种比较少见的贫血。在规律透析的尿毒症患者中，PRCA则更少见。本报告中，1例规律透析的尿毒症患者出现严重的恶性贫血，给予各类促红细胞生成素治疗无效，长期只能靠间断输血维持生命，骨髓穿刺诊断为PRCA。这种严重PRCA在接受肾移植手术治疗后能否完全得到缓解是值得关注的问题。

三、防治策略及相关进展

1. 本例治疗策略　该患者在骨髓穿刺明确诊断后，尝试了免疫抑制治疗，但在治疗2周后，患者因不能耐受而停止治疗（出现全身水肿、明显乏力）。患者在2012年6月19日接受了亲属肾移植术，术后肾功能恢复顺利，血肌酐很快恢复正常，之后患者PRCA得到完全缓解。

2. 本例治疗方案、措施与效果　患者于2012年5月开始准备行亲属肾移植（供体为其母亲）。幸运的是，患者并未因反复输注红细胞而致敏，多次检测PRA均为阴性。完善术前检查后，于2012年6月19日行亲属肾移植术，手术顺利，诱导治疗方案为：兔抗人胸腺细胞免疫球蛋白（即复宁）（25mg，1次/天，4天）+甲基泼尼松龙（500mg，1次/天，3天）+环磷酰胺（200mg，1次/天，3天），免疫抑制维持治疗方案为：CsA+咪唑立宾(布累迪宁)+泼尼松。患者术后血肌酐由术前的 732μmol/L 迅速下降至 90μmol/L 左右并维持。患者术前 Hb 约为 41g/L，移植前一周内共间断给予输注红细胞 14U，Hb 可升至 95.8g/L，移植术后，Hb 逐渐下降，最低降至 59g/L，间断给予输注红细胞 5.5U，Hb 逐渐上升，约在移植术后 5 个月，Hb>100g/L。现患者已术后 2 年半余，移植肾功能正常，Hb 稳定在 140g/L 左右(病例 46 图 1)。

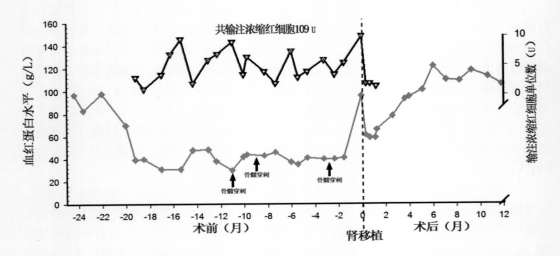

病例 46 图 1　患者在肾移植术前、术后的血红蛋白水平变化情况及输注浓缩红细胞单位数

3. 结合该病例，疾病的防治策略及相关进展　尿毒症患者在使用 EPO 治疗后，可能导致患者体内产生抗 EPO 抗体，既针对外源性 EPO，也针对内源性 EPO，导致单纯红细胞生成缺陷，此类贫血为 EPO 相关性 PRCA，多发生在 EPO 治疗 4 周以后。该患者在病程的早期给予补充铁剂和 EPO 治疗，贫血症状可以得到一定的缓解，Hb 可稳定在 80g/L 左右，但在给予 EPO 治疗的第 8 周，Hb 突然下降到 40g/L 以下，在维持常规治疗的基础上，更换了不同厂家生产的 EPO 治疗均无效。由于检测条件限制，当时没有直接检测患者血清内抗 EPO 抗体的滴度水平，但是在定期给予 EPO 治疗的情况下，多次检测患者血清内的 EPO 水平均低于最低检出值，也间接提示患者体内抗 EPO 抗体的存在。

David 等对 47 例合并 EPO 相关性 PRCA 的慢性肾病患者(其中 30 例已接受规律血液透析，7 例为腹膜透析，10 例尚未开始透析)的治疗经验进行总结(病例 47 表 1)，认为一旦确诊为 EPO 相关性 PRCA，则应立即停止任何类型的 EPO 治疗，以免诱导新的抗 EPO 抗体产生，同时尝试免疫抑制治疗，常用药物为肾上腺皮质激素(泼尼松)、环磷酰胺(CTX)、CsA 等，治疗有效率可达 56%～80%。令人印象深刻的是，该 47 例患者中，有 6 例接受了肾移植，术后 PRCA 均在 1 个月内得到完全缓解，治愈率达 100%(病例 46 表 1)，但并没有对其机制进行深入探讨。

病例 46 表 1　47 例 EPO 相关性 PRCA 的治疗效果总结(部分病人接受了 2 种以上的治疗方案)[1]

治疗方法	治疗有效例数(%)	PRCA 康复时间(月)
肾上腺皮质激素 ± IVIG *(n = 18)	10(56%)	1,2,2,3,3,3,3,3,6,18
IVIG (n = 9)	1(11%)	3
肾上腺皮质激素 + CTX(n = 8)	7(87%)	1,2,2,3,4,5,7
CsA(n = 6)	4(67%)	1,1,1,1
肾移植(n = 6)	6(100%)	<1, <1, <1, <1, <1, <1
CD20单抗(n = 2)	0(0%)	/
肾上腺皮质激素 + IVIG + 血浆置换(n = 1)	1(100%)	3
吗替麦考酚酯(n = 1)	0(0%)	/

注: *IVIG, intravenous immunoglobins, 静脉用免疫球蛋白

合并 EPO 相关性 PRCA 的尿毒症患者在肾移植后, PRCA 可以得到完全康复的明确机制尚不清楚, 相关报道也较少。Renaud 等观察到, 肾移植术前患者体内抗 EPO 抗体滴度处于较高水平, 术后抗 EPO 抗体滴度显著较少并维持在极低水平。EPO 相关性 PRCA 的主要致病因素——抗 EPO 抗体的消失可能是 PRCA 得到完全缓解的重要原因, 而由移植肾持续分泌的 EPO 也没有进一步诱导新的抗 EPO 抗体的产生, 其原因可能是患者处于更强及更全面的免疫抑制状态。在国内, 尿毒症患者往往透析不充分, 尿素氮及血肌酐一直处于较高水平, 体内也存在很多中分子和大分子有害物质, 这些可能也是导致 PRCA 的相关因素。在肾移植术后, 患者的全身情况得到根本好转, 体内蓄积的有害物质能够有效地排出可能也是 PRCA 得到完全缓解的原因之一。

有报道, 器官移植术后的免疫抑制药(如他克莫司及酶酚酸酯等) 可能会导致 PRCA, 更换为 CsA 后可治愈。故该患者的初始免疫抑制维持治疗方案选择以 CsA 为基础的三联免疫抑制方案, 也取得了良好的效果。

四、经验总结

综合我们对该病例的治疗经验及文献报道, 合并 EPO 相关性 PRCA 的尿毒症患者在术前准备充分的情况下, 肾移植术应该是可行的, 且移植后 PRCA 多能够完全治愈。

参 考 文 献

[1] Verhelst D, Rossert J, Casadevall N, et al. Treatment of erythropoietin – induced pure red cell aplasia: a retrospective study. Lancet, 2004, 363(9423): 1768 – 1771

[2] Snanoudj R, Beaudreuil S, Arzouk N, et al. Recovery from pure red cell aplasia caused by anti – erythropoietin antibodies after kidney transplantation. Am J Transplant, 2004, 4(2): 274 – 277

[3] Praditpornsilpa K, Buranasot S, Bhokaisuwan N, et al. Recovery from anti – recombinant – human – erythropoietin associated pure red cell aplasia in end – stage renal diseasepatients after renal transplantation. Nephrol Dial Transplant, 2005, 20(3): 626 – 630

[4] Hodo Y, Tsuji K, Mizukoshi E, et al. Pure red cell aplasia associated with concomitant use of mycophenolate mofetil and ribavirin in post – transplant recurrent hepatitis C. Transpl Int, 2006, 19(2): 170 – 171

病例 47　肾移植术后罕见的毛霉菌与曲霉菌混合感染

肾移植术后毛霉菌感染极为罕见，毛霉菌的临床特征表现为组织侵袭性强，侵蚀动脉血管时可导致破裂大出血，也容易合并肺部和颅脑毛霉菌感染，标准方案推荐治疗药物为两性霉素 B，预后差，病死率超过 80%。现将我中心的一例肾移植术后毛霉菌与曲霉菌混合感染患者的诊疗经过汇报如下：

一、病历摘要及诊断思路

患者男性，52 岁，1996 年 11 月于我院行第一次肾移植术，2012 年移植肾失功恢复透析。2013 年 12 月 7 日于我院行第二次肾移植术，术前检查 PRA：Ⅰ类：91.6%；Ⅱ类：82.3%，淋巴毒阴性，给以抗淋巴细胞球蛋白（即复宁）+ 利妥昔单抗（美罗华）诱导方案。

手术方式：供肾动脉、静脉分别与患者左侧髂外动脉、髂外静脉端 - 侧吻合，输尿管与膀胱黏膜吻合，常规肌层隧道包埋。术中、术后常规给予甲基泼尼松龙 500mg×3 天，抗淋巴细胞球蛋白（即复宁）25mg×5 天 + 利妥昔单抗（美罗华）100mg×1 天诱导，免疫抑制方案为他克莫司 + 吗替麦考酚酯 + 醋酸泼尼松，术后移植肾功能恢复延迟，规律血液透析，切口引流液培养为金黄色葡萄球菌，根据药敏予以万古霉素 0.5g，2 次/日，抗感染。12 月 31 日行移植肾彩超提示移植肾积水，查伤口引流液肌酐超过 8000μmol/L，考虑移植肾尿瘘合并感染可能，急诊行移植肾探查术，术中见移植肾下极和输尿管感染坏死，累及肾周组织坏死，移植肾难以保留，切除移植肾送检，清除残留坏死组织，留取坏死组织培养，予以稀碘伏、双氧水、生理盐水反复冲洗，放置引流管两根，缝合切口。组织病理：皮下纤维脂肪组织变性坏死，局部鳞状上皮表面疑有少许真菌菌丝及孢子，疑伴有真菌感染（病例 47 图 2）。移植肾病理：移植肾明显出血性、缺血性坏死及局部肾实质内名下化脓性炎症性改变及多核细胞反应，抗酸染色、C4d 染色均阴性，考虑移植肾感染坏死。切除肾组织及引流液培养为金黄色葡萄球菌、不动杆菌、肺炎克雷伯杆菌混合感染，根据药敏结果更换抗生素为美罗培南 + 万古霉素 + 氟康唑联合抗感染治疗，效果不佳。术后患者出现畏寒、高热，最高达 39.5℃，丙种球蛋白提高免疫力。2014 年 1 月 8 号更换辅料时发现切口皮肤黑色坏死，床边彩超提示：左下腹膜后可见范围 6.9cm×4.0cm 高回声区边界不清。立即床边切口敞开清创见切口皮缘成黑色坏死，皮肤、皮下和筋膜组织坏死，清除坏死组织至腹膜后，吸出部分坏死组织及液体，双氧水和稀碘伏冲洗后浓盐水纱布填塞切口，清除组织及液体送检。涂片及培养第二天即回报为根霉菌属毛霉菌感染（病例 47 图 2），立即停用氟康唑，改用两性霉素 B 脂质体静脉滴注。鉴于局部坏死范围广泛，磁共振提示左侧髂窝仍有大量坏死组织可能（病例 47 图 1），于 2014 年 1 月 21 日静脉麻醉下行切口清创术。

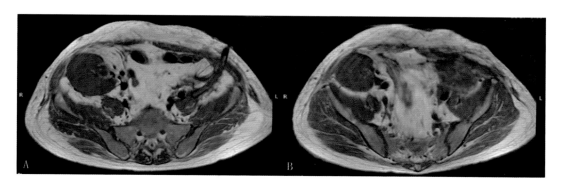

病例 47 图 1　2014 年 1 月 10 日 MRI

注：左髂外左侧髂窝可见异常密度，考虑脓肿感染所致

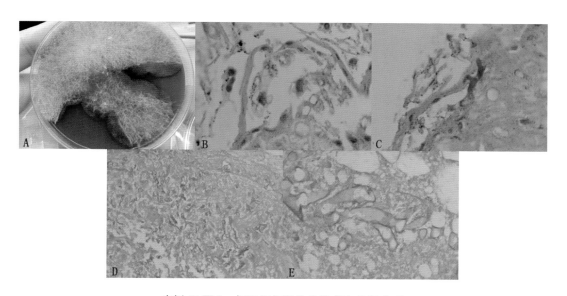

病例 47 图 2　坏死组织微生物培养和组织病理

注：A：组织培养见毛霉菌生长；B、C：组织病理：假复层鳞状上皮内微小局灶性真菌菌丝和孢子（1000 倍）；D：PAS 染色（400 倍）；E：PAS 染色（1000 倍）

　　此后每日创面清创 2～3 次，修剪坏死组织，以双氧水、稀碘伏、生理盐水冲洗，稀碘伏纱布填塞，每次更换辅料均可见毛霉菌长出（病例 47 图 3）。两性霉素 B 逐步增加剂量至每天 80mg，但病情急转直下，患者出现精神症状，表现为谵妄、多疑，配合治疗困难。考虑切口感染有侵蚀髂外动脉造成大出血可能，于 1 月 24 日行髂外动脉支架置入

术。2 月 1 号出现转氨酶升高，后总胆红素 79μmol/L，考虑为两性霉素 B 药物肝毒性，逐步停用两性霉素 B 脂质体。2 月 10 日出现神志不清伴血压降低 85/50mmhg，考虑为感染性休克并多器官功能衰竭，肺部和颅脑 CT 未提示毛霉菌感染。组织感染科、血液科和检验科会诊，考虑患者病情危重，抗真菌治疗效果不佳且出现肝毒性，难以继续，建议尝试泊沙康唑 10ml 每日 2 次抗真菌，抗生素继续头孢哌酮舒巴坦＋万古霉素治疗，同时给以镇静和营养支持。患者病情逐渐稳定，3 月 4 号切口持续负压冲洗，渗出减少，创面缩小明显，肉芽新鲜。

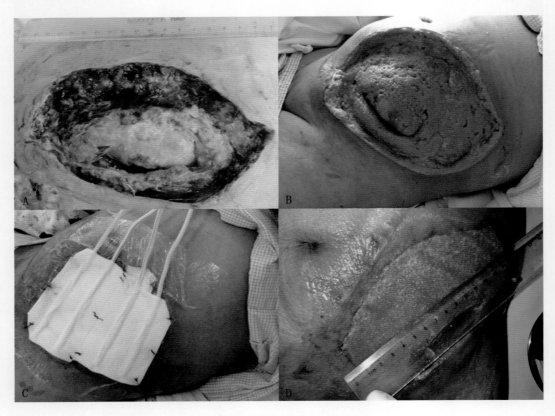

病例 47 图 3　伤口变化情况

注：A、B：1 月 21 号行腹壁清创术腹壁毛霉菌持续一个月，C：2014 年 3 月 4 号"人工皮"，D：3 月 16 号切口肉芽组织新鲜，切口愈合较好

4 月 15 日腹部 CT 及坏死组织病理如病例 47 图 4 所示：

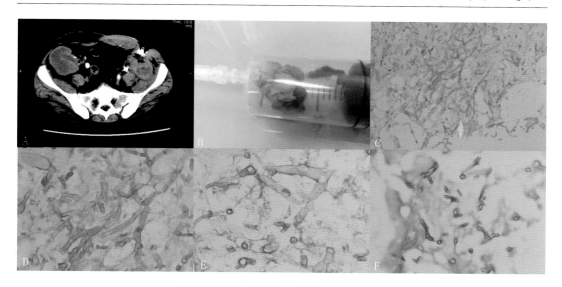

病例 47 图 4　腹部 CT 及坏死组织病理

注：A：4 月 15 日腹部 CT 提示：左下腹可见包裹性积液；B：4 月 24 号行二次清创术，2cm×2cm 大小奶酪样坏死物；C：坏死组织内菌丝（200 倍）；D：坏死组织内菌丝（1000 倍）；E：PAS 染色 1000 倍（大菌丝）；F：PAS 染色 1000 倍（小菌丝）

3 月 16 号，患者出现间断低热，每次透析后出现，血培养阴性，考虑透析管细菌定植可能，予以抗生素封管、拔除 PICC 管、抗感染等治疗，效果不明显。4 月 15 日腹部 CT 提示：左下腹创面下可见包裹性积液。彩超：髂动脉前方可见一范围为 4.0cm×3.3cm 低回声团。予以引流，调整抗生素治疗后效果不佳。4 月 25 日再次行切口清创术，清创坏死组织，见一 2cm×2cm 大小奶酪样坏死物送检，未见明显脓性物质。组织培养提示杆菌感染，予以敏感抗生素治疗。4 月 30 日病理报告：大量真菌菌丝，考虑为曲霉菌。重新加用泊沙康唑 10ml 每日 2 次抗真菌治疗 3 个月。2014 年 11 月 20 日创面缩小至硬币大小，患者顺利出院。

二、防治策略及相关进展

侵袭性真菌感染多为条件致病菌，常常在细菌、病毒感染后继发产生，是器官移植受者死亡原因之一。最常见的 IFI 是侵袭性念珠菌病（53%）〔侵袭性曲霉菌病（19%）、隐球菌病（8%）、非曲霉菌霉菌（8%）、地方性真菌（5%）和接合菌病（2%）〕。免疫抑制状态、急性排斥、肾衰竭、糖尿病、混合念珠菌和巨细胞病毒感染等均与毛霉菌感染有关，毛霉菌属在组织病理学检查中，真菌表现为大的、带状菌丝，具有不规则的分枝，播散性毛霉菌病死率甚至超过 90%。

该患者的存在毛霉菌感染的高危因素，二次肾移植，且移植前一直口服抗排斥药物，他克莫司＋吗替麦考酚酯＋醋酸泼尼松，他克莫司浓度维持在 5ng/ml 左右，加之术前高抗体，围术期使用抗淋巴细胞球蛋白和 CD20 单克隆抗体诱导方案，同时清除和阻断了 T 和 B 淋巴细胞，从而使得患者免疫力处于极度抑制状态，易于微生物的侵袭。该患者移植早期引流液和组织培养均提示为金黄色葡萄球菌感染，移植肾切除后组织培养除金葡菌外，合并不动杆菌、肺炎克雷伯杆菌，均有敏感抗生素，先后应用美罗培南和头孢哌酮舒巴坦抗感染，后续结果提示上述治疗有效，后患者出现毛霉菌感染，病情亦日益恶化。

从真菌感染的诊断一般分为拟诊、临床诊断和确诊三个级别，诊断的分级决定了临床抗真菌治疗强度，确诊真菌病例需临床病理证据，而一般临床病例中，组织获取困难，且多为有创性操作，较难做到确诊。该患者的临床表现、微生物学证据结合前后多次组织病理证实，开始以毛霉菌感染为主，后期以曲霉菌感染占优势，从而为临床诊断和治疗指明了方向。

从抗真菌药物的选择看，毛霉菌属于真菌类的接合菌属，敏感的药物有两性霉素 B，该药物抗真菌谱广，但是不良反应限制了其应用。该患者在使用过程中，出现了肝功能损害、寒战、高热和血压下降均是其可能的不良反应，难以继续足剂量使用，从而影响了其抗真菌效果。泊沙康唑是目前唑类抗真菌药物中唯一对接合菌有效的，目前只有口服剂型，口服利用度高达 90% 以上，使用方便，对于透析患者不会增加容量负荷，该患者后感染转为曲霉菌，口服泊沙康唑治疗有效，前后长达近半年，不良反应不明显。

在多学科协作下，经过外科反复彻底清创、两性霉素 B 脂质体的标准治疗方案，更换为泊沙康唑抗真菌治疗，该例患者终获康复出院。肾移植术后毛霉菌病进展迅速，早期诊断及早期治疗尤为重要，及时的外科干预、合适的抗真菌药物提高患者生存率。

参 考 文 献

[1] Pappas PG, et al. Invasive fungal infections among organ transplant recipients: results of the Transplant – Associated Infection Surveillance Network (TRANSNET). Clin Infect Dis, 2010, 50(8): 1101 – 1111

[2] Hamdi A, et al. Isolated renal mucormycosis in a transplantation recipient. J Clin Onco, 2015, l33(10): e50 – 51

[3] Almyroudis NG, et al. Zygomycosis in solid organ transplant recipients in a tertiary transplant center and review of the literature. Am J Transplant, 2006, 6(10): 2365 – 2374

[4] Song Y, et al. Mucormycosis in renal transplant recipients: review of 174 reported cases. BMC Infect Dis, 2017, 17(1): 283

[5] Park BJ, et al. Invasive non – Aspergillus mold infections in transplant recipients, United States, 2001 – 2006. Emerg Infect Dis, 2011, 17(10): 1855 – 1864

[6] Mills SEA, et al. Surgical Treatment of Multifocal Pulmonary Mucormycosis. Ann Thorac Surg, 2018, 106 (2): e93 – e95

病例48 溶血尿毒综合征接受肾脏移植

一、病历摘要

2012年1月,一位42岁男性主诉咳嗽,喘憋20天伴水肿2周就诊于当地医院,实验室检查:Hb:6.5g/dl,PTL:79×10^9/L,Scr:1089μmol/L,BUN:50.4μmol/L,补体C3:44mg/dl。胸片提示:双肺弥漫性间质病变,诊断为:重症肺炎,急性肾衰竭。进行呼吸支持,激素冲击,血液透析,血小板输注,抗生素等治疗后2周后患者呼吸道症状消失,体温恢复正常。基因检测结果提示:H因子基因突变,血液中未检测到抗H因子抗体。患者开始接受口服激素,规律透析及血浆置换治疗。

肾穿刺活检结果(PASM + Masson染色)提示:穿刺可见21个肾小球,8个缺血硬化,其余肾小球缺血皱缩,局灶阶段性内皮细胞增生伴微血栓形成,肾小管多灶状及片状萎缩,间质淋巴细胞及单核细胞浸润,小动脉管壁增厚,内膜葱皮状增生,管腔狭窄伴血栓形成(病例48图1)。免疫荧光:C3:+++,IgM:++,IgA:-,C1q:-,节段性系膜区,毛细血管壁颗粒样沉积。

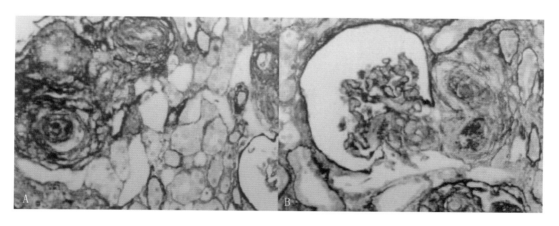

病例48图1　肾穿刺病理结果

二、诊断思路

溶血尿毒综合征主要有三大特征:血小板减少、溶血性贫血、肾衰竭。临床上出现典型临床表现的患者应立即想到溶血尿毒综合征的可能性,必要时可联合基因检测及病理学证据,通常表现为血栓微血管性病变。在鉴别诊断方面,溶血尿毒综合征应注意与血液病及其他原发性肾病相鉴别，特别是伴有发热症状的患者，有时隐蔽性较强，注意与血栓性血小板减少性紫癜相鉴别。除此之外，自身免疫性溶血、特发性血小板减少性紫癜、败血症、阵发性睡眠性血红蛋白尿、急性肾小球肾炎以及各类原因导致的急性肾衰竭均应注意鉴别。

2014 年 1 月，患者除继续规律血液透析及相关对症治疗外，开始补体 C5 单克隆抗体（艾库组单抗）用药方案：900mg/周，持续 4 周，第 5 周使用 1200mg，之后每 2 周 1200mg，直至手术前，每支艾库组单抗等比例以 0.9% Nacl 稀释后以 150ml/h 速度静脉泵入。停止血浆置换治疗。由于应用艾库组单抗可能造成严重的脑膜炎奈瑟菌感染，所以在开始抗体治疗前对患者进行了脑膜炎疫苗接种。2014 年 12 月，患者病情稳定，PLT 恢复至正常范围，血红蛋白上升至 9.8mg/dl。在周密的移植术前准备后，2015 年 1 月，患者接受了脑死亡供体的肾脏移植手术，供体为一名脑外伤后脑死亡的 31 岁男性。术前选择巴利昔单抗进行免疫诱导，免疫抑制方案为他克莫司 + 吗替麦考吗替麦考酚酯 + 醋酸泼尼松，手术时间 175 分钟。术后患者尿量较好，术后第 1 天血肌酐降至正常范围。艾库组单抗围术期用药方案如下：术前 3 小时 1200mg，术后第 1、8、15、22 天 900mg，第 29 天 1200mg，之后每 2 周 1200mg 以维持对补体活动性的长期抑制作用。在术后随访的 6 个月期间，每个月定期进行血液学相关检查，患者的补体 C3 水平逐渐上升至正常水平，血肌酐、血小板、LDH 及补体 C4 水平维持在正常范围内（病例 48 图 2）。至今，患者无明显迹象表明移植物排斥，aHUS 复发或感染。

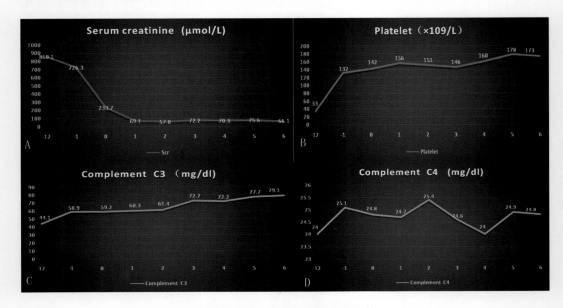

病例 48 图 2　实验室检查变化趋势

注：A：血肌酐；B：血小板；C：补体 C3；D：补体 C4

三、防治策略及相关进展

腹泻症状的缺失，低血浆 C3 水平以及明确的 H 因子基因突变证据使我们明确了

aHUS 的诊断。国外文献报道，艾库组单抗是治疗 aHUS 最有效的方法。

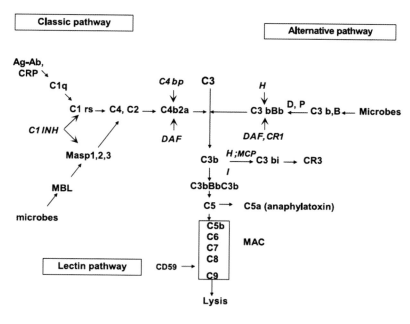

病例 48 图 3　补体三大分子通路

DAF：decay accelerating factor 衰变加速因子；MCP：membranes cell proteins 跨膜蛋白；CR：complement receptor 补体受体；MAC：membrane attack complex 膜攻击复合物；C1INH：C1 – inhibitor C1 抑制药；CRP：C – reactive protein C – 反应蛋白；MBL：mannan – binding lectin 凝集素；Masp：MBLassociated serine protease 凝集素相关丝氨酸蛋白酶。

人类的补体激活途径有 3 条（病例 48 图 3），包括经典途径、旁路激活途径和 MBL途径，如图所示。在正常生理情况下，C3 与 B 因子、D 因子等相互作用，可产生极少量的 C3b 和 C3bBb（即旁路途径的 C3 转化酶），但 H 因子、I 因子及跨膜蛋白（MCP）会介导 C3b 失活成为 C3bi，从而阻断旁路途径激活的补体反应，使机体免受补体系统的攻击。但是，若患者由于 H 因子、I 因子、MCP 基因缺陷或者自身抗体的产生，使 C3b 无法失活，旁路途径的过度激活补体系统对血小板和内皮细胞发起攻击，出现 aHUS 的典型临床表现。艾库组单抗系以鼠肿瘤细胞培养、常规生物处理技术产生的重组人源型单克隆抗体，含有获自人 IgG 序列和人 IgG 序列的人免疫球蛋白恒定区、鼠互补决定区移植至人网状结构轻链和重链可变区。艾库组单抗可特异性地阻滞补体系统 C5 成分的断裂，抑制人补体 C5 对 C5a 和 C5b 的裂解来阻断炎症因子 C5a 的释放和 C5b – 9 的形成。有效保护人体正常细胞免受 C5b – 9 攻膜复合物介导的免疫损伤。

在 aHUS 导致的血栓性微血管病（TMA）中，肾脏是最容易受累的器官，发病后常常迅速进展成为终末期肾病，严重影响患者生存率及生活质量。在中国，aHUS 的发病率低，相关报道及治疗经验少，而且艾库组单抗的治疗费用极高，患者普遍预后差。CUG-NO M 的研究显示：艾库组单抗的半衰期约 11 天，应用后的 2～3 周，补体的活动性被明显抑制，但从第 4 周起，抑制作用逐渐减退，所以对于本例 H 因子缺乏的患者，需要长期维持治疗。在治疗 aHUS 方面，艾库组单抗的疗效优于血浆置换，糖皮质激素等传统治疗方案，可以完全替代他们。他们的研究还提供了通过血清样本检测 C5 活性的方法，可以帮助患者调整药物剂量并节省花费。Mirco Belingheri 等人研究表明，使用艾库组单抗代替新鲜冰冻血浆治疗可减少尿蛋白。Weitz M 等人研究建议，在有条件的医疗中心，除常规血液学检查外，应定期监测膜攻击复合物 C5b-9，尤其是在巨细胞病毒(CMV)感染或其他导致补体系统激活的病毒感染，可引起艾库组单抗的免疫抑制强度下降，是 aHUS 复发的关键环节。

在此病例中，有两个问题应该引起注意：①H 因子基因突变为先天性疾病，多数患者幼年或青少年时期发病并进展至终末期肾病或其他器官血栓微血管病表现，而此例患者 42 岁才发病。推测 H 因子缺乏 aHUS 的发病机制与临床进展可能与多方面因素相关，如血清 H 因子抗体的产生，H 因子基因下游片段 H 因子相关基因(CFHR 1-5)等变异情况，某些病毒 DNA 或 RNA 与人类 DNA 结合后对人基因转录、表达的影响等等均可能决定患者的发病时间及严重程度。这名患者有可能与其肺部感染导致身体补体系统的过度激活有关；②艾库组单抗为补体 C5 单克隆抗体，通过对补体最终通路的阻断发挥补体系统调节作用，并不影响旁路途径的 C3 转化酶的形成。Xie L 等人报道的 H 因子突变 aHUS 病例中，患者术后血红蛋白波动在 6.0~9.0mg/dl，持续 1 年以上仍未上升，是由于 C5 的裂解和攻膜复合物的形成虽然受到抑制，但是 C3b 的形成不受影响，C3b 可标记红细胞，使内皮清除系统对其进行清除，导致血红蛋白持续破坏。但是在此病例中，患者在应用艾库组单抗并进行肾脏移植手术后，血红蛋白和补体 C3 水平逐渐上升至正常水平。同样的诊断与治疗，有患者补体 C3 持续低水平，有患者补体 C3 持续上升至正常水平，这其中的机制尚需进一步临床基础研究与药物探索。

四、经验总结

通过文献回顾及经验总结，肾脏移植手术可以治疗 aHUS 所致肾衰竭的重要手段。艾库组单抗围术期治疗是肾脏移植手术成功的安全保障，长期的维持治疗是预防 aHUS 复发的核心。但是在中国，艾库组单抗的应用经验较少，接受肾移植的 aHUS 患者数量有限，详细的免疫学及基因学的发病机制尚须进一步探讨。

参 考 文 献

[1] Milan Manani S, Virzì GM, Giuliani A, et al. Hemolytic Uremic Syndrome and Kidney Transplantation：A Case Series and Review of the Literature. Nephron, 2017, 136(3)：245-253

[2] Siedlecki AM, Isbel N, Vande Walle J, et al. Global aHUS Registry. Eculizumab Use for Kidney Transplantation in Patients With a Diagnosis of Atypical Hemolytic Uremic Syndrome. Kidney Int Rep, 2018, 4 (3)：434-446

[3] Gonzalez Suarez ML, Thongprayoon C, Mao MA, et al. Outcomes of Kidney Transplant Patients with Atyp-

ical Hemolytic Uremic Syndrome Treated with Eculizumab: A Systematic Review and Meta – Analysis. J Clin Med, 2019, 8(7): 919

[4] Alpay N, Özçelik U. Renal Transplantation in Patients With Atypical Hemolytic Uremic Syndrome: A Single Center Experience. Transplant Proc, 2019, 51(7): 2295 – 2297

[5] Zuber J, Frimat M, Caillard S, et al. Use of Highly Individualized Complement Blockade Has Revolutionized Clinical Outcomes after Kidney Transplantation and Renal Epidemiology of Atypical Hemolytic Uremic Syndrome. J Am Soc Nephrol, 2019, 30(12): 2449 – 2463

[6] Matar D, Naqvi F, Racusen LC, et al. Atypical hemolytic uremic syndrome recurrence after kidney transplantation. Transplantation, 2014, 98(11): 1205 – 1212

[7] Weitz M, Amon O, Bassler D, et al. Prophylactic eculizumab prior to kidney transplantation for atypical hemolytic uremic syndrome. Pediatr Nephrol, 2011, 26(8): 1325 – 1329

[8] Hoenecke J, Hartmann H, Melk A. Arterial hypertension in children with hemolytic uremic syndrome after kidney transplantation. Pediatr Transplant, 2015, 19(5): 504 – 509

病例 49　毛霉菌感染致受体死亡的个案报道

一、病历摘要

1. 病情简介　同种异体肾移植受体患者××，男性，32 岁。

患者，身高 171cm，体重 54kg，慢性肾脏病 5 期，原发肾病不详，于 2017 年 8 月 21 日行同种异体肾移植术，术前免疫诱导采用抗人 T 细胞兔免疫球蛋白 100mg，持续静脉滴注(≥6 小时)，移植肾开放血流前给予甲泼尼龙琥珀酸钠 500mg(静脉滴注)，术后免疫抑制药维持方案：抗人 T 细胞兔免疫球蛋白 100mg(连续 3 日静脉泵入)，术后第 2 天开始口服他克莫司、吗替麦考酚酯分散片。他克莫司起始剂量为 0.05mg/(kg·d)，分两次口服；MPA 为 0.75g，每天 2 次，其后根据 FK506 血药浓度监测结果调整剂量。术后第 4 天开始口服泼尼松，起始剂量为 60mg/d，逐渐减量至 30mg/d 维持。

供者男性，3 岁，重度颅脑损伤、创伤性颅内出血致脑疝形成，行脑内血肿清除术、颅骨切除减压术后转入 PICU 持续治疗 3 天；GCS 评分 3 分(E1VTM1)，多次血培养、痰培养均为阴性，五部位拭子未检测出霉菌；真菌 1，3 - β - D 葡聚糖：181.6pg/ml，血红蛋白量(HGB)101g/L，血小板计数(PLT)25×10^9/L，白细胞计数(WBC)19.39×10^9/L，血肌酐(sCr)：78.4μmol/L，凝血酶原时间(PT)、活化部分凝血活酶时间(APTT)、纤维蛋白原(FIB)、凝血酶时间测定(TT)均为正常值，D 二聚体(D - DIMER)11.87mg/L，白介素6(IL - 6)：65.79pg/ml。经充分评估，符合中国脑死亡判定标准(2013 质控版)及国际标准化心死亡器官捐献标准，获取左肾(右肾因肾盂输尿管连接部狭窄弃用)。

术后前 8 天：患者神志清楚，双肺呼吸音清，无啰音，腹部平软，肠鸣音 4~6 次/分，床旁胸部 X 光摄片未见异常；患者前两日小便量 1800~2000ml，第 3 天起小便量减少辅助透析一次，脱水 1700ml，此后小便量逐渐减少，平均每日 400~700ml，予以规律辅助透析；实验室检查：Hb：87~91g/L，sCr：590~1367μmol/L，凝血功能指标中 D - 二聚体最高至 5.53mg/L，其余指标完全正常；降钙素原(PCT)：0.36~4.09mcg/L，IL - 6：<7pg/ml，他克莫司血药谷浓度值维持在 1.7~5.8ng/ml。术后第 1 天移植肾超声：移植肾大小约 7.6cm×2.8cm×3.0cm，体积约 33.2ml，各级动脉 PI、RI 正常；第 2 天移植肾体积 7.3cm×3.3cm×3.6cm，45ml，移植肾主动脉 RI = 0.88，PI = 3.29；段动脉 RI = 0.82，PI = 2.57。术后第 3 天：移植肾体积 38ml，移植肾主动脉 RI = 0.84，PI = 2.3；段动脉 RI = 0.84，PI = 2.5。术后第 4 天：移植肾形态正常，体积 49ml，肾血流指数未见异常，血流树欠饱满；第 5~8 天未行移植肾超声检查。术后真菌 1，3 - β - D 葡聚糖检测：第 1 天 <10pg/ml；第 3 天，105.1pg/ml；第 6 天 82.18pg/ml。血培养、肾周及肾门引

流液培养、痰培养均为阴性。预防抗感染方案：术后第1～2日：静脉滴注哌拉西林他唑巴坦钠4.5g，每天4次；米卡芬净100mg，每天1次。术后第3～9日：静脉滴注哌拉西林他唑巴坦钠2.5g，每天2次；米卡芬净100mg，每天1次。

术后第9天：查体双肺呼吸音清，未闻及啰音，腹部平软；肠鸣音4～5次/分，床旁胸部X光摄片见肺纹理稍增强，心脏、大血管、肋膈角等均无异常；移植肾超声检查提示：移植肾体积较上次检查稍增大，体积57ml，移植肾中上份实质回声减低，其内未见血流信号，无信号区占移植肾体积约61%（梗死不除外；上极及中部仅探及段动脉起始处，不排外血栓）。次日超声再次检查提示：移植肾体积继续增大，体积64ml；中上份未见血流信号，占移植肾体积约82%（多考虑梗死），移植肾仅探及中、上部段动脉起始处少许血流信号，中上部叶间未探及血流，决定立即行移植肾切除术。术中见移植肾灶状梗死，移植肾动脉未见明显异常，移植肾送病理检查。术后转入ICU继续治疗。

转入ICU第3天：患者间歇通肠气合并轻度腹泻，右侧大腿根部疼痛，D-二聚体10.71mg/L，超声检查提示双侧髂外、股总、股深、足背动脉走行正常，管腔内未见异常。自第4天起无排气排便，感上腹部胀痛不适，肠鸣音弱，腹部平片见小肠局部阶梯样液平面，多考虑不全性小肠梗阻；D-二聚体17.18mg/L，考虑肠系膜血管血栓可能、重症感染、麻痹性肠梗阻（缺血性肠病可能）。移植肾切除术后第4天，病理检查证实移植肾毛霉菌感染。抗感染方案：继续静脉滴注哌拉西林他唑巴坦钠4.5g，每天2次；停用米卡芬净，改用两性霉素B脂质体，从5mg起始剂量治疗，同时辅以人免疫球蛋白，每天5g。第5天患者出现喘憋，D-二聚体：20.81mg/L，PT：13.4s，FIB：5.32g/L；血气分析：pCO$_2$：29mmHg，PH：7.4，BE(B)：-6.1。第6天：超敏C-反应蛋白(CRP)：232.44mg/L，PCT：12.36mcg/L；超声检查：右侧髂血管未见异常，胸腹CTA三维重建：肠系膜上动脉3级分支显示欠佳，右侧髂外动脉局部瘤样扩张，局部附壁血栓形成，管腔狭窄，范围约6cm，管腔内见充盈缺损，血管周围感染。第9天：患者胃管抽出暗红色胃液，出现黑便，考虑上消化道出血。第12天：右侧髂窝引流液培养：屎肠球菌感染，开始出现明显意识障碍，终因多器官功能障碍，于肾移植术后第24天、移植肾切除术后第13天死亡。

自移植肾切除至患者死亡，仅一次真菌1，3-β-D葡聚糖：96.04pg/ml；右侧髂窝引流液、血、尿、大便多次培养，均无确切真菌感染证据，但引流液培养多次发现表皮葡萄球菌及屎肠球菌(>100CFU)，遂将哌拉西林他唑巴坦钠4.5g，每天2次，更换为亚胺培南西司他丁钠1g，每天3次；盐酸万古霉素50万U，每天3次。二性霉素B脂质体治疗方案：起始剂量为0.1mg/(kg·d)微量泵避光泵入，输注后无不良反应，此后每日用药剂量逐渐增加，期间辅助透析治疗。

患者既往体健，无吸烟及饮酒史，否认高血压、糖尿病、心脏病病史；否认结核病史；否认外伤史，否认药物、食物过敏史。

2. 入院查体 T：36.5℃，P：65次/分，R：18次/分，BP：134/82mmHg。神志清楚，查体合作，皮肤浅表黏膜未见黄染、淤斑，浅表淋巴结未及肿大，气管居中；双肺听诊呼吸音清，无干湿啰音。心率65次/分，律齐，各瓣膜听诊未及病理性杂音，腹部平坦，腹肌软，无压痛、反跳痛，肝脾肋下未及，肠鸣音正常，双下肢无水肿。神经系统检查：神志清楚，时间及空间定向力可，计算力可，双侧瞳孔等大等圆，直径2.5mm，对光反应灵敏，眼球运动正常，未及眼震、颈软，四肢肌力、肌张力正常，深浅感觉无异常，腱反射对称，心肺听诊未闻及明显异常。

3. 辅助检查

（1）术前急诊血细胞分析（2017年8月19日）：Hb：106g/L，WBC：7.57×10^9/L，PLT：324×10^9/L，CRP：3.55mg/L。

（2）尿常规（2017年8月19日）：尿蛋白：2+。

（3）肝肾功能：（2017年8月19日）：丙氨酸氨基转移酶：7Unit/L，天冬氨酸氨基转移酶：9Unit/L，sCr：1623μmol/L，血钾：5.79mmol/L。

（4）凝血功能（2017年8月17日）：凝血四项正常。

（5）群体反应性Ⅰ类及Ⅱ类抗体（2017年8月19日）：均为阴性，淋巴毒交叉实验（PBL）阴性，供者特异性抗体（DSA）阴性；EB病毒、巨细胞病毒病毒（CMV）、BK病毒、肺炎支原体抗体均阴性，真菌1，3 – β – D 葡聚糖：633.70pg/ml。

（6）颅脑、心脏、胸部、全腹CT（2017年8月19日）：未见异常。

（7）腹部超声（2017年8月17日）：双肾超声所见符合慢性肾衰竭表现。

二、诊断思路

（一）诊断依据

1. 临床诊断

（1）侵袭性真菌感染：毛霉菌感染伴化脓性炎。

（2）尿肠球菌感染。

（3）不完全性肠梗阻（缺血性肠病）。

（4）消化道出血。

（5）凝血功能紊乱。

（6）无脉性室性心动过速。

（7）移植肾缺血/再灌注损伤。

（8）移植肾动脉血栓形成。

2. 病理诊断　切除移植肾肉眼观：组织坏死、肾动脉及其分支内血栓栓塞。

切除移植肾部分标本送检，组织大体呈暗褐色；镜下观察活检组织可见大部分区域为移植肾梗死及少部分残存的肾组织，活检残存未坏死组织可见数支细小动脉分支内有混合性血栓形成，经PAS（periodic acid – schiff stain，PAS）染色、Masson及六氨银等组织化学染色发现血栓栓塞的细小动脉分支管腔及管壁都明确有大量的菌丝和孢子感染，管腔及血管壁内可见短而粗大的菌丝，分支相对较少，菌丝偶有分支而不规则，呈钝角或直角分支，有时菌丝可呈直管状，部分可呈膨大、塌陷或扭曲，有些像枯枝状，有别于曲霉菌；菌丝分枝弯曲、分枝间角度<45℃，诊断为毛霉菌感染。病理学结果明确显示，血管壁内毛霉菌的菌丝和孢子造成小动脉血栓形成，导致移植肾局部明显的梗死（病例49图1A至病例49图1F），在HE×400染色下肾小管间质水肿、变性、坏死，不可逆的损伤（病例49图1G、病例49图1H）。

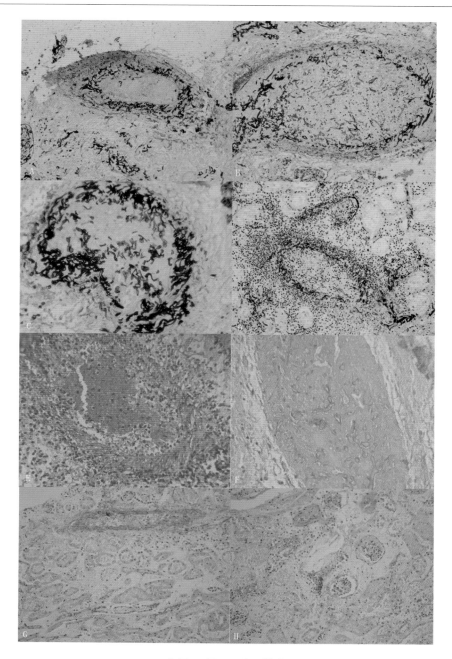

病例 49 图 1　病理检查

注:A、B、C、D:六氨银染色,400×;E:Masson 染色 400×;F:PAS 染色 200×;G:HE 染色 400×;H:HE 染色 400×

3. 供者 3 岁,因颅脑部外伤后昏迷,辗转多家医院治疗后病情逐渐加重,左侧额颞顶部颅内脑外血肿蛛网膜下隙出血,弥漫性脑肿胀行"脑内血肿清除术 + 颅骨切除减压术"。捐献前相关检查未见凝血异常及全身血栓形成表现。

4. 预后判定 毛霉菌感染最容易侵犯血管,其次侵犯肺、脑及其他器官,引起血栓形成和相应血供器官的功能障碍,甚至由血道传播导致消化道、鼻腔、眼眶等部位的损害;扩散性毛霉菌病(2 个及以上器官受侵犯)的死亡率几乎近 100%。

(二)鉴别诊断

同种异体器官移植患者,因多环节、多因素影响,条件致病菌在免疫抑制状态下较易致病,如毛霉菌、屎肠球菌、肺炎克雷伯杆菌、白色念珠菌等,各致病菌感染后所带来的表现值得临床医师进行关注。

1. 屎肠球菌及棒状杆菌 患者曾于移植肾切除术后的第 6 日、第 12 日行移植肾髂窝引流管引流液培养后,均发现屎肠球菌感染,有国内文献报道,屎肠球菌及棒状杆菌引起异体肾移植术后患者移植肾动脉破裂大出血的病例;值得注意的是,毛霉菌的感染不仅可引起广泛血栓形成,也能引起血管的侵蚀而突发破裂。

2. 念珠菌感染 是在器官移植受体中最常见的真菌感染,好发于异体移植术后的 3 个月左右,除仍可侵犯移植肾及血管外,发生于肺部的念珠菌感染比例较高,治疗上的首选方案为:卡泊粉净钠首剂为 70mg/d 静脉缓慢滴注,继以 50mg/d 静脉滴注维持治疗,疗程一般为 14 天,不良反应少。

(三)治疗措施与方案

肾移植术后毛霉菌感染属于机会性感染,它的发生与供体本身感染、器官获取、保存、转运、修整器官等诸多环节污染有关,经分析所使用的器官灌注液合格,我中心移植工作程序严密、分工明确、已成功进行数百例手术,因获取、转运等环节污染可能性小;供者有 ICU 维护史及开颅手术史,推论感染可能来源于供体。参考 2013 年欧洲临床微生物与感染病学会的指南,毛霉菌的治疗可以选择两性霉素 B 脂质体、泊沙康唑(posaconazole, PCZ)、地拉罗司,以及辅助抗真菌药棘白菌素、人免疫球蛋白等。

1. 两性霉素 B 脂质体为大环多烯类抗真菌药物,主要作用于细胞膜的甾醇使菌体溶解破坏而达到杀菌作用,是目前最为强大的广谱抗真菌药物之一,但不良反应主要为肝肾功能的损害、顽固性低血钾、血液系统毒性、贫血、白细胞及血小板下降、消化道反应等;两性霉素 B 脂质体是其衍生物,它通过脂质体将两性霉素 B 包裹,能够降低不良反应及肝肾毒性。两性霉素 B 脂质体无统一标准的方案,按照说明书两性霉素 B 脂质体的起始剂量:0.1mg/(kg·d),如无毒副反应,第二日开始增加剂量 0.25~0.5mg/(kg·d);亦有文献报道:其标准剂量为 3.0~4.0mg/(kg·d),若无改善或感染进展,剂量可增至 6mg/(kg·d),若患者可耐受,可增加至 10mg/(kg·d),但更高剂量的 AMB-L 无法使患者受益;两性霉素 B 脂质体的肾毒性具有剂量依赖性,在剂量 < 每日 0.5mg/kg 且累积剂量 <600mg 时,发生肾功能不全的风险低(在使用中不仅要注意单次剂量,还应重视累计剂量,必要时采取序贯治疗)。注意避免联合应用其他如氨基糖苷类抗生素等肾毒性药物。

患者 A 使用的两性霉素 B 脂质体治疗的方案(移植肾切除术后第 4 天开始)见病例 49 表 1。

病例49 表1　患者 A 使用的两性霉素 B 脂质体治疗的方案（移植肾切除术后第 4 天开始）

日期	方案及剂量	泵入时间不良反应
9月5日	5% GS + Amb – L 5mg	10小时 无
9月6日	5% GS + Amb – L 10mg	10小时 无
9月7日	5% GS + Amb – L 15mg	10小时 无
9月8日	5% GS + Amb – L 20mg	10小时 无
9月9日	5% GS + Amb – L 30mg	10小时 无
9月10日	5% GS + Amb – L 60mg	10小时 无
9月11日	5% GS + Amb – L 120mg	10小时 无
9月12日	5% GS + Amb – L 200mg	10小时 无
9月13日	5% GS + Amb – L 200mg	10小时 无

2. PCZ 是新型三唑类药物，无明显肾毒性、肾功能不全时使用不需要调整剂量。因此，药师建议霉菌类感染可优先使用 PCZ 口服制剂治疗。常规使用方法为：5ml PCZ 混悬液用预热的 50ml 肠内营养液稀释后口服。PCZ 药代动力学不稳定，影响他克莫司血药浓度的谷值，无法作为治疗的一线用药。目前只作为耐两性霉素 B 脂质体毛霉菌感染的补救治疗。分次给药后，200mg，每天 4 次可以明显提高 PCZ 的血药浓度，与高脂饮食、碳酸饮料同时服用能促进泊沙康唑的吸收。PCZ 最常见的不良反应主要为消化道症状和发热、胆红素水平升高等。

3. 地拉罗司　抗毛霉菌可能导致急性肾衰竭，安全性需要进一步研究，我中心未使用此药物。

4. 棘白菌素　有文献报道，棘白菌素类抗真菌药物联合两性霉素 B 脂质体药物可提高毛霉菌感染的治愈率，我中心无相关使用经验。

三、防治策略及相关进展

1. 同种异体肾移植患者术后常规行移植器官的超声检查，必要时行 CT 检查，该病早期无特异性表现，因此，临床上早期诊断困难。目前，无论彩超、CT 只能判断移植器官的形态、血流速度、有无梗阻、是否有血管瘤等表现，但无法通过影像学结果证实有无感染，病理检查及组织培养具有滞后性及一定范围的假阴性率，不利于早期诊断，往往延误治疗时机。

（1）毛霉菌属需氧性条件致病菌，糖尿病（OR 8.11，$P < 0.010$），肾衰竭（OR 3.17，$P = 0.010$）是其感染的危险因素。毛霉菌形态上为白色管状菌丝和黑色球形孢子，菌丝不分隔，分支少，尤其容易侵犯动脉；当侵犯血管后，菌丝在血管内导致大量血栓形成引起梗阻缺血、进而侵蚀动脉管壁破裂，导致大出血或动脉瘤形成。患者于切除移植肾后出现进行性加重腹胀，考虑毛霉菌感染播散致肠系膜血管缺血，继而发生不全性肠梗阻（缺血性肠病），单纯性移植肾毛霉菌感染病死率高达80%，而扩散性毛霉病的死亡率几近100%。在毛霉菌感染 5 天内使用 AMB – L 者存活率可达83%；但毛霉菌感染的早期患者无典型症状，很难从感染组织中分离出来，也很少在血培养中发现。临床诊断往往依靠切除的移植肾及其组织，病检及微生物学培养有明显的滞后性。

（2）滞后诊断和治疗是该肾移植病例死亡的重要原因。建议只要切除的供肾标本一旦怀疑感染，可以挑选腐烂组织直接涂片或成块组织研磨后离心取沉渣涂片，观察是否有真菌或细菌感染。如果高度怀疑是毛霉菌感染，则不能研磨，因为可能破坏菌丝，影响从组织中分离出真菌；建议可以将组织剪成细小块，滴 10% ~20% 氢氧化钾溶液制片后显微镜观察，可以快速诊断而不需要等待病理制片染色；一旦确诊，应及时针对性用药。早期诊断和治疗对抢救生命极为重要。

（3）在对供肾进行取材活组织检查中，一般采取零点穿刺活检法（core needle biopsy）或楔形活检法（wedge biopsy），零点穿刺活检法相对容易引起深部血管出血的并发症及获得的肾小球数量少，而楔形活检法切取供肾大小为 3~4mm²，厚度约为 3mm 的楔形组织块，此法获得的肾小球数量多，便于判断肾小球硬化比例，取材后采用 3-0 可吸收缝线缝合止血；但毛霉菌的病理学诊断需要 PAS、Masson 及六氨银等染色，所以，供肾植入术前活检对于提前发现毛霉菌感染作用十分有限。

（4）另外，为早期诊断毛霉菌感染，DNA 滚环扩增技术（rolling circle amplification，RCA）获得较高关注。原理上 RCA 是一种简单的恒温 DNA 扩增技术，可快速检测特定的核酸序列，目前 RCA 已被用于如隐球菌、念珠菌、曲霉菌、斯多孢菌等筛查，其特异性及灵敏度极高，技术简单，2 小时内即可完成；但查阅相关文献后，RCA 需要借助芯片及探针技术，目前国内尚无成熟的经验可供借鉴；而同作为 DNA 扩增技术的实时聚合酶链式反应（QPCR）技术成熟，运用广泛、准确性高、单次检测不超过 200 元，也可在半小时内报告结果，运用于器官获取前、器官修整时、器官植入后等多个节点、多次筛查。如果器官获取前、移植前如高度怀疑毛霉菌感染，建议直接弃用器官。在植入后围术期发现感染，则可以不依赖病检，尽快使用两性霉素 B 脂质体治疗。

2. 治疗进展

（1）成功治疗毛霉菌感染的前提是早诊断、消除潜在危险因素及抑制疾病的进展、外科治疗。有报道，移植肾动脉因屎肠球菌感染而破裂出血后，对于移植肾的清创、切除、加强抗感染尤为重要，最好是切除至边缘无感染为止，但毛霉菌因其对全身性播散的特点及对血管特殊的破坏机制，切除移植肾后预后仍不佳，但即使不能完全切除病灶，外科手段和药物联合治疗的效果也要好于单用两性霉素 B 脂质体，因为随着感染的进展，大量的组织不断缺血坏死，坏死后的组织会阻挡抗真菌药物以适当的浓度达到病灶；另外，外科手术也能尽量减少组织中的真菌负荷。

（2）在器官获取前一天，应搜集供体的引流液、体液、血样进行 RCA 或 QPCR 检验；在器官获取后肾脏修整环节，尤其是边缘供肾，建议行供体器官病理活检及器官保存液、灌注液的微生物学检查，如若发现毛霉菌感染，建议直接弃用器官。

（3）常规开展器官保存液、灌注液的微生物学检查，采用 RCA 技术常规筛查，可为临床抢先治疗、预防其他病原菌感染提供帮助。

（4）血栓弹力图（Thrombelastography，TEG）：异体器官移植患者围术期的凝血功能非常态、较为复杂，作为监测凝血功能的传统手段，凝血四项不能全面地反映凝血状态及血小板的功能，提供信息不全面；而 TEG 分析了血小板、凝血因子等多种因素的作用，监测凝血、纤溶的全过程，能较全面地反映整个凝血过程；TEG 通过 MA 值、K 值、

R 值的具体数字化指标，利于临床中尽早做出处置措施，是监测凝血功能的良好手段。

（5）无论是酮康唑、伊曲康唑、伏立康唑对于毛霉菌均无效。AMB - L 作为毛霉菌感染患者的首选治疗用药，越早使用存活率越高，但因其用药特点决定了该药达到最佳药效的时间长，且使用中可能发生的不良反应较多，在使用中需注意监测患者的不良反应，最好由临床药师进行指导用药。

参 考 文 献

[1] 覃建迪，许贤林，何小舟，等. 移植肾动脉毛霉菌感染 2 例报告. 安徽医学，2012，33（05）：645 - 646

[2] 周大为，梁峻滔，彭贵主，等. 罕见病原体感染致移植肾动脉破裂出血二例并文献复习. 中华移植杂志（电子版），2018，12（04）：170 - 173

[3] 王平，张新涛，朱量，等. 肾移植术后移植肾动脉破裂 8 例报告. 江西医学院学报，2009，49（09）：87 - 89

[4] Cornely O，Arikan - Akdagli S，Dannaoui E，et al. Escmid and Ecmm joint clinical guidelines for the diagnosis and management of mucormycosis 2013. Clinical Microbiology and Infection，2014，20：5 - 26

[5] Krishna G，Sansone - Parsons A，Martinho M，et al. Posaconazole plasma concentrations in juvenile patients with invasive fungal infection. Antimicrobial agents and chemotherapy，2007，51（3）：812 - 818

[6] Krishna G，Moton A，Ma L，et al. Pharmacokinetics and absorption of posaconazole oral suspension under various gastric conditions in healthy volunteers. Antimicrobial agents and chemotherapy，2009，53（3）：958 - 966

[7] Chamilos G，Lewis RE，Kontoyiannis DP. Delaying amphotericin B - based frontline therapy significantly increases mortality among patients with hematologic malignancy who have zygomycosis. Clinical Infectious Diseases，2008，47（4）：503 - 509

[8] Bala K，Chander J，Handa U，et al. A prospective study of mucormycosis in north India：Experience from a tertiary care hospital. Medical Mycology，2015，53（3）：248 - 257

[9] 郭晖，刘磊，彭风华，等. 器官移植病理学临床技术操作规范（2019 版）——总论与肾移植. 器官移植，2019，10（2）：128 - 141

[10] Dolatabadi S，Najafzadeh MJ，de Hoog GS. Rapid screening for human - pathogenic Mucorales using rolling circle amplification. Mycoses，2014，57：67 - 72

[11] Baldin C，Soliman SS，Jeon HH，et al. PCR - based approach targeting mucorales - specific gene family for diagnosis of mucormycosis. Journal of clinical microbiology，2018，56（10）：e00746 - 00718

病例 50　新月体性肾小球肾炎（复发）
ANCA 相关性血管炎性肾病

一、病历摘要

1. 病情简介　患者，梁××，女，46岁。

主诉：肾移植术后15天，检查发现血肌酐升高1天，于2018年8月6日（门诊）入院。

患者15天前因慢性肾功能不全（尿毒症期）于我科行同种异体肾移植术，手术顺利，术后恢复良好，肾功能正常出院。今日患者于我科常规复查，发现血肌酐升高，为148μmol/L，患者为求进一步诊治入院，门诊以"移植肾功能不全"收入我科。病程中，患者近期无咳嗽、咳痰，无心慌、气短及呼吸困难，无恶心、呕吐，无腹痛、腹泻，无移植肾区胀痛，饮食睡眠良好，二便正常，24小时尿量约2000ml左右，体重未见明显变化。

2. 查体　双腰曲线对称存在，肋脊点及肋腰点压痛阴性。双肾区叩痛阴性。双侧输尿管走行区无压痛。耻骨上膀胱区无隆起及压痛。阴毛呈女性分布。右下腹可见弧形手术瘢痕，愈合良好。移植肾大小约12cm×5cm，质韧，无压痛。

3. 辅助检查

（1）生化（2018年8月6日）：肌酐148.5μmol/L。

（2）移植肾穿刺活检病理（2018年8月8日）：符合新月体性肾小球肾炎，伴急性/活动性抗体介导排异反应（微血管型和小动脉型），PTC：2＋，肾小球炎：2＋，动脉内膜炎：2＋，石蜡免疫荧光IgA、IgM、IgG、C3、C4、C1q、F均为阴性。建议行新月体成因相关检查。

（3）风湿三项＋免疫五项（2018年8月10日）：未见异常。

（4）ANCA相关指标（2018年8月10日）：pANCA 1：32阳性，抗髓过氧化物酶抗体（Anti－MPO）：51.08AU/ml；cANCA＜1：10，抗蛋白酶3抗体（Anti－PR3）：正常；抗肾小球基底膜抗体（Anti－GBM）＜1：100。

（5）生化（2018年8月14日）：肌酐137.9μmol/L。

（6）ANCA相关指标（2018年8月14日）：pANCA 1：32阳性，抗髓过氧化物酶抗体（Anti－MPO）：37.64AU/ml。

（7）生化（2018年8月20日）：肌酐111.8μmol/l。

（8）ANCA相关指标（2018年8月21日）：pANCA 1：10阳性，抗髓过氧化物酶抗体

（Anti-MPO）：17.91AU/ml。

（9）生化（2019年1月2日）：肌酐：117μmol/L。

（10）ANCA相关指标（2019年1月2日）：pANCA 1:10阳性，抗髓过氧化物酶抗体（Anti-MPO）：8.63AU/ml。

（11）移植肾穿刺活检病理（2019年1月2日）：未见明显急性排斥反应及急性免疫抑制药肾毒。

二、诊断思路

1. 诊断依据

（1）新月体性肾小球肾炎（复发）的定性诊断：患者肾移植术后恢复良好，肾功能正常出院。此次常规复查时发现血肌酐升高，入院后行移植肾穿刺活检，病理（2018年8月8日）提示符合新月体性肾小球肾炎，伴急性/活动性抗体介导排异反应（微血管型和小动脉型）PTC 2+，肾小球炎 2+，动脉内膜炎 2+，石蜡免疫荧光 IgA、IgM、IgG、C3、C4、C1q、F 均为阴性。建议行新月体成因相关检查。供肾零点穿刺常规病理提示肾小球15个无硬化，间质无明显纤维化，小动脉4个无异常，免疫荧光均为阴性。MAPI：0/15分，Remuzzi：0/12分。追问病史发现，患者4年前曾行肾脏穿刺活检，病理提示Ⅲ型新月体性肾小球肾炎伴肾小管间质肾病，化验 ANCA 相关指标阳性，经环磷酰胺及激素联合治疗，ANCA 转阴。综上，新月体性肾小球肾炎（复发）诊断明确。

（2）新月体性肾小球肾炎（复发）的病因诊断：新月体性肾小球肾炎分为以下5型：Ⅰ型抗 GBM 病，Ⅱ型免疫复合物型，Ⅲ型寡免疫复合物型（ANCA 相关小血管炎），Ⅳ型抗基底膜和血管炎混合型（ANCA 和抗 GBM 抗体均阳性），Ⅴ型特发型（所有抗体均阴性）。该患4年前化验 ANCA 相关指标阳性，本次 ANCA 相关指标（2018年8月14日）pANCA 1:32阳性，抗髓过氧化物酶抗体（Anti-MPO）：37.64AU/ml，移植肾穿刺活检病理提示石蜡免疫荧光 IgA、IgM、IgG、C3、C4、C1q、F 均为阴性。故 ANCA 相关性血管炎性肾病诊断明确。

2. 鉴别诊断　引起移植肾功能不全的原因很多，常见有以下几种。

（1）急性排异反应：一般发生于术后3个月内，临床表现为移植肾肿胀、压痛、发热、乏力、尿量减少、体重增加及血压升高。生化检查中血肌酐及尿素氮水平升高，内生肌酐清除率降低，尿蛋白和红、白细胞增多。彩色多普勒超声检查可发现移植肾肿大、血流减少、皮髓分界模糊、血管阻力增加。在病理学上，急性 T 细胞介导的排异反应突出表现为间质单核细胞浸润、水肿及小管炎；急性抗体介导的排异反应突出表现为肾小球和（或）管周毛细血管内中性粒细胞和（或）单核细胞浸润，管周毛细血管 C4d 沉积。

（2）免疫抑制药肾毒性：一般无特异性临床表现，生化检查中血肌酐及尿素氮水平升高。病理学主要表现为肾小管扩张及上皮细胞空泡变性。

（3）BK 病毒相关性肾病：一般无特异性临床表现，生化检查中血肌酐及尿素氮水平升高。血、尿病毒检测病毒拷贝数明显增加。病理学主要表现为肾小管上皮细胞核内可见病毒包涵体，免疫组化 SV-40 阳性。

（4）移植肾动脉狭窄：一般表现为高血压，生化检查中血肌酐及尿素氮水平升高。彩色多普勒超声提示吻合口血流速度加快，肾动脉造影可明确诊断。

（5）移植肾尿路梗阻：一般表现为尿量减少或无尿，伴移植肾区胀痛，可伴有发热。彩色多普勒超声提示移植肾积水，输尿管扩张。

根据该患病史、体征及辅助检查，特别是移植肾病理结果，可与上述疾病相鉴别。

3. 治疗方案　ANCA 相关性血管炎（AAV）的治疗过程主要分为两步：诱导缓解治疗、维持缓解治疗。

三、防治策略及相关进展

目前传统标准的诱导缓解治疗方案是糖皮质激素联合环磷酰胺（CTX）免疫抑制治疗，能够使 70% ~ 90% 的患者临床缓解，大多数缓解发生在 2 ~ 6 个月。泼尼松或泼尼松龙初始剂量为 1mg/（kg·d），4 ~ 6 周，病情控制后可逐步减量，12 周左右时应减至 10 ~ 20mg/d。CTX 口服剂量一般为 2mg/（kg·d），持续 3 ~ 6 个月。欧洲血管炎研究组（EU-VAS）主持的 CYCLOPS 研究，比较 CTX 口服和静脉冲击两种给药方式，结果显示 CXT 静脉冲击与口服治疗的诱导缓解率相似；在 9 个月内，获得缓解的患者中两组复发率差异无统计学意义。而对于该研究的后续报道，在随访 4.3 年期间发现，20.8% 口服 CTX 者和 39.5% 冲击 CTX 者至少有一次复发，提示静脉冲击 CTX 比口服 CTX 有更高的复发风险，但两组间的终末期肾病发生率没有差异（13% vs 11%），且最终随访时两组的中位血清肌酐水平相等。但由于静脉冲击疗法的 CXT 累计剂量小，因此感染等不良反应的发生率偏低。近年来在 AAV 的治疗中首选静脉应用 CTX，常用方法为 $0.75g/m^2$（多为 0.6 ~ 1.0g），每个月 1 次，连续 6 个月。对于老年患者和肾功能不全者，CXT 应酌情减量。

近年来，多项研究发现利妥昔单抗及吗替麦考酚酯等也可用于 AAV 初次发病或复发时的诱导缓解治疗。对于部分病情严重的 AAV 患者，血浆置换是一项非常重要的措施，其优点是可以迅速清除血浆中的 ANCA、活化的淋巴细胞以及部分炎症细胞因子，达到迅速缓解病情的作用。但目前支持血浆置换用于 AAV 诱导缓解治疗的一线治疗方案的临床证据尚不完善，现在主要将血浆置换用于伴有严重肾功能损害或者伴有肺出血的患者。

传统的维持治疗药物包括硫唑嘌呤、甲氨蝶呤及吗替麦考酚酯，三者疗效相当，吗替麦考酚酯目前作为 AAV 维持缓解治疗的一种二线药物，主要用于对硫唑嘌呤及甲氨蝶呤不耐受的患者。而硫唑嘌呤与甲氨蝶呤疗效相当，但甲氨蝶呤存在肾损害及骨髓抑制等不良反应，故针对 AAV 伴肾功能不全患者首选硫唑嘌呤维持缓解治疗。

本病例为肾移植术后新月体性肾小球肾炎（复发），ANCA 相关性血管炎性肾病，同时伴急性/活动性抗体介导排异反应，故我们在诱导缓解治疗时选择利妥昔单抗 200mg，人免疫球蛋白 10 克连续应用 5 天，间断血浆置换 3 次，患者 ANCA 相关指标（2018 年 8 月 21 日）明显下降，移植肾功能（2018 年 8 月 20 日）逐渐恢复。此后维持治疗选用吗替麦考酚酯加口服泼尼松。患者定期随访，移植肾功能稳定，生化（2019 年 1 月 2 日）：肌酐 117μmol/l。ANCA 相关指标（2019 年 1 月 2 日）：pANCA 1:10 阳性，抗髓过氧化物酶抗体（Anti – MPO）8.63AU/ml。为进一步评估治疗效果，了解患者恢复情况，再次行移植肾穿刺活检，病理（2019 年 1 月 2 日）提示未见明显急性排斥反应及急性免疫抑制药肾毒。综上，该病例诊断及时，治疗有效。

随着 AAV 发病机制的进一步完善及明确，通过对参与 AAV 发病机制的细胞或细胞因子进行特异性阻断，已经成为当今 AAV 治疗的研究热点，这些用于特异性阻断的药物包括把 T 细胞作为靶点的阿伦单抗，把某些特异性细胞因子（如 TNF - α）作为靶点的英夫利昔单抗、阿达木单抗等，这些药物对于 AAV 患者的疗效目前已经通过大量研究对比证实，但关于药物不良反应等问题仍需更长的时间以及更多的临床研究来证实。

四、经验总结

该病例为肾移植术后早期出现新月体性肾小球肾炎（复发），ANCA 相关性血管炎性肾病，我们发现及时并积极治疗，最终得到满意效果。对于利妥昔单抗治疗 ANCA 相关性血管炎的安全性及有效性，目前国内外尚无定论，但该病例的治疗结果证实利妥昔单抗治疗有效，且未见明显毒副反应。回顾该病例的诊治过程，提醒我们要特别重视患者的既往病史，特别是肾脏穿刺病理结果。如果我们在术前或术后早期及时检查 ANCA 相关指标，发现异常及时给予利妥昔单抗、人免疫球蛋白甚至血浆置换治疗，或许患者就不会出现既往肾病的复发。

参 考 文 献

[1] De Groot K, Harper L, Jayne DR, et al. Pulse versus daily oral cyclophosphamide for induction of remission in anti – neutrophil cytoplasmic antibody – associated vasculitis: a randomized trial. Ann Intern Med, 2009, 150(10): 670 – 680

[2] Harper L, Morgan MD, Walsh M, et al. Pulse versus daily oral cyclophosphamide for induction of remission in ANCA – associated vasculitis: long – term follow – up. Ann Rheum Dis, 2012, 71(6): 955 – 960

[3] 常冬元, 陈旻. 抗中性粒细胞胞浆抗体相关血管炎治疗和预后研究进展. 临床内科杂志, 2018, 35 (2): 86 – 89

[4] Stone JH, Merkel PA, Spiera R, et al. Rituximab versus cyclophosphamide for ANCA – associated vasculitis. N Engl J Med, 2010, 363(3): 221 – 232

[5] 胡伟新, 刘春蓓, 谢红浪, 等. 吗替麦考酚酯与环磷酰胺治疗 ANCA 相关血管炎的临床对照研究. 肾脏病与透析肾移植杂志, 2005, 14(6): 501 – 507

[6] Wijngaarden RA, Hauer HA, Wolterbeek R, et al. Chances of renal recovery for dialysis – dependent ANCA – associated glomerulonephritis. J Am Soc Nephrol, 2007, 18(7): 2189 – 2197

[7] 余淑媛, 郑麟, 韩飞. 抗中性粒细胞胞质抗体相关性小血管炎的机制与治疗进展. 中国临床药理学与治疗学, 2018, 23(2): 235 – 240

[8] 贺桂泉, 朱铁梁, 邢国胜. 肿瘤坏死因子拮抗剂英夫利昔单抗临床应用研究进展. 天津药学, 2016, 28(1): 36 – 42

[9] 王霞, 夏光涛. 阿达木单抗治疗类风湿关节炎的研究进展. 世界临床药物, 2018, 39(4): 280 – 284

病例 51　肾移植术后微小病毒感染致纯红细胞再生障碍性贫血

一、病历摘要

1. 病情简介

患者，女，40 岁，45kg。

主诉：肾移植术后 1 个月，乏力、面色苍白 10 天。

患者于 2017 年 3 月 10 日因"移植肾失功"在我院行二次肾移植术，手术顺利。术前群体反应性抗体(penal reactive antibody，PRA)阴性、无发热及明显的贫血状况。供、受体 HBV - DNA、CMV - IgM、CMV - DNA 均为阴性。术后免疫抑制方案为他克莫司(FK506) + 吗替麦考酚酯(MMF) + 甲泼尼龙，移植肾功能恢复正常，血红蛋白基本正常。MMF 浓度为 35.36 ~ 68.25μg/ml。入院前 10 天患者无明显诱因逐渐出现乏力、面色苍白等贫血症状，血红蛋白进行性下降，最低 61g/L。病程中无血尿、黑便、痰中带血等，给予促红细胞生成素(erythropoietin，EPO)、铁剂和叶酸治疗均无效。于 2017 年 4 月 12 日停用吗替麦考酚酯(骁悉)，血红蛋白仍无明显升高。于 2017 年 4 月 17 日体温升高至 40℃，伴畏寒，无明显咳嗽、咳痰，无尿频、尿急以及尿痛，行胸部 CT、C - 反应蛋白、降钙素原检查，结果均正常。同时给予骨髓穿刺检查，结果回报：红细胞系增生明显受抑，可见巨大原始红细胞、粒细胞系和巨核细胞系均正常，初步诊断为纯红细胞再生障碍性贫血(纯红再障)。免疫组化提示未见肿瘤性病变。给予注射用亚胺培南西司他丁钠(泰能)抗感染、输血以及对症支持等治疗，效果不佳。2017 年 4 月 25 日查人类微小病毒(human parvovirus，HPV)B19 DNA 为阳性(3.4×10^6/ml)，给予改 FK506 为环孢素(CsA)抗排斥治疗。于 2017 年 4 月 26 日开始输注人免疫球蛋白(intravenous immunoglobulin，IVIG)12.5g/d，连用 10 天，患者血色素有所上升，体温恢复正常。CsA 减量至血药浓度维持在 150 ~ 200ng/ml，患者病情好转出院。后定期随访，患者 B19DNA 稍高于正常值，但逐渐下降，血红蛋白基本正常。

既往于 2000 年 12 月 11 日因慢性肾功能不全尿毒症期(原发病为慢性肾炎)在广州珠江医院行同种异体肾移植术。免疫抑制方案为 FK506 + MMF + 甲泼尼龙，移植肾功能恢复正常，血常规基本正常。2012 年出现尿蛋白，2014 年肌酐开始异常，2017 年患者移植肾失功，恢复血透。发现丙肝抗体阳性约 10 年，丙肝病毒 DNA 阴性。月经经期以及经量基本正常。个人婚育史及家族史无特殊。

2. 入院查体　T：38.3℃，P：101 次/分，R：22 次/分，BP：111/69mmHg，血氧：97%。神志清楚，精神偏差，全身未见明显皮疹，未触及明显肿大淋巴结，无关节肿痛。心肺查体未及异常；腹软，无压痛、反跳痛，肝脾肋下未触及；右下腹见一长约 16cm 的手术瘢痕，可触及移植肾，质中，无压痛，边界清，未闻及血管杂音，双下肢无水肿。

3. 辅助检查

（1）2017 年 3 月 24 日：血红蛋白 110g/L，肾功能正常。

（2）2017 年 4 月 12 日：血红蛋白 80g/L，肾功能正常。

（3）2017 年 4 月 16 日：血红蛋白 61g/L，肾功能正常。

（4）2017 年 4 月 17 日：胸部 CT、C－反应蛋白、降钙素检查，结果均正常。

（5）2017 年 4 月 17 日：骨髓穿刺检查，结果回报：红细胞系增生明显受抑，可见巨大原始红细胞，粒细胞系和巨核细胞系均正常，初步诊断为纯红再障。免疫组化提示未见肿瘤性病变。

（6）2017 年 4 月 25 日：B19 DNA 3.4×10^6 拷贝数/ml

（7）2017 年 4 月 30 日：血红蛋白 85g/L，肾功能正常。

（8）2017 年 5 月 15 日：血红蛋白 102g/L，肾功能正常。

（9）2017 年 5 月 25 日：B19DNA 2.1×10^4 拷贝数/ml。

（10）2017 年 6 月 21 日：血红蛋白 103g/L，肾功能正常。

（11）2017 年 8 月 22 日：B19DNA 1.6×10^3 拷贝数/ml。

（12）2018 年 4 月 11 日：B19DNA 阴性，血红蛋白 121g/L，肾功能正常。

（13）2019 年 2 月 6 日：B19DNA 阴性，血红蛋白 116g/L，肾功能正常。

二、诊断思路

1. 诊断依据

（1）中年女性，肾移植术后 1 个月，乏力、面色苍白 10 天。

（2）血红蛋白进行性下降，给予促红细胞生成素（EPO）、铁剂和叶酸治疗无效。

（3）骨髓穿刺检查，结果回报：红细胞系增生明显受抑，可见巨大原始红细胞，粒细胞系和巨核细胞系均正常，初步诊断为纯红再障。免疫组化提示未见肿瘤性病变。

（4）2017 年 4 月 25 日：B19 DNA 3.4×10^6/ml。

2. 鉴别诊断

（1）溶血性贫血：患者血红蛋白进行性下降，需考虑溶血性贫血，但通过免疫抑制方案的调整无明显效果，仍表现为慢性贫血；结合患者病史特点，入院后体格检查无黄疸、肝脾肿大，实验室检查示网织红细胞降低，骨髓穿刺示红系增生减低，溶血性贫血可基本排除。

（2）营养不良性贫血：患者在长期血液透析时饮食控制严格，需考虑营养不良性贫血，但血常规示正细胞正色素性贫血，且铁代谢（血清铁 17μmol/L，转铁蛋白 2.5g/L）、叶酸（11ng/ml）、维生素 B_{12}（256pg/ml）无异常并不支持，可除外缺铁性贫血及巨幼细胞性贫血。

（3）肾性贫血：患者长期肾病，需考虑到红细胞生成素减少可导致慢性贫血，但患者的贫血与血肌酐并不对称，且予以外源性注射红细胞生成素后无改善并不支持，肾性贫血可排除。

(4)失血性贫血：患者血红蛋白进行性下降，需考虑失血性贫血可能，但病程中无血尿、黑便、痰中带血等症状，实验室检查示大便潜血阴性、尿红细胞计数基本正常并不支持，可排除失血性贫血。

3. 治疗　患者入院后停用吗替麦考酚酯，出现发热后给予注射用亚胺培南西司他丁钠（泰能）抗感染，促红细胞生成素（EPO）、铁剂和叶酸纠正贫血以及抗排斥、吸氧、降压、保肝等治疗，血红蛋白仍继续下降。后患者检测 HPV B19 明显复制，结合骨髓穿刺，考虑病毒致纯红细胞再生障碍性贫血，予人免疫球蛋白 12.5g，10 天，静脉滴注。患者体温降至正常，感染指标下降，血红蛋白稳定，出院时血红蛋白 85g/L。后继续口服 CsA、吗替麦考酚酯。2017 年 5 月 15 日血红蛋白 102g/L。现随访 2 年，患者 B19DNA 阴性，血红蛋白以及肾功能正常。

三、防治策略及相关进展

1. 防治策略　肾移植后患者可通过呼吸道、输血、供体肾脏等途径感染 HPV B19，或者术前原已存在的 HPV B19 潜在感染被激活，导致病毒大量复制。针对 HPV B19 感染所致的纯红再障的治疗，目前临床上最常用措施是 IVIG，其最佳给药剂量方案和持续时间尚未确定。最常用的剂量为 400mg/(kg·d)，连用 5~10 天。IVIG 的具体作用机制尚未清楚，可能与其中含有特异性 IgG 有关。

调整免疫抑制方案，减少免疫抑制剂的使用，如停用或减量使用抗细胞增生药物 MMF 或硫唑嘌呤等，可以增加针对 HPV B19 特异性抗体的产生，有助于移植术后 HPV B19 感染的治疗。另外，有研究提示对器官移植术后纯红再障患者，将 FK506 转换为 CsA 有助于增强疗效并且预防复发。但这些干预措施应用的时机，即是在 IVIG 治疗之前还是之后使用，目前仍存在争议。考虑到免疫抑制剂的使用本身可以导致术后贫血甚至纯红再障，调整免疫抑制剂方案可用于诊断性治疗。另外 IVIG 治疗成本较高，所以综合国内外的诊疗经验及成本效益等因素考虑，部分中心推荐可在调整免疫抑制方案 2 周以上无效后，再考虑使用 IVIG。

此外，部分文献报道输血、补充铁剂及使用 EPO 等对症支持治疗对加快患者的恢复有帮助。值得注意的是，目前国内对于肾移植术后贫血的治疗过分依赖输血治疗。移植术后贫血往往不是一种单纯的并发症，而是许多疾病在血液系统中的体现。因此，对贫血需要进行病因诊断，对因治疗才提高治愈率，盲目采用输血治疗并不可取，反而可能增加 PRA 升高进而产生排斥的风险。

2. 相关进展　人类微小病毒 B19（human parvovirus B19，HPV B19）可引起人类多种疾病。虽然疾病的过程多数呈自限性，但也有引起严重器质性损害甚至死亡的病例，亦可发展成慢性持续性感染。特别是 HPV B19 与一些自身免疫性疾病等难治性疾病的关系，如传染性红斑、再生障碍性贫血危象、血小板和血管性紫癜、急性多关节病、肝炎、心肌炎、中枢神经系统感染、流产、胎儿水肿、早产、死胎等，尤其值得重视和探究。多个中心有报道治疗肾移植术后 B19 感染过程中，发生了严重排斥反应，甚至导致移植物丢失，可能与过度减药导致免疫抑制剂暴露不足有关。

四、经验总结

综上所述，对于肾移植术后不明原因的贫血患者，排除出血、慢性失血及其他原因导致的骨髓生血障碍，特别是伴随发热，网织红细胞计数下降，C-反应性蛋白下降，血清铁、叶酸、维生素 B_{12} 和血清 EPO 不低，EPO 治疗反应差者，应疑诊 HPV-B19 感染。最常用的诊断方法包括血清学、核酸检测及骨髓检查。一旦确诊，目前尚无批准用于治疗 HPV B19 感染的抗病毒药物。IVIG 治疗是肾移植术后 HPV B19 感染的首选、安全、有效的治疗方法。同时应该联合应用转换免疫抑制剂、降低免疫抑制浓度及输注浓缩红细胞、补充铁剂、使用 EPO 等对症支持治疗。同时，由于 HPV B19 的传染性很高，应积极预防，包括改善环境卫生和饮食卫生，养成良好卫生习惯，加强源管理，防止医源性传播等。治疗 HPV-B19 感染的主要方案是静脉输注免疫球蛋白，通过增强机体的免疫功能来抵抗病毒的感染，但这与肾移植术后使用免疫抑制剂，抑制机体免疫功能有所矛盾，在 HPV-B19 治疗的过程中，谨慎降低免疫抑制强度，整体调整免疫抑制剂方案，停用抗细胞增生药物有助于控制病情，并可以避免发生急性排斥反应。

参 考 文 献

［1］ Qiu J，S derlund-Venermo M，Young NS. Human Parvoviruses. Clin Microbiol Rev，2017，30（1）：43-113

［2］ Khameneh ZR，Sepehrvand N，Sohrabi V，et al. The seroprevalence of Parvovirus B19 among kidney transplant recipients：a single-center study. Saudi J Kidney Dis Transpl，2014，25（1）：16-21

［3］ Invernizzi R，Bastia R，Quaglia F，et al. Pure red cell aplasia caused by parvovirus B19 in a heart transplant recipient. Clin case REP，2016，4：870-871

［4］ Krishnan P，Ramadas P，Rajendran PP，et al. Effects of parvovirus B19 infection in renal transplant recipients：a retrospective review of three cases. Int J Angiol，2015，24：87-92

［5］ Patil MR，Choudhury AR，Chohwanglim M，et al. Post renal transplant pure red cellaplasia is tacrolimus aculprit？ Clin kidney J，2016，9：603-605

［6］ Attard L，Bonvicini F，Gelsomino F，et al. Paradoxical response to intravenous immunoglobul in a case of Parvovirus B19-associated chronic fatigue syndrome. J Clin Virol，2015，62：54-57

［7］ Bonvicini F，Bua G，Manaresi E，et al. Antiviral effect of cidofovir effect of cidofovir on parvovirus B19 replication. Antiviral Res，2015，113：11-18

［8］ 李帅阳，沈兵，刘志宏，等. 肾移植术后人微小病毒 B19 感染导致纯红细胞增生障碍性贫血. 现代生物医学进展，2012，12（14）：2698-2702

［9］ Reindl-Schwaighofer R，Oberbauer R. Blood disorders after kidney transplantation. Transplant Rev，2014，28（2）：63-75

［10］ Oramas DM，Setty S，Yeldandi V，et al. A Case Report of Parvovirus B19 Infection in a Renal Allograft. Int J Surg Pathol，2017，25（7）：648-651

病例 52　急性肾衰竭供肾肾移植

一、病历摘要

供者资料：

1. 供者病情简介　患者呼××，男性，46 岁。

2. 主诉　猝死心肺复苏后 2 个小时，于 2019 年 2 月 17 日 20：02：39 入院。

患者 2 个小时前路人发现患者猝死于马路边，急诊由 120 工作人员接入医院。发现患者深昏迷，自主呼吸停止，血压测不到。心电图示：室颤。紧急气管插管，心肺复苏，约 50 分钟后患者心跳复律，自主呼吸恢复。血压低，予升压药物，患者血压恢复，我院进行脑死亡判定，确定患者脑死亡，供体评估良好，与家属签署知情同意书，行 DBCD 供肾。

3. 既往史　既往体健；无吸烟史；无饮酒史；否认高血压、糖尿病、心脏病病史；否认肝炎、结核病史；否认外伤史，否认药物、食物过敏史。

4. 辅助检查

（1）供者肌酐变化：如病例 52 图 1 所示。

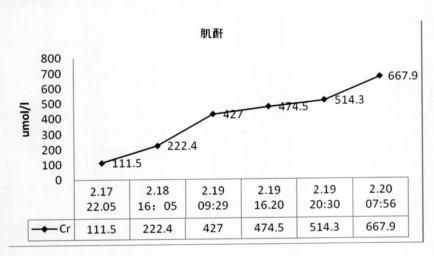

肌酐

	2.17 22.05	2.18 16：05	2.19 09:29	2.19 16.20	2.19 20:30	2.20 07:56
Cr	111.5	222.4	427	474.5	514.3	667.9

病例 52 图 1　供者肌酐变化

（2）供者尿素氮变化：如病例 52 图 2 所示。

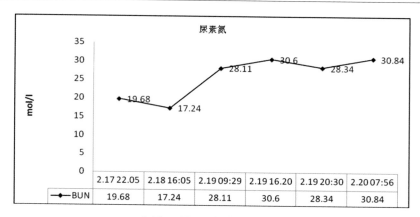

病例 52 图 2　供者肌酐变化

（3）供者的尿量（ml）及尿常规情况（病例 52 表 1）

病例 52 表 1　供者的尿量（ml）及尿常规情况

时间	尿量	WBC	RBC	PR	PH	比重
2.17 22:12	12小时2000	（－）	（＋＋＋）	（＋＋＋）	6.0	1.020
2.18 10:07	24小时1400	（－）	（＋＋＋）	（＋＋＋）	6.0	1.015
2.18 14.52		（－）	（＋＋＋）	（＋＋＋＋）	6.0	1.015
2.19 16:26我院化验	19号上午500ml	（－）	（＋）	（－）	5.0	1.006
2.19 19:49	下午2:00到20日中午获取前120ml 尿	（－）	（＋＋＋）	（＋＋）	6.0	1.015

（4）心脏彩超（2019 年 2 月 17 日）：示左室壁运动欠协调，左室舒张功能减退。

（5）彩超（2019 年 2 月 17 日）：示肝内外胆管扩张，肝内实性结节，考虑血管瘤。肠胀气。双肾大小形态正常，泌尿系未见明显异常。2019 年 2 月 19 日：双肾实质回声增强，左肾弥漫性改变，外伤致肾挫伤不除外，左肾周少量积液。2019 年 2 月 20 日：双肾皮质回声增强，建议结合肾功能化验。

（6）胸片（2019 年 2 月 18 日）：示右下肺炎。

（7）获取情况（2019 年 2 月 20 日 12：10）：肝肾联合切取，撤除生命支持系统时间：12：12，供体心死亡时间：12：16，手术开始时间：12：18，插管时间：12：24，原位灌注开始时间：12：24，手术结束时间：13：07。手术经过：供者心脏死亡：男性，46 岁，身高175cm，体重 70kg；体位：仰卧位，手术顺利。

（8）供肾灌注情况：左肾大小 11cm×5.5cm，重 221.6g，右肾大小 10.6cm×5.0cm，重 213.4g。

灌注期间：左肾灌注 14 小时 44 分钟，右肾灌注 19 小时 09 分钟；左肾流量 38 ～40ml/min，右肾流量 35 ～38ml/min；左肾阻力 0.78 ～0.96mmHg/（ml·min），右肾阻力0.70 ～11.0mmHg/（ml·min）。

（9）供肾病理情况（病例 52 图 3）

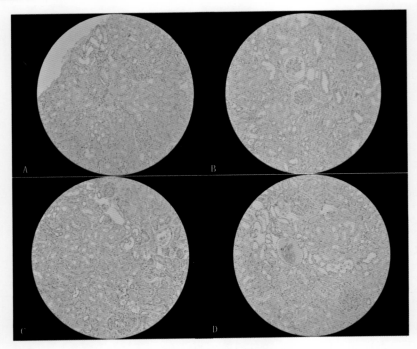

病例 52 图 3　肾脏病理

注：A、B：左肾病理；C、D：右肾病理

病理报告：术中快速：约 54 个肾小球，约半数肾小球囊性扩张，见约 6 个萎缩肾小球，未见硬化肾小球。肾小管少量上皮细胞空泡样变性，少量肾小管囊性扩张，其余肾小管未见明显异常。

受者 1 资料：

1. 病情简介　患者胡××，女性，44 岁。

2. 主诉　乏力、食欲缺乏 2.5 年，于 2019 年 2 月 21 日入院。

3. 手术情况　左侧供肾动脉与髂内动脉行端端吻合，供肾静脉与髂外静脉行端侧吻合。供肾热缺血 12 分钟，冷缺血 25 小时 30 分钟。

4. 开放情况（病例 52 图 4）

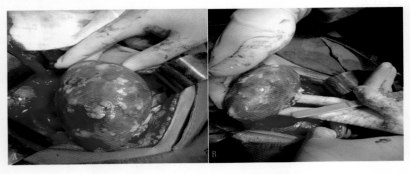

病例 52 图 4　左肾血流灌注后情况

左肾开放情况：

调整血压，立刻给予温盐水复温，开始肾脏质地较硬，有少量花斑，给予复温 20 分钟后，肾脏质地恢复，花斑消退。

5. 辅助检查

（1）术后尿量变化情况（病例 52 图 5）：（单位：ml）

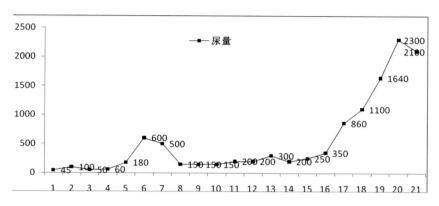

病例 52 图 5　术后尿量变化情况

（2）术后患者血肌酐恢复情况（病例 52 图 6）：（单位：μmol/L）

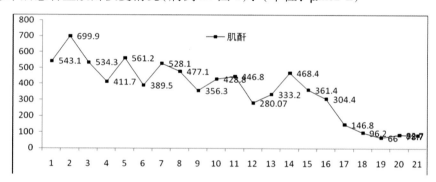

病例 52 图 6　术后患者血肌酐恢复情况

（3）术后尿素氮恢复情况（病例 52 图 7）：（单位：mol/L）

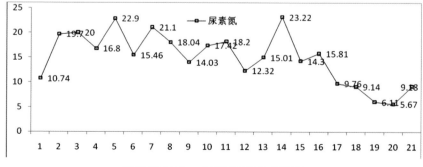

病例 52 图 7　术后尿素氮恢复情况

（4）术后血药浓度变化情况（病例52图8）：（单位：ng/ml）

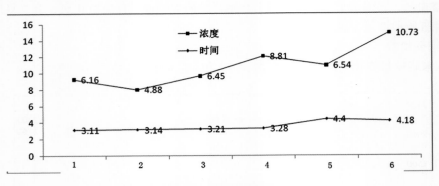

病例52图8　术后血药浓度变化情况

（5）移植肾彩超情况

病例52表2　移植肾彩超情况

时间	肾动脉内径（cm）	血流量（L/m）	肾动脉阻力
2019年2月22日	0.6	2.3	0.83
2019年2月28日	0.4	0.51	0.80
2019年3月14日	0.4	1.6	0.87
2019年3月25日	0.6	1.3	0.57

受者2资料：

1. 病情简介　患者李××，男性，42岁。

2. 主诉　乏力伴消瘦2年半于2019年2月21日入院。

3. 手术情况　右侧供肾动脉与髂内动脉行端端吻合，供肾静脉与髂外静脉行端侧吻合。供肾热缺血12分钟，冷缺血30小时45分钟。

4. 辅助检查

（1）术后尿量变化情况（病例52图9）：（单位：ml）

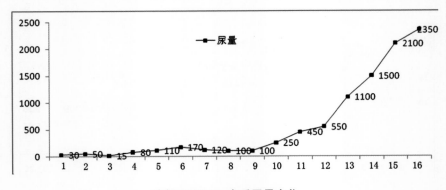

病例52图9　术后尿量变化

（2）术后患者血肌酐恢复情况（病例52图10）：（单位：μmol/L）

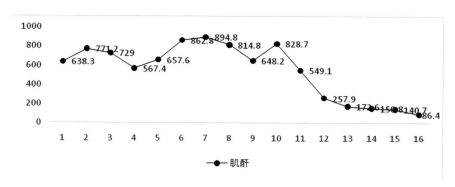

病例 52 图 10　术后患者血肌酐变化

（3）术后尿素氮恢复情况（病例52图11）：（单位：mol/L）

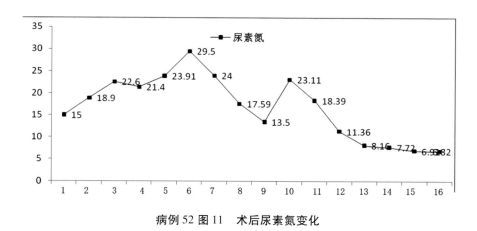

病例 52 图 11　术后尿素氮变化

（4）术后血药浓度变化情况（病例52图12）：（单位：ng/ml）

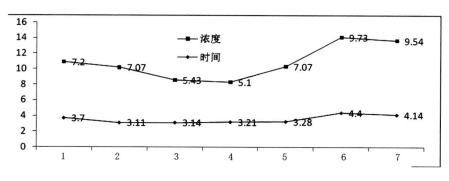

病例 52 图 12　术后血药浓度变化

（5）移植肾彩超情况

病例52 表3　移植肾彩超情况

时间	肾动脉内径（cm）	血流量（L/m）	肾动脉阻力
2019年2月22日	0.6	1.3	0.78
2019年2月28日	0.4	1.1	0.86
2019年3月05日	0.6	1.8	0.75
2019年3月15日	0.5	1.6	0.73
2019年3月25日	0.6	1.6	0.60

二、诊断思路

（一）诊断依据

1. LifePort 的灌注压力　对于来源于不同供者的肾脏的推荐灌注压力有一定区别。推荐意见：

（1）推荐正常情况下 LifePort 的灌注压力为 30～35mmHg（1B）。

（2）高血压脑出血的可以提高灌注压力（35～40mmHg）（1C）。

（3）对于有心肺复苏史，心肺复苏时间＜10 分钟，LifePort 推荐灌注压力为 30～35mmHg（1C）；复苏时间 10～30 分钟，推荐灌注压力为 35～40mmHg（1C）；复苏时间＞30 分钟，建议舍弃供肾，但需结合捐肾脏临床及器官获取和灌注情况（2C）

（4）对于急性肾功能损伤供者，LifePort 灌注压力 35～40mmHg（1C）。

LifePort 的灌注阻力指数及流量推荐意见：

一般认为阻力指数＜0.3mmHg/（ml·min），灌注流量＞100ml/min，肾脏质量良好；阻力指数＜0.4mmHg/（ml·min），灌注流量＞80ml/min，可用于移植。阻力指数 0.4～0.6mmHg/（ml·min），灌注流量 50～80ml/min，需结合临床资料综合判断。阻力指数＞0.6mmHg/（ml·min），灌注流量＜50ml/min，建议舍弃供肾。不主张单纯使用灌注参数来判断供肾能否移植（1C）。

2. 供肾 Remuzzi 评分方法　供肾获取后于肾下极楔形切取足够肾组织送检，送检组织冰冻切片行 HE 染色，剩余组织行常规病理检查，行 HE、PAS、MASSON 染色。由两位病理专家对供肾组织病变程度进行评估。肾小球：正常计 0 分，＜20% 肾小球纤维化计 1 分，20%～50% 肾小球纤维化计 2 分，＞50% 肾小球纤维化计 3 分。肾小管：正常计 0 分，＜20% 肾小管萎缩计 1 分，20%～50% 肾小管萎缩计 2 分，＞50% 肾小管萎缩计 3 分。肾小血管：正常计 0 分，血管壁增厚＜1/2 管腔计 1 分，血管壁增厚等于或轻微＞1/2 管腔计 2 分，血管壁增厚＞1/2 管腔计 3 分。肾间质纤维化：正常计 0 分，＜20% 肾组织出现间质纤维化计 1 分，20%～50% 肾组织出现间质纤维化计 2 分，＞50% 肾组织出现间质纤维化计 3 分。四部分总分 0～3 分为轻微病变，适用于单肾移植 4～6 分为中度病变，适用于双肾移植。7～12 分为重度病变，不适于移植。

3. 移植物功能延迟恢复（DGF）　是肾移植术后早期最常见的并发症之一。多以肾移植术后第 1 周内需要透析，或者虽未恢复透析，但在术后第 7 天血肌酐仍＞400μmol/

L 作为判断 DGF 的标准。有些中心将 DGF 定义为肾移植术后早期尿量 <1200ml/d，或术后 1 周内连续 3 天血肌酐下降 <10% 的患者。DGF 的发生是多因素共同作用的结果，常见原因为移植肾热缺血和冷缺血时间延长致急性肾小管坏死(ATN)、排斥反应、缺血再灌注损伤(IR)、钙调磷酸酶抑制剂(CNI)类抗排异药物毒性、供肾质量和受者的功能状态差、手术并发症、感染等。根据患者术前群体反应性抗体(PRA)强度、移植次数、供肾质量(包括供者年龄、供体来源、冷热缺血时间等)、供受体人组织相容性抗原匹配程度、临床症状、体格检查、实验室检查(如血细胞簇分化抗原检测、血常规、尿常规、肾功能等)以及彩色多普勒超声检查，判断 DGF 的原因通常并不困难。

(二)鉴别诊断

1. 缺血/再灌注损伤(ischemia/reperfusion injury，IRI)　全称为缺血与缺血再灌注损伤。这一损伤来源于供者器官血液中断、供者器官获取后的冷保存与运送和血管吻合后血流开放与灌流这三个连续的过程中所形成的实质细胞缺血、缺氧 – 再灌流损伤，并有多种细胞和细胞因子参与的病理损伤过程。这一损伤是肾移植手术过程中难以避免的、固有的损伤过程。其致病机制主要包括细胞内能量代谢障碍、氧自由基产生增加、细胞内钙超载、中性粒细胞产生的活性物质、血液的无复流现象以及细胞凋亡等。IRI 的效应直接造成移植肾小管上皮细胞的变性甚至坏死，是移植术后的移植肾功能延迟恢复(delay graft function，DGF)甚至移植肾原发性无功能(primary non – function，PNF)的主要原因。

2. 移植肾功能延迟恢复　为术后移植肾立即发生的功能失代偿，其主要的原因包括：肾前因素，如血容量过低、低血压或心力衰竭；肾后因素，如肾盂的严重梗阻；肾实质因素，如肾动静的栓塞、梗死、过长的热缺血或冷缺血时间、保存不良以及手术时间过长或血管吻合开放血流后血管再次阻断造成二次热缺血、严重感染和免疫抑制剂毒性损伤等。其往往造成移植肾大量肾小管上皮细胞的变性甚至坏死。缺血/再灌注损伤是造成 DGF 的最主要原因。其主要病理组织学表现为肾小管上皮细胞水变性及坏死。严重的、难以恢复的 DGF 则称为移植物原发性无功能。其明确诊断有赖于活检病理学诊断。

3. 移植肾急性肾小管坏死(acute tubular necrosis，ATN)　即移植肾由于缺血/再灌注损伤、血栓栓塞或严重排斥反应等因素造成的移植术后近期出现的肾小管上皮细胞坏死，导致移植肾 DGF 或 PNF。其可以形成不同程度的组织病理学表现，包括肾小管上皮细胞刷状缘消失、空泡变性、胞核消失，严重者可见肾小管上皮细胞大量坏死、崩解脱落入肾小管管腔内，形成细胞或颗粒管型导致管腔阻塞，肾小管基膜裸露，肾组织间质内可有不同程度水肿。在不伴有急性排斥反应时淋巴细胞浸润不明显，从而与急性 T 细胞介导性排斥反应相鉴别。

4. T 细胞介导性排斥反应(T cell – mediated rejection，TCMR)　简称细胞性排斥反应(cellular rejection)，是排斥反应中主要的效应机制之一，即抗原递呈细胞通过对移植抗原的递呈作用启动排斥反应，迟发型超敏反应性 CD_4^+ T 细胞通过引发迟发型超敏反应性炎症促进排斥反应，而细胞毒性 CD_8^+ T 细胞通过直接杀伤靶细胞形成排斥反应损伤，这一过程中，还有巨噬细胞、NK 细胞等多种细胞的参与。TCMR 的主要病理学特征为移植肾间质内数量不等的单个核细胞(mononuclearcell，包括 T 和 B 淋巴细胞、巨噬细胞、NK 细胞等)浸润，进而可见浸润的炎症细胞攻击肾小管形成移植肾肾小管炎，严重者亦可形成移植肾内动脉血管分支的血管炎改变，部分病例可见移植肾间质水肿。部分病例在出现了典型的慢性排斥反应病变的同时，仍可见明显的急性 TCMR 病理学表现，提示持续存在的、活动性的急性排斥反应损伤是导致慢性排斥反应的重要致病因素。

5. 抗体介导性排斥反应(antibody – mediated rejection，ABMR／AMR)　亦称体液性排斥反应(humoral rejection)，近年来其在移植肾免疫损伤中的作用日益受到重视，是主要由抗体、补体等多种体液免疫成分参与所致的移植肾免疫性损伤。ABMR 不仅在超急性排斥反应，而且在急性排斥反应和慢性排斥反应中均发挥了重要的致病作用。ABMR 的免疫损伤主要有两种机制，其一为过敏性排斥反应，即受者体内因输血妊娠以及前次移植等原因而形成预存的抗供者 HLA 抗体(预存抗体，performed antibody)，与移植抗原结合后迅速激活补体，释放缓激肽等血管活性物质，损伤血管内皮，导致血管炎血栓形成及组织出血性及缺血性坏死；另一种机制为移植后移植抗原刺激受者 B 细胞产生抗供者 HLA 抗体(供者特异性抗体，donor specific antibody，DSA)，进而通过激活补体以及 ADCC 作用损伤移植肾而形成排斥反应。对于 ABMR 的诊断应遵循临床肾功能监测、病理学观察和血清供者特异性抗体(DSA)检测三者相结合的综合诊断原则。病理学上，以往通常进行免疫球蛋白 IgG、IgM 等和补体 C3、Clq、C5b – 9 等成分的免疫荧光染色，但这些指标均缺乏特异性，目前主要应用补体片段 C4d 的免疫荧光或免疫酶组织化学染色以明确诊断 ABMR，其成为诊断 ABMR 的病理组织学标志物。但近年发现，部分病例虽然移植肾功能明显减退和 DSA 阳性，但 C4d 免疫组化染色却呈阴性，提示部分 ABMR 病例为 C4d(–)的 ABMR，需要在临床和病理学诊断中予以重视。

三、防治策略及相关进展

DCF 最常见的是急性肾小管坏死，肾移植术后早期一旦明确为 ATN 所致的 DGF 应采取综合治疗方案。其主要治疗应包括：①规律的血液(腹透)透析治疗度过肾功不全的危险期及维持水、电解质及酸碱平衡；②加强营养、采用川芎和前列地尔(凯时)注射液抗凝和扩血管；③预防细菌、病毒及真菌感染等治疗；④有效预防排斥和治疗排斥反应，宜用抗人体胸腺细胞球蛋白(ATG)／ALG 多克隆抗体，必要时加用静脉注射免疫球蛋白，对急性排斥、加速性排斥逆转率高。控制排斥反应免疫抑制效果更好，可有效地控制早期较强的排斥反应，防止移植肾破裂。通常 ATN 经过有效的维持治疗，一般在术后 2～3 周肾功能逐渐恢复，相对较严重的 ATN 要在术后 4 周或更长时间肾功能恢复，此期需调整免疫抑制剂应用方案。鉴于钙调磷酸酶抑制剂(CNIs)具有肾毒性，可采取减量或推迟用 CsA 或 TAC 已取得共识。采用 ATG 诱导治疗，维持免疫抑制剂先采用吗替麦考酚酯(MMF)和激素，等待移植肾功能恢复后再加用 TAC／CsA。文献报道采用 TAC + MMF 治疗组 3 年移植肾存活率优于 CsA + MMF 组。由于西罗莫司可以抑制肾小管上皮细胞的生长，影响肾小管上皮细胞修复，故早期不主张应用。

ATN 所致 DGF 的预防比治疗更为重要。预防的重点应针对可能存在的危险因素。

1. 缩短缺血时间　供肾缺血 – 再灌注损伤是 DGF 发生的基础，严重程度取决于缺血时间长短。以往我国肾移植术后的 DGF 发生率较国外低，主要与尸体供肾热缺血时间

（WIT）控制在 10～15 分钟有密切关系。但随着我国推行 DCD 器官捐献以来，不可控制 WIT 及其他危险因素较多。因此，近年 DCD 捐献肾脏移植后 DGF 的发生率增加 1 倍以上。对于活体取肾过程中也应尽量缩短肾热缺血时间，以减少 DGF 的发生。在修肾时也应控制时间不宜过长，尽可能降低移植肾第二次热缺血时间，亦有助于减少 DGF 的发生。冷缺血时间（CIT）持续时间可变化，且对 DGF 存在和移植肾存活也有直接影响，每延长 6 小时，发生 DGF 的危险性增加 23%。

2. 器官保存液　保存液用来使局部缺血损伤减小到最低程度。溶液中加入特殊成分以减轻细胞肿胀、维持钙内环境稳定、减少氧自由基产生和提供高能量物质。UW 保存液在减少 DGF 发生率方面比 Euro－Collins 效果好。

3. 改进器官切取技术　由于目前的器官切取方法多数为肝肾等多个器官联合切取，在保证供肝质量的同时应注意保护肾脏的质量，尤其注意避免对肾动脉的过度牵拉。在使用腹腔镜切取活体供肾时，在肾动脉周围注射罂粟碱可以改善早期的移植肾功能，在预防移植肾 ATN 方面具有良好作用。

4. 受者处理

（1）维持血压稳定：部分患者术前血容量偏低，在中心静脉压监测下应用晶体或胶体扩容能减少 DGF 的发生；术中、术后维持有效血压，开放血流时和术后 3 天内最好维持血压高于基础压 10～20mmHg，这样有利于移植肾有效的血流灌注量。

（2）缓解肾动脉痉挛：术中血压平稳但移植肾张力差、未见泌尿，检查肾动脉是否发生痉挛，确为肾动脉痉挛，术中随即采用罂粟碱动脉壁喷雾或利多卡因局部湿敷；术后血压低用多巴胺扩张肾动脉、升高收缩压，可出现明显的尿量增多。

（3）扩血管药物应用：前列腺素 E（PGE）已经证实 PGE，能够降低肾移植术后 DGF 的发生率。PGE 可以直接作用于血管平滑肌，同时抑制交感神经末梢释放去甲肾上腺素，使血管平滑肌舒张，降低肾血管阻力，使肾血流量尤其是肾皮质深部血流量增加。

参 考 文 献

［1］薛武军，丁晨光. 中国公民逝世后器官捐献供肾体外低温机械灌注保存专家共识（2016 版）. 中华移植杂志（电子版），2016，10（04）：154－158

［2］曾力，朱有华，王亚伟，等. 肾移植术后导致肾功能恢复延迟的危险因素分析. 中华器官移植杂志，2005，26（11）：666－668

［3］Collange O，Jazaerli L，Lejay A，et al. Intraoperative PlethVariability Index Is Linked to Delayed Graft Function After Kidney Transplantation. Transplant Proc，2016，48（8）：2615－2621

［4］Grenda R. Delayed graft function and its management inchildren. Pediatr Nephrol，2016，24

［5］Salazar Meira F，Zemiacki J，Figueiredo AE，et al. FactorsAssociated With Delayed Graft Function and Their Influenceon Outcomes of Kidney Transplantation. Transplant Proc，2016，48（7）：2267－2271

［6］聂峰，孙煦勇，董建辉，等. 经心肺复苏中国Ⅲ类心脏死亡器官捐献供肾移植：单中心经验. 中华移植杂志（电子版），2017，11（2）：85－89

［7］Gallinat A，Leerhoff S，Paul A，et al. Kidney transplantationfrom deceased donors with elevated serum creatinine Langenbecks Arch Surg，2016，401（8）：1211 – 1217

［8］陈根，张毅，彭贵主，等．器官捐献肾移植功能延迟恢复的预后因素分析．中国微创外科杂志，2017，17（06）：487 – 490

［9］黄焕文，胡建敏，刘丁，等．供肾组织 Remuzzi 评分对移植肾功能恢复延迟的预测作用．山东医药，2017，57（44）：61 – 63

［10］郭晖，刘磊，彭风华，等．器官移植病理学临床技术操作规范（2019 版）——总论与肾移植．器官移植，2019，10（2）：128 – 141

［11］Remuzzi G，Grinyo J，Ruggeneni P，et al. Early experience with dual kidney transplantation in adults using expanded donor criteria. Double Kidney Transplant Group（DKG）. J Am Soc Nephrol，1999，10（12）：2591 – 2598

［12］宫丽娜，王坤杰．防治肾移植中缺血再灌注损伤的研究进展．生物医学工程学志，2018，35（5）：817 – 821

［13］Wong G，Teixeira – Pinto A，Chapman JR，et al. The impact of total ischemic time，donor age and the pathway of donor death on graft outcomes after deceased donor kidney transplantation. Transplantation，2017，101（6）：1152 – 1158

病例 53　　DCD 供肾肾移植术后 BK 病毒相关性肾病

一、病历摘要

1. 病情介绍　　患者王××,男性,47 岁。

主诉:因肾移植术后 15 个月,发现血肌酐升高半天入院。

患者 15 个月前因"高血压肾病"导致慢性肾功能不全(尿毒症期)在我科住院准备行 DCD 供肾肾移植术,术前供受者 ABO 血型相同,HLA 配型为 3 个错配,群体反应性抗体(PRA)阴性,淋巴细胞毒 2%,配型合适。患者经积极术前准备后,急症给予行同种异体肾移植手术,手术当天于开放移植肾血管前应用注射用巴利昔单抗(舒莱)20mg,术中静脉滴注甲泼尼龙(MP)0.5g,开放血流后供肾灌注良好,即可有尿,手术过程顺利,术后常规抗感染、三联抗排异[麦考酚钠肠溶片(米芙)+ 他克莫司 + 甲泼尼龙片(美卓乐)]及对症支持治疗,术后继续静脉滴注 MP 0.5g/d,共用 3 天,后快速减量。术后开始服用麦考酚钠肠溶片,起始用量为 1440mg/d(分两次,间隔 12 小时);术后第 4 天应用第 2 剂巴利昔单抗。术后开始口服普乐可复胶囊 0.10mg/(kg·d),均分为 2 次,根据血药浓度调整普乐可复剂量。术后恢复好,平稳出院,并规律门诊复查,血肌酐维持在 110μmol/L 左右(病例 53 图 1)。今日上午患者常规来我院门诊复查,发现血肌酐升高,达 146μmol/L,体重及尿量稳定,无明显不适症状,患者为进一步治疗来我院住院治疗,门诊以"肾移植术后血肌酐升高原因待查"收住入院。

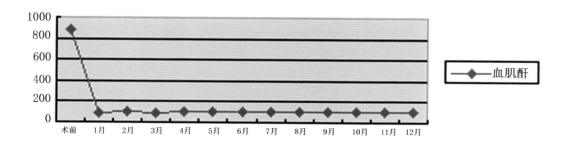

血肌酐

病例 53 图 1　术后第一年移植肾功能恢复情况

既往于术前2年发现"尿毒症"，并规律血液透析治疗；有"高血压"病史多年，自服降压药物（具体不详），术前血压控制欠佳，术后血压控制好；无烟酒等不良嗜好；否认糖尿病、心脏病病史；否认肝炎、结核等传染病史及密切接触病史；否认外伤史，否认药物、食物过敏史，预防接种随当地。

2. 入院查体　T：36.8℃，P：84次/分，R：19次/分，BP：136/89mmHg。神志清楚，精神可，自主体位，查体合作，皮肤浅表黏膜未见黄染、淤斑，浅表淋巴结未及肿大，气管居中；双肺听诊呼吸音清，未闻及干湿啰音。心率84次/分，律齐，各瓣膜听诊未闻及病理性杂音，腹部平坦，腹肌软，无压痛、反跳痛，肝脾肋下未及，肠鸣音正常，双下肢无水肿。右下腹有一长约15cm手术瘢痕，移植肾区无异常隆起，无压痛及反跳痛，听诊血管杂音正常存在。

3. 辅助检查　血肌酐146μmol/L，FK506浓度6.4ng/ml。

（1）移植肾彩超：示移植肾血流丰富，阻力指数正常。

（2）DSA检测：HLA Ⅰ类抗体：阴性；HLA Ⅱ类抗体：阴性（病例53图2）。

HLA Ⅰ类和Ⅱ类 抗体检测报告

患者姓名：	临床诊断：不详	实验室编号：
患者性别：不详	采样时间：	样本类型：□全血 ■血清
患者年龄：不详	送检时间：	送检单位：千佛山医院

HLA Ⅰ类抗体	阴性
HLA Ⅱ类抗体	阴性

病例53图2　DSA检测

（3）血尿BK病毒载量检测（PCR）：血BK病毒载量：2.26×10^4 拷贝/ml，尿BK病毒载量：4.32×10^8 拷贝/ml。

（4）B超引导下移植肾穿刺活检病理：HE染色：肾小管上皮细胞胞核明显增大（病例53图3）；免疫组化：上皮细胞细胞核内嗜碱性病毒包涵体（病例53图4）。

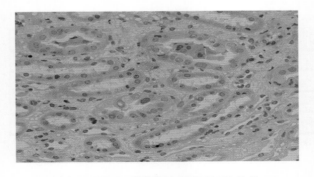

病例53图3　移植肾穿刺病理HE染色

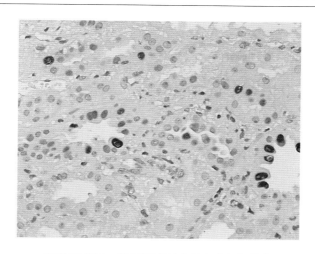

病例 53 图 4 移植肾穿刺病理免疫组织染色

治疗方案：

麦考酚钠肠溶片（米芙）减为 360mg，2 次/天，他克莫司胶囊复转换为环孢素软胶囊，浓度控制在 50～100ng/ml。

转归：

治疗 1 个月后血 BK－PCR 转阴，尿 BK－PCR 仍阳性，但拷贝数下降；血肌酐降至 120μmol/L；无急性排异及移植肾失功发生。

二、诊断思路

（一）诊断依据

1. 诊断方法

（1）尿细胞学检查：尿沉渣找 Decoy 细胞。尿液中出现 Decoy 细胞是 BKV 感染的特点之一。检测主要是尿沉渣细胞学涂片，可通过巴氏染色或相差显微镜显微镜等方法寻找阳性细胞。Decoy 细胞可作为 BKV 感染早期或治疗后的一种筛查方法，其阴性不能排除 BKV 感染，而其阳性时往往 BKV－DNA 呈中高水平。

（2）定量 PCR 检测尿及血中的 BK 病毒负荷量：由于 BKVN 早期表现为 BKV 尿症和 BKV 血症，因此采用定量 PCR 检测肾移植受者尿液和外周血液中病毒载量成为临床上早期监测的重要方法；血清 BK 病毒负荷 $>1 \times 10^4$ 拷贝/ml 或尿中 BK 病毒负荷 $>1 \times 107$ 拷贝/ml，有 80% 患者发生 BK 病毒相关性肾病。

BK 病毒的监测和筛查：KDIGO 指南（2009 年）。

肾移植术后 3～6 个月，每月检测 1 次血浆 BKV DNA 载量；肾移植术后 6～12 个月，每 3 个月检测 1 次血浆 BKV DNA 载量；当出现不明原因的血清肌酐升高时或急性排异反应治疗后。

2. 组织活检　移植肾组织活检是特异性诊断 BKVN 的金标准，光镜下表现为由浸润的单核淋巴细胞、小管炎和核内包涵体组成的间质性肾炎。细胞核内出现嗜碱性病毒包涵体，周围没有明显的空晕，是其特征性的病理表现。移植肾穿刺活检需行 SV40 或

LT 抗原免疫组化染色、原位杂交和电镜检查等。

BKVN 病理组织学分期：

BKVN 的特征是病毒在小管细胞内复制，导致小管上皮损伤、溶解以及急性肾小管坏死。BKV 通过损伤的小管细胞进入小管周围毛细血管内，形成病毒血症。

组织学分三期：

A 期：病毒复制，仅细胞核发现病毒包涵体，无上皮溶解和间质炎症，一般无肾功能改变。

B 期：上皮细胞溶解，小管基底膜损伤，间质水肿，炎症细胞浸润，轻至中度肾小管萎缩和肾间质纤维化（<50%活检组织）。此期出现移植肾功能下降，但积极治疗后部分患者可转入 A 期。

C 期：严重的小管上皮损伤和间质炎症，重度肾小管萎缩和肾间质纤维化，（≥50%活检组织）。

由于 BKVN 的病变部位多随机分布，往往会因穿刺部位与病变部位出现偏差而导致假阴性的结果，因此如果病理结果阴性，如果临床仍高度可疑，建议重复进行组织活检。

（二）诊治程序

检测尿中 BKV，如阳性则进入下一步。

尿检阳性者行 PCR 检测，如阴性则列为 BKVN 的低危人群。若血阳性则再进入下一步。

血阳性者做移植肾穿刺病理检查，如病理排除则列入高危人群，如病理确诊为BKVN 则进入治疗阶段。

1. 鉴别诊断　与移植物排斥反应的鉴别诊断。

用免疫表型指导鉴别诊断，和排斥反应相比 BKVN 间质浸润的淋巴细胞中有较多的B 细胞（CD20），而且细胞毒性 T 细胞较少；免疫组织化学检测排斥反应标本中表达 HLA－DR 和 C4d。

2. 治疗措施与方案　仅为病毒尿则密切随访，不改变免疫抑制剂治疗方案。

如出现病毒血症，则暂停辅助性治疗剂（如硫唑嘌呤或 MMF）。如病毒血症持续，再将 FK506 或 CsA 减至最低可承受剂量（以不排斥为度）。

如组织学排除 BKVAN，则在原治疗方案上观察。视肾功能的变化决定是否再做肾穿刺活检。

如果在已经充分降低免疫抑制药物剂量后，血 BKV 载量仍持续升高者，应考虑加用抗病毒药物治疗。

如同时合并排斥反应，则二步法治疗：先做短暂抗排斥治疗，待排斥控制后再降低免疫抑制程度。

三、防治措施及相关进展

BK 病毒是乳头多瘤空泡病毒科的多瘤病毒亚组成员，最早由英国医师 Gardner 等于1971 年报道，他们在一例肾移植术后发生肾衰竭和输尿管狭窄受者的尿液和输尿管上皮细胞中分离出一种新型病毒，因此用该患者的姓名首字母缩写命名为 BK 病毒。此后不断有学者报道 BK 病毒会对肾功能造成损伤。

1. 流行病学　BKV 具有高传播性、低致病性的特点。主要通过呼吸道途径传播，亦可能垂直传播、粪 - 口途径及血液传播。BKV 在大多数免疫抑制人群普遍存在，免疫系统抑制是导致病毒复活的原因。BKV 对泌尿生殖系统有很强的亲嗜性，但在不同患者产生不同的疾病肾移植病人——BKVAN 和输尿管狭窄，骨髓移植病人——出血性膀胱炎。

正常人群约有 33% 存在 BKV 潜伏，而在免疫抑制状态下，有 0.5 ~ 20% 的人群可出现 BKV 的激活；肾移植术后的病人有 10% ~ 60% 尿中有病毒排出，而正常人为 0.3% ~ 0.85%；BKVAN 发病率在 1% ~ 8%，常发生在肾移植术后第一年。据报道：美国 3 ~ 4 岁儿童中有 BKV 抗体阳性率 50% 左右，到 10 ~ 11 岁时达 100%，随着年龄的增长，16 岁左右 BKV 抗体阳性率下降到 70% ~ 80%；瑞典的统计发现在 1 ~ 13 岁儿童，BKV 血清阳性率随年龄的增长迅速提高，7 ~ 9 岁高达 98%，随后阳性率随年龄的增长逐渐下降。

2. 感染过程　原发感染：主要在儿童。通常无症状或有轻微呼吸道症状；病毒进入静止状态潜伏在肾脏。当免疫功能低下或抑制时，病毒就会被激活并在尿路上皮内不断复制，部分从尿中排除形成病毒尿。病毒尿是 BKV 复活的标志。

肾移植受者中发生 BKVN 的危险因素：长期大剂量应用免疫抑制剂、病毒复活、缺血时间、血清学阳性患者移植给阴性患者、男性和老年人、某些免疫抑制药物：FK506、MMF；肾细胞损伤。

在肾移植受者中，随着病程进展，BKV 会进入肾小管上皮细胞细胞核并复制，引起细胞坏死、松解，使组织发生免疫性、炎症性浸润；当肾小管上皮细胞脱落和局部基底膜暴露时，病毒开始破坏肾小管毛细血管并进入血液，形成 BKV 血症（BKV viremia）。BKV 在血液中持续高载量表达，进一步破坏移植肾组织导致肾小管萎缩和间质纤维化，最终形成 BKVN。

多项国内外研究表明，肾移植术后 BK 病毒尿症、病毒血症和 BKVN 发生率分别为 30% ~ 60%、10% ~ 25% 和 0 ~ 10%，一旦发生 BKVN 则有近 45% 受者发生移植肾失功。

3. 临床表现和预后　通常表现为移植肾功能进行性异常，而无明显的全身性症状。常伴随输尿管狭窄、淋巴囊肿、尿路细菌感染、血尿和巨细胞病毒感染。一旦确诊，临床演变多样，但缺乏有效的治疗，预后较差。

4. 药物治疗　基于相关体外抗病毒活性的治疗方案，人们提出了许多治疗 BKVN 的抗病毒药物。

（1）西罗莫司：雷帕霉素复合物 - 1 抑制剂西罗莫司主要是由于其抑制白细胞介素 - 2(IL - 2) 依赖性 T 淋巴细胞的增生而被用作免疫抑制药物。它还对效应性 T 淋巴细胞的代谢过程和调节性 T 淋巴细胞的生成和维持产生影响。此外，西罗莫司在体外能够减少大 T 抗原（LT 抗原）的复制而不是 BK 病毒的 DNA 复制，这也可能在体内发生并能够直接起到抗病毒作用。然而，西罗莫司作为免疫抑制剂可能不如钙调神经磷酸酶抑制剂那么有效。因此，可能难以分析其免疫调节作用和抗病毒效应在人类研究中的相对贡献。

（2）来氟米特和西多福韦：来氟米特是一种嘧啶合成抑制剂，最初用于治疗类风湿性关节炎。这种药物也被证明在体外具有抑制 BK 病毒复制的作用。来氟米特是一款用于停用 MMF 后替代治疗的口服药物，国外推荐负荷剂量为 100mg 持续 5 天，后改为 40mg 维持，但国内推荐剂量应予以减少。来氟米特有明显的不良反应，主要包括肝毒性、白细胞减少症、贫血和血小板减少症等。建议所有使用这种药物的患者每月常规复查血常规、肝肾功能。目前也有一些研究者一直无法确定单独使用来氟米特能否使 BK 病毒载量减少。相比之下有研究表明，来氟米特联合依维莫司可能有利于一些难治性病例的病毒清除，并能保存同种异体移植物的功能。

西多福韦是核苷酸类似物，最初被美国 FDA 批准用于治疗巨细胞病毒感染。该药物在体外具有抗多瘤病毒活性。西多福韦治疗 BKVN 静脉给药的推荐剂量从 0.25~1mg/kg，1~3 周的间隔期。西多福韦的临床应用常受到肾毒性和骨髓抑制的限制，必须采用水化策略和（或）延长输注时间以减少肾毒性，并严密随访，持续监测血清肌酐、白细胞计数等。临床证据表明，单独使用西多福韦对 BK 病毒载量没有影响。但另有报道，当免疫抑制最小化与西多福韦治疗组合时，BK 病毒载量有所减少。

（3）喹诺酮类：氟喹诺酮类药物也具有体外抵抗多瘤病毒的活性，可抑制 SV40 LT 抗原以及 DNA 拓扑异构酶的解旋酶活性，但选择性较低，而且对已经确诊的 BKVN 治疗未必有效，并且尚未被证明可阻止 BK 再激活。在一项随机对照试验中，Knoll 等认为，左氧氟沙星作为预防药物对肾移植受者的 BKV 发病率没有影响。

（4）免疫球蛋白：有研究表明，免疫球蛋白治疗 BKVN 的作用机制可能是直接通过 BK 特异性抗体中和 BKV，可用于减少免疫抑制药物剂量的受者，通常剂量为 0.2~2.0g/kg。免疫球蛋白不穿过细胞内，但是可以直接中和或间接发挥免疫调理作用，有助于改善疾病的活动状态。与传统疗法相比，结合辅助的免疫球蛋白联合治疗能更有效地消除 BKVN 中的病毒。然而，另一项研究表明，BKVN 高剂量免疫球蛋白治疗对长期移植结果没有益处，需要进一步研究证实。

（5）环孢菌素 A：广泛使用的钙调神经磷酸酶抑制剂环孢菌素 A 具有体外抑制 LT 抗原和结构蛋白 VPl 的作用。然而，其对 BKV 特异性 T 淋巴细胞的抑制作用可能大于其抗病毒作用。一项有关环孢菌素 A 与他克莫司的随机对照试验表明，环孢菌素 A 组病毒尿症的发生率较低，但病毒血症发生率无降低。这些作用是否与环孢菌素 A 作为免疫抑制药物的抗病毒作用或相对降低的效力有关，目前仍然不清楚。

（6）咪唑立宾：是日本旭化成从土壤霉菌 Eupenicil - liumbrefeldianum 的培养滤液中获得的咪唑类抗生素，咪唑列宾属于咪唑类核苷，进入机体后在腺苷激酶的作用下成为一磷酸化的活性物质，通过抑制 IMP 脱氢酶和 GMP 合成酶而影响 GMP 合成，从而进一步抑制免疫细胞和淋巴细胞增生和抑制抗体的产生。1991 年 12 月起在日本临床肾移植中应用。日本许多临床移植中心已将咪唑立宾作为肾移植后的常规免疫抑制药物。由于其化学结构与利巴韦林类似，能够阻止部分 DNA 和 RNA 病毒的复制，因此咪唑立宾抑制病毒的作用明显，并能增强阿昔洛韦的抗病毒作用。有一项研究显示，依维莫司、他克莫司及高剂量咪唑立宾用于肾移植后的联合治疗能够有效地减少病毒感染的发生。

5. 细胞免疫治疗　关于 BKV 感染的免疫疗法已有报道。BKV 重新激活的发病机制可能是通过抑制细胞介导的对病毒复制的免疫反应。T 细胞免疫治疗可能作为减少或预防同种异体移植物损伤并降低毒性的治疗选择。候选 T 淋巴细胞可以从患者自身的血液中分离出来并在体外针对靶抗原进行扩增。然后将扩增和激活的应答 T 淋巴细胞重新导入宿主，从而产生对 BKV 的特异性免疫反应。

6. 治疗后的随访　已确诊的 BKVN 受者经过治疗后治愈，最终 BKV 转为阴性，仍需接受随访；每周检测一次血清肌酐；每 1 ~ 2 周检测一次血浆 BKV 载量。目前对于随访期间是否应接受组织活检以及何时增加免疫抑制药物剂量尚无定论，但 BKVN 受者仍需严密监测复发风险。

（1）本例患者特点：本例患者属于肾移植术后不明原因血肌酐升高，给予排除排斥反应，同时化验发现血尿 BK 病毒阳性，遂给予行 B 超引导下移植肾穿刺活检并给予免疫组化检查证实为 BKVN，仅给予减低抗排异药物治疗，由于发现及时，方案调整及时，治疗效果较好。由于目前抗病毒药物缺乏大型、前瞻、随机对照的临床研究以验证其疗效及安全性，限制了其相关临床应用，因此该例患者亦未应用相关抗病毒治疗。

（2）小结：BK 病毒是一种人群普遍易感的多瘤病毒。近年来随着肾移植手术的广泛开展，BK 病毒感染率不断升高，有其导致的 BKVN 已成为移植肾失功的重要原因之一。BKVN 的临床表现均缺乏特异性，需与移植肾排斥反应或其他疾病相鉴别。早期的筛查及正确的诊断和治疗有助于改善移植肾受者的预后。目前减少免疫抑制剂是治疗 BKVN 的基石。虽然具有抗病毒作用的免疫抑制药物在体外实验证明是有希望的，但缺乏其在体内有效的确切研究证明，因此目前抗病毒的治疗方案有限。由于特异性细胞免疫在控制 BKV 的复制中起重要作用，增强 BKV 特异性 T 淋巴细胞的干预措施将成为下一代治疗 BKVN 感染的新形式。

参 考 文 献

［1］Gardner SD，Fiield AM，Coleman DV，et al. New human papovavirus（BK）isolated from urine after renal transplantation. Lancet，1971，1（7712）：1253 – 1257

［2］Jamboti JS. BK virus nephropathy in renal transplant recipients. Nephrology（Carlton），2016，21（8）：647 – 654

［3］Yi SG，Knight RJ，Lunsford KE. BK virus as a mediator ofgraft dysfunction following kidney transplantation. Curr Opin Organ Transplant，2017，22（4）：320 – 327

［4］Liacini A，Seamone ME，Muruve DA，et al. Anti – BK virus mechanisms of simlimus and leflunomide alone and in combination：toward a new therapy for BK virus infection. Transplantation，2010，90（12）：1450 – 1457

［5］Yang A，Wang B. Sirolimus versus tacrolimus in kidney transplant recipients receiving mycophenolate mofetil and steroids：focus on acute rejection，patient and graft survival. Am JTher，2015，22（2）：98 – 104

［6］Gallon L，Traitanon O，Sustente – Reodica N，et al. Cellular and molecular imune profiles in renal transplant recipients after conversion from tacrolimus to sirolimus. KidneyInt，2015，87（4）：828 – 838

［7］Krist JC，Taber DJ，Pilch N，et al. Leflunomide efficacy and pharmacodynamics for the treatment of BK viral infection. Clin J Am Soc Nephrol, 2012, 7(6): 1003 - 1009

[8] Jaw J, Hill P, Goodman D. Combination of Leflunomide and Evemlimus for treatment of BK virus nephropathy. Nephrology(Carlton), 2017, 22(4): 326 - 329

[9] Kuten SA, Patel SJ, Knight RJ, et al. Observation on the use of cidofovir for BK virus infection in renal transplantation. Transpl Infect Dis, 2014, 16(6): 975 - 983

[10] Ali SH, Chandraker A, DeCapfio JA. Inhibition of Simian virus 40 large T antigen helicase activity by fluoroquinolones. Antivir Ther, 2007, 12(1): 1 - 6

[11] Anwar S, Brennan DC. Treatment of BK viremia after renal transplantation: are fluoroquinolones a false dawn. Clin J Am Soc Nephrol, 2014, 9(3): 445 - 447

[12] Lebreton M, Esposito L, Mengelle C, et al. A 3 - month course of ciprofloxacin does not prevent BK virus replication in heavily immunosuppressed kidney transplant patients. J Clin Virol, 2016, 79(9): 61 - 67

[13] Knoll GA, Humar A, Fergusson D, et al. Levonoxacin for BK virus prophylaxis following kidney transplantation: a randomized clinical trial. JAMA, 2014, 312(20): 2106 - 2114

[14] Kable K, Davies CD, O'Connell PJ, et al. Clearance of BK virus nephropathy by combination antiviral therapy with intravenous immunoglobulin. Transplant Direct, 2017, 3(4): e142

[15] Halim MA, A1 - Otaibi T, Gheith O, et al. Long - term followup of active treatment versus minimization ofimmunosuppressive agents in patients with BK virusassociated nephropathy after kidney transplant. Exp Clin Transplant, 2016, 14(1): 58 - 65

[16] Brennan DC, Agha I, Bohl DL, et al. Incidence of BK with tacrolimus versus cyclosporine and impact of preemptive immunosuppression reduction. Am J Transplant, 2005, 5(3): 582 - 594

[17] Shiraki K, Ishibashi M, Okuno T, et al. Effects of cyclosporine, azathioprilie, mizoribine, and prednisolone on replication of human cytomegalovirus. Transplant Proc, 1990, 22(4): 1682 - 1685

[18] Yoshimura N, Nakao T, Nakamura T, et al. Effectiveness of the combination of everolimus and tacrolimus with high dosage of mizoribine for living donor related kidney transplantation. Transplant Proc, 2016, 48(3): 786 - 789

[19] Dasari V, Sehuessler A, Smith C, et al. Prophylactic andtherapeutic adenoviral vector - based multivirus specific T - cellimmunotherapy for transplant patients. Mol TherMethods Clin Dev, 2016, 3(5): 16058

[20] Wright AJ, Gill JS. Strategies to prevent BK virus infectionin kidney transplant recipients. Curr Opin Infect Dis, 2016, 29(4): 353 - 358

病例 54 肾移植术后肺部真菌感染

一、病历摘要

1. 病情简介　患者，男，30岁。主诉：肾移植术后1周，发热伴咳嗽、咳痰1天。

现病史：患者1周前因"尿毒症于""尿毒症"入住我院，完善术前检查，心肺功能良好，经省卫健委审批后在我院行"亲属活体肾移植术"，手术过程顺利，术后给予"麦考酚钠肠溶片（米芙）、他克莫司、甲强龙"三联抗排异治疗，米芙540mg，2次/天，口服；他克莫司2mg，2次/天，口服；甲强龙16mg，1次/天，口服。术后给予"头孢米诺钠"3.0g/d，静脉滴注，预防感染治疗，引流液培养阴性，术后血肌酐下降，现肌酐正常。1天前患者无明显诱因出现发热，体温最高达37.6℃，伴有咳嗽，咳痰，为白色黏痰，无胸闷、憋气，24小时尿量正常。

既往史：有高血压病史4年余，自服"美托洛尔、硝苯地平"等药物治疗，现血压控制在140/90mmHg，否认心脑血管病、糖尿病病史；否认肝炎、结核等传染病史及密切接触史；否认其他重大外伤史、手术史；否认输血史；否认药物、食物过敏史；预防接种史随当地。

个人史：生于原籍，无外地久居史，无疫区疫水接触史。吸烟10余年，20支/天，目前已戒烟，无嗜酒嗜好。

2. 查体　T：37.5℃，P：64次/分，R：17次/分，BP：151/90mmHg。一般情况：发育正常，营养中等，肾病面容，神志清楚，自主体位，双肺呼吸音粗，未闻及干湿性啰音。心率64次/分，律规整，各瓣膜区未闻及病理性杂音。腹部平坦，腹软，未触及包块，全腹无压痛、反跳痛。双肾下极未触及，双肾区无叩痛。双输尿管行经区无压痛，膀胱区未触及包块，叩诊呈鼓音。移植肾检查质地可，大小正常，听诊血流杂音存在。

3. 辅助检查　CT示：双肺纹理增多，双肺内散在分布淡片状及小片状高密度影，边缘模糊，部分实变。化验真菌 $1-3-\beta-D-$ 葡聚糖定量 G 试验 279.3↑pg/ml，曲霉菌抗原检测 0.43，C－反应蛋白测定（CRP）（免疫散射比浊法）：21.5↑mg/L，降钙素原检测：0.040ng/ml。

二、诊断思路

1. 诊断依据　肺部真菌感染临床表现可无特异性，诊断根据侵袭性肺真菌病分级（3级）诊断标准，分为确诊、临床诊断、拟诊。确诊只需具备组织学或无菌体液检测确定的微生物学证据（涂片和培养），不涉及宿主因素。临床诊断需综合考虑宿主因素、临床特征、微生物学证据3部分。拟诊是符合宿主因素、临床特征，缺乏微生物学证据者。免疫学检测血清中细胞壁成分（1，3）－β－D－葡聚糖抗原检测（G试验）、半乳甘露聚糖抗原检测（GM试验）阳性有重要的辅助诊断价值。本病人根据临床表现及辅助检查，临床诊断为肾移植术后肺部感染。但还需血液学检查、痰培养等进一步明确微生物学证据。

2. 鉴别诊断

（1）肺结核：肺结核一般会出现低热、盗汗、疲乏、无力、体重减轻、失眠、心悸等症状，X线胸片，肺结核主要是在肺间或者是锁骨上下，密度不均，而且会形成空洞，或者是肺内播散。查痰中可以找到结核杆菌。本病人术前检查无肺结核相关证据，可初步排除。

（2）流行性感冒：由流感病毒、副流感病毒引起。有明显的流行病史，局部症状较轻，全身症状较重。常有高热、头痛、四肢肌肉酸痛等，病程较长。本病人不能排除有病毒感染，需进一步检查。

（3）肺曲霉病：侵袭性肺曲霉病CT特征：早期为炎症阴影，周围呈现薄雾状渗出（"晕轮征"），随后炎症病灶出现气腔实变，可见支气管充气征，再后可见病灶呈现半月形透光区（"空气半月征"），进一步可变为完整的坏死空洞。GM试验阳性提供重要参考。此病人本病可能性大。

（4）肺孢子菌肺炎：本病绝大多数见于艾滋病患者和其他原因的细胞免疫抑制患者。发热、干咳和渐进性呼吸困难、低氧血症是本病主要临床症状。影像学上早期呈弥漫性肺泡和间质浸润性阴影，迅速融合而成为广泛肺实变，可见支气管充气征。咳痰、导痰、支气管肺泡灌洗标本或肺活检标本仍是本病的基本诊断方法。

3. 结合该病例，诊断策略及相关进展　本病人C－反应蛋白测定（CRP）（免疫散射比浊法）：21.5↑mg/L，降钙素原检测：0.040ng/ml。化验真菌1－3－β－D－葡聚糖定量G试验279.3↑pg/ml，CT示：双肺纹理增多，双肺内散在分布淡片状及小片状高密度影，边缘模糊，部分实变，考虑肺部真菌感染。GM试验和G试验对于侵袭性肺部真菌感染的早期诊断、高危人群的监测及疗效和预后的评价意义较大。G试验适用于除隐球菌和接合菌（包括毛霉菌、根霉菌等）外的所有深部真菌感染的早期诊断，尤其是念珠菌和曲霉菌，但不能确定菌种。GM试验是检测曲霉菌感染的经典血清学方法之一，GM释放量与菌量成正比，可以反映感染程度。连续检测GM可作为治疗疗效的监测。

各研究报道显示，G试验和GM试验在肺部真菌感染的阳性率不同。侯振刚的研究结果（G试验和GM试验的阳性率分别为57.0%、31.6%），与胡海宗等的报道（G试验和GM试验的阳性率分别为89.80%、83.67%）和马杰等的报道（G试验和GM试验的阳性率分别为16.67%、52.08%）有差异。这可能与判断标准、样本来源、试剂、仪器不同或一些影响因素所致的假阳性、假阴性等有关。因G试验和GM试验均存在假阳性或假阴性情况，我们认为动态进行GM试验或G试验检测有利于治疗效果和病情发展的判断。

肺毛霉菌的胸部CT表现：病灶易双肺多发，多表现为进展迅速的多发边缘模糊斑片状实变影常伴空洞形成。此病空洞有一定特点：易多发，初次检查时多为厚壁空洞，经治疗后可变为内外壁均光滑的薄壁空洞。由于毛霉菌有极强的组织侵蚀力，易累及血管和支气管，部分可发生肺动脉栓塞或大咯血。有文献报道"反晕征"（reversed halo sign），霉菌病可伴有双侧或单侧少量胸腔积液；一般不伴有肺门及纵隔肿大淋巴结影，但有文献报道获得性免疫缺陷综合征患者合并毛霉菌感染时易出现淋巴结肿大，且肺内易出现多发粟粒样结节影。

三、防治策略及相关进展

1. **本例治疗策略**　兼顾抗排异及抗感染治疗。抗感染包括抗细菌治疗、抗真菌治疗。

2. **本例治疗方案、措施与效果**　患者行亲属活体肾移植手术，早期患者恢复顺利，肌酐迅速下降，术后第 7 天化验肌酐 99.00μmol/L。患者出现咳嗽及咳痰，少量白色黏痰。查体：双肺呼吸音粗，右肺可闻及少量湿啰音。CT 示（病例 54 图 1）：双肺纹理增多，双肺内散在分布淡片状及小片状高密度影，边缘模糊，部分实变。化验 G 试验 279.3 ↑pg/ml，CRP：21.5↑mg/L，降钙素原检测：0.040ng/ml，考虑患者存在真菌感染，留取痰培养明确病原菌，同时停用全部免疫抑制药物，仅应用甲强龙 40mg 抗感染及免疫抑制。应用伏立康唑 200mg，2 次/日，静脉滴注；卡泊芬净 50mg，1 次/日，静脉滴注，抗真菌；同时应用头孢哌酮钠舒巴坦钠（舒普深）3.0g，2 次/日，静脉滴注抗细菌治疗。

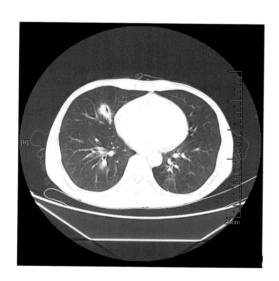

病例 54 图 1　CT 检查

患者肺部感染第 2 天：咳嗽、咳痰加重，咳血痰，体温 37.6℃。痰培养示：烟曲霉和黑曲霉。CT 示（病例 54 图 2）：右肺中下叶病变范围较前片略增大，部分病变内见空腔。左肺下叶病变范围较前减小。G 试验 321↑pg/ml，CRP：30.5↑mg/L。

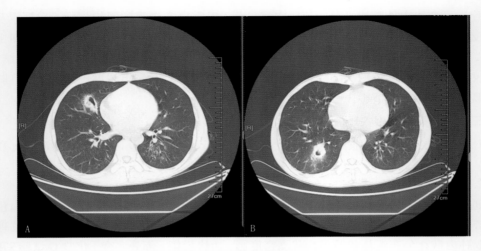

病例 54 图 2　肺部感染第 2 天 CT 检查

　　肺部感染第 10 天：痰中带血，稍发热，尿量好。CT（病例 54 图 3）：双肺下叶及右肺中叶见多发片状密度增高影，边缘模糊，部分实变，右肺中下叶见空洞形成，空洞较前增大。G 试验 1017↑ pg/ml，GM 试验 0.82，CRP：24.1↑ mg/L，降钙素原检测：0.092ng/ml。患者病情持续加重，建议患者应用两性霉素 B，但患者考虑两性霉素 B 可能存在的肝肾毒性，拒绝使用。

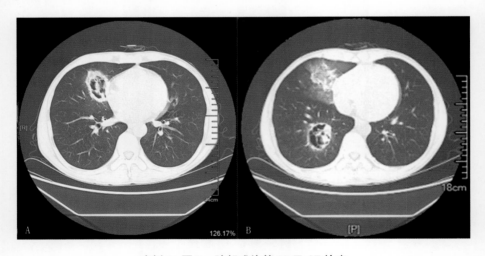

病例 54 图 3　肺部感染第 10 天 CT 检查

　　肺部感染第 14 天：CT 示（病例 54 图 4）：右肺中下叶见空洞形成，空洞较前增大。G 试验 147pg/ml，GM 试验 1.14，CRP：54.3↑ mg/L，肌酐 57μmol/L。考虑右肺中下叶空洞较前增大，感染较前加重，再次向患者及家属解释病情的严重性，应用两性霉素 B 的必要性，患者及家属同意使用两性霉素 B。暂停应用伏立康唑，患者体重 60kg，加用两性霉素 B 20mg，2 次/日，静脉滴注，继续卡泊芬净抗真菌治疗。

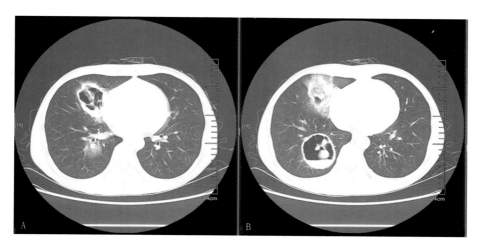

病例 54 图 4　肺部感染第 14 天 CT 检查

肺部感染 17 天：痰中带血，血色较前加重，连续两次痰培养示毛霉菌。应用两性霉素 B 3 天，CT 示（病例 54 图 5）：右肺中下叶见多发片状密度增高影，边缘模糊，部分实变，右肺中下叶空洞形成，较前吸收。G 试验 73pg/ml，GM 试验 0.59，CRP：14.2↑mg/L，降钙素原检测：0.109ng/ml。肌酐 82μmol/L。暂停应用卡泊芬净，加用泊沙康唑 400mg，2 次/日，口服抗真菌治疗，余治疗不变。

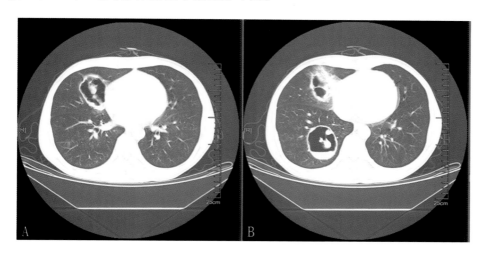

病例 54 图 5　肺部感染第 17 天 CT 检查

肺部感染第 25 天：咳痰较前好转，无发热，尿量好。CT 示（病例 54 图 6）：右肺中下叶见多发片状密度增高影，边缘模糊，部分实变，右肺中下叶空洞形成，与前对比，空洞周围片状影密度增高，双肺散在树丫症。G 试验 153pg/ml，GM 试验 0.84，CRP：3.02mg/L，降钙素原检测：0.126ng/ml，肌酐 157μmol/L。继续应用两性霉素 B 及泊沙康唑抗真菌治疗。

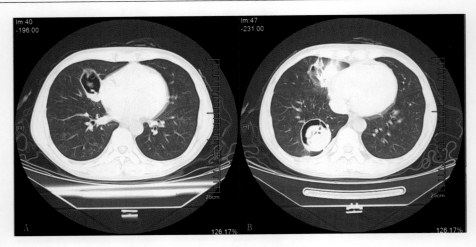

病例 54 图 6　肺部感染第 17 天 CT 检查

　　肺部感染 39 天：CT 示(病例 54 图 7)：右肺中下叶见多发片状密度增高影，边缘模糊，部分实变，右肺中下叶空洞形成，与前对比，空洞变化不明显，空洞周围片状影较前略减少，双肺散在树丫症较前减少。G 试验 42pg/ml，GM 试验 0.26，CRP：3.02mg/L，降钙素原检测：0.119ng/ml，肌酐 205μmol/L。

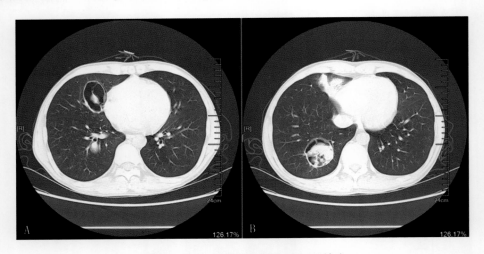

病例 54 图 7　肺部感染第 18 天 CT 检查

　　因患者肌酐升至 200μmol/L 左右，多次复查胸部 CT 并请相关科室会诊，考虑患者目前处于感染稳定阶段，停用两性霉素 B，继续口服泊沙康唑 400mg，2 次/日，抗真菌治疗。

　　3. 结合该病例，疾病的防治策略及相关进展　侵袭性真菌感染(IFI)的发病率逐年上升。免疫缺陷患者中有 2% ~49% 合并 IFI，病死率在 20% ~70% 。泊沙康唑是一种新型三唑类广谱抗真菌药，由于其毒性小、安全性好、生物利用度高，在国外用于难治性真菌感染及免疫力低下患者防治侵袭性曲霉菌或白色念珠菌感染。泊沙康唑缓释片需要整颗口服，当每日口服 300mg 时，其稳态血药浓度在 500~2500ng/ml，其安全性及耐受性与口服混悬剂相当。泊沙康唑静脉制剂在侵袭性真菌易感的患者中有良好的耐受性，每天静脉注射 300mg 泊沙康唑时可以达到高目标浓度，并且有较好的安全性。对于肺部感染毛霉菌的免疫缺陷小鼠，使用两性霉素 B 脂质体和泊沙康唑抗真菌治疗在提高患病动物生存时间上差异不大，两者均可有效减少肺真菌负荷，但泊沙康唑略优于两性霉素 B 脂质体，同时不良反应更少。此外，泊沙康唑也是唯一一个可持续抑制接合菌感染的唑类药物，体外实验证实，其抗真菌活性甚至强于其他唑类药。

毛霉菌病药物治疗中应首选两性霉素 B。由于两性霉素 B 蛋白结合率高（>90%）以及透析性较差，因此有肾功能损伤的患者需监测肾功能。临床上两性霉素 B 常见不良反应有寒战、高热、恶心、呕吐、顽固性低钾血症、肝肾功能损害等。两性霉素 B 脂质体其肾毒性比传统的两性霉素 B 低，因此，对于需要大剂量长期给药治疗的患者，两性霉素 B 脂质体是理想的选择。两性霉素 B 在不同患者中的最佳用量是有差异的，因此，如果患者对药物无不良反应，药物应适当加量至维持量。

四、经验总结

肾移植肺部真菌感染患者多为混合感染，一般认为早期应"联合、足量、广谱"用药，避免失去抗感染最佳治疗时机，除积极抗真菌治疗外，可减少或停用免疫抑制剂，营养支持治疗，纠正低蛋白血症、贫血，必要时应用丙种球蛋白。肺毛霉菌病是一类在免疫功能低下患者中发生的机会性真菌感染，且病死率极高。器官移植合并免疫抑制剂、长时间使用皮质类固醇激素、控制不良的糖尿病，抗真菌药物的暴露是肺毛霉菌病的高危因素。药物治疗中目前推荐两性霉素 B 或两性霉素 B 脂质体作为一线药物。棘白菌素类、伏立康唑和伊曲康唑对毛霉菌没有可靠的活性，而泊沙康唑具有明确的体外抗毛霉菌活性。两性霉素 B 与泊沙康唑联合治疗可能是较好的治疗方案。手术联合抗真菌治疗能显著提高患者的生存率。

参 考 文 献

［1］高东田，申爱华. GM 试验和 G 试验对侵袭性肺部真菌感染的诊断价值及临床疗效评价. 检验医学，2018，33(1)：44–49

［2］侯振钢. GM 试验在肺部侵袭性曲霉菌感染的早期诊断及评价. 当代医学，2015，25(15)：19

［3］胡海宗，谢小丽. GM 试验和 G 试验在肺侵袭性曲霉菌感染检查中的临床价值分析. 中国保健营养旬刊，2014，24(4)：1879

［4］马杰，余庆峰，赵伟，等. 成人急性白血病患者重症肺炎的炎症指标与病原学特征分析. 中华医院感染学杂志，2015，25(24)：5596–5598

［5］Okubo Y, Ishiwatari T, Izumi H, et al. Pathophysiological implication of reversed CT halo sign in invasive pulmonary mucormycosis: a rare case report. Diagn Pathol, 2013, 8: 82

［6］Busca A, Limerutti G, Locatelli F, et al. The reversed halo sign as the initial radiographic sign of pulmonary zygomycosis. Infection, 2012, 40: 77 – 80

[7] Hong HL, Lee YM, Kim T, et al. Risk factors for mortality in patients with invasive mucomycosis. Infect Chemother, 2013, 45(3): 292 – 298

[8] Neofytos D, Lu K, Hatfield – Seung A, et al. Epidemiology, outcomes, and risk factors of invasive fungal infections inadult patients with acute myelogenous leukemia after induction chemotherapy. Diagn Microbiol Infect Dis, 2013, 75(2): 144 – 149

[9] Groll AH, Castagnola E, Cesaro S, et al. Fourth European Conference on Infections in Leukaemia(ECIL – 4): guidelines for diagnosis, prevention, and treatment of invasive fungal diseases in paediatric patients with cancer or allogeneic haemopoietic stem – cell transplantation. Lancet Oncol, 2014, 15(8): 327 – 340

[10] Klingspor L, Saaedi B, Ljungman P, et al. Epidemiology and outcomes of patients with invasive mould infections: a retrospective observational study from a single centre (2005—2009). Mycoses, 2015, 58 (8): 470 – 477

[11] Koyama K, Ohshima N, Suzuki J, et al. Evaluation of clinical characteristics and prognosis of chronic pulmonary as pergillosis depending on the underlying lung diseases: emphysema vs prior tuberculosis. J Infect Chemother, 2015, 21(11): 795 – 801

[12] Clark NM, Grim SA. Posaconazole: use in the prophylaxis and treatment of fungal infections. Semin Respir Crit Care Med, 2015, 36(5): 767 – 785

[13] Duarte RF, López – Jiménez J, Cornely OA, et al. Phase 1b study of new posaconazole tablet for prevention of invasive fungal infections in high – risk patients with neutropenia. Antimicrob Agents Chemother, 2014, 58(10): 5758 – 5765

[14] Kraft WK, Chang PS, van lersel MLPS, et al. Posaconazole tablet pharmacokinetics: lack of effect of concomitant medications altering gastric pH and gastric motility in healthy subjects. Antimicrob Agents Chemother, 2014, 58(7): 4020 – 4025

[15] Maertens J, Cornely OA, Ullmann AJ, et al. Phase 1B study of the pharmacokinetics and safety of posaconazole intravenous solution in patients at risk for invasive fungal disease. Antimicrob Agents Chemother, 2014, 58(7): 3610 – 3617

病例 55　肾移植术后急性抗体介导的排斥反应

一、病历摘要

1. **病史简介**　患者蔺××，女性，33 岁，既往有 2 次妊娠史和 4 次输血史。

2018 年 12 月 31 日因"慢性肾小球肾炎，慢性肾脏病 5 期，血液透析状态"行异体肾移植术。供肾系公民逝世后器官捐献（C-Ⅲ），左肾动静脉均为单支，热缺血时间 12 分钟（从心跳停止到开始腹主动脉灌注），冷缺血时间 8.5 小时，Lifeport 肾脏转运器灌注参数满意。组织配型：供、受体血型均为 AB 型，RhD（＋），HLA 错配 3 个，补体依赖淋巴细胞毒性试验（CDC）阴性；2017 年 4 月 18 日群体反应性抗体（PRA）27.5%（Ⅰ 类阳性），给予吗替麦考酚酯（1g/d）和他克莫司（1.5mg/d）口服，16 个月，PRA 逐渐降至阴性，术前 PRA 阴性（2018 年 12 月 1 日）。术中及术后给予兔抗人胸腺免疫球蛋白（rATG）免疫诱导：50mg/d，0、1、2、3 天共 4 剂，术后当天及术后给予人免疫球蛋白 10g/d，共 5 剂。免疫抑制剂方案吗替麦考酚酯（起始量 2g/d）、他克莫司［起始量 0.085mg/（kg·d）］和泼尼松（起始量 10mg/d）三联。术后 3 天，MPA-AUC：56.8mg/（h·L），他克莫司浓度 C0 5.7ng/ml，PRA 阴性；术后第 4 天肾功能 sCr 下降至 105μmol/L，术后第 7 天，MPA-AUC：76.5mg/（h·L），他克莫司浓度 C0 8.9ng/ml，将吗替麦考酚酯减为 1.75g/d，术后第 7 天复查 PRA 和供体特异性抗体（donor specific antibody，DSA）。术后第 8 天尿量较前明显减少，每小时尿量约 30ml，复查肾功能 sCr 359μmol/L。

2. **移植肾查体**　移植肾位于右髂窝，质地肿胀，边界清楚，较前扩大，听诊未闻及血管杂音。

3. **辅助检查**

（1）肾功能（2019 年 1 月 8 日）：sCr 359μmol/L，BUN 23.66mmol/L。

（2）尿常规（2019 年 1 月 8 日）：尿蛋白 2＋，隐血 2＋。

（3）凝血功能（2019 年 1 月 8 日）：PT 19.6s，APTT 56.3s

（4）群体反应抗体（2019 年 1 月 8 日术后第 7 天）：57.5%（BW4，BW6）。

（5）供者特异性抗体检测（2019 年 1 月 9 日术后第 8 天）：B13（MFI 9061.4），B44（MFI 16 538.9）。

（6）移植肾超声（2019 年 1 月 8 日术后第 7 天）：移植肾位于右髂窝，大小 115mm×63mm×58mm，实质光点增大增粗，分布均匀，肾窦回声排列整齐，未见分离；CDFI：移植肾血流灌注差，血管树不清晰，血流参数提示舒张期间断存在，移植肾动脉阻力升高。

（7）移植肾穿刺（2019 年 1 月 10 日术后第 9 天，病例 55 图 1）：①免疫荧光：IgA

（－），IgM（－），C3（＋），C1q（－），FRA（－）等团块状于系膜区，线状于毛细血管壁沉积；②免疫组化：LCA（＋），CD20（＋），CD3（＋），CD4（＋），CD8（＋），SV40（－），C4d（3＋），CD30（＋），GrB（少数＋），Perforin（少数＋），CD38（－），CD68（＋）；③HE染色：镜下见13个肾小球，2个球形硬化，2个肾小球毛细血管纤维素性微血栓形成伴毛细血管内皮细胞增生及炎性细胞浸润（g1），肾小管上皮细胞颗粒和空泡变性（T1），可见蛋白管型，间质淋巴细胞和单核细胞浸润（Ti0），间质小动脉壁未见炎症（V0）。片内结构结合免疫荧光及免疫组化提示急性/活动性抗体介导的排斥反应。

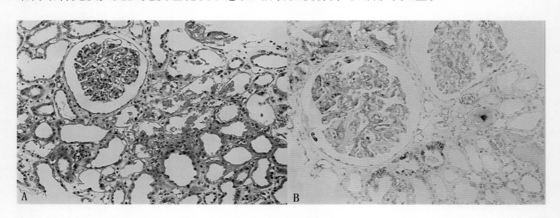

病例 55 图 1　移植肾穿刺

注：A：提示，肾小球炎，肾小球毛细血管腔内淋巴细胞浸润（HE，×200）；B：提示肾小管毛细血管内皮 C4d 阳性（免疫组化，×200）

二、诊断思路

随着对 T 细胞介导的排斥反应的有效控制，以及对抗体介导的排斥反应（antibody - mediated rejection，AMR）发病机制及移植肾病理学特征研究的深入，AMR 已成为排斥反应预防和诊治的核心内容。AMR 是导致移植肾急性或慢性失功的重要原因之一，显著降低移植肾的近期和长期存活率。相对于 T 细胞介导的排斥反应，肾移植术后 AMR 一般是由于受体体内抗供体 HLA 和（或）导致的。AMR 的临床表现虽与 T 细胞介导的排斥反应类似，但有其特征性表现，DSA 就是其特征性表现。因此，AMR 的诊断策略就是临床表现，特征性表现（DSA 阳性），并结合病理检查明确诊断。

（一）AMR 的诊断

一般急性 AMR 诊断根据移植术后早期群体反应性抗体（PRA）阳性及较高的 DSA MFI 值，联合移植肾活检病理特征性改变和组织 C4d 沉积，就能及时确诊。然而，C4d 染色阳性作为必须依据可能会漏诊部分 AMR。C4d 阴性的受者如果有较多的 PTC 浸润，可结合其他提示 AMR 的分子生物学指标（C1q、C3d）及 DSA 和病理变化亦可诊断 AMR。此外，系统生物学（转录组学、蛋白组学、代谢组学）、血尿细胞因子检测和影像学技术在 AMR 的诊断已显示出了非常宽广的应用前景。

1. 抗体介导的排斥反应的诊断标准　典型 AMR 诊断标准为尿量减少，移植肾功能减退；血清学 PRA 阳性，DSA MFI 值较高；肾小管周围毛细血管可见 C4d 沉积；肾小管周围毛细血管炎、肾小球肾炎、动脉纤维素样坏死等明显组织损伤的形态学特征。若肾小管周围毛细血管未见 C4d 沉积，但 DSA 阳性，MFI 值较高，有内皮细胞活化（W/F、PECAM、SELE mRNA 水平增高）和（或）肾小管和（或）毛细血管内皮细胞 CD31 + Ki67 + 表现，和明显肾小管周围毛细血管炎、肾小球肾炎、动脉纤维素样坏死等明显组织损伤形态学变化，亦能诊断 AMR。

2. 该例患者符合 AMR 诊断标准　该例患者：第一，出现了尿量明显减少，移植肾功能 sCr 水平由 105μmol/L 升至 359μmol/L；第二，PRA 术前阴性，术后 3 天阴性，术后 8 天阳性，55%（Ⅰ类阳性），检测 DSA 为，B13（MFI 9061.4），B44（MFI 16538.9）；第三，移植肾穿刺病理提示：①免疫荧光：补体 C3（＋）团块状于系膜区，线状于毛细血管壁沉积，②免疫组化：C4d（3＋），③HE 染色：肾小球毛细血管纤维素性微血栓形成伴毛细血管内皮细胞增生及炎性细胞浸润（g1），间质淋巴细胞和单核细胞浸润（TiO）。因此，综合临床表现、移植肾病理表现（组织损伤表现、C4d 阳性）及 DSA 阳性，该病例诊断为急性/活动性抗体介导的排斥反应。

（二）该例 AMR 的防治

AMR 主要由 DSA 所介导，因此有效预防和抑制 DSA 的产生是减少 AMR 的关键。术前重视供受者 HLA 配型，按交叉反应或氨基酸残基配型策略选择可接受性错配抗原和（或）错配抗原较少的供体，可有效减少 DSA 的产生；对已产生的 DSA，采取有效措施，降低其 MFI 值或使其转阴等，对预防 AMR 均有积极作用。

该例患者的治疗及转归：术后第 8 天尿量明显减少至 400ml/d，急查肾功能 sCr 显著升高，移植肾超声提示血流灌注差，血管阻力高，移植肾质地肿胀，边界扩大。初步考虑急性排斥反应，已常规留取了 PRA 和 DSA，急诊行移植肾穿刺病理检查，同时给予 rATG 75mg 冲击治疗。PRA 结果 57.5%（BW4，BW6），DSA 阳性，B13（MFI 9061.4），B44（MFI 16 538.9）移植肾病理有组织损伤形态学变化，C4d 阳性，确诊为急性/活动性抗体介导的排斥反应。给予免疫吸附（3 次），IVIG（15g/d×5 天）和利妥昔单抗注射液（美罗华）（200mg，1 次）及血液透析（6 次，2 周）等进行治疗，并应用注射用头孢哌酮钠舒巴坦钠（舒普深）和注射用醋酸卡泊芬净（科赛斯）预防感染。治疗 5 天后复查 PRA 50%（BW4，BW6），DSA：B13（MFI 12 762.9），B44（MFI 9990.4），尿量 230ml/d，肾功 sCr 798μmol/L。效果不佳，将免疫吸附更换为双模血浆置换（5 次），增加 IVIG 用量至 20g/d（连用 7 天），7 天后降至 10g/d（连用 5 天），维持他克莫司谷浓度在 7～12ng/ml。经综合治疗后 13 天，患者尿量逐渐增加，移植肾超声血流逐渐丰富，血管阻力指数下降，移植肾功能逐渐恢复。术后 30 天，肾功 sCr 145μmol/L，PRA 降至 5%（Ⅰ类阳性），DSA：B13（MFI 915.4），B44（MFI 2727.3）。术后 90 天，肾功 sCr 95μmol/L，PRA 5%（Ⅰ类阳性），DSA：B13（MFI 217.2），B44（MFI 568.7）。

（三）AMR 的鉴别诊断

1. 急性细胞介导的排斥反应（cellular mediated rejection）　又称 T 细胞介导性排斥反应（T cell - mediated rejection，TCMR），与 AMR 在临床上有着类似的表现，局部表现为移植肾的肿胀、疼痛，或伴发血尿，全身反应为无特殊原因的尿量减少和体质量增加，突发的不可解释的血压升高，发热(低热为主)、乏力、关节疼痛等。查体可发现移植肾肿大、质地变硬、可有压痛。如何鉴别 TCMR 和 AMR 对于指导治疗方案具有非常重要的意义，移植肾穿刺活检是目前确诊 AR 的金标准。急性 TCMR 可分为间质性和血管性两种：一般应用光镜和免疫荧光染色(C4d 等)加以诊断和鉴别。其病理学特征包括 3 个方面：移植肾组织间质内单个核炎症细胞浸润、肾小管炎和(或)血管内皮炎。其中移植肾组织间质内浸润的炎症细胞主要包括淋巴细胞、浆细胞和巨噬细胞，严重的急性排斥反应时也可混有中性粒细胞和嗜酸性粒细胞。间质内弥漫性炎症细胞的浸润对诊断急性 TCMR 仅具有提示作用，其确诊还需要在此基础上有肾小管炎和血管内皮炎的表现，其形态学特征为在前述间质炎症浸润的基础上，淋巴细胞浸润进入肾小管上皮层内，随着急性排斥反应程度的逐渐加重，肾小管上皮层内浸润的淋巴细胞数量逐渐增多。严重的急性细胞性排斥反应进一步发展导致血管内皮炎，其特征为移植肾内动脉分支的内膜层内出现淋巴细胞浸润和内膜水肿，以及内膜增厚致动脉管腔狭窄，导致血液循环障碍甚至肾组织缺血坏死，严重者动脉分支管壁呈纤维素样坏死。AMR 的病理诊断标准见上述(抗体介导的排斥反应的诊断标准)。群体反应抗体和 DSA 监测有助于早期发现和诊断。

2. 移植肾输尿管狭窄或梗阻　移植肾输尿管梗阻是肾移植术后常见的并发症，文献报道发生率为 2% ~7%，临床表现为出现进行性尿量减少或突然无尿，伴移植肾区胀痛，可能伴有发热，血肌酐升高等，与急性排斥反应的临床表现类似。常规首选移植肾彩超检查，移植肾彩超除了能显示移植肾尿路扩张情况，还能通过测算移植肾血流阻力指数为输尿管狭窄或梗阻提供间接依据。但由于肾移植后较多患者存在移植肾尿路的扩张。而事实上仅其中一小部分存在梗阻，因此彩超检查假阳性率较高，有时与急性排斥反应的超声类似。磁共振泌尿系统水成像(MRU)作为一种无创技术，不受肾功能的影响，可发现肾盂输尿管扩张，且 MRU 较之静脉尿路造影(IVU)有其特有的三维图像功能，能显示移植尿路病变及解剖改变，精确地定位梗阻的位置，因此，MRU 对移植肾输尿管梗阻有独特的诊断价值。

3. 移植肾动脉狭窄(TRAS)　TRAS 是肾移植术后最常见的血管并发症，常见于肾移植后 3 个月至 2 年，最常见于 3 ~6 个月。临床上表现为爬行肌酐，尿量随之逐渐减少；术后早期血管扭曲或成角等引起的 TRAS 通常表现为急性少尿，肌酐也可急性升高至尿毒症水平，与急性排斥反应的临床表现类似。对于 TRAS 的鉴别诊断首选彩色多普勒超声，但超声的假阳性比例较高，与急性排斥反应有时难于鉴别。相较于超声诊断，CTA 的优势在于能客观、清晰地重建血管形态，直观地看到血管走形、狭窄部位，同时能直接通过影像学结果测算狭窄的长度、最窄处直径等，为 DSA 血管成形提供了必要的数据。MRA 检查的敏感性、特异性均较 CTA 有优势，但价格昂贵。介入诊断方法常使用 DSA，是诊断肾动脉狭窄的金标准，有助于诊断和处理。

三、防治策略及相关进展

AMR 预防的意义大于治疗，预防主要是科学的组织配型策略，序贯性监测 PRA 和 DSA。对于致敏患者肾移植术前进行脱敏治疗，清除和抑制抗体产生，术后合理免疫抑制治疗，对产生 DSA 者严密观察、监测，采取必要和有效措施降低滴度或清除抗体。

1. AMR 的监测

（1）HLA 配型策略，供受者 HLA 高分：HLA 分型方法包括血清学分型、细胞学分型和基因分型。血清学和细胞学分型技术主要侧重于分析 HLA 抗原的特异性，基因分型方法则侧重于分析基因本身的多态性。细胞学分型技术由于分型标准细胞来源困难，且方法繁琐，不适于常规检测使用，已被淘汰。尽管血清学技术对 HLA - Ⅰ类抗原分型结果有较高的准确性，提供了组织配型的基本手段，并有力推动了 HLA 研究的发展。但是随着分子生物学技术的发展，对 HLA 分子结构与核苷酸序列分析研究的深入，每年都有许多新的等位基因特异性被发现和确定。血清学方法已经无法获得能够分辨出所有特异性的标准抗血清。

HLA 基因分型是在编码基因产物的 DNA 水平上，自 20 世纪 90 年代以来发展十分迅速，在临床器官移植的组织配型中得到实际应用。HLA 基因分型方法很多，各有其特点。目前常用的方法有序列特异引物聚合酶链反应技术（PCR with sequence - specific primers，PCR - SSP），属 HLA 基因型中分辨检测；聚合酶链反应寡核苷酸探针杂交方法（PCR with sequence - specific oligonucleotide probe，PCR - SSO），属 HLA 基因型中高分辨检测；DNA 序列测定（sequencing），属高分辨检测。抗体介导的排斥反应（AMR）是影响移植物功能和长期存活的重要免疫因素之一，供者特异性抗体（donor specific antibody，DSA）的产生对 AMR 的发生以及移植后患者的长期存活具有非常明显的影响。因此对预存及新生 DSA 的监测是移植术前及术后的一项重要内容。明确 DSA 的种类首先必须明确 HLA 的准确基因型别。因此，建议术前对供受者 HLA 分型进行 HLA 基因型高分辨检测。

（2）PRA 检测：检测方法，监测方案。

PRA 检测的方法有很多，如标准补体依赖性细胞毒法（CDC）、酶联免疫法（ELISA）、流式细胞仪检测 PRA 法（FLOW - PRA）等。目前国内最多使用的是应用 ELISA 方法进行 PRA 的检测。术前 PRA 阴性患者建议每半年检查一次，PRA 阳性患者建议每三个月监测一次，并且进行抗体确定实验检测，以明确是否存在预存 DSA。术后 PRA 阴性患者，第一年建议监测点为 1 个月、3 个月、6 个月、12 个月，以后每半年监测一次。术后 PRA 阳性患者，第一年建议监测点为 1 周、2 周、1 个月、3 个月、6 个月、9 个月、12 个月，以后每 3 个月监测一次，并且进行抗体确定实验检测，以明确是否有新生 DSA 产生。

（3）DSA 的监测：监测方案，监测结果及意义。

DSA 监测分术前预存 DSA 的监测和术后新生 DSA 监测。术前监测可在移植前检测到已存在的抗体。能够很好地预测移植器官损伤的发生。在抗体介导的排斥反应（AMR）中去除有害的 DSA 可以防止移植物损伤或被排斥掉。术后通过有规律的定时监测，可以及早地检测到抗体的产生并为临床干预提供更多的建议。DSA 监测频率可根据患者发生 AMR 的危险性来制定，一系列的监测结果比单一结果更能反应情况，特别是移植后的监测，是预测患者发生排斥的关键。移植前预存 DSA 阳性的患者：监测早期 AMR 时间为移植前、移植当天、1 周、2 周、1 个月、3 个月、6 个月、12 个月，以后每半年监测一次。移植前 DSA 阴性的患者：最佳监测时间为移植后 6 个月、12 个月，既每半年一次。术后

DSA 阳性患者如 MFI 值≤5000，临床肾功能正常范围，没有活检 AMR 证据，不予干预治疗，继续每 3 个月监测一次；如 MFI 值 >5000，或者升高幅度 >25%，或者出现移植肾功能损害需进行病理活检，对确定为 AMR 患者进行治疗并监测；无临床症状患者建议进行相应治疗，并对疗效进行监测。

患者术后常规监测外周血中供者特异性 HLA 抗体的重要临床意义已得到国际移植界的公认，而且其检测方法已实现国际标准化，如：免疫荧光液相芯片法（Luminex）和单抗原磁珠法（SA）等；外周血中供者特异性 HLA 抗体可长期动态监测，标本采集创伤性小，患者容易接受。肾移植术后动态监测受者血清中的供者特异性 HLA 抗体有助于早期预测和诊断体液性排斥反应，及时采取临床干预措施，如：①调整免疫抑制方案；②进行免疫吸附（IA）或血浆置换（PE）治疗；③静脉输注免疫球蛋白（IVIG）等，有效控制体液排斥反应的发生，减轻或延缓其对移植物功能的损害。

2. AMR 治疗策略　AMR 的治疗主要集中在 4 个方面：①抑制 T 淋巴细胞依赖抗体反应，如抗淋巴细胞抗体、吗替麦考酚酯、钙调磷酸酶抑制剂；②清除循环 HLA 抗体，如血浆置换或免疫吸附；③抑制抗体，如静脉输注免疫球蛋白（intravenous immunoglobulin，IVIG）；④清除 B 淋巴细胞、记忆 B 淋巴细胞、阻断补体激活途径。另外，以减少体内 B 细胞和浆细胞池为目的的挽救性脾切除术可作为急性 AMR 治疗的最后选择。

3. AMR 治疗方案

（1）多数治疗方案以血浆置换为基础，血浆置换是将全血引出体外分离成血浆和细胞成分，将患者的血浆舍弃，然后以同等速度将新鲜血浆、白蛋白溶液、平衡液等血浆代用品代替分离出的血浆回输入体内，达到减轻病理损害、清除致病物质的目的。但血浆置换的缺点在于：需要大量的血浆、白蛋白，在血制品紧张的医疗环境下，极大限制其开展，而且血浆中大量生理成分丢失，包括凝血因子、各类激素、IgG 和 IgM 等，加上血浆置换为非选择性清除抗体，血浆置换后血浆中部分有益成分被清除后导致患者免疫力低下，移植术后使用免疫抑制剂，感染的机会大大增加。经改进的双模血浆置换（DFPP）治疗技术，有效地避免了全血浆置换的缺点，它是将血浆从全血中分离出来，经过二次过滤，大分子物质如 IgG（170 000D）、IgM（1 000 000D）截流而清除，而分子量相对较小的物质如白蛋白（70 000D）、氨基酸等重新回到体内。DFPP 技术的作用是直接清除已存在的 DSA，其效果主要反映在单次 DFPP 治疗后 DSA 的 MFI 下降程度，不会因免疫抑制剂的使用而掩盖。

（2）联合或不联合 IVIG，IVIG 是从正常人血浆中提取的免疫球蛋白，半衰期为 21～33 天。IVIG 含 >90% 的完整免疫球蛋白 G（immunoglobulin G，IgG），仅含少量免疫球蛋白 A（immunoglobulin A，IgA）和免疫球蛋 M（immunoglobulin M，IgM），IVIG 的作用机制可能包括以下几个方面：①干扰抗体与靶细胞的结合，封闭网状内皮细胞上的 Fc 受体；②输入的大量 IgG 反馈性使抗体产生减少；③增强辅助性 T 淋巴细胞（Th 细胞）的作用，起免疫调节作用；还可抑制 B 淋巴细胞产生和（或）使某些细胞因子产生减少；④IVIG 中含有大量抗独特型抗体，后者可抑制抗体生成，中和自身抗体；⑤中和抗原和毒素；⑥使循环系统中免疫复合物变为不可溶解而易被清除；⑦阻断免疫复合物介导的炎症反应，抑制内皮细胞的活化，减少补体介导的损伤；⑧阻止血小板黏附于血管壁，减少血栓形成;⑨抑制白细胞介素-1(IL-1)的生成,且可降低患者过高的肿瘤坏死因子和γ干扰素;⑩增加中性粒细胞的趋化、吞噬和杀菌功能。IVIG的使用剂量应根据理想体重而非实际体重决定,且需在血浆置换后给予。无论是使用大剂量(2g/kg)还是小剂量(0.1~0.5g/kg)IVIG,其治疗有效率为50%~90%。

(3)清除B淋巴细胞、记忆B淋巴细胞及浆细胞的方案已成为AMR治疗的重要组成部分,目前已应用于治疗AMR的清除B淋巴细胞或抑制B淋巴细胞活化的方案主要包括ATG、利妥昔单抗以及阿伦单抗。利妥昔单抗联合血浆置换IVIG(或不用)治疗急性AMR的报道较多,治疗有效率为75%~100%。阿伦单抗虽然可以有效且迅速清除淋巴细胞,但T细胞在治疗6~12个月,B细胞在6个月内呈现恢复,且新产生的细胞有可能促进AMR的发生。硼替佐米(蛋白酶抑制剂,Bortezomib)可诱导浆细胞凋亡,阻止HLA抗体的产生,也有用其联合血浆置换和IVIG或利妥昔单抗成功的报道,治疗有效率为85%~100%。移植术后6个月内的AMR,血清肌酐低于265.2μmol/L或尿蛋白定量<1g/d时,硼替佐米的治疗效果更佳。并且已经接受血浆置换、IVIG或利妥昔单抗治疗的AMR,再接受硼替佐米治疗仍可能有效。

(4)补体激活是AMR发生的重要途径之一,也是治疗AMR的主攻方向。艾库组单抗通过抑制补体C5向C5a和C5b裂解,阻止炎症因子C5a的释放及C5b-9的形成,从而抑制抗体对移植物的直接损伤,但其对DSA作用甚微。TNT003是一种新型补体C1的单克隆抗体,可抑制由HLA-Ⅰ、Ⅱ类抗体诱导的补体活化,阻止补体经典途径的激活,减少HLA抗体诱导的C3d沉积,阻断补体在内皮细胞的沉积以及补体裂解产物的形成。新型药物制剂还包括新型蛋白酶抑制剂(ixazomib),针对B淋巴细胞活化及存活的单克隆抗体(atacicept),强效抗CD20抗体奥法木单抗(ofatumumab)和奥克雷珠单抗(ocrelizumab),抗CD22抗体依帕珠单抗(epratuzumab)以及以B细胞活化因子(B cell activating factor,BAFF)为靶向的药物制剂如阿塞西普(atacicept)和贝利单抗(belimumab)。IdeS源于酿脓链球菌,可将人类IgG分解为F(ab')2和Fc片段,抑制补体依赖淋巴细胞毒性作用(CDC)和ADCC,具有潜在缓解排斥反应作用,可以对致敏的抗体进行精准快速的切割,使IgG快速失活,同时可以使循环B细胞表面的受体下调,从而抑制B细胞的记忆反应。IdeS的问世,减少了高致敏患者去致敏治疗的多重治疗以及可能带来的不良事件,对高致敏肾移植受体提供了一种快速脱敏急症肾移植的治疗方案。

目前,急性AMR的治疗仍处于探索阶段,由于AMR治疗的复杂性和不统一性,现有资料多为小样本研究,仍需大样本多中心临床试验来评估这些药物治疗AMR的有效性和安全性。共识和指南尚缺乏有力证据的支持,随着人们对AMR病理生理机制研究的不断深入,临床诊断水平也在不断提高。新的治疗方案和新型药物也层出不穷。还有一些药物在动物实验中显示了预防/治疗AMR的良好前景,有望揭示AMR的发病机制并应用于临床。

四、经验总结

通过此病例,我们了解到移植后早期发生的AMR,其病情进展快,容易误诊,后果严重,针对移植后早期AMR的发生特点,应规律性的检测移植受者的PRA和DSA,及早行移植物穿刺活检明确诊断。一旦发现PRA升高,增加基础免疫抑制药物的剂量,抢先使用 IVIG 中和抗体,发现 DSA 升高或病理检查显示有 AMR 的表现,加用血浆置换清除抗体,联合利妥昔单抗抑制 B 细胞产生抗体,如果治疗效果不佳,再加用硼替佐米抑制浆细胞的活化和抗体分泌。通过血浆置换、IVIG、利妥昔单抗和硼替佐米等联合治疗,增加 AMR 的治愈率,提高移植受者的长期存活。总之,良好的组织配型策略、预存抗体的处理及术后的 PRA、DSA 监测和合理选用免疫抑制剂方案仍是目前降低 AMR 的风险的有效措施。

参 考 文 献

［1］中华医学会器官移植学分会,中国医师协会器官移植医师分会. 中国肾移植受者免疫抑制治疗指南(2016 版). 器官移植,2016,7(5):327－331

［2］中华医学会器官移植学分会,中国医师协会器官移植医师分会. 中国肾移植排斥反应临床诊疗指南(2016 版). 器官移植,2016,7(5):332－338

［3］中华医学会器官移植学分会. 器官移植病理学临床技术操作规范(2019 版). 器官移植,2019,10(2):128－141

［4］Zhang R. Donor－Specific Antibodies in Kidney Transplant Recipients. Clin J Am Soc Nephrol,2018,13(1):182－192

［5］Davis S,Cooper JE. Acute antibody－mediated rejection in kidney transplant recipients transplant Rev(Orlando),2017,31(1):47－54

［6］Morozumi K,Takeda A,Otsuka Y,et al. Reviewing the pathogenesis of antibody－mediated rejection and renal graft pathology after kidney transplantation. Nephrology(Carlton),2016,21Suppl 1:4－8

［7］Baldwin WM 3rd,Valujskikh A,Fairchild RL. Mechanisms of antibody－mediatedacute and chronic rejection of kidney allografts. Curr Opin Organ Transplant,2016,21(1):7－14